話せない私研究

大人になってわかった
場面緘《かん》黙《もく》との付き合い方

モリナガアメ 著
高木潤野 解説

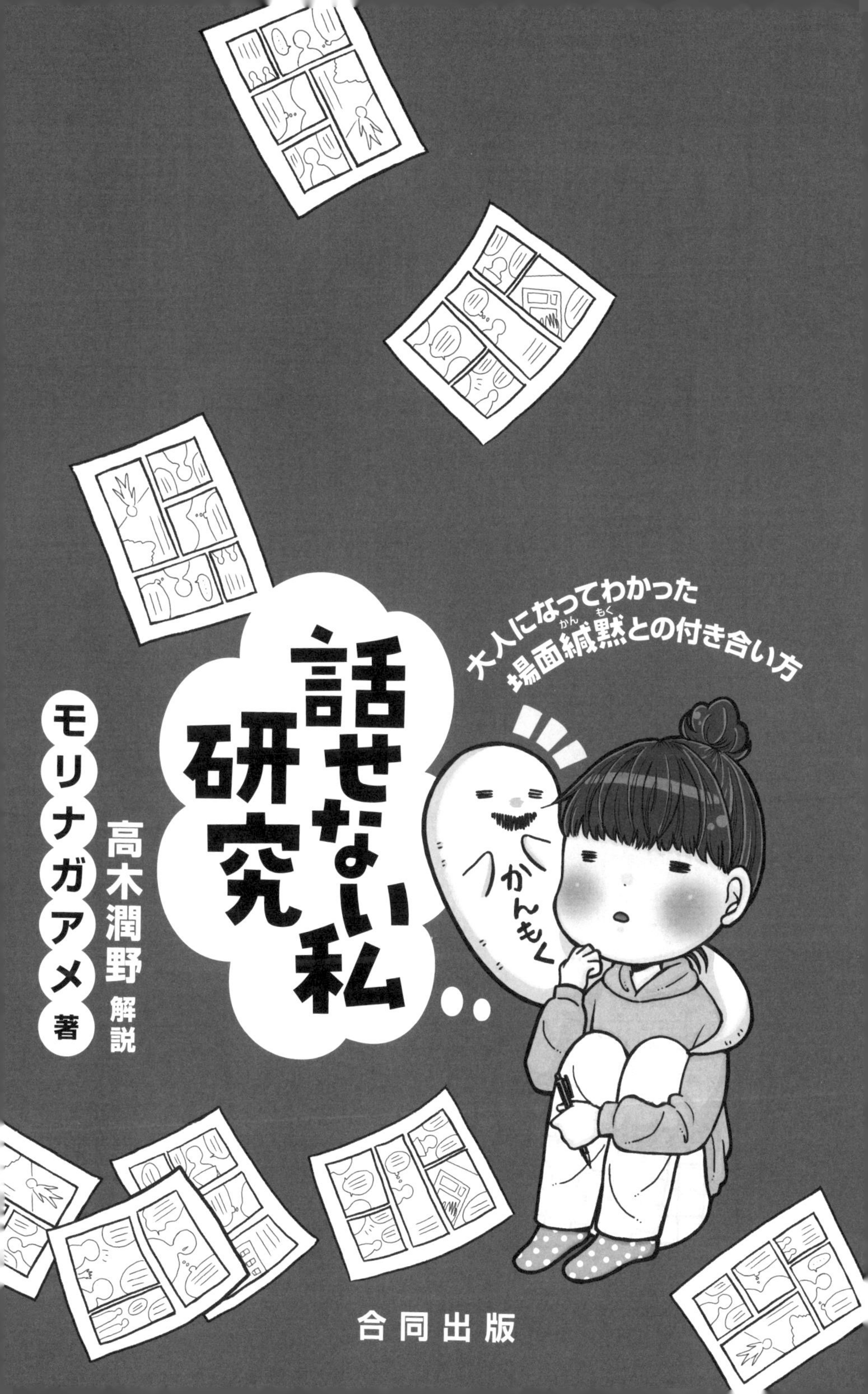

合同出版

はじめに

「話さない」じゃない。「話せない」だった。

それを知ったからには、私はその話せなさとどう向き合い、どう行動し生きていけばいいのか。

私は幼稚園から中学校卒業まで、幼稚園や学校では話すことができず、その後大人になってからも話下手なことや話せなかった頃のつらい思い出によって、生きづらさを感じ続けていました。

この漫画は、自分の子どもの頃の話せなさは「場面緘黙」という症状だった事を知った後で、私が自分の話下手さや生きづらさと改めてどう向き合う事にしたかを描いたものです。

場面緘黙だった頃の話をまとめた著書『かんもくって何なの!?』の執筆中〜その後の出来事でもあります。

私にとって場面緘黙とは一体何だったのか、話せなさとどう付き合ったらいいのか、環境を整えるためには…など、自分を観察してみて気が付いた事や行動してみた事・自分なりの工夫をまとめました。

描いている事はすべて私の体験であり、他の当事者の方にあてはまるとは限りませんが、まだ情報の少ない場面緘黙との付き合い方の参考になれば幸いです。

プロローグ

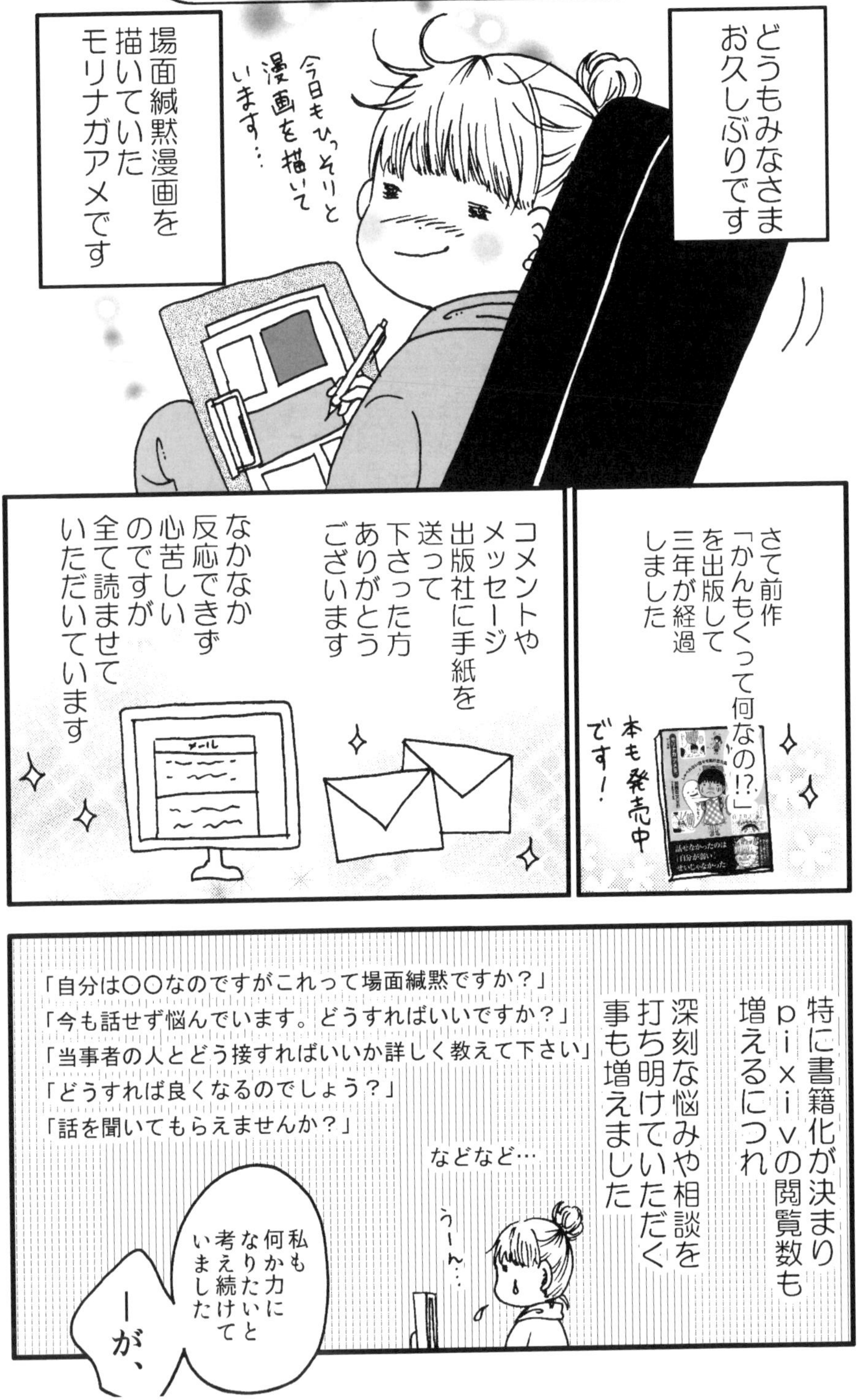

どうもみなさま
おく久しぶりです
場面緘黙漫画を描いていたモリナガアメです
今日もひっそりと漫画を描いています…
さて前作「かんもくって何なの!?」を出版して三年が経過しました
本も発売中です!
コメントやメッセージ出版社に手紙を送って下さった方ありがとうございます
なかなか反応できず心苦しいのですが全て読ませていただいています
メール
特に書籍化が決まりｐｉｘｉｖの閲覧数も増えるにつれ
深刻な悩みや相談を打ち明けていただく事も増えました
「自分は○○なのですがこれって場面緘黙ですか？」
「今も話せず悩んでいます。どうすればいいですか？」
「当事者の人とどう接すればいいか詳しく教えて下さい」
「どうすれば良くなるのでしょう？」
「話を聞いてもらえませんか？」
などなど…
う〜ん…
私も何か力になりたいと考え続けていました
ーが、

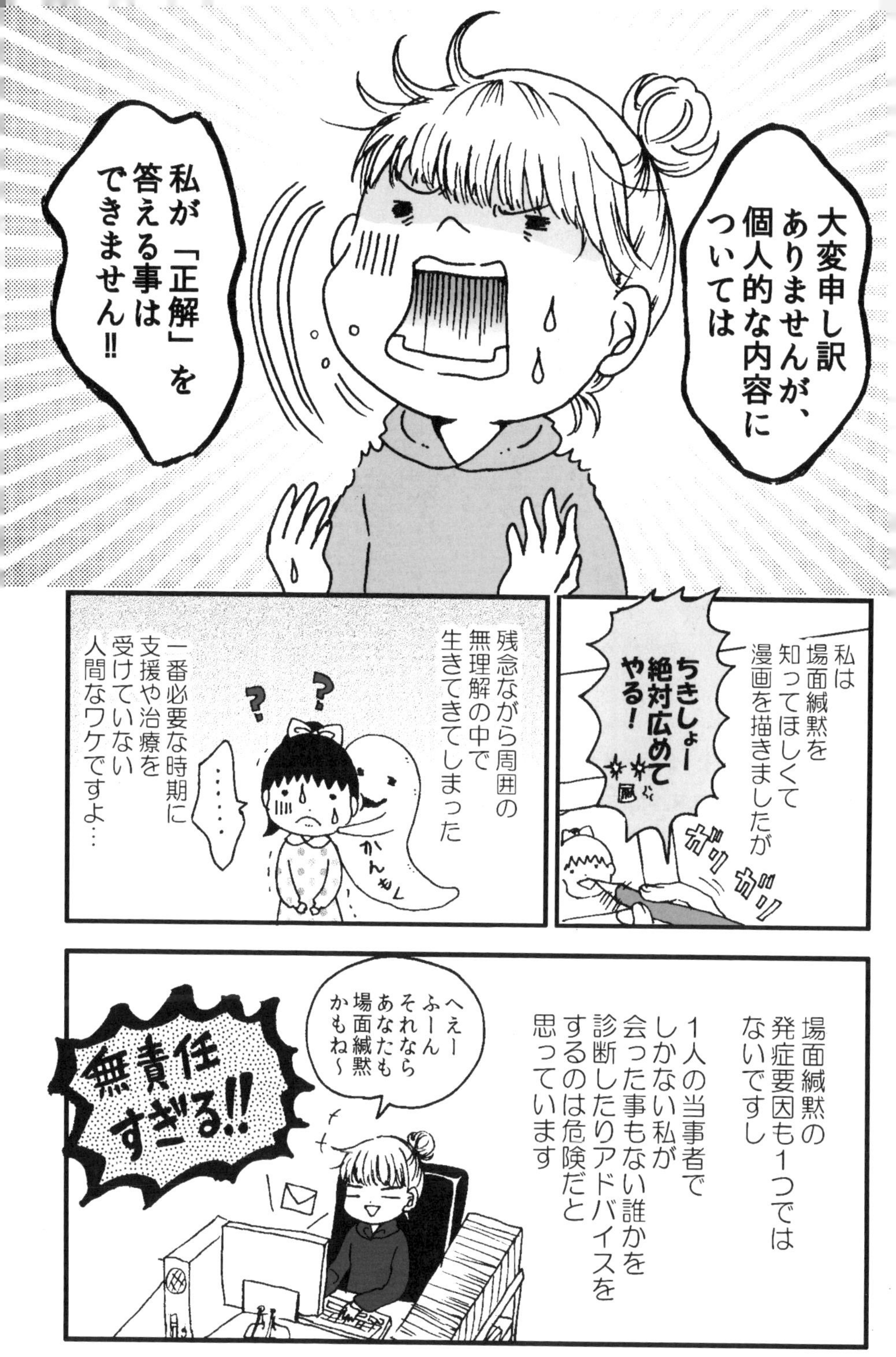

大変申し訳ありませんが、個人的な内容については
私が「正解」を答える事はできません!!
私は場面緘黙を知ってほしくて漫画を描きましたが
ちきしょー絶対広めてやる!
ガリガリ
残念ながら周囲の無理解の中で生きてきてしまった
一番必要な時期に支援や治療を受けていない人間なワケですよ…
……
かんもく
場面緘黙の発症要因も1つではないですし
1人の当事者でしかない私が会った事もない誰かを診断したりアドバイスをするのは危険だと思っています
へぇーふーんそれならあなたも場面緘黙かもね～
無責任すぎる!!

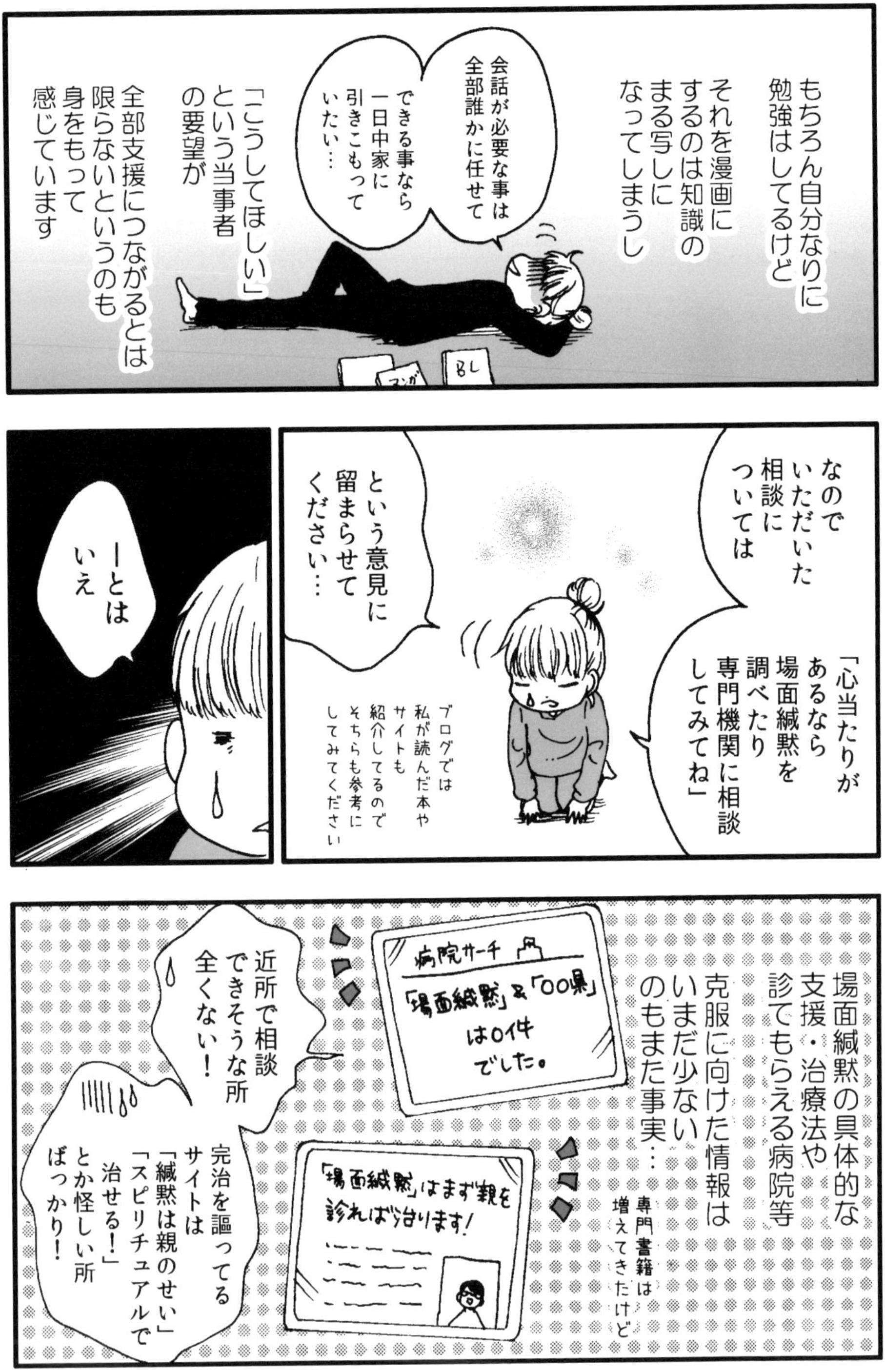
もちろん自分なりに勉強はしてるけど
それを漫画にするのは知識のまる写しになってしまうし
会話が必要な事は全部誰かに任せて
できる事なら一日中家に引きこもっていたい…
BL
マンガ
「こうしてほしい」という当事者の要望が
全部支援につながるとは限らないというのも身をもって感じています
なのでいただいた相談については
「心当たりがあるなら場面緘黙を調べたり専門機関に相談してみてね」
という意見に留まらせてください…
ブログでは私が読んだ本やサイトも紹介してるのでそちらも参考にしてください
ーとはいえ
場面緘黙の具体的な支援・治療法や診てもらえる病院等
克服に向けた情報はいまだ少ないのもまた事実…
専門書籍は増えてきたけど
病院サーチ
「場面緘黙」&「〇〇県」は0件でした。
近所で相談できそうな所全くない!
「場面緘黙」はまず親を診れば治ります!
完治を謳ってるサイトは「緘黙は親のせい」「スピリチュアルで治せる!」とか怪しい所ばっかり!

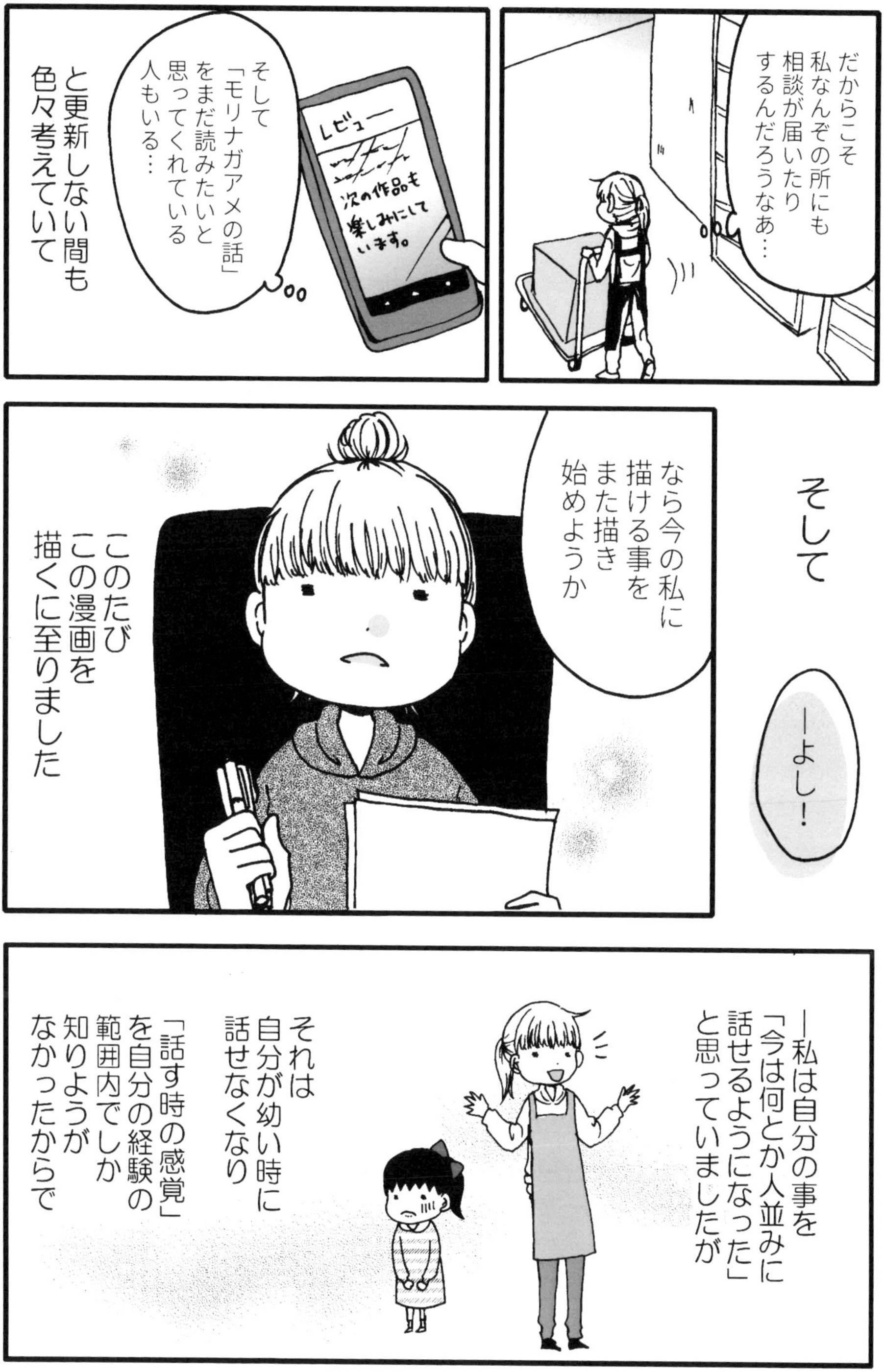
だからこそ私なんぞの所にも相談が届いたりするんだろうなあ…
レビュー
次の作品も楽しみにしています。
そして「モリナガアメの話」をまだ読みたいと思ってくれている人もいる…
と更新しない間も色々考えていて
そして
なら今の私に描ける事をまた描き始めようか
―よし!
このたびこの漫画を描くに至りました
―私は自分の事を「今は何とか人並みに話せるようになった」と思っていましたが
それは自分が幼い時に話せなくなり「話す時の感覚」を自分の範囲内でしか知りようがなかったからで

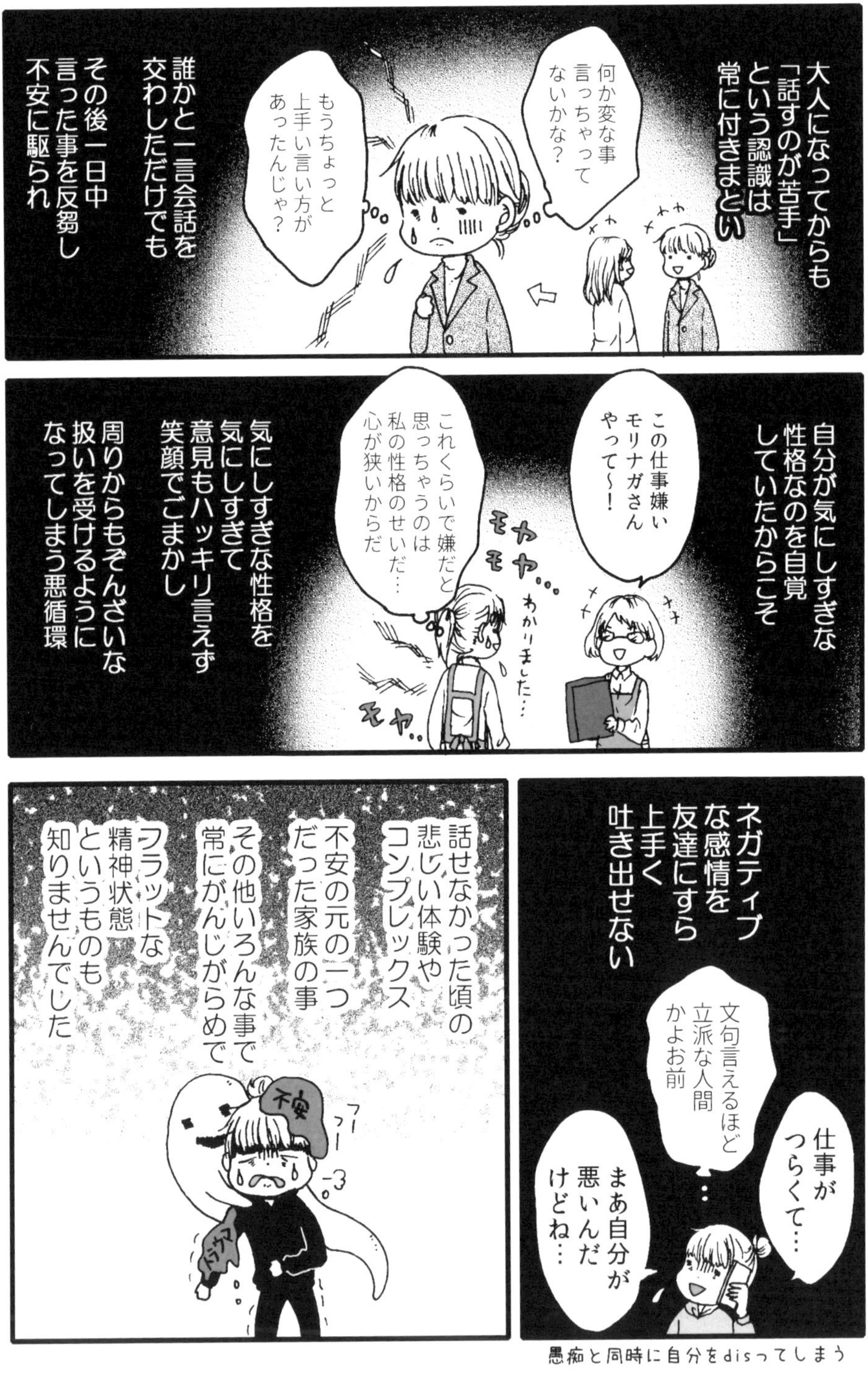
大人になってからも「話すのが苦手」という認識は常に付きまとい
何か変な事言っちゃってないかな？
もうちょっと上手い言い方があったんじゃ？
誰かと一言会話を交わしただけでも
その後一日中言った事を反芻し不安に駆られ
自分が気にしすぎな性格なのを自覚していたからこそ
この仕事嫌いモリナガさんやって〜！
これくらいで嫌だと思っちゃうのは私の性格のせいだ…心が狭いからだ
モヤモヤ…
わかりました…
モヤ…
気にしすぎな性格を気にしすぎて意見もハッキリ言えず笑顔でごまかし
周りからもぞんざいな扱いを受けるようになってしまう悪循環
ネガティブな感情を友達にすら上手く吐き出せない
仕事がつらくて…
文句言えるほど立派な人間かよお前
まあ自分が悪いんだけどね…
話せなかった頃の悲しい体験やコンプレックス
不安の元の一つだった家族の事
その他いろんな事で常にがんじがらめで
フラットな精神状態というものも知りませんでした
不安
フー
フー

愚痴と同時に自分をdisってしまう

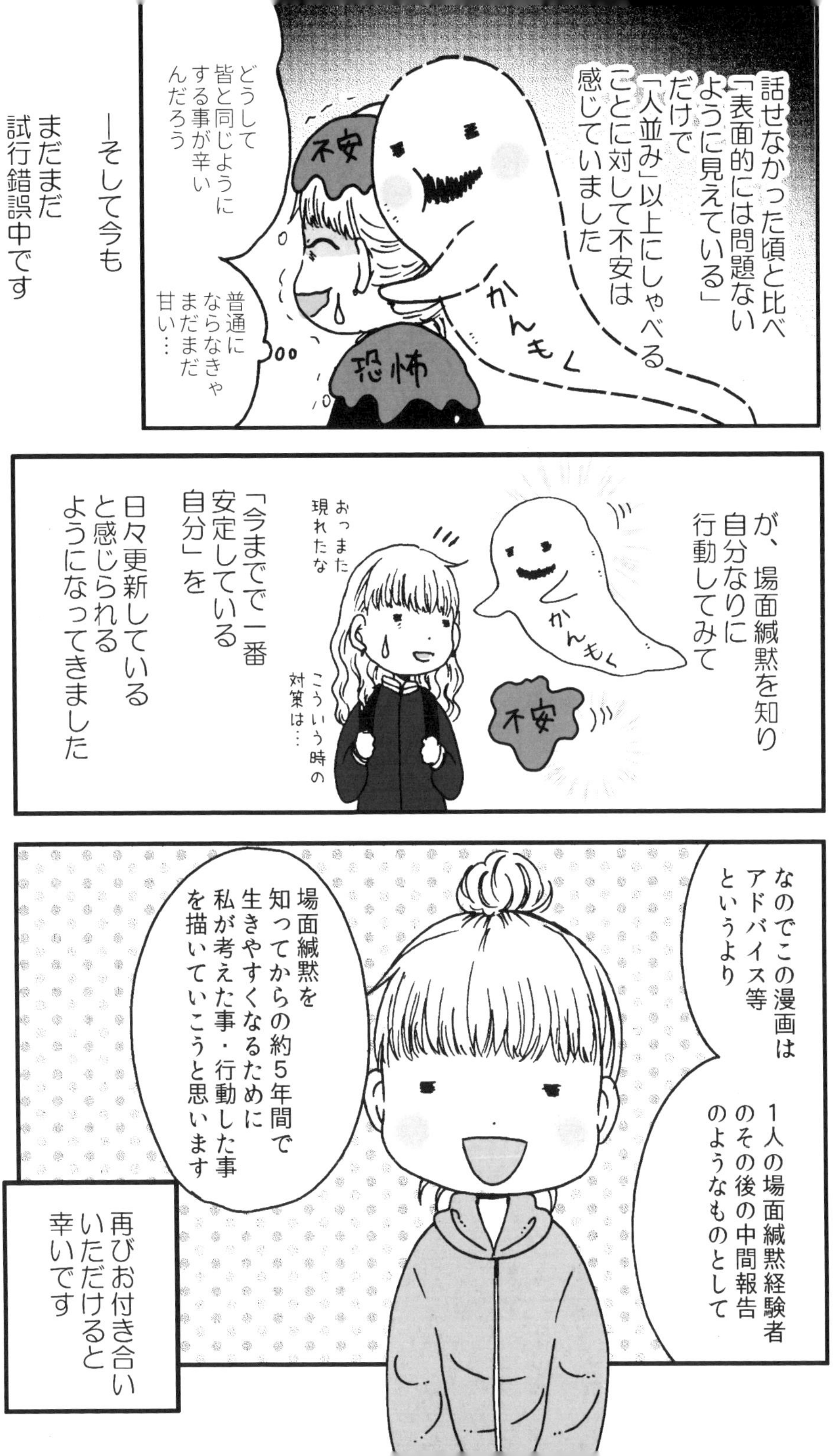
話せなかった頃と比べ「表面的には問題ないように見えている」だけで「人並み」以上にしゃべることに対して不安は感じていました
かんもく
不安
恐怖
どうして皆と同じようにする事が辛いんだろう
普通にならなきゃまだまだ甘い…
—そして今もまだまだ試行錯誤中です
が、場面緘黙を知り自分なりに行動してみて
かんもく
不安
おっまた現れたな
こういう時の対策は…
「今までで一番安定している自分」を日々更新していると感じられるようになってきました
なのでこの漫画はアドバイス等というより
1人の場面緘黙経験者のその後の中間報告のようなものとして
場面緘黙を知ってからの約5年間で生きやすくなるために私が考えた事・行動した事を描いていこうと思います
再びお付き合いいただけると幸いです

これまでの私のお話

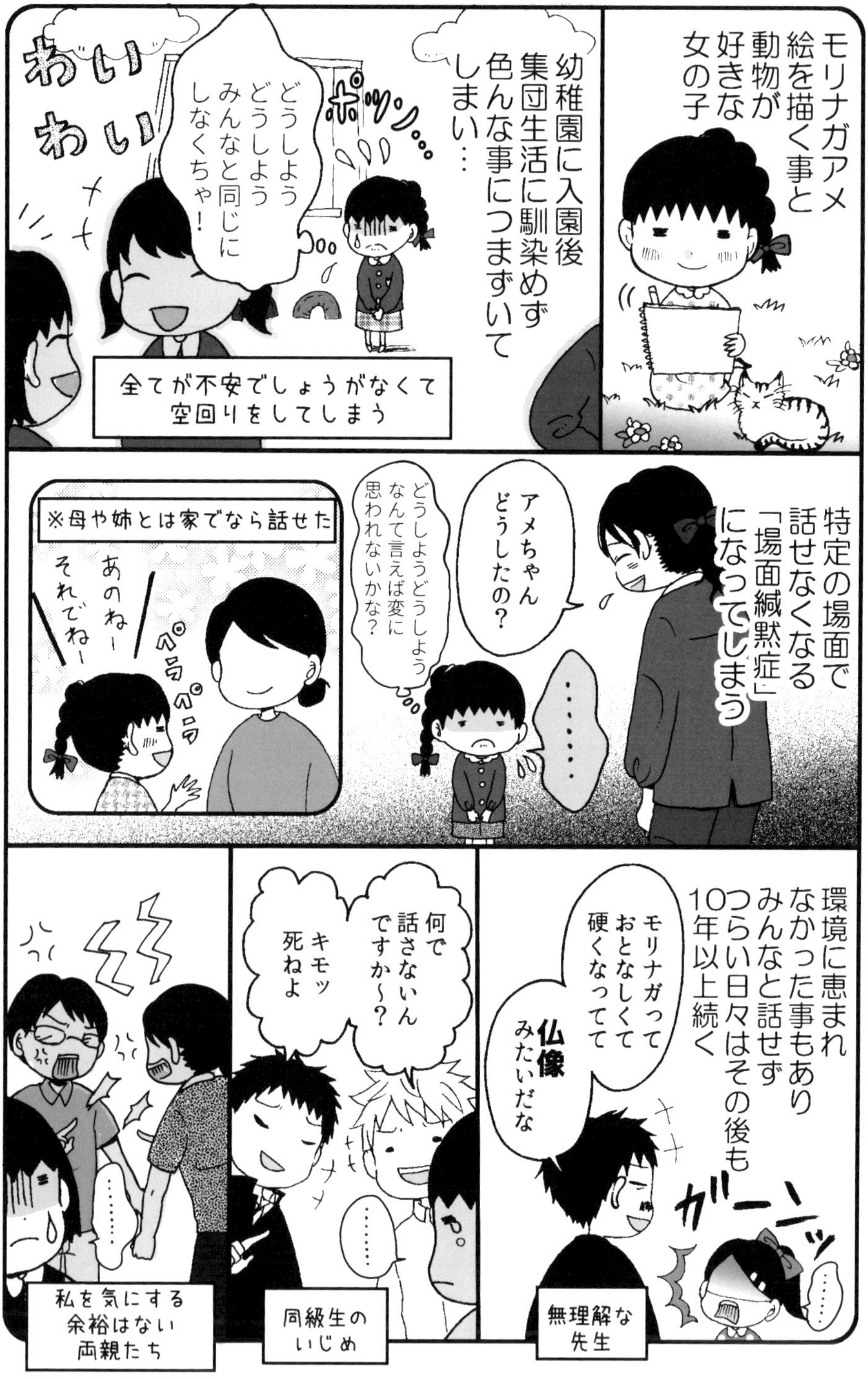
モリナガアメ 絵を描く事と 動物が 好きな 女の子
幼稚園に入園後 集団生活に馴染めず 色んな事につまずいて しまい…
ポツン…
どうしよう どうしよう みんなと同じに しなくちゃ!
わいわい
全てが不安でしょうがなくて 空回りをしてしまう
特定の場面で 話せなくなる 「場面緘黙症」 になってしまう
アメちゃん どうしたの?
どうしようどうしよう なんて言えば変に 思われないかな?
……
※母や姉とは家でなら話せた
あのねー それでねー
ペラペラ
環境に恵まれ なかった事もあり みんなと話せず つらい日々はその後も 10年以上続く
モリナガって おとなしくて 硬くなってて 仏像 みたいだな
ガーンッ
……
無理解な 先生
何で 話さないんですか～?
キモッ 死ねよ
……
同級生の いじめ
……
私を気にする 余裕はない 両親たち

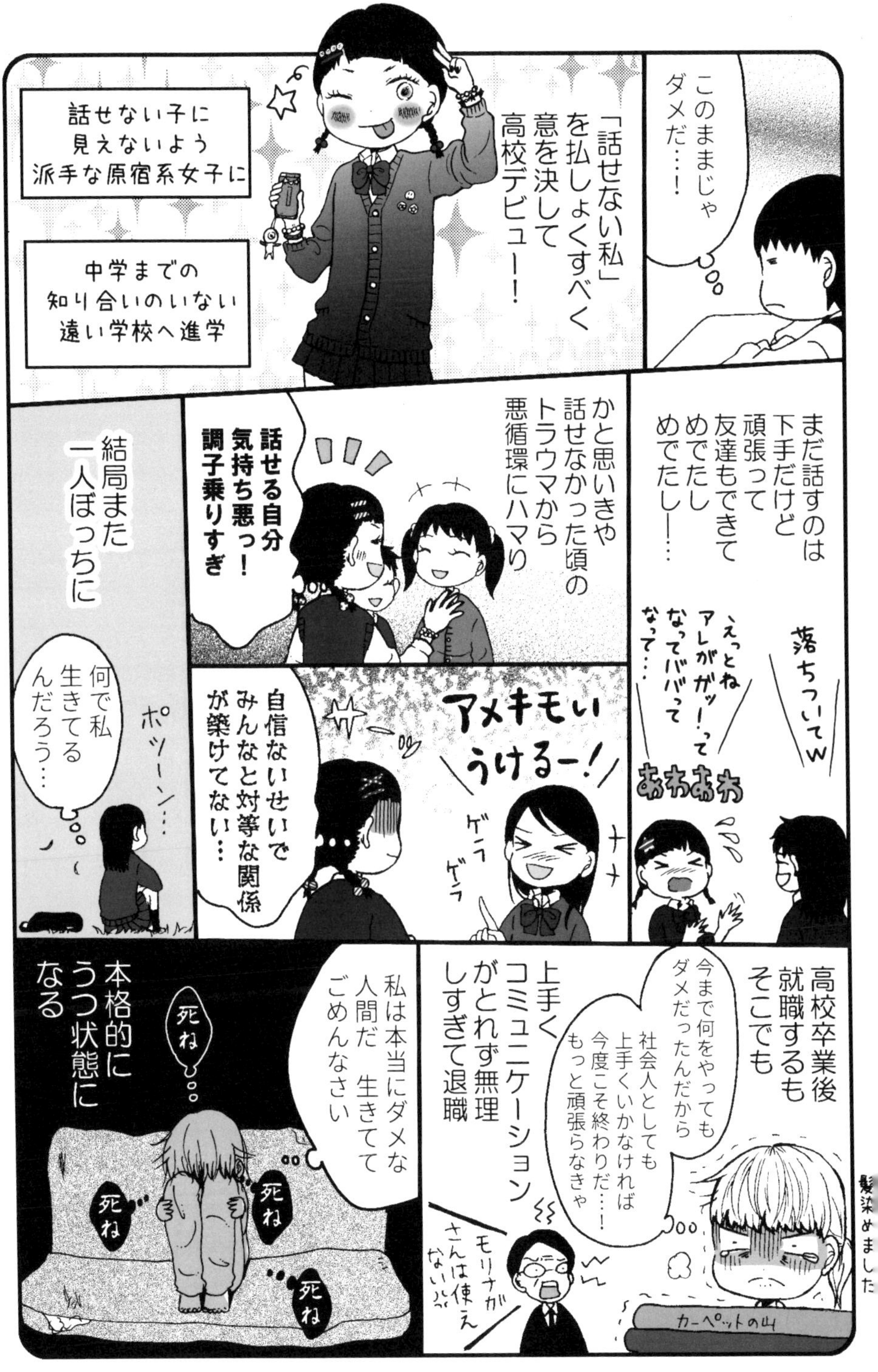
このままじゃダメだ…！
「話せない私」を払しょくすべく高校デビュー！
話せない子に見えないよう派手な原宿系女子に
中学までの知り合いのいない遠い学校へ進学
まだ話すのは下手だけど頑張って友達もできてめでたしめでたしー…
かと思いきや話せなかった頃のトラウマから悪循環にハマり
話せる自分気持ち悪っ！調子乗りすぎ
結局また一人ぼっちに
落ちついてw
えっとねアレがガッ！ってなってババってなって…
あわあわ
アメキモいうけるー！
ゲラゲラ
自信ないせいでみんなと対等な関係が築けてない…
ポツーン…
何で私生きてるんだろう…
高校卒業後就職するもそこでも
今まで何をやってもダメだったんだから
社会人としても上手くいかなければ今度こそ終わりだ…！もっと頑張らなきゃ
上手くコミュニケーションがとれず無理しすぎて退職
モリナガさんは使えないーな
カーペットの山
髪染めました
本格的にうつ状態になる
私は本当にダメな人間だ 生きててごめんなさい
死ね
死ね
死ね
死ね
死ね

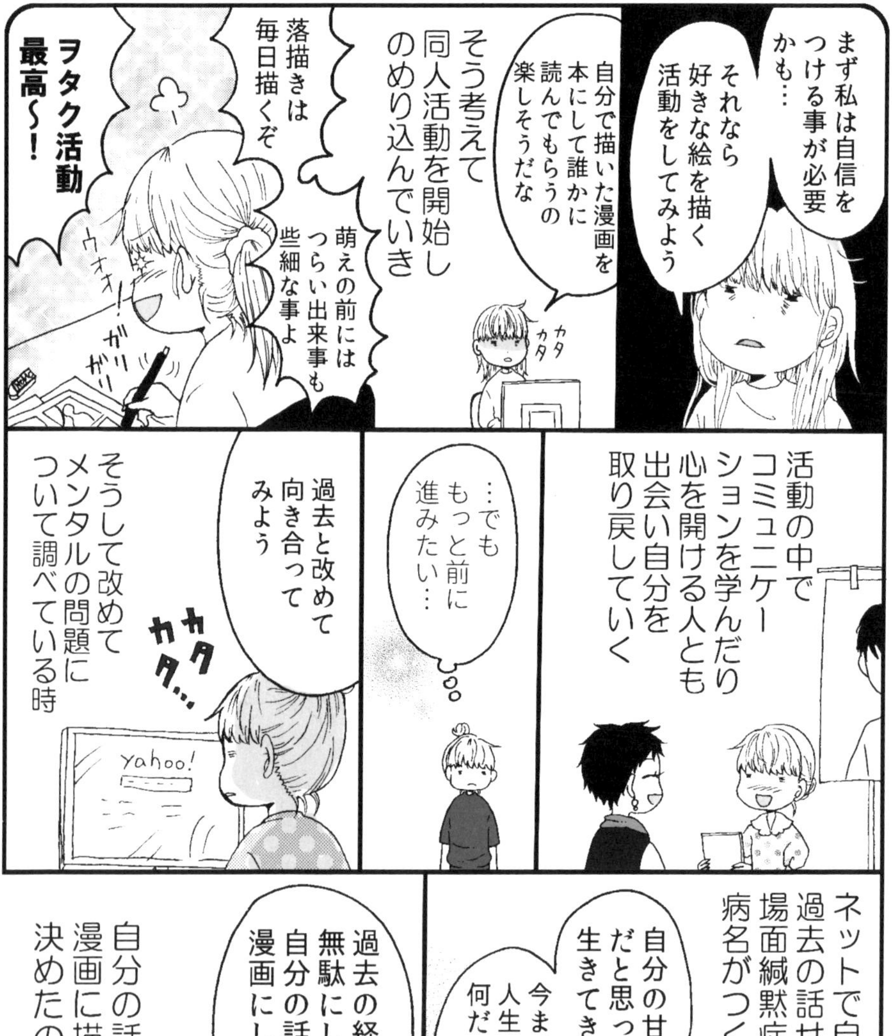
まず私は自信をつける事が必要かも…
それなら好きな絵を描く活動をしてみよう
自分で描いた漫画を本にして誰かに読んでもらうの楽しそうだな
カタカタ
そう考えて同人活動を開始しのめり込んでいき
萌えの前にはつらい出来事も些細な事よ
落描きは毎日描くぞ
ヲタク活動最高〜!
ウオオ!
ガリガリ
活動の中でコミュニケーションを学んだり心を開ける人とも出会い自分を取り戻していく
…でももっと前に進みたい…
過去と改めて向き合ってみよう
カタカタ…
そうして改めてメンタルの問題について調べている時
yahoo!
ネットで自分の過去の話せなさには場面緘黙症という病名がつく事を知り
自分の甘えだと思って生きてきた
今までの人生一体何だったんだ…?
場面緘黙症とは？
特定の場面で話せない状況が長期間続きます。話したくても話せないのです。
過去の経験を無駄にしないため自分の話を漫画にしよう…!
自分の話を漫画に描く事を決めたのだった

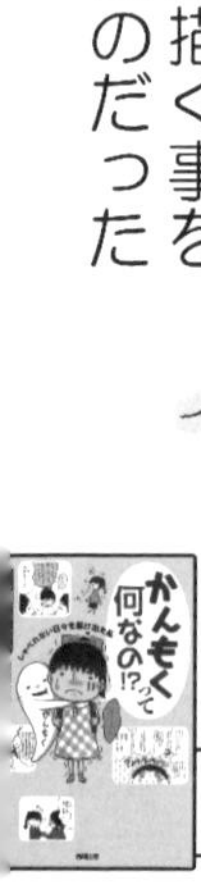
かんもくって何なの!?

ここまでのお話は著書「かんもくって何なの!?」に詳しく載っています。

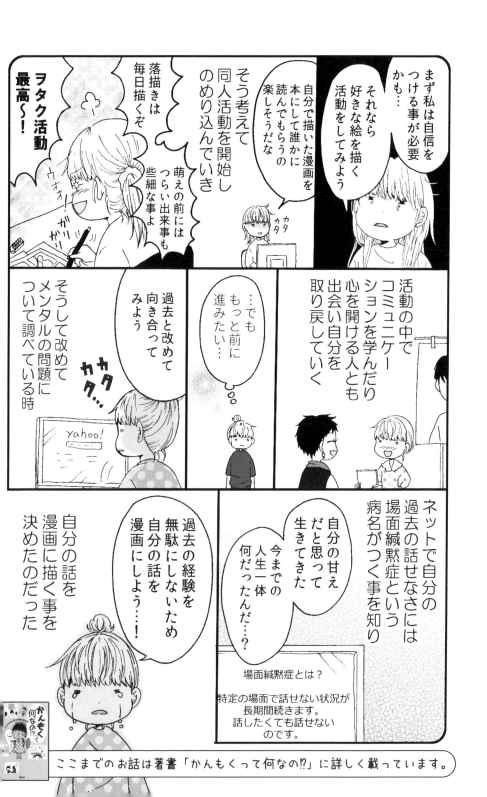

場面緘黙症とは？

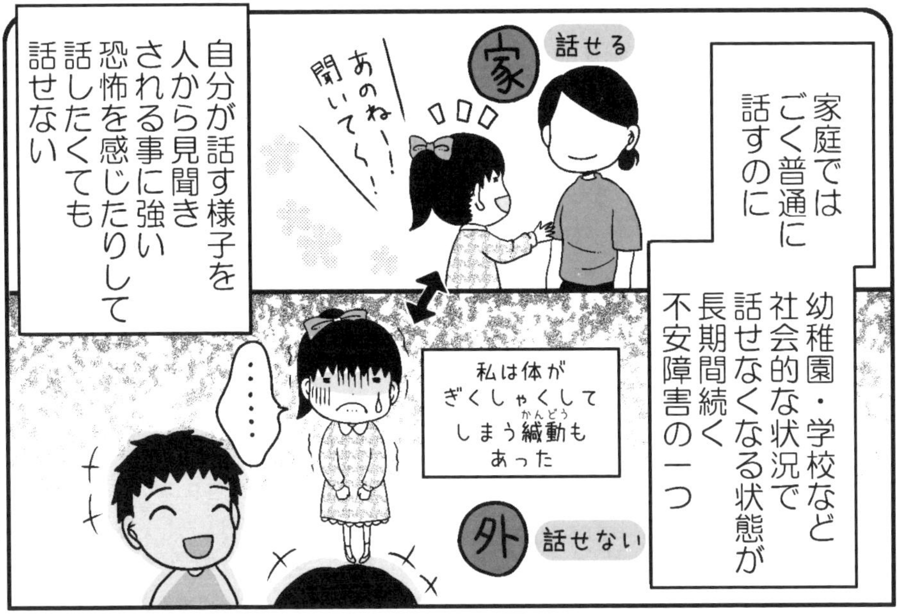
家庭ではごく普通に話すのに
家
話せる
あのねー!!
聞いてー!!
幼稚園・学校など社会的な状況で話せなくなる状態が長期間続く不安障害の一つ
自分が話す様子を人から見聞きされる事に強い恐怖を感じたりして話したくても話せない
私は体がぎくしゃくしてしまう緘動《かんどう》もあった
外
話せない
……

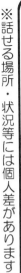

※話せる場所・状況等には個人差があります。

診断基準としては

①他の状況では話すことができるにもかかわらず、特定の社会的状況（話すことが期待されている状況、例：学校）では、一貫して話すことができない
②この障害が、学業上、職業上の成績、または対人的コミュニケーションを妨害している
③この障害の持続時間は少なくとも１カ月（学校での最初の１カ月に限定されない）
④話すことができないことは、その社会的状況で要求される話し言葉の楽しさや知識がないことによるものではない
⑤この障害はコミュニケーション障害（例：吃音）ではうまく説明されないし、また、自閉スペクトラム症、統合失調症、または他の精神病性障害の経過中にのみ起こるものではない

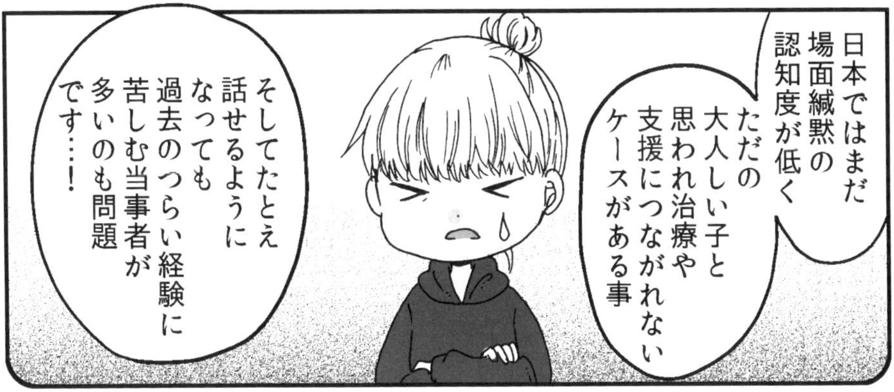
日本ではまだ場面緘黙の認知度が低く
ただの大人しい子と思われ治療や支援につながれないケースがある事
そしてたとえ話せるようになっても過去のつらい経験に苦しむ当事者が多いのも問題です…!

もくじ

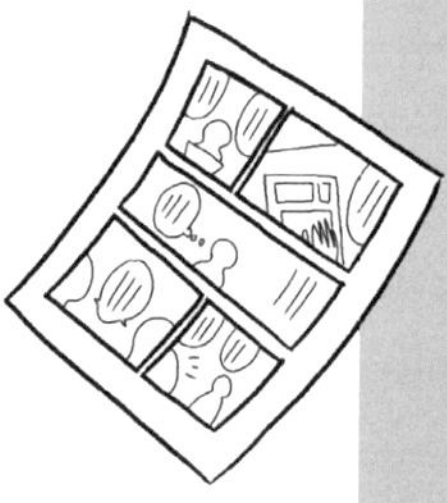

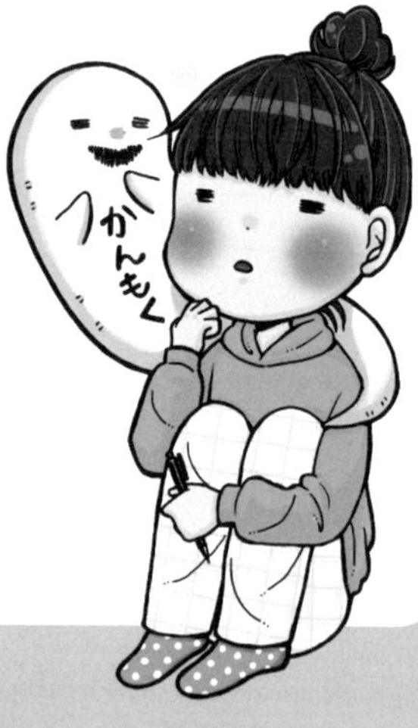

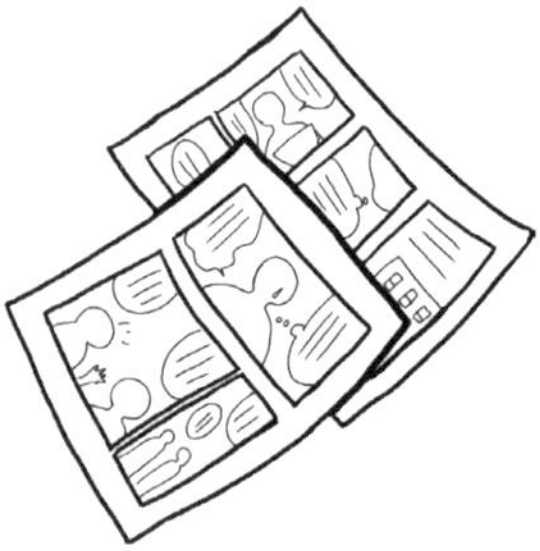

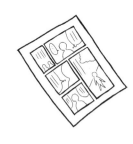

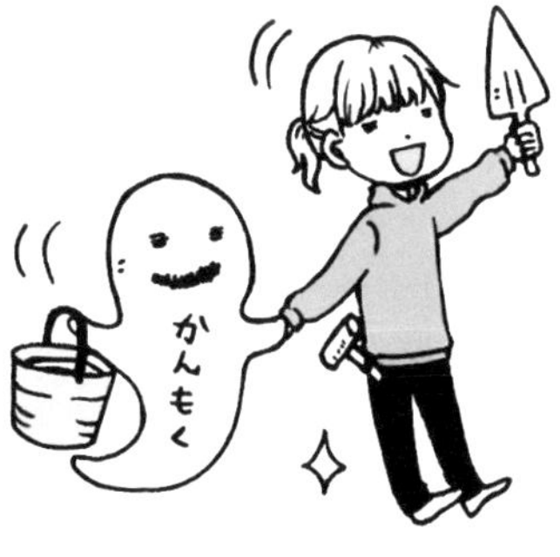
かんもく

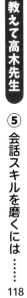

第1話：詰んで始まる

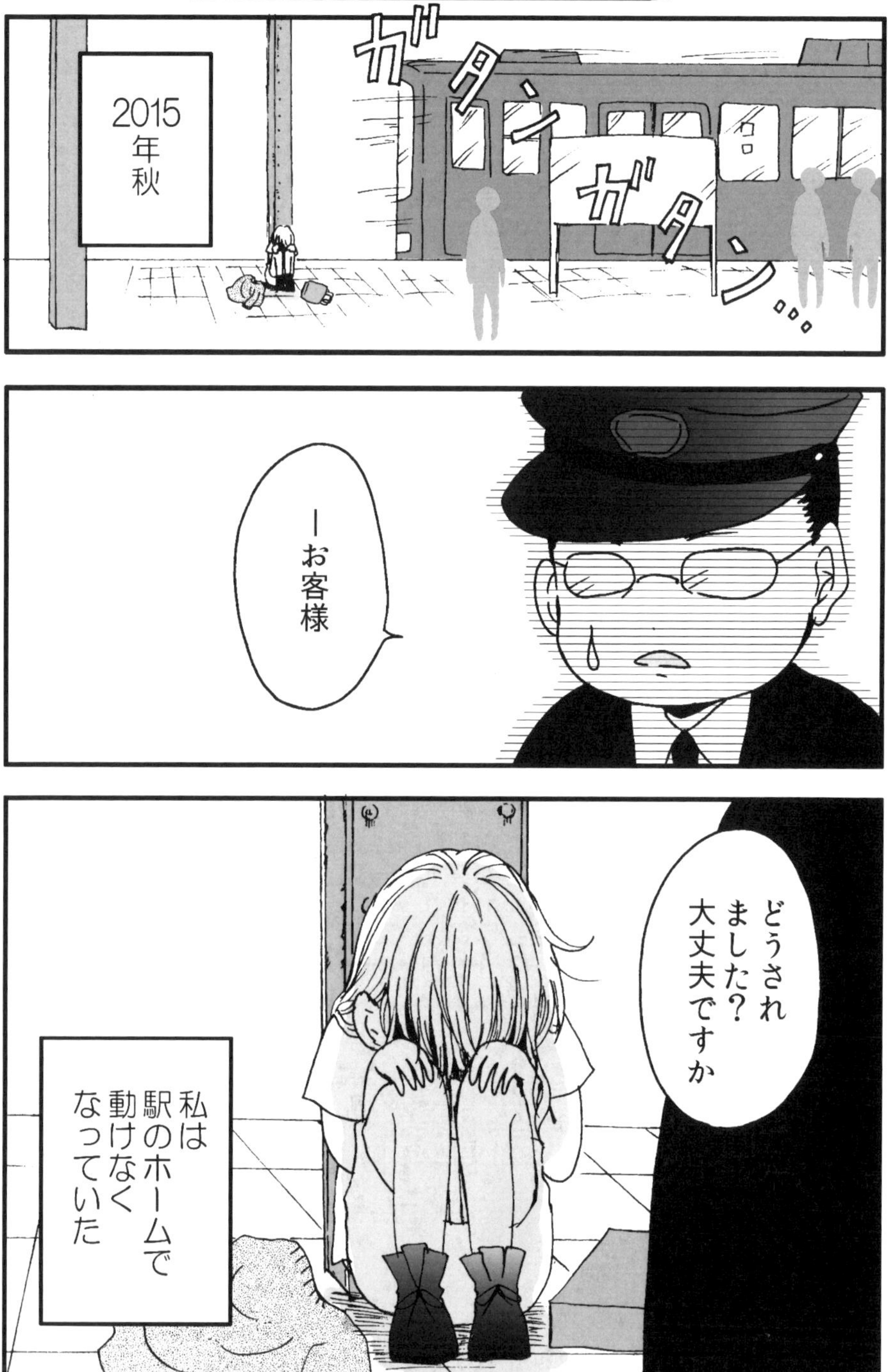

2015年秋
ガタン
ガタン…
ーお客様
どうされました？大丈夫ですか
私は駅のホームで動けなくなっていた

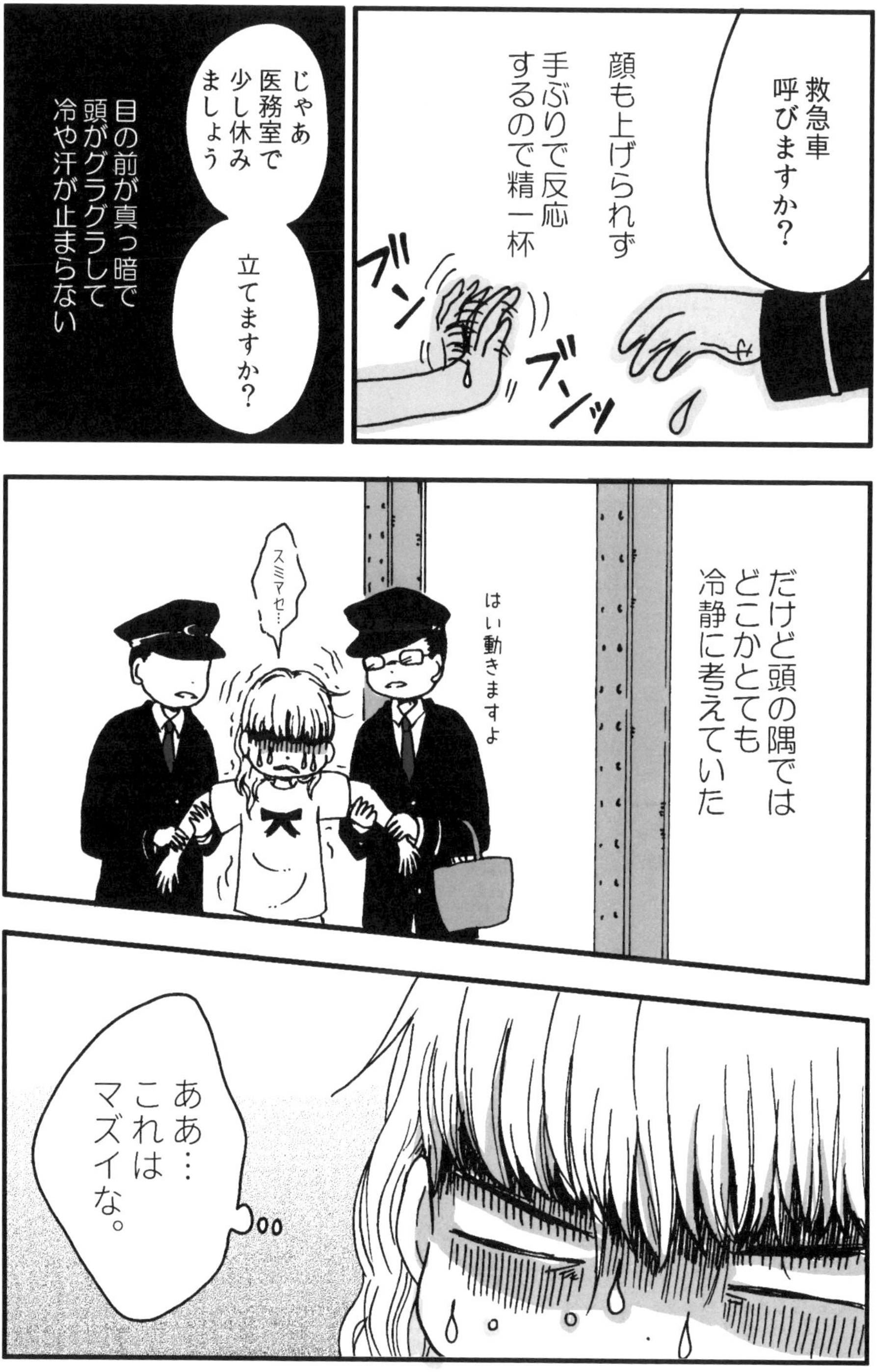
救急車呼びますか？
顔も上げられず手ぶりで反応するので精一杯
ブンブンッ
じゃあ医務室で少し休みましょう
立てますか？
目の前が真っ暗で頭がグラグラして冷や汗が止まらない
だけど頭の隅ではどこかとても冷静に考えていた
はい動きますよ
スミマセ…
ああ…これはマズイな。

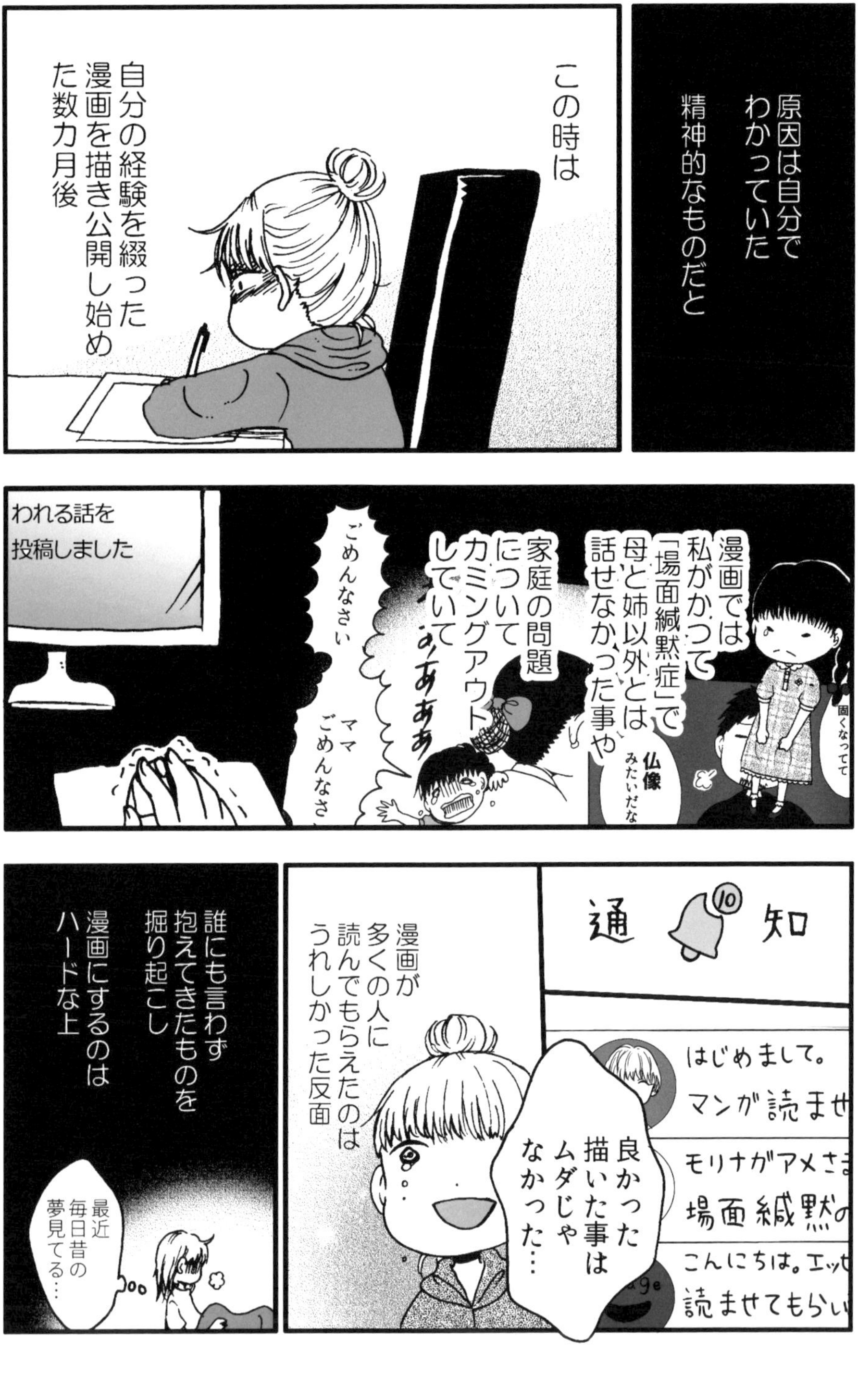
原因は自分で
わかっていた
精神的なものだと
この時は
自分の経験を綴った
漫画を描き公開し始め
た数カ月後
漫画では
私がかつて
「場面緘黙症」で
母と姉以外とは
話せなかった事や
家庭の問題
についてカミングアウト
していて
固くなってて
仏像みたいだな
ああああ
ママ
ごめんなさ
ごめんなさい
われる話を
投稿しました
通知
はじめまして。
マンガが読ませ
モリナガアメさま
場面緘黙の
こんにちは。エッセ
読ませてもらい
漫画が
多くの人に
読んでもらえたのは
うれしかった反面
良かった
描いた事は
ムダじゃ
なかった…
誰にも言わず
抱えてきたものを
掘り起こし
漫画にするのは
ハードな上
最近
毎日昔の
夢見てる…

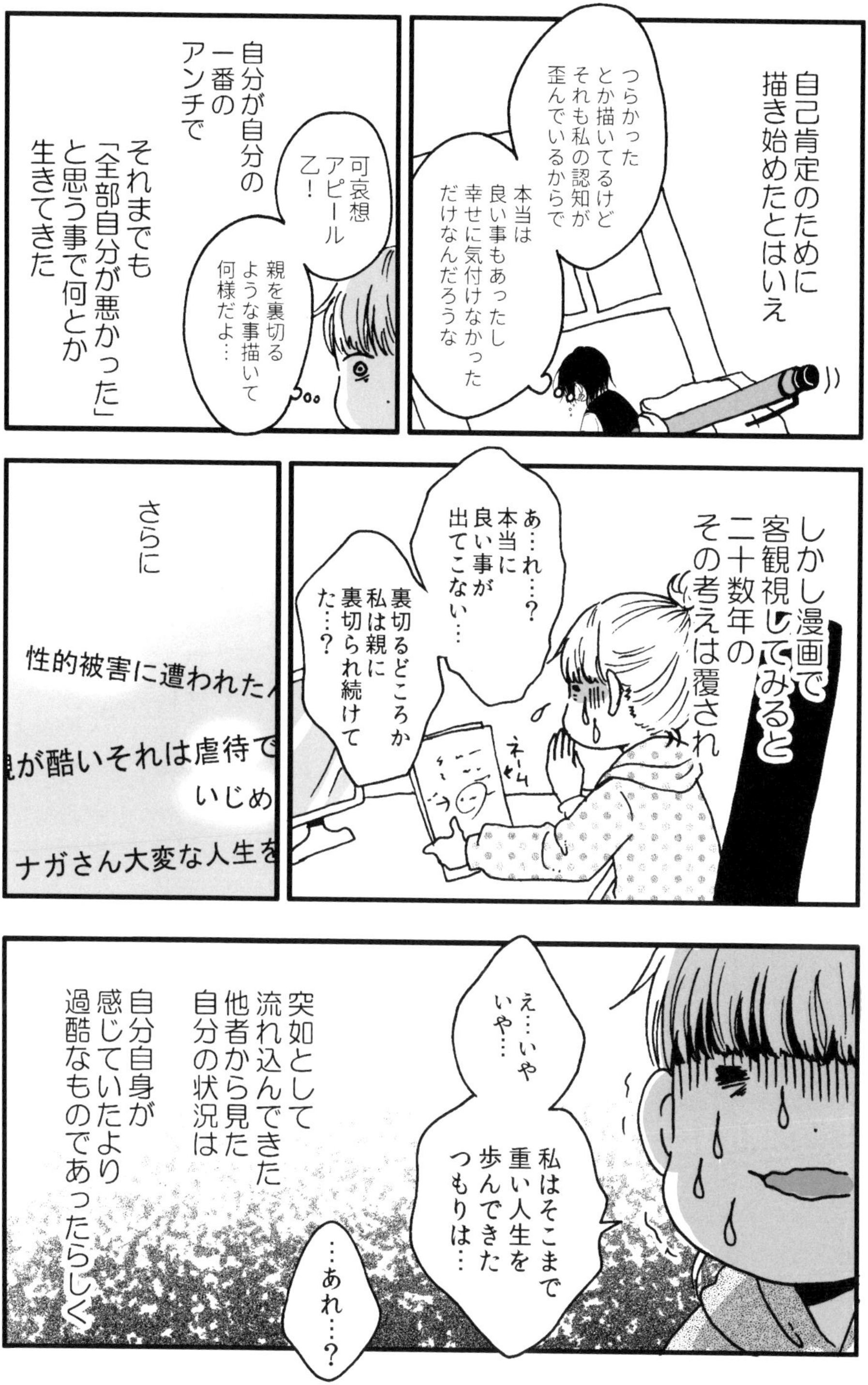

自己肯定のために
描き始めたとはいえ
つらかった
とか描いてるけど
それも私の認知が
歪んでいるからで
本当は
良い事もあったし
幸せに気付けなかった
だけなんだろうな
可哀想
アピール
乙!
親を裏切る
ような事描いて
何様だよ…
自分が自分の
一番の
アンチで
それまでも
「全部自分が悪かった」
と思う事で何とか
生きてきた
しかし漫画で
客観視してみると
二十数年の
その考えは覆され
あ…れ…?
本当に
良い事が
出てこない…
裏切るどころか
私は親に
裏切られ続けて
た…?
ネーム
さらに
性的被害に遭われたん
が酷いそれは虐待で
いじめ
ナガさん大変な人生を
え…いや
いや…
私はそこまで
重い人生を
歩んできた
つもりは…
…あれ…?
突如として
流れ込んできた
他者から見た
自分の状況は
自分自身が
感じていたより
過酷なものであったらしく

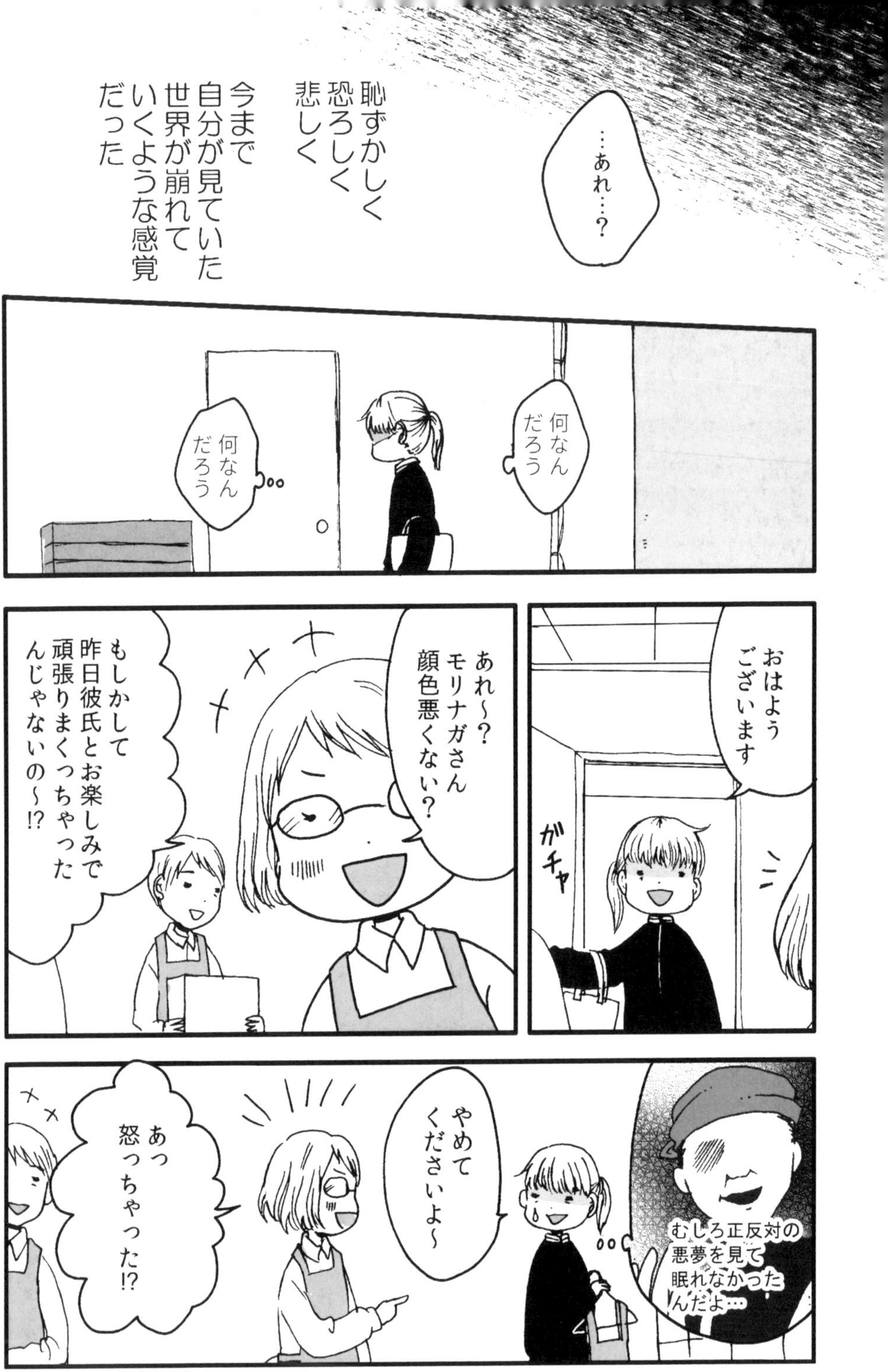
…あれ…?
恥ずかしく
恐ろしく
悲しく
今まで自分が見ていた世界が崩れていくような感覚だった
何なんだろう
何なんだろう
おはようございます
ガチャ
あれ~? モリナガさん顔色悪くない?
もしかして昨日彼氏とお楽しみで頑張りまくっちゃったんじゃないの~!?
むしろ正反対の悪夢を見て眠れなかったんだよ…
やめてくださいよ~
あっ怒っちゃった!?

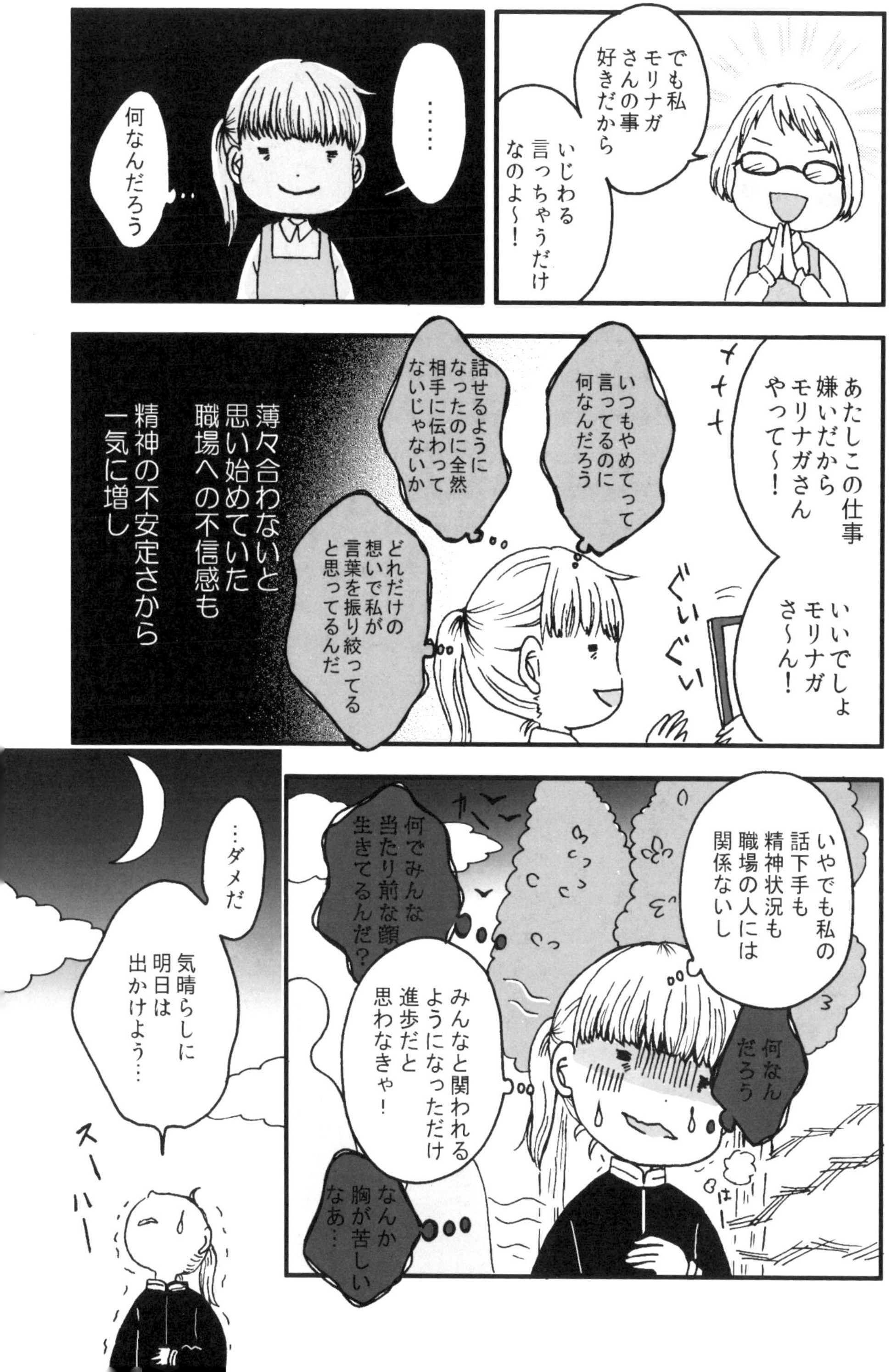
でも私
モリナガさんの事好きだから
いじわる言っちゃうだけなのよ〜！
……
何なんだろう…
あたしこの仕事嫌いだからモリナガさんやって〜！
いいでしょモリナガさ〜ん！
ぐいぐい
いつもやめてって言ってるのに何なんだろう
話せるようになったのに全然相手に伝わってないじゃないか
どれだけの想いで私が言葉を振り絞ってると思ってるんだ
薄々合わないと思い始めていた職場への不信感も精神の不安定さから一気に増し
いやでも私の話下手も精神状況も職場の人には関係ないし
何なんだろう
何でみんな当たり前な顔で生きてるんだ？
みんなと関われるようになっただけ進歩だと思わなきゃ！
なんか胸が苦しいなあ…
はっ
…ダメだ
気晴らしに明日は出かけよう…
スーハー

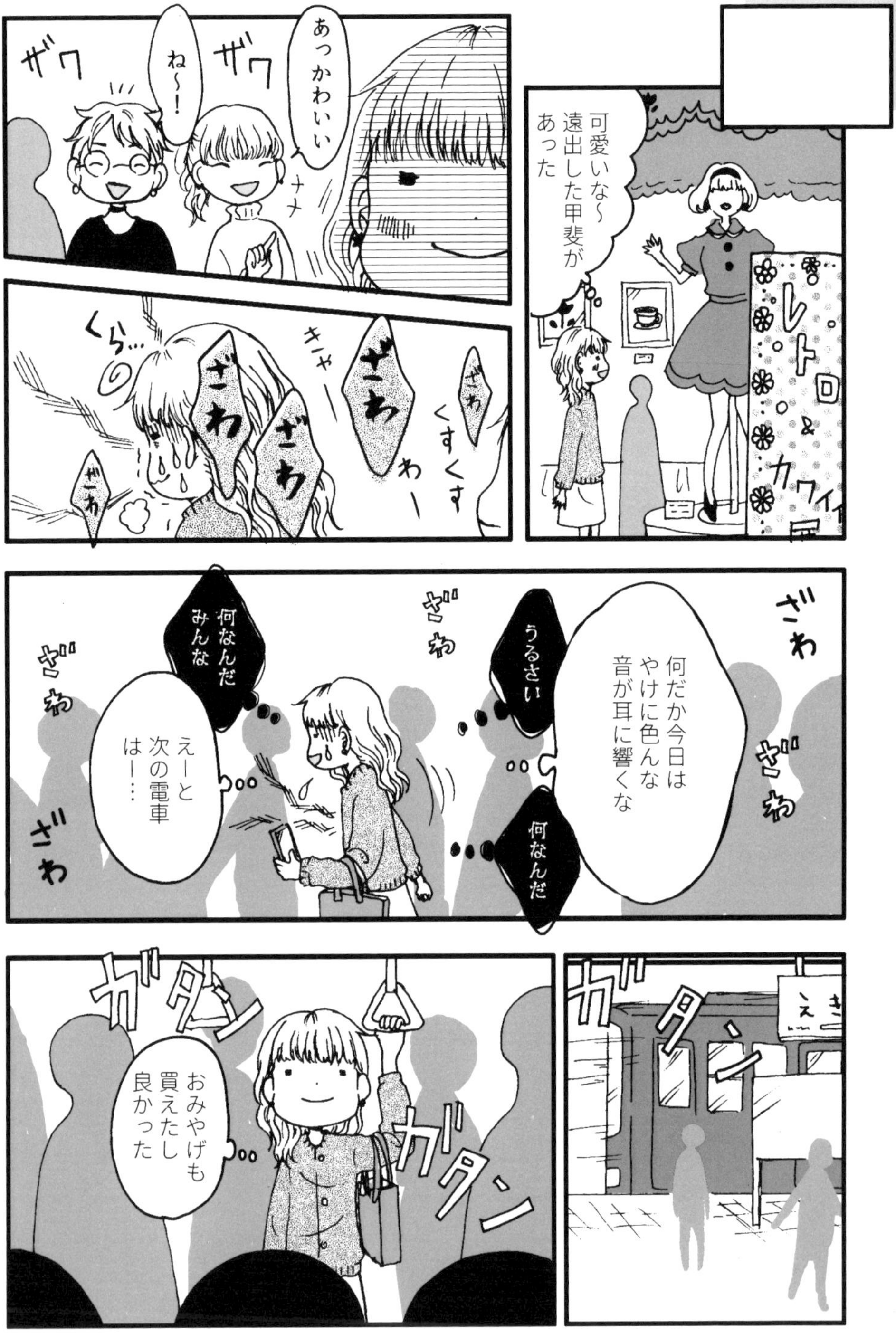

可愛いな～
遠出した甲斐があった
レトロ&カワイイ
あっかわいい
ね～！
ザワ
ザワ
ざわ
キャー
ざわ
ざわ
くすくす
わー
ざわ
くら…
何だか今日は
やけに色んな
音が耳に響くな
うるさい
何なんだ
ざわ
ざわ
何なんだ
みんな
えーと
次の電車
は―…
ざわ
ざわ
ガタン
えき
ガタン
おみやげも
買えたし
良かった
ガタン

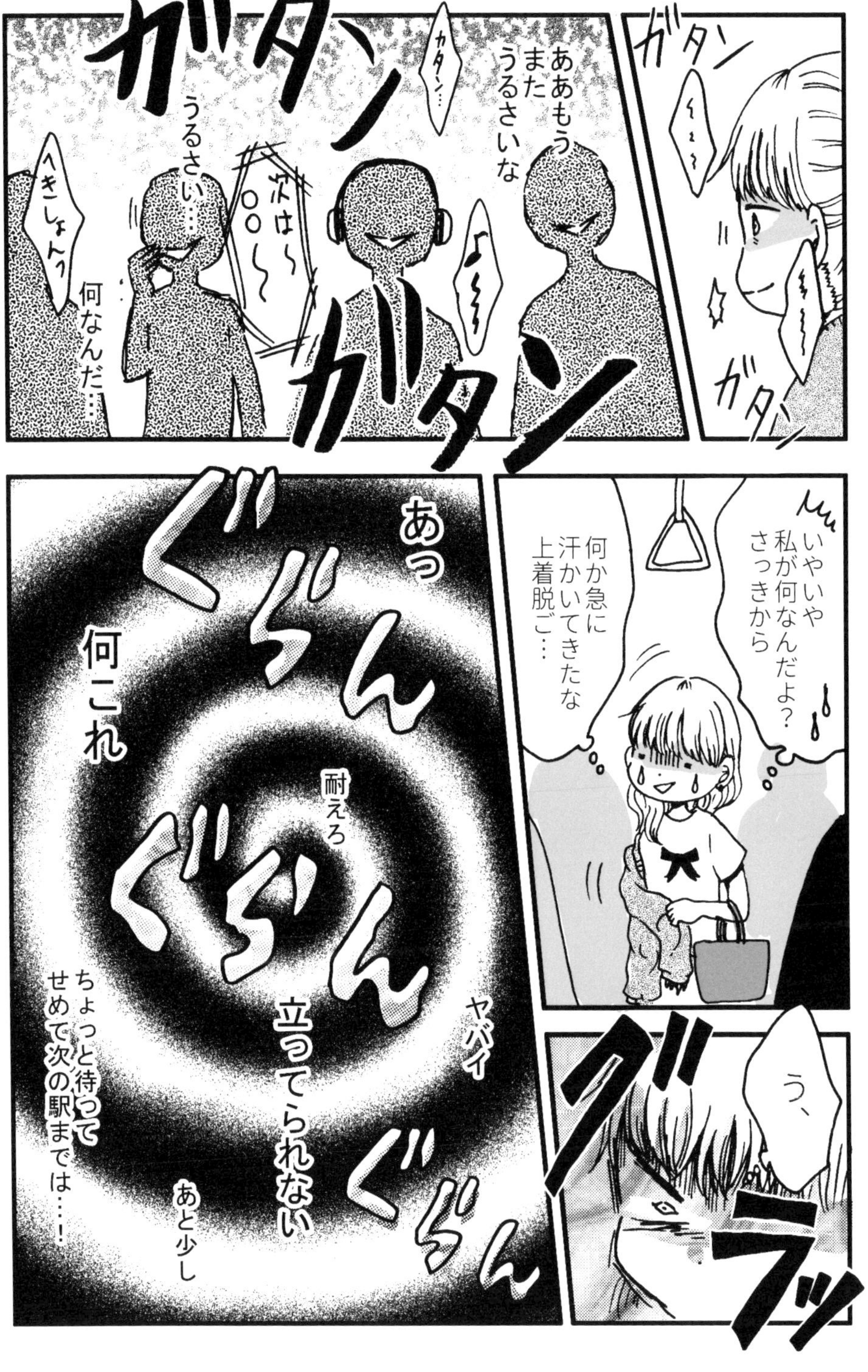
ガタン
ガタン
ガタン
ああもう
また
うるさいな
カタン…
次は〜
○○〜
うるさい…
へきしょんっ
何なんだ…
ガタン
いやいや
私が何なんだよ？
さっきから
何か急に
汗かいてきたな
上着脱ご…
グラッ
う、
あっ
ぐらん
何これ
耐えろ
ぐらん
ヤバイ
立ってられない
ぐらん
あと少し
ちょっと待って
せめて次の駅までは……！

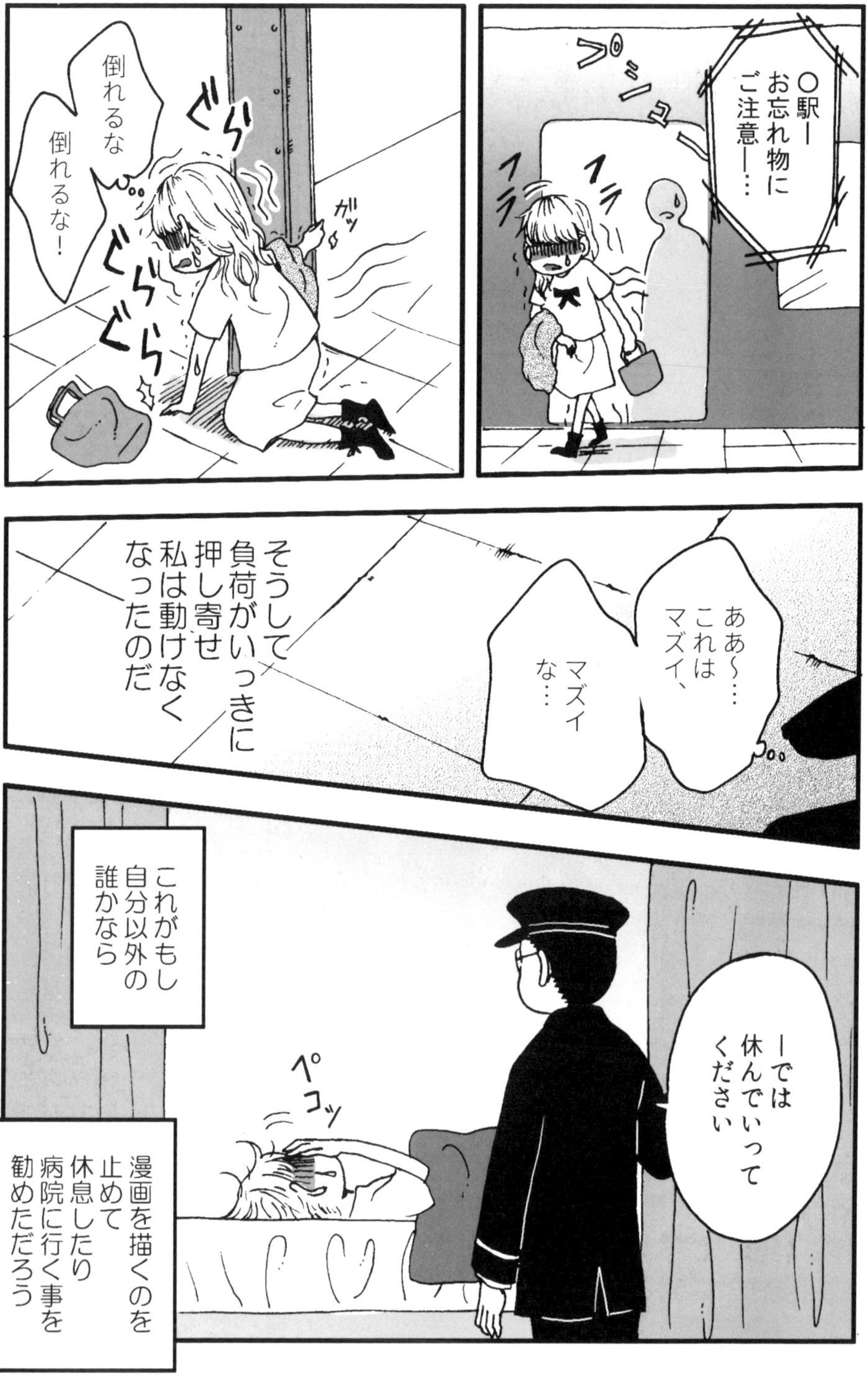
プシュー
○駅ー
お忘れ物に
ご注意ー…
フラ
フラ
ぐら
ぐらぐら
ガッ
倒れるな
倒れるな！
ああ～…
これは
マズイ、
マズイ
な…
そうして
負荷がいっきに
押し寄せ
私は動けなく
なったのだ
ーでは
休んでいって
ください
これがもし
自分以外の
誰かなら
ペコッ
漫画を描くのを
止めて
休息したり
病院に行く事を
勧めただろう

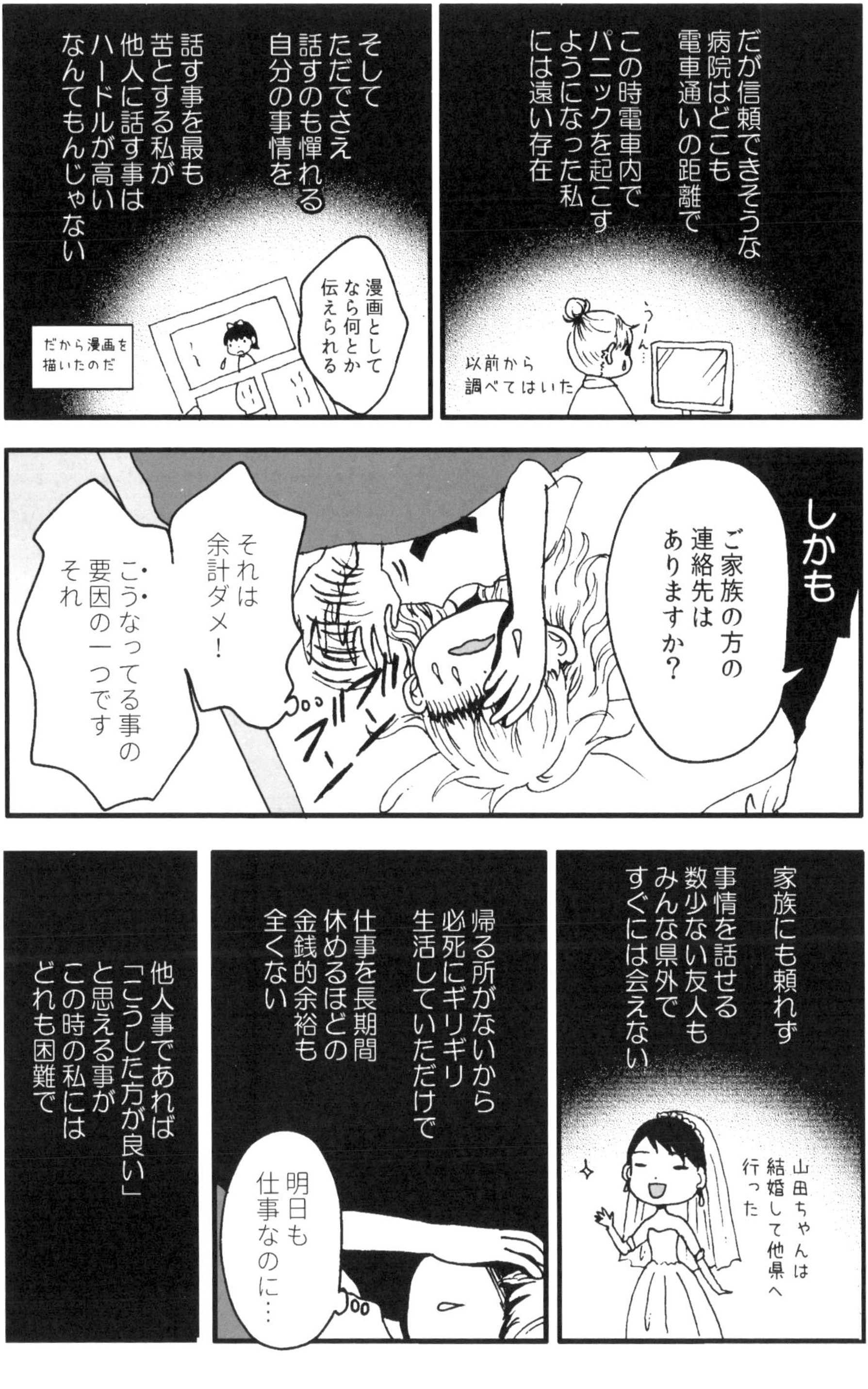

だが信頼できそうな病院はどこも電車通いの距離で
この時電車内でパニックを起こすようになった私には遠い存在
うーん…
以前から調べてはいた
そして
ただでさえ話すのも憚れる自分の事情を
話す事を最も苦とする私が他人に話す事はハードルが高いなんてもんじゃない
漫画としてなら何とか伝えられる
だから漫画を描いたのだ
しかも
ご家族の方の連絡先はありますか?
それは余計ダメ!
こうなってる事の要因の一つですそれ
家族にも頼れず
事情を話せる数少ない友人もみんな県外ですぐには会えない
山田ちゃんは結婚して他県へ行った
帰る所がないから必死にギリギリ生活していただけで
仕事を長期間休めるほどの金銭的余裕も全くない
明日も仕事なのに…
他人事であれば「こうした方が良い」と思える事がこの時の私にはどれも困難で

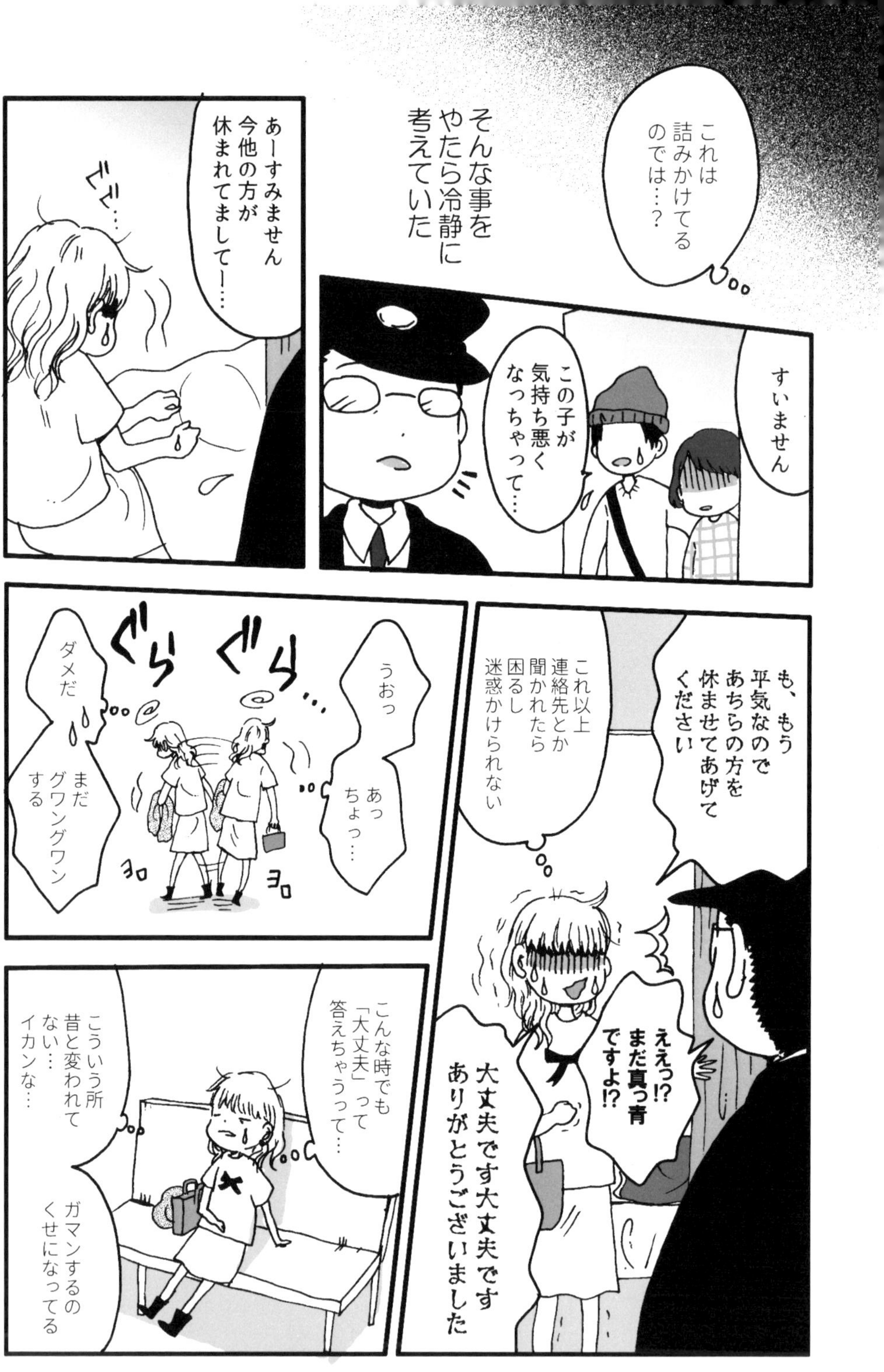
これは詰みかけてるのでは…？
そんな事をやたら冷静に考えていた
すいません
この子が気持ち悪くなっちゃって…
あーすみません今他の方が休まれてましてー…
も、もう平気なのであちらの方を休ませてあげてください
これ以上連絡先とか聞かれたら困るし迷惑かけられない
ええっ!? まだ真っ青ですよ!?
大丈夫です大丈夫ですありがとうございました
うおっ
ぐらぐら…
あっちょっ…
ダメだまだグワングワンする
ヨロ
ヨロ
こんな時でも「大丈夫」って答えちゃうって…
こういう所昔と変われてない…イカンな…
ガマンするのくせになってる

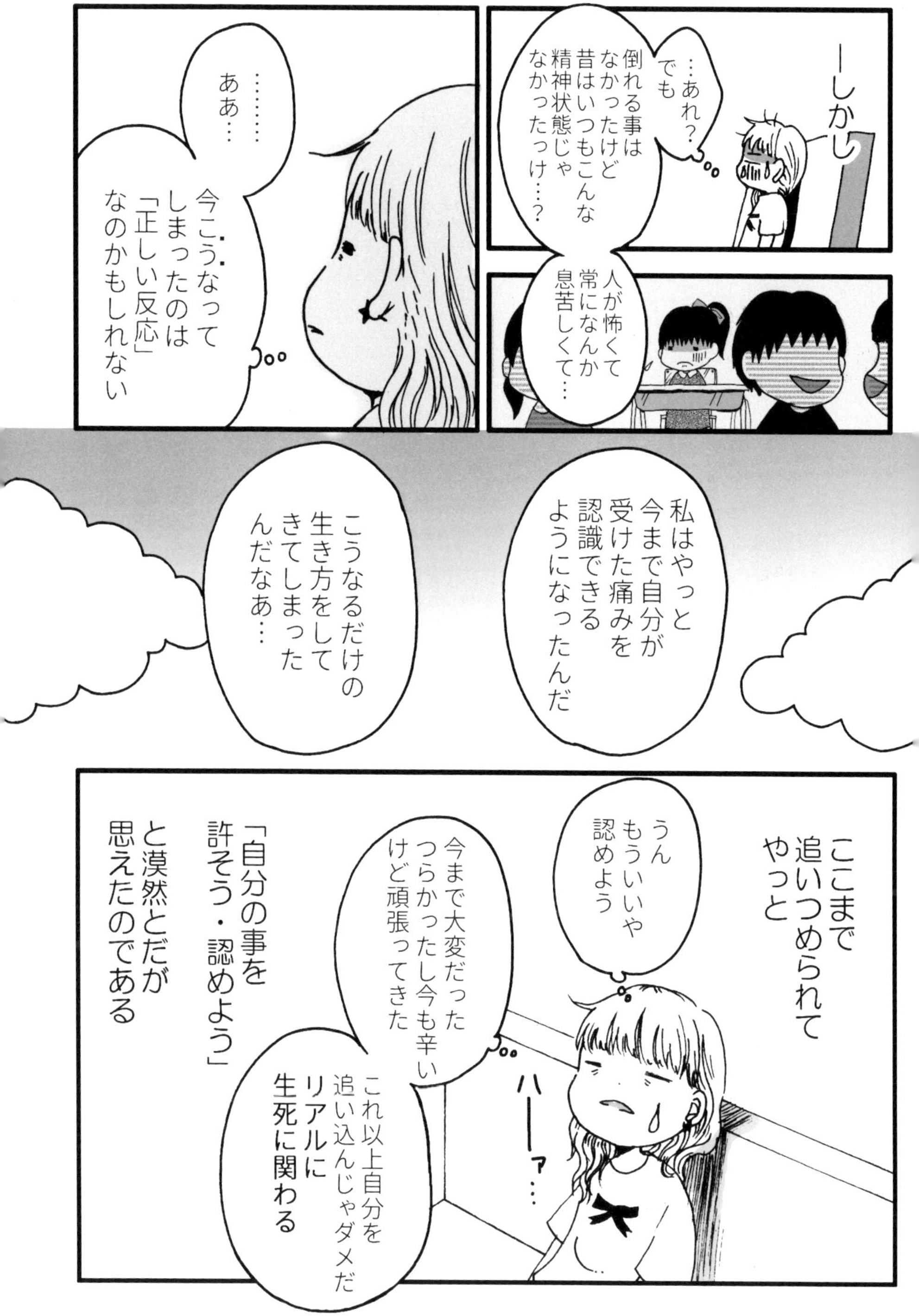
―しかし
…あれ？
でも
倒れる事は
なかったけど
昔はいつもこんな
精神状態じゃ
なかったっけ…？
人が怖くて
常になんか
息苦しくて…
………
ああ…
今こうなって
しまったのは
「正しい反応」
なのかもしれない
私はやっと
今まで自分が
受けた痛みを
認識できる
ようになったんだ
こうなるだけの
生き方をして
きてしまった
んだなあ…
ここまで
追いつめられて
やっと
うん
もういいや
認めよう
今まで大変だった
つらかったし今も辛い
けど頑張ってきた
これ以上自分を
追い込んじゃダメだ
リアルに
生死に関わる
ハーァ…
「自分の事を
許そう・認めよう」
と漠然とだが
思えたのである

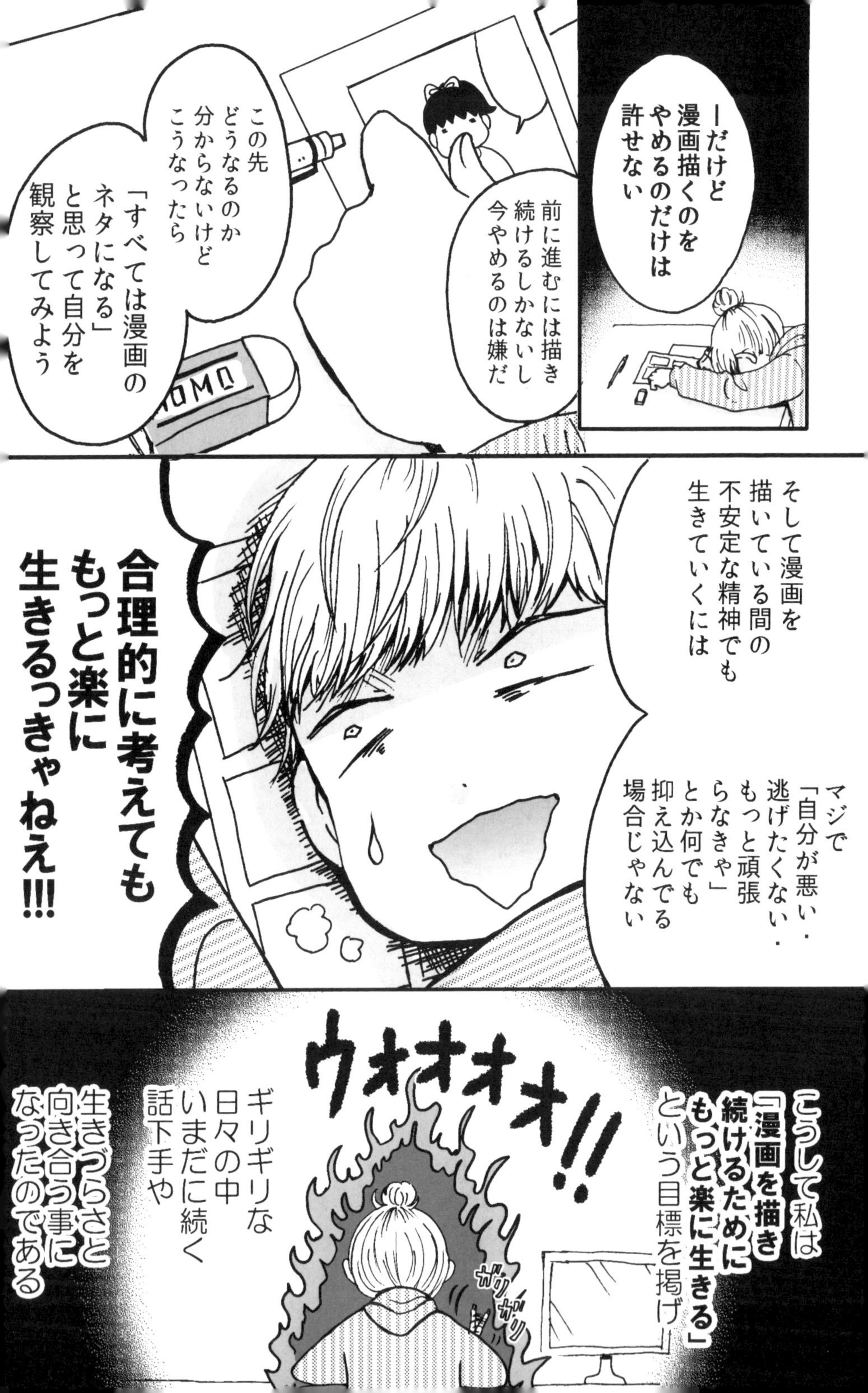

ーだけど漫画描くのをやめるのだけは許せない
前に進むには描き続けるしかないし今やめるのは嫌だ
この先どうなるのか分からないけどこうなったら「すべては漫画のネタになる」と思って自分を観察してみよう
MOMO
そして漫画を描いている間の不安定な精神でも生きていくには
マジで「自分が悪い・逃げたくない・もっと頑張らなきゃ」とか何でも抑え込んでる場合じゃない
合理的に考えてももっと楽に生きるっきゃねえ!!!
こうして私は「漫画を描き続けるためにもっと楽に生きる」という目標を掲げ
ウォオオオオ!!
ガリガリ
ギリギリな日々の中いまだに続く話下手や
生きづらさと向き合う事になったのである

教えて高木先生①

自分を受け止めるには

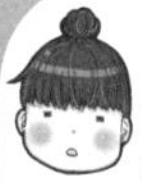

自分がかつて場面緘黙だった事を知り、漫画を描き始めた事は私の大きなターニングポイントになったものの、過去のトラウマなどから状況を受け入れるのに時間がかかり、一時的にとても精神状態が不安定になりました。

自分の病状(症状？)を受け入れるには、どのような考え方や心構えをしたら良いでしょうか？

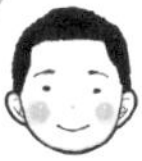

モリナガアメさん、こんにちは。高木潤野です。

いきなりすごい展開ですね。このまま最後まで漫画が進むのか、心配になってしまいました。

「自分の病状や症状を受け入れるには……」ですね。場面緘黙に限らず、自分の悩みと向き合う時に私が一番オススメしているのは、「自分自身から離れて、**外側から眺めてみること**」です。

視点をズラしたり、ものさしを替えて物事を眺めてみることを「相対化」と呼びます。場面緘黙や関連する不安症の症状についても「相対化」して、自分自身のことを外側から眺めるようにしてみてはどうでしょう。

例えば、つぎのような方法があります。

- 場面緘黙について客観的に知る
- 他の場面緘黙や関連する症状のある人のことを知る（当事者の会に参加するなど）
- 自分のことを分析してみる（記録を付けるなど）
- 文章や漫画にしてアウトプットしてみる

モリナガさんが前著『かんもくって何なの !?』や今回の本で行っていることは、実はこの「相対化」だと私は思っています。

漫画を描くときにはモリナガさんは、自己分析はもちろん、場面緘黙について学んだり、他の人のことを観察して、自分の体験を作品にして発表していますね。こうした行為によって、自分自身を外側から眺めるための視点が育ち、より確かなものになっていくのだと思います。

ストレスは、いつどんなことにやってくるかわかりません。**自分自身を外側から見る視点が身についていれば、ストレスやトラブルから上手く身をかわし、より少ないダメージでやり過ごせるようになると思いますよ。**

第2話：普通をやめてみる

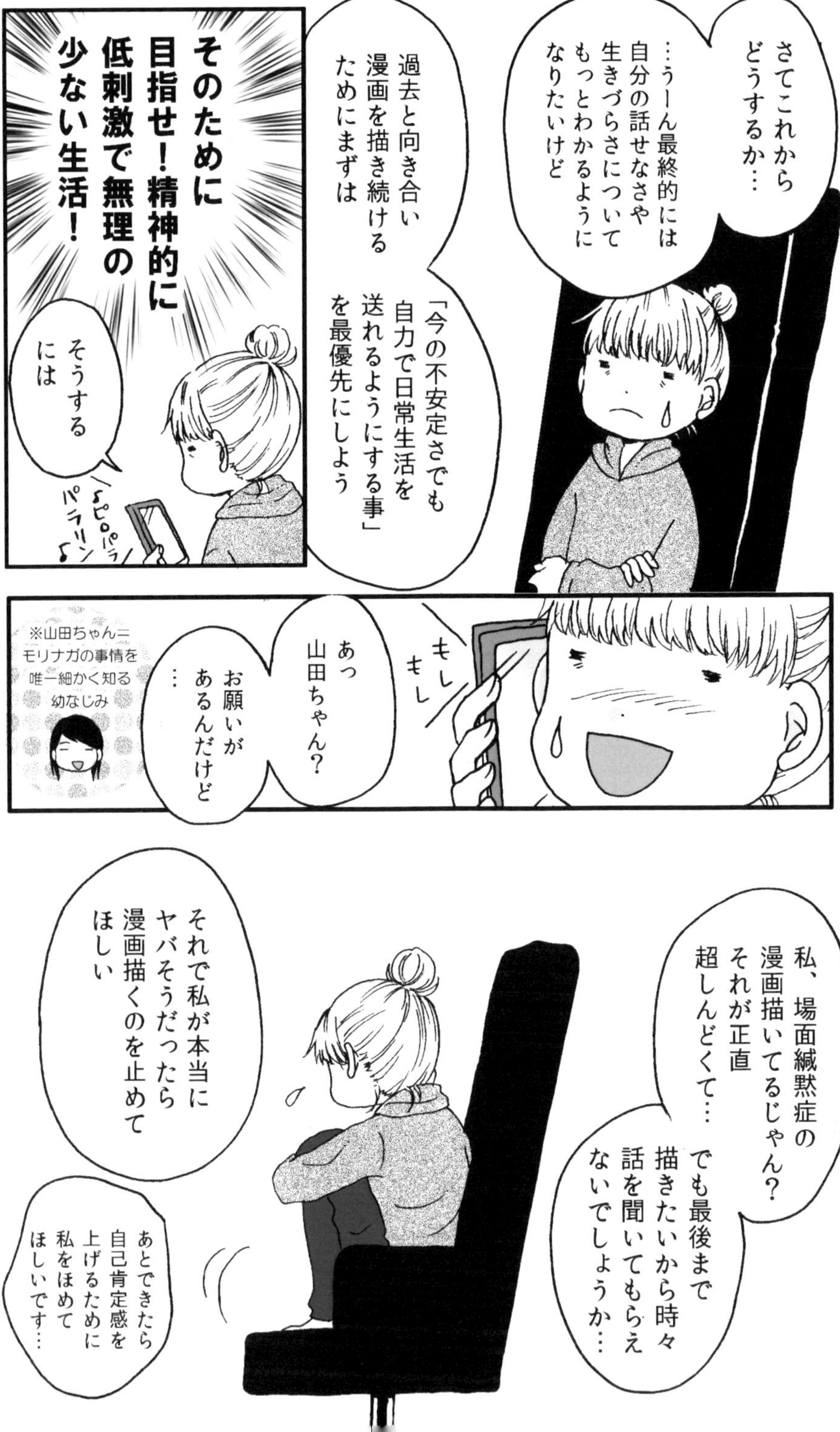
さてこれから どうするか…
…うーん最終的には 自分の話せなさや 生きづらさについて もっとわかるように なりたいけど
過去と向き合い 漫画を描き続ける ためにまずは
「今の不安定さでも 自力で日常生活を 送れるようにする事」 を最優先にしよう
そのために 目指せ！精神的に 低刺激で無理の 少ない生活！
そうする には
ピロパラ パラリン♪
もし もし
あっ 山田ちゃん？
お願いが あるんだけど …
※山田ちゃん＝ モリナガの事情を 唯一細かく知る 幼なじみ
私、場面緘黙症の 漫画描いてるじゃん？ それが正直 超しんどくて…
でも最後まで 描きたいから時々 話を聞いてもらえ ないでしょうか…
それで私が本当に ヤバそうだったら 漫画描くのを止めて ほしい
あとできたら 自己肯定感を 上げるために 私をほめて ほしいです…

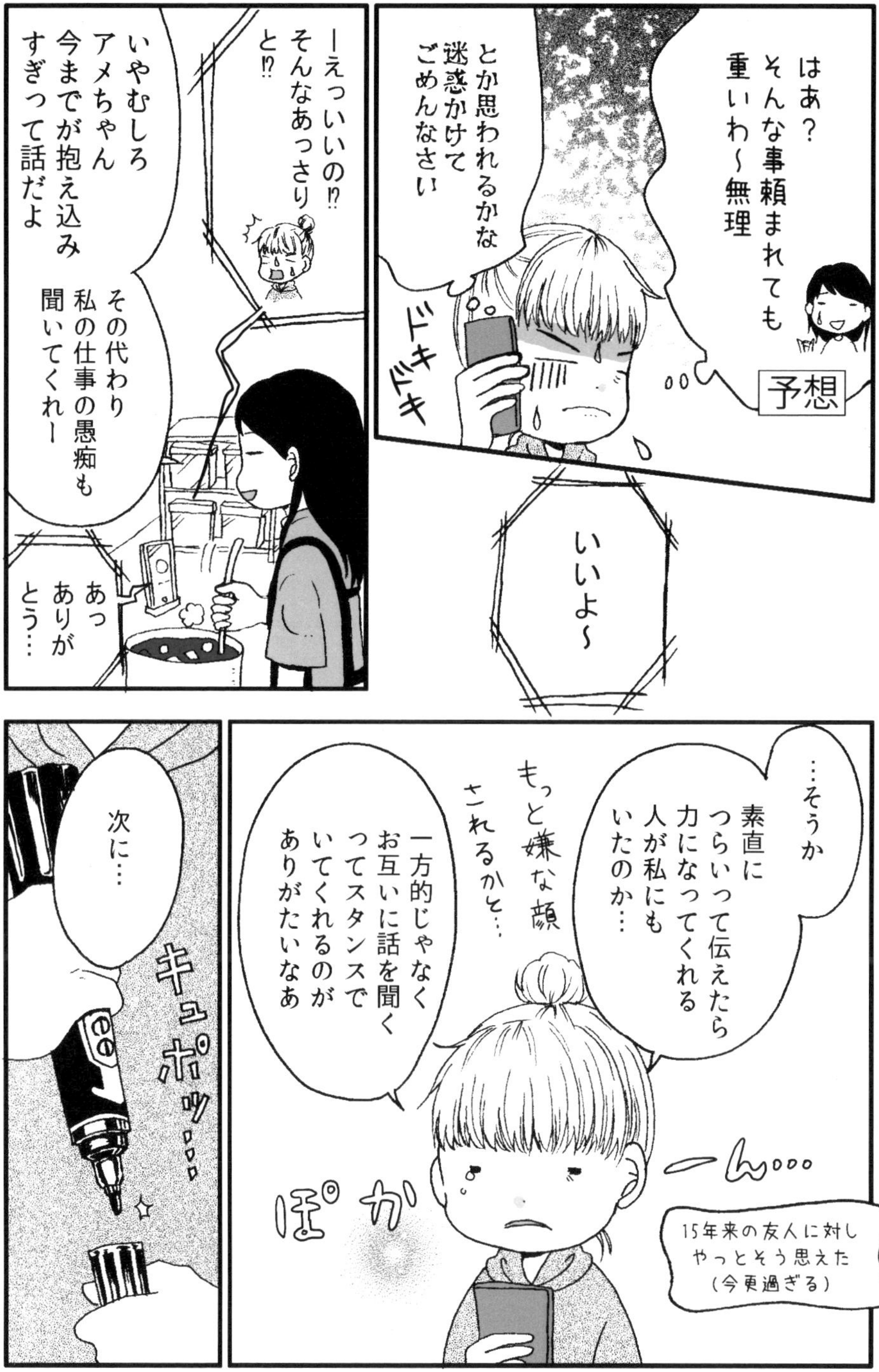
はあ？
そんな事頼まれても
重いわ〜無理
予想
とか思われるかな
迷惑かけて
ごめんなさい
ドキドキ
いいよ〜
ーえっいいの!?
そんなあっさり
と!?
いやむしろ
アメちゃん
今までが抱え込み
すぎって話だよ
その代わり
私の仕事の愚痴も
聞いてくれー
あっ
ありが
とう…
…そうか
素直に
つらいって伝えたら
力になってくれる
人が私にも
いたのか…
もっと嫌な顔
されるかと…
一方的じゃなく
お互いに話を聞く
ってスタンスで
いてくれるのが
ありがたいなあ
ぽか
ーん…
15年来の友人に対し
やっとそう思えた
(今更過ぎる)
次に…
キュポッ…

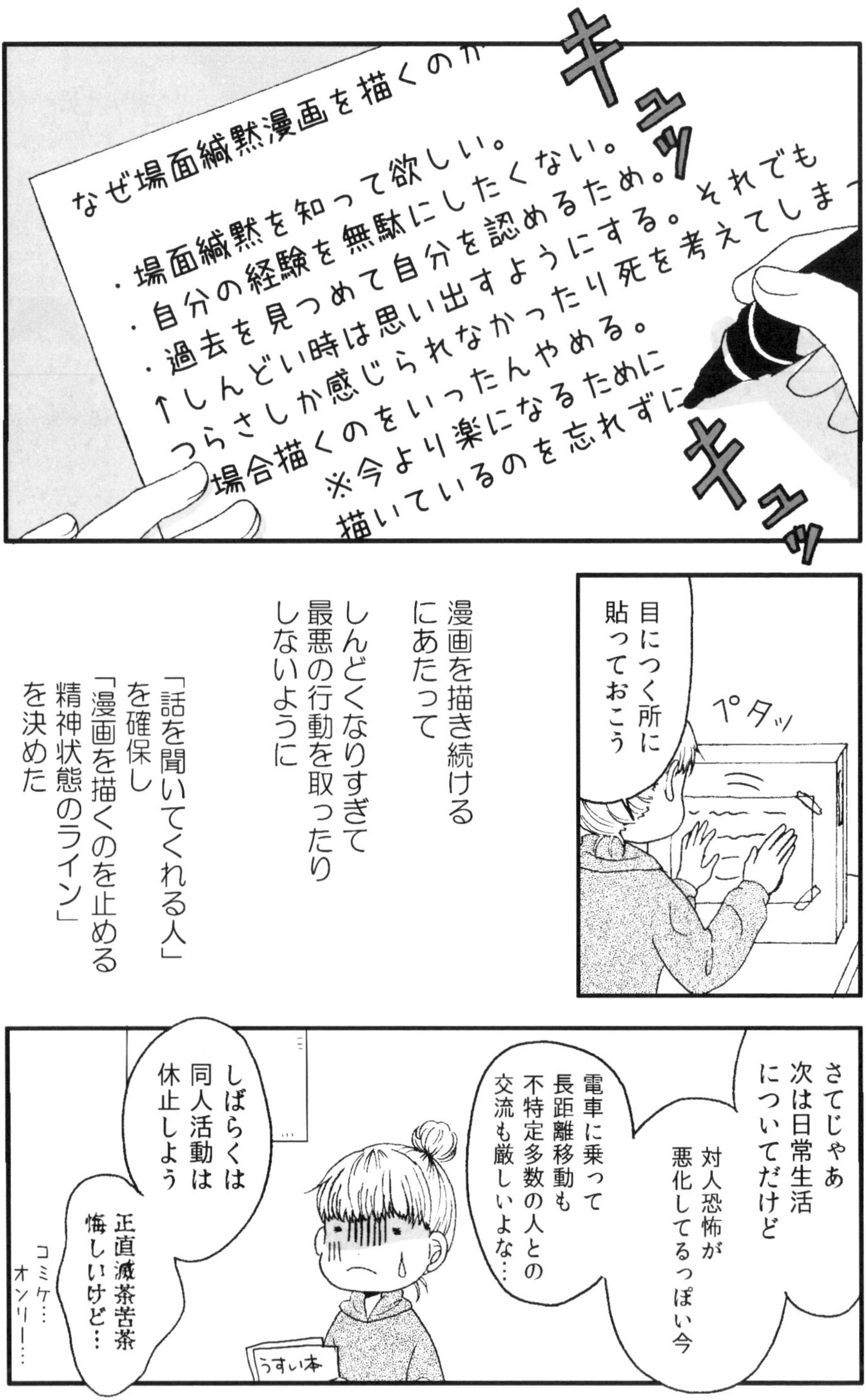
なぜ場面緘黙漫画を描くのか
・場面緘黙を知って欲しい。
・自分の経験を無駄にしたくない。
・過去を見つめて自分を認めるため。
↑しんどい時は思い出すようにする。それでも
つらさしか感じられなかったり死を考えてしまっ
場合描くのをいったんやめる。
※今より楽になるために
描いているのを忘れずに
キュッ
キュッ
目につく所に貼っておこう
ペタッ
漫画を描き続けるにあたって
しんどくなりすぎて最悪の行動を取ったりしないように
「話を聞いてくれる人」を確保し
「漫画を描くのを止める精神状態のライン」を決めた
さてじゃあ次は日常生活についてだけど
対人恐怖が悪化してるっぽい今
電車に乗って長距離移動も不特定多数の人との交流も厳しいよな…
しばらくは同人活動は休止しよう
正直滅茶苦茶悔しいけど…
コミケ…
オンリー…
うすい本

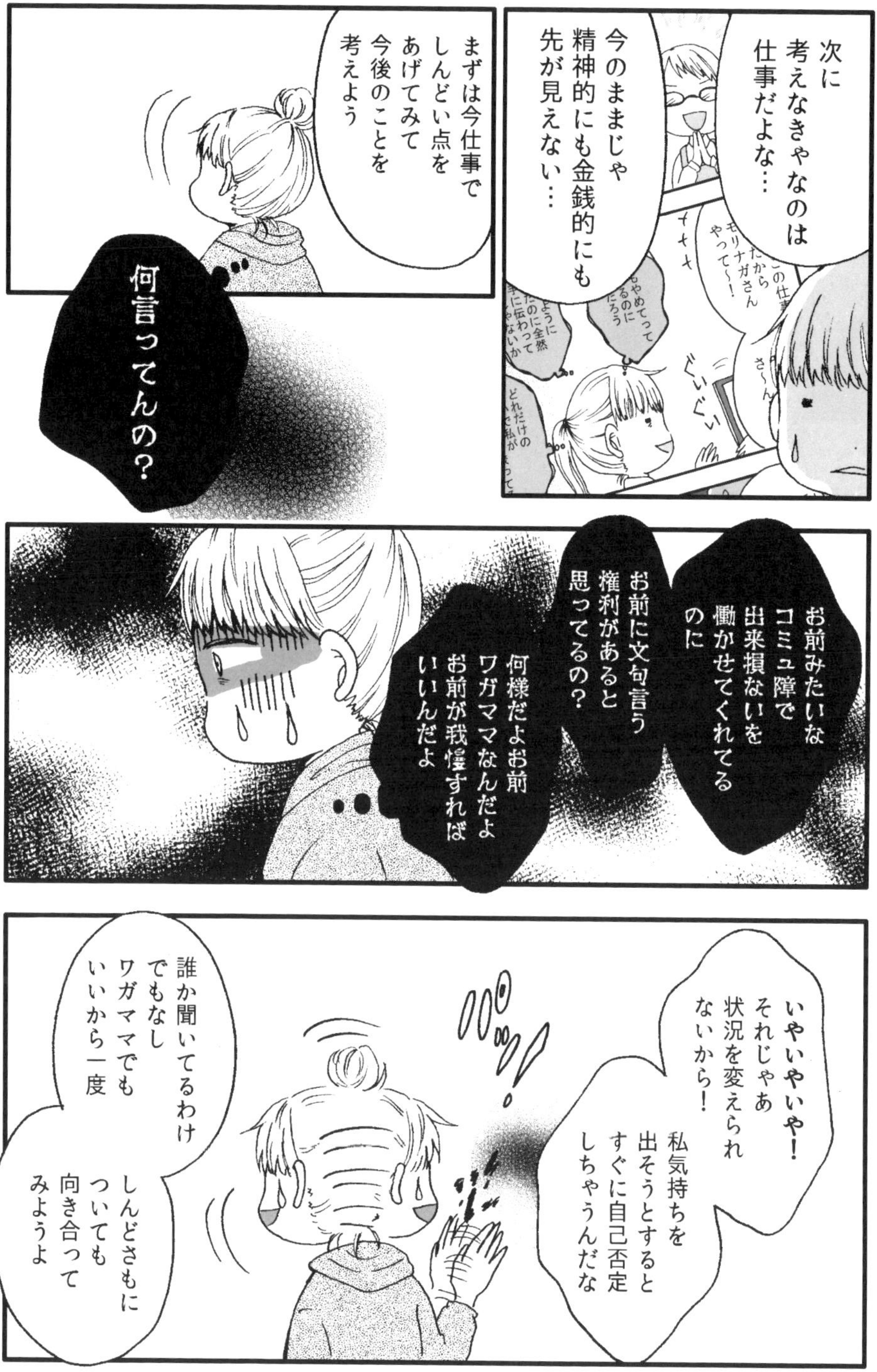
次に考えなきゃなのは仕事だよな…
今のままじゃ精神的にも金銭的にも先が見えない…
モリナガさんやって〜!
ぐいぐい
まずは今仕事でしんどい点をあげてみて今後のことを考えよう
何言ってんの?
お前みたいなコミュ障で出来損ないを働かせてくれてるのに
お前に文句言う権利があると思ってるの?
何様だよお前ワガママなんだよお前が我慢すればいいんだよ
いやいやいや!それじゃあ状況を変えられないから!
私気持ちを出そうとするとすぐに自己否定しちゃうんだな
誰か聞いてるわけでもなしワガママでもいいから一度
しんどさもについても向き合ってみようよ

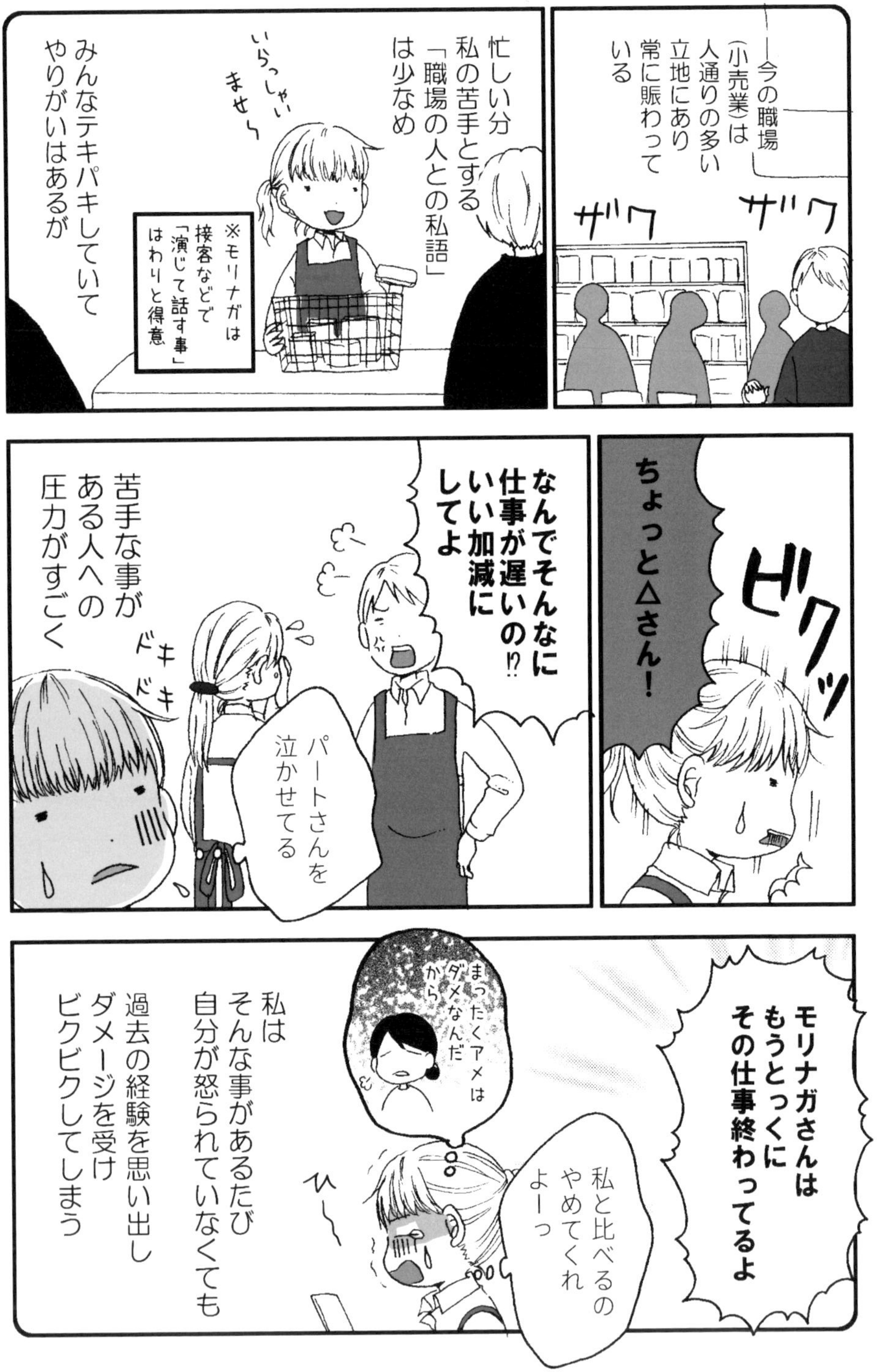

今の職場(小売業)は人通りの多い立地にあり常に賑わっている
ザワ
ザワ
忙しい分私の苦手とする「職場の人との私語」は少なめ
いらっしゃいませ〜
※モリナガは接客などで「演じて話す事」はわりと得意
みんなテキパキしていてやりがいはあるが
ちょっと△さん!
ビクッ
なんでそんなに仕事が遅いの!? いい加減にしてよ
パートさんを泣かせてる
ドキドキ
苦手な事がある人への圧力がすごく
モリナガさんはもうとっくにその仕事終わってるよ
まったくアメはダメなんだから
私と比べるのやめてくれよーっ
ひ〜
私はそんな事があるたび自分が怒られていなくても過去の経験を思い出しダメージを受けビクビクしてしまう

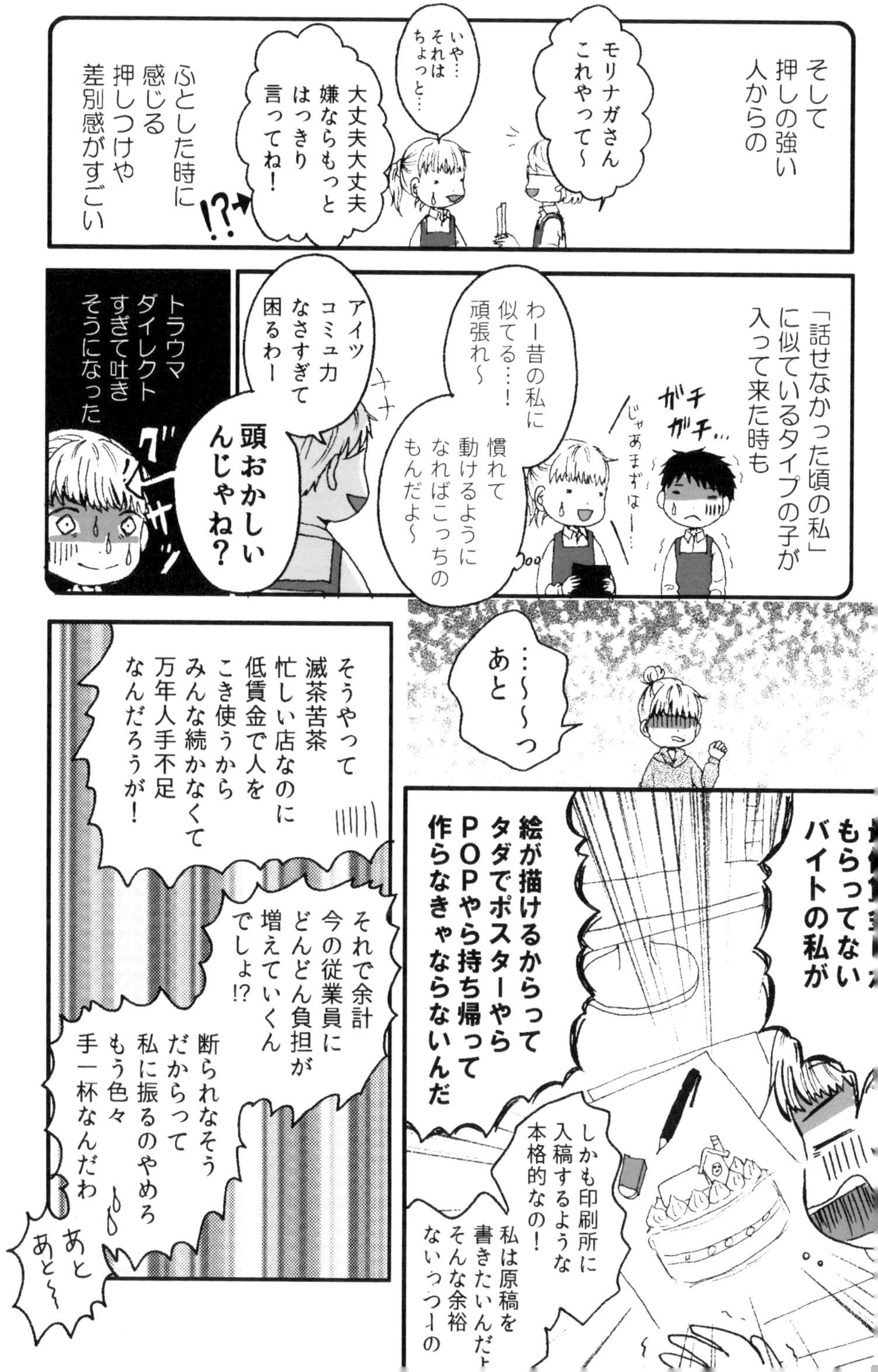

そして押しの強い人からの
モリナガさんこれやって〜
いや…それはちょっと…
大丈夫大丈夫嫌ならもっとはっきり言ってね!
!?
ふとした時に感じる押しつけや差別感がすごい
「話せなかった頃の私」に似ているタイプの子が入って来た時も
ガチガチ…
じゃあまずは…
わー昔の私に似てる…!頑張れ〜
慣れて動けるようになればこっちのもんだよ〜
アイツコミュ力なさすぎて困るわー
頭おかしいんじゃね?
グサッ
トラウマダイレクトすぎて吐きそうになった
…〜〜っ
あと
もらってないバイトの私が
絵が描けるからってタダでポスターやらPOPやら持ち帰って作らなきゃならないんだ
しかも印刷所に入稿するような本格的なの!
私は原稿を書きたいんだ
そんな余裕ないっつーの
そうやって滅茶苦茶忙しい店なのに低賃金で人をこき使うからみんな続かなくて万年人手不足なんだろうが!
それで余計今の従業員にどんどん負担が増えていくんでしょ!?
断られなそうだからって私に振るのやめろもう色々手一杯なんだわ
あとあと〜

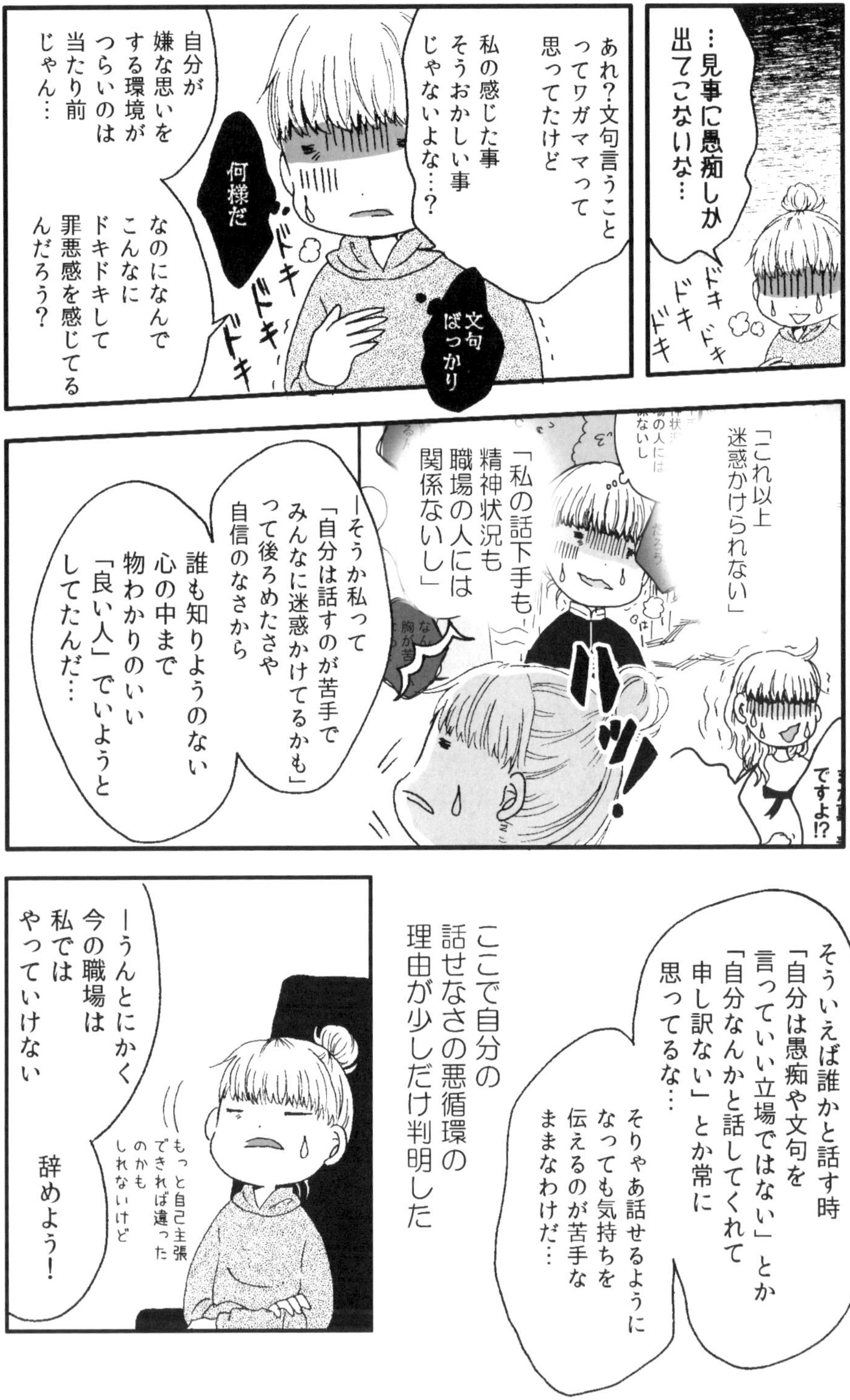
…見事に愚痴しか出てこないな…
ドキ ドキ ドキ
あれ?文句言うことってワガママって思ってたけど
私の感じた事そうおかしい事じゃないよな…?
文句ばっかり
ドキドキドキ
何様だ
自分が嫌な思いをする環境がつらいのは当たり前じゃん…
なのになんでこんなにドキドキして罪悪感を感じてるんだろう?
「これ以上迷惑かけられない」
「私の話下手も精神状況も職場の人には関係ないし」
ハッ!
ですよ!?
―そうか私って「自分は話すのが苦手でみんなに迷惑かけてるかも」って後ろめたさや自信のなさから
誰も知りようのない心の中まで物わかりのいい「良い人」でいようとしてたんだ…
そういえば誰かと話す時「自分は愚痴や文句を言っていい立場ではない」とか「自分なんかと話してくれて申し訳ない」とか常に思ってるな…
そりゃあ話せるようになっても気持ちを伝えるのが苦手なままなわけだ…
ここで自分の話せなさの悪循環の理由が少しだけ判明した
―うんとにかく今の職場は私ではやっていけない
もっと自己主張できれば違ったのかもしれないけど
辞めよう!

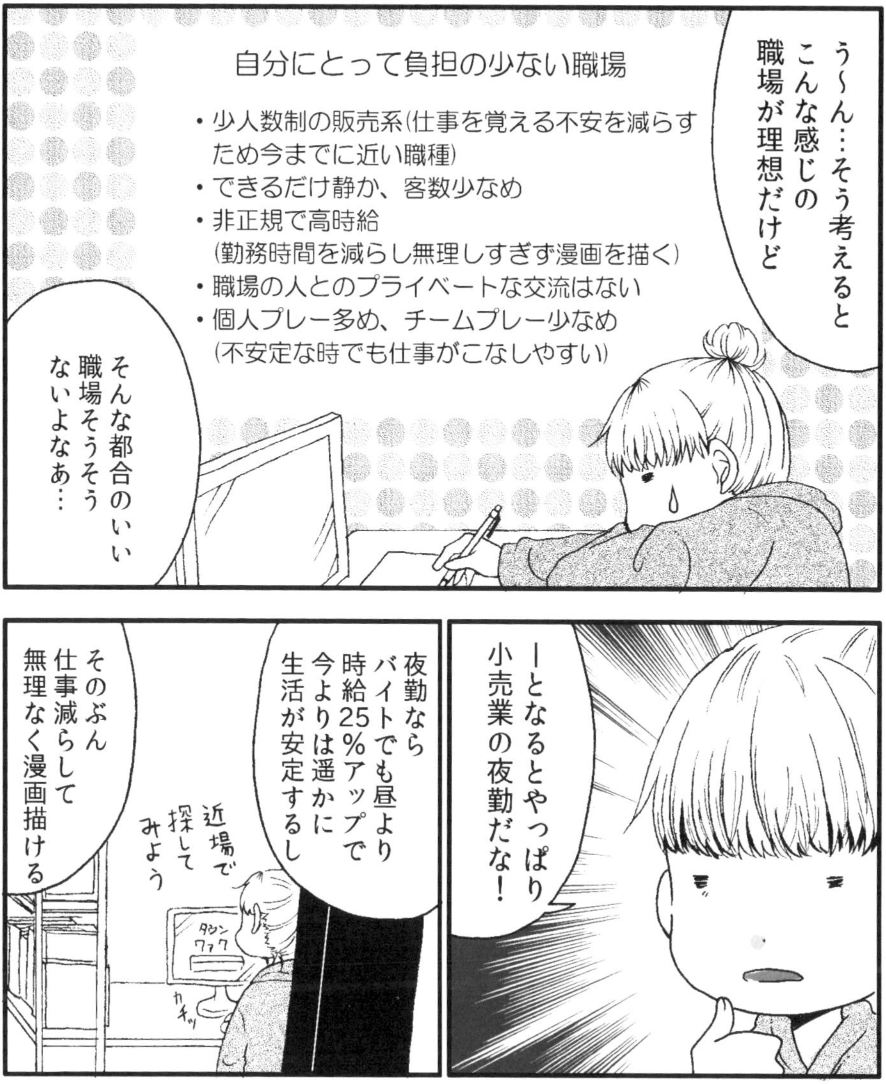

う～ん…そう考えると こんな感じの 職場が理想だけど
自分にとって負担の少ない職場
・少人数制の販売系(仕事を覚える不安を減らすため今までに近い職種)
・できるだけ静か、客数少なめ
・非正規で高時給
(勤務時間を減らし無理しすぎず漫画を描く)
・職場の人とのプライベートな交流はない
・個人プレー多め、チームプレー少なめ
(不安定な時でも仕事がこなしやすい)
そんな都合のいい 職場そうそう ないよなあ…
ーとなるとやっぱり 小売業の夜勤だな!
夜勤なら バイトでも昼より 時給25%アップで 今よりは遥かに 生活が安定するし
そのぶん 仕事減らして 無理なく漫画描ける
近場で 探して みよう
タウン ワーク
カチッ

夜は人も少なくて静かだしぴったりじゃん

こんな言い方をするとまるで小売業の夜勤がとても楽そうに思えるが

あくまで「私の性格やライフスタイルと条件が合う」という意味である

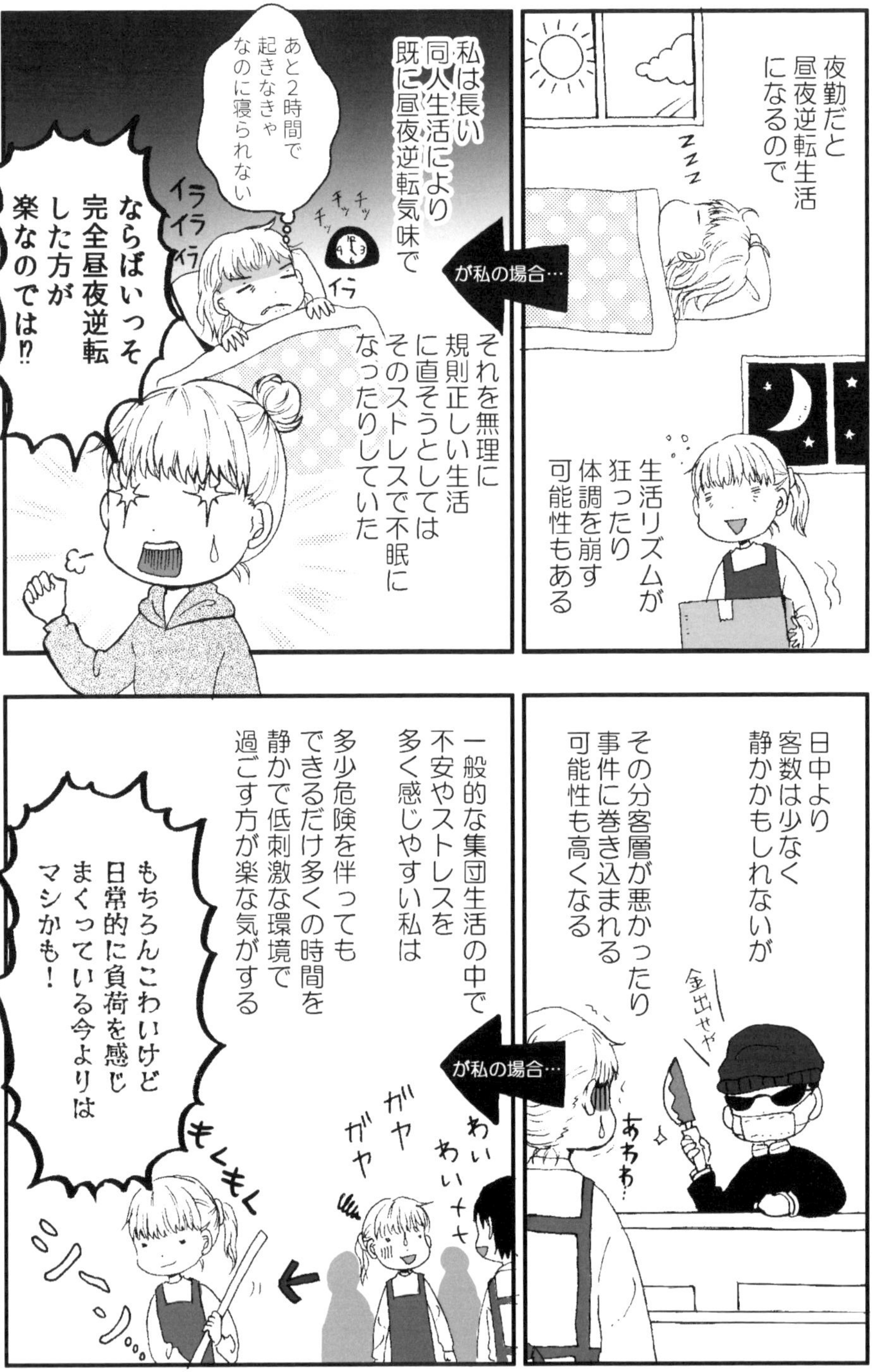
夜勤だと昼夜逆転生活になるので
ZZZ
生活リズムが狂ったり体調を崩す可能性もある
が私の場合…
私は長い同人生活により既に昼夜逆転気味で
あと2時間で起きなきゃなのに寝られない
チッチッチッ
イライライラ
イラ
それを無理に規則正しい生活に直そうとしてはそのストレスで不眠になったりしていた
ならばいっそ完全昼夜逆転した方が楽なのでは⁉
日中より客数は少なく静かかもしれないが
その分客層が悪かったり事件に巻き込まれる可能性も高くなる
金出せや
あわわ…
が私の場合…
一般的な集団生活の中で不安やストレスを多く感じやすい私は
多少危険を伴ってもできるだけ多くの時間を静かで低刺激な環境で過ごす方が楽な気がする
わいわい
ガヤガヤ
もちろんこわいけど日常的に負荷を感じまくっている今よりはマシかも！
もくもく
シーン

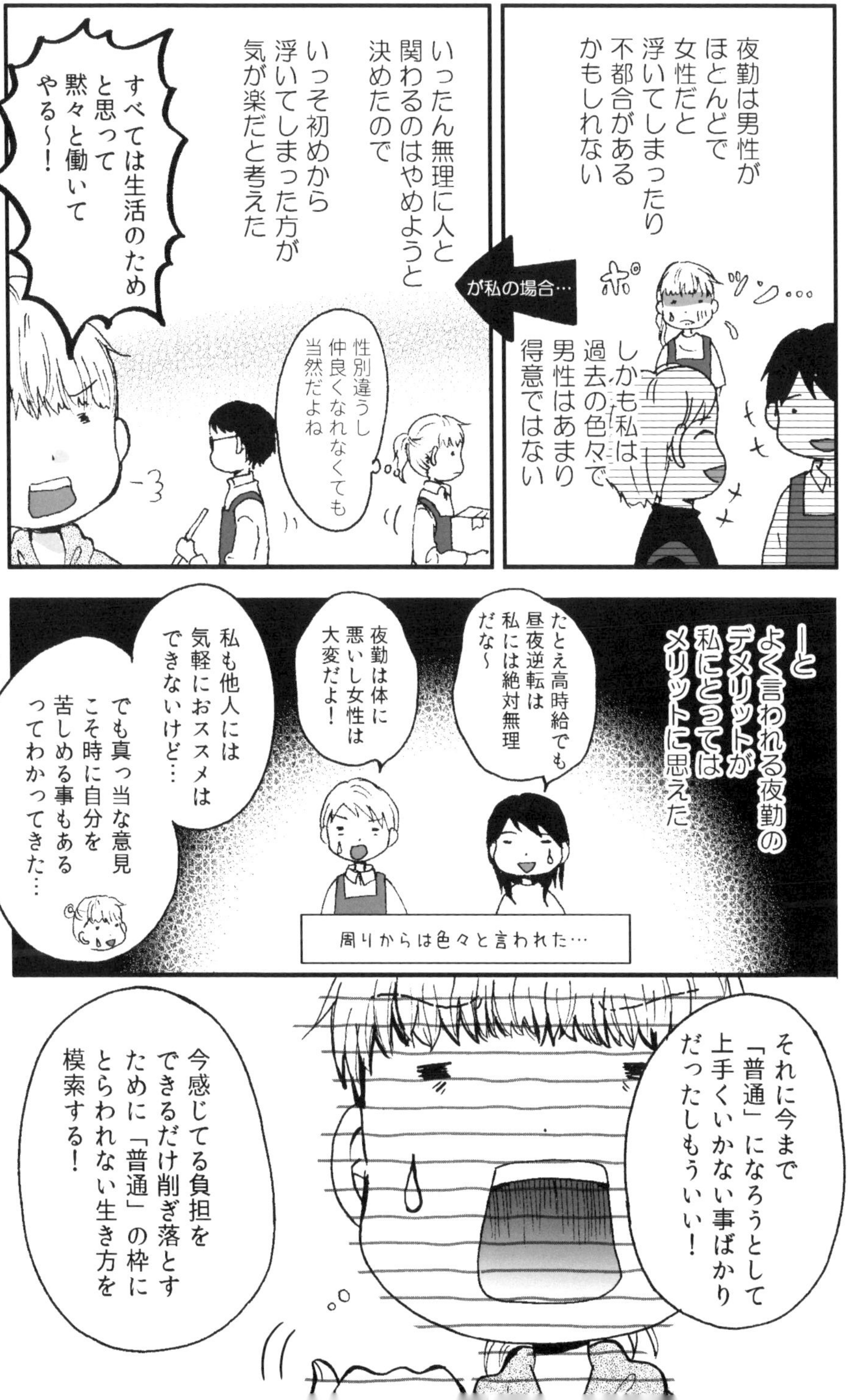
夜勤は男性がほとんどで女性だと浮いてしまったり不都合があるかもしれない
ポツン…
しかも私は過去の色々で男性はあまり得意ではない
が私の場合…
いったん無理に人と関わるのはやめようと決めたので
いっそ初めから浮いてしまった方が気が楽だと考えた
性別違うし仲良くなれなくても当然だよね
すべては生活のためと思って黙々と働いてやる〜！
―とよく言われる夜勤のデメリットが私にとってはメリットに思えた
たとえ高時給でも昼夜逆転は私には絶対無理だな〜
夜勤は体に悪いし女性は大変だよ！
私も他人には気軽におススメはできないけど…
でも真っ当な意見こそ時に自分を苦しめる事もあるってわかってきた…
周りからは色々と言われた…
それに今まで「普通」になろうとして上手くいかない事ばかりだったしもういい！
今感じてる負担をできるだけ削ぎ落とすために「普通」の枠にとらわれない生き方を模索する！

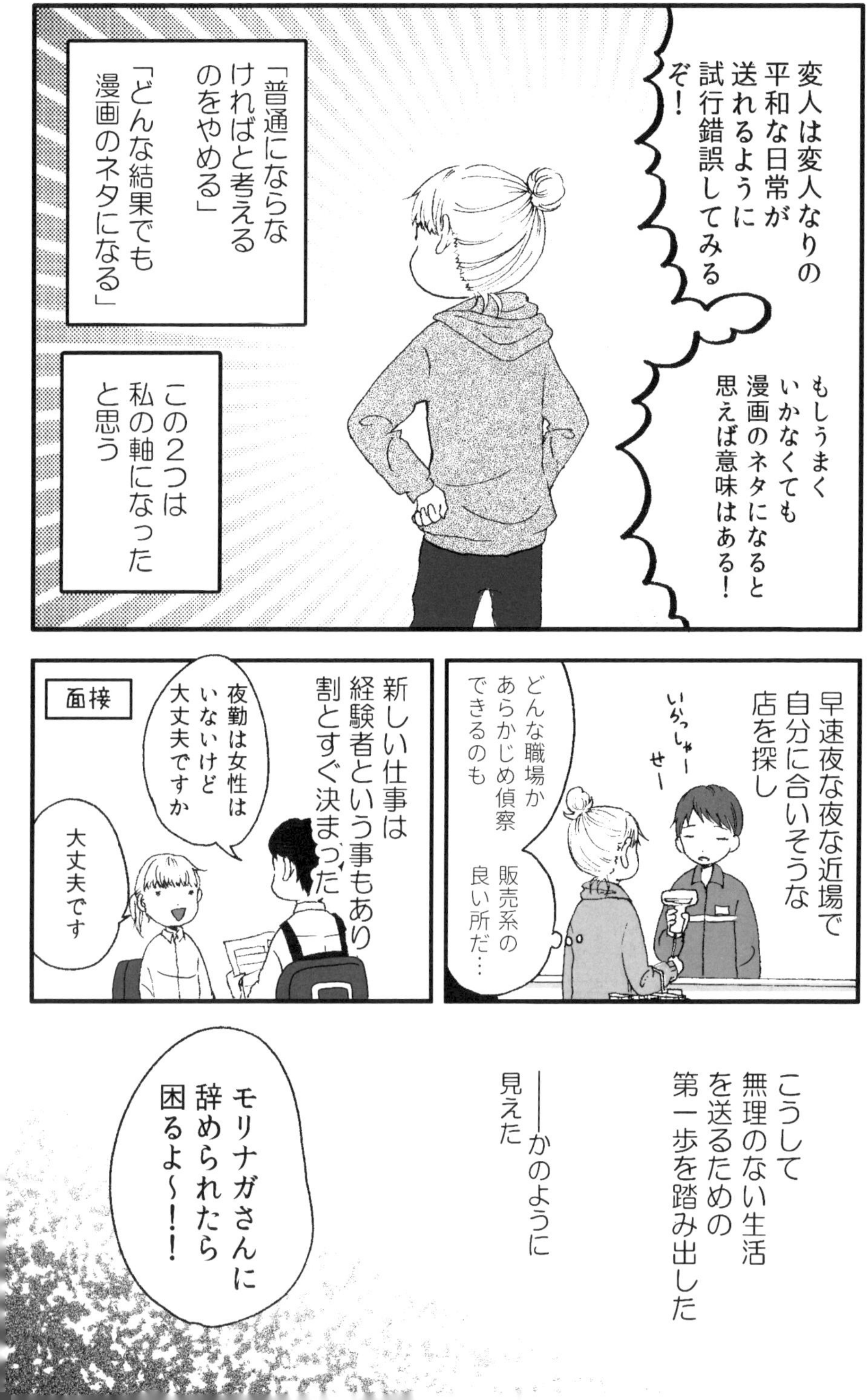
変人は変人なりの平和な日常が送れるように試行錯誤してみるぞ！
もしうまくいかなくても漫画のネタになると思えば意味はある！
「普通にならなければと考えるのをやめる」「どんな結果でも漫画のネタになる」
この2つは私の軸になったと思う
早速夜な夜な近場で自分に合いそうな店を探し
いらっしゃーせー
どんな職場かあらかじめ偵察できるのも販売系の良い所だ…
面接
新しい仕事は経験者という事もあり割とすぐ決まった
夜勤は女性はいないけど大丈夫ですか
大丈夫です
こうして無理のない生活を送るための第一歩を踏み出した
――かのように見えた
モリナガさんに辞められたら困るよ〜！！

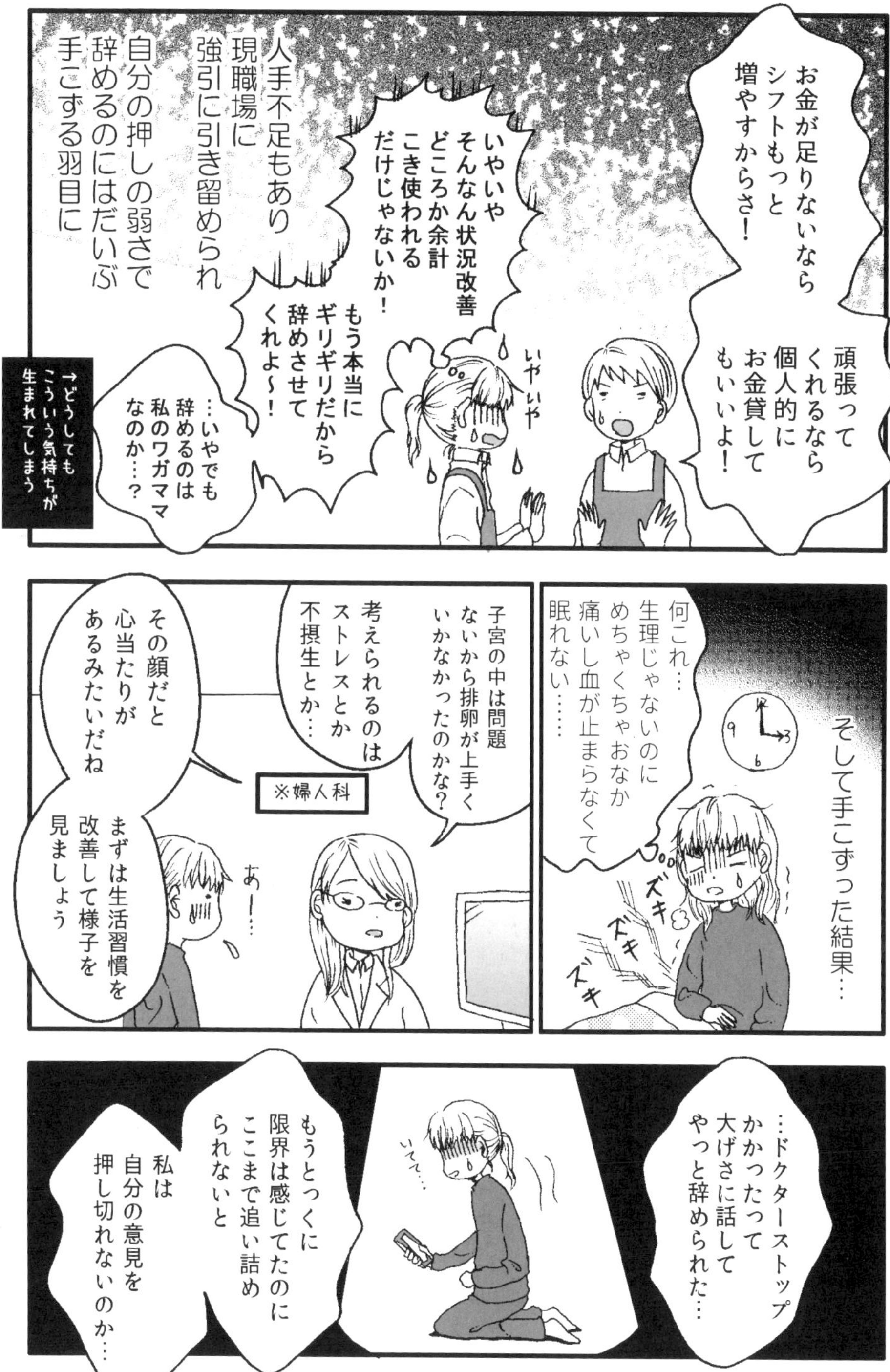
お金が足りないなら シフトもっと 増やすからさ！
頑張って くれるなら 個人的に お金貸して もいいよ！
いやいや
いやいや そんなん状況改善 どころか余計 こき使われる だけじゃないか！
人手不足もあり 現職場に 強引に引き留められ 自分の押しの弱さで 辞めるのにはだいぶ 手こずる羽目に
もう本当に ギリギリだから 辞めさせて くれよ～！
…いやでも 辞めるのは 私のワガママ なのか…？
→どうしても こういう気持ちが 生まれてしまう
そして手こずった結果…
何これ… 生理じゃないのに めちゃくちゃおなか 痛いし血が止まらなくて 眠れない……
ズキ
ズキ
ズキ
子宮の中は問題 ないから排卵が上手く いかなかったのかな？
考えられるのは ストレスとか 不摂生とか…
※婦人科
その顔だと 心当たりが あるみたいだね
あー…
まずは生活習慣を 改善して様子を 見ましょう
…ドクターストップ かかったって 大げさに話して やっと辞められた……
いてて…
もうとっくに 限界は感じてたのに ここまで追い詰め られないと
私は 自分の意見を 押し切れないのか…

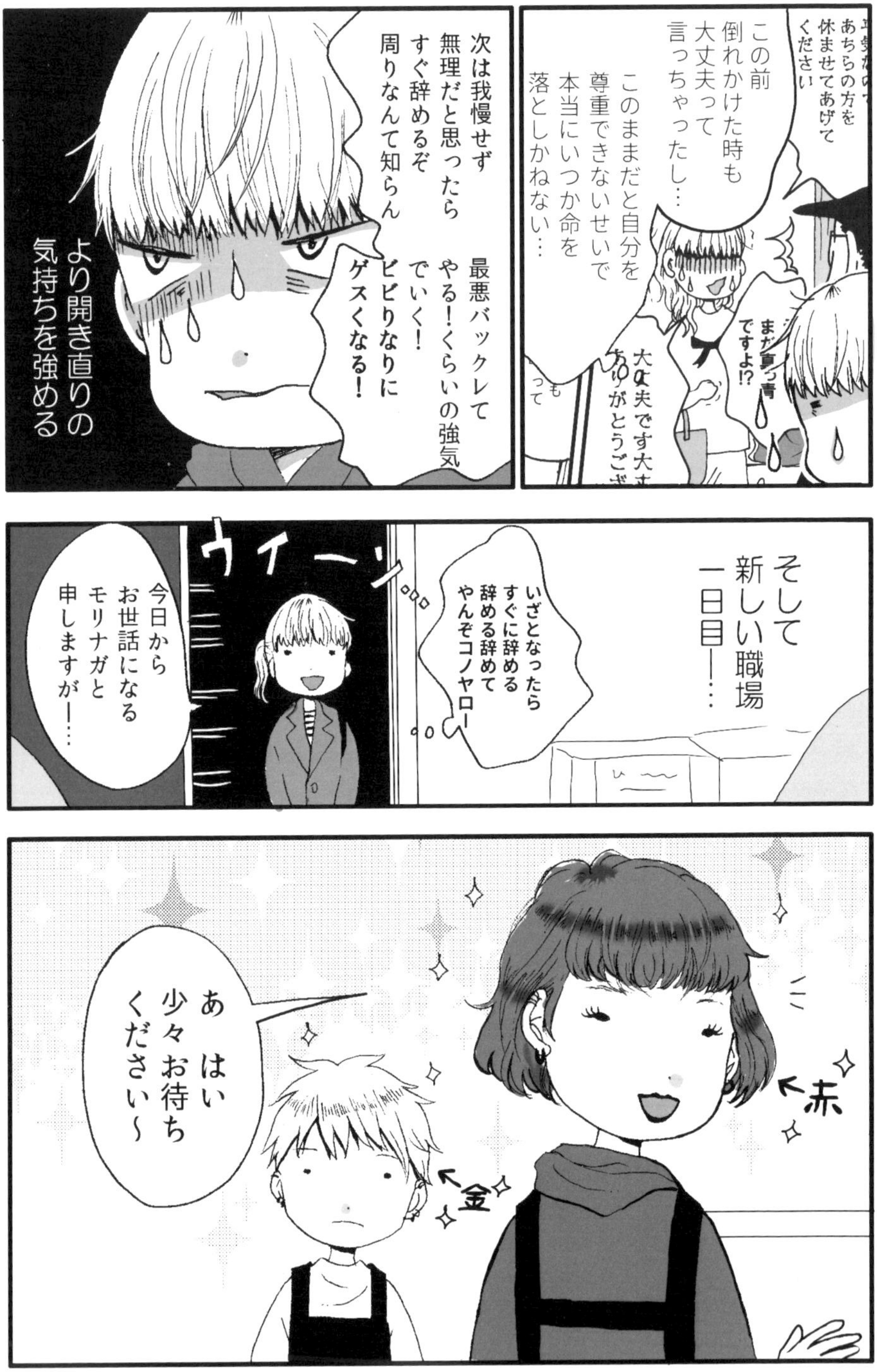
あちらの方を休ませてあげてください
この前倒れかけた時も大丈夫って言っちゃったし…
このままだと自分を尊重できないせいで本当にいつか命を落としかねない…
まだ真っ青ですよ!?
大丈夫です大丈
ありがとうござ
次は我慢せず無理だと思ったらすぐ辞めるぞ周りなんて知らん
最悪バックレてやる！くらいの強気でいく！ビビりなりにゲスくなる！
より開き直りの気持ちを強める
そして新しい職場一日目──…
いざとなったらすぐに辞める辞めるやんぞコノヤロー
ウィーン
今日からお世話になるモリナガと申しますがー…
あ はい少々お待ちください～
赤
金

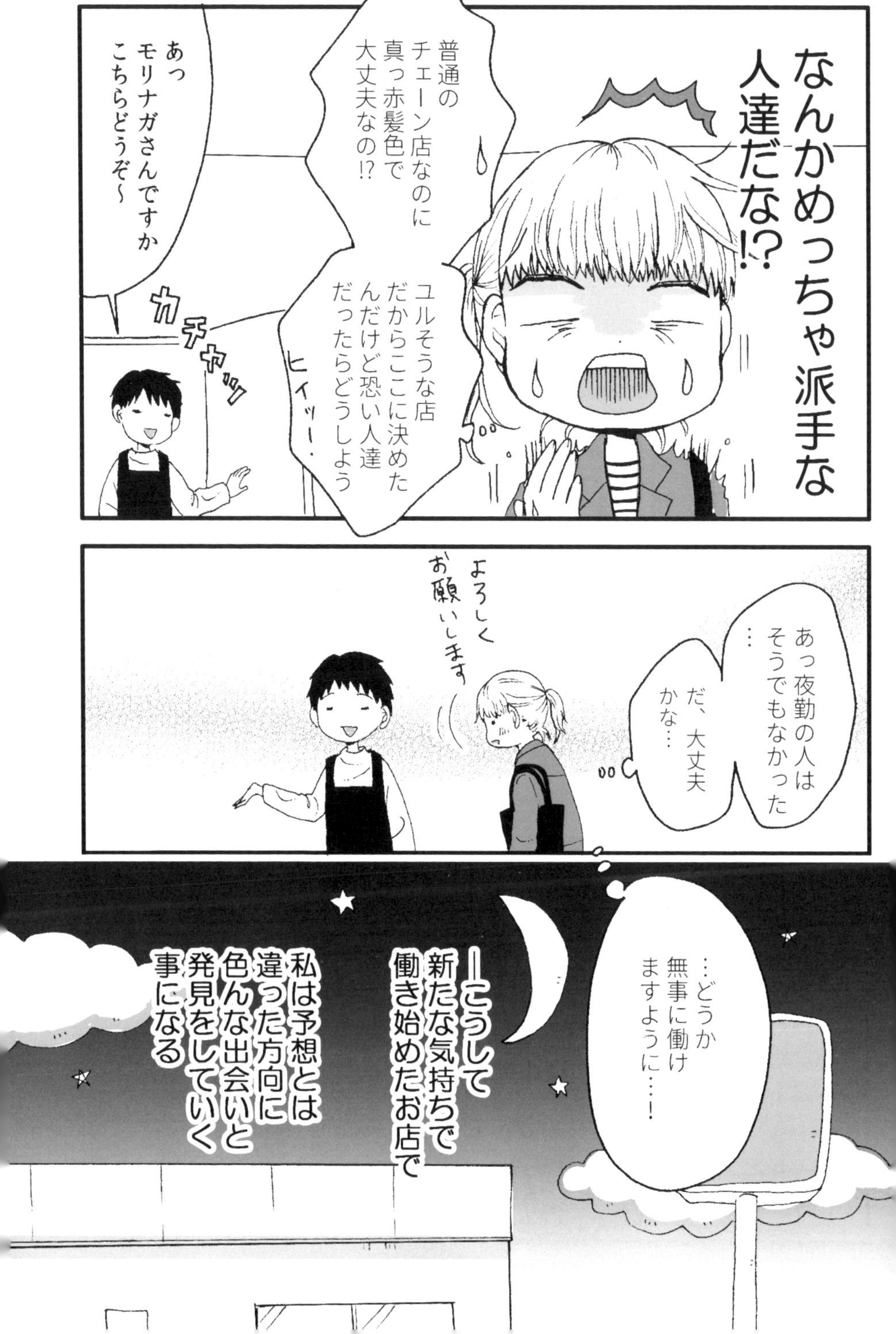
なんかめっちゃ派手な人達だな!?
普通のチェーン店なのに真っ赤髪色で大丈夫なの!?
ユルそうな店だからここに決めたんだけど恐い人達だったらどうしよう
ヒイッー!
あっ モリナガさんですか こちらどうぞ~
カチャッ
あっ夜勤の人はそうでもなかった…
だ、大丈夫かな…
よろしくお願いします
…どうか無事に働けますように…!
—こうして新たな気持ちで働き始めたお店で
私は予想とは違った方向に色んな出会いと発見をしていく事になる

教えて高木先生②

環境を変えること

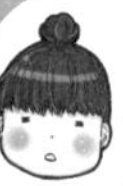

環境を整えようと思った時、私は一般的に良しとされている事を気にするのをやめ、「自分にとって楽な環境」を第一に考える事にしました。先生は、当事者が環境について悩んでいる時、どのようにアドバイスをされていますか？

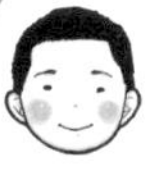

ちゃんとお仕事が辞められてよかったですね。

「やめる」とか「なげだす」というのは、あまり肯定的に捉えられない事が多いのですが、「いつでもやめられる」という切り札（選択できる環境）は強力なお守りになると思います。

ストレスというのは、「環境」（＝ストレッサー）と「自分」（＝ストレス反応）の相互作用で生まれてくるものです。ストレスを減らすには「環境を変えるか、自分を変えるか」しかありません。自分を変えるのは容易なことではないですね。ですから環境を変えるというのは、大変良い選択です。

「一般的に良しとされている事を気にするのをやめる」「自分にとっての楽な環境を第一に考える」というのは、とても良い考え方だと思います。私はこれを「**内側のものさし**」と呼んでいます。

私たちが普段、無意識に使っている「ものさし」は、「普通」や「当たり前」が基準になっています。「みんなが○○だから」「世の中が○○だから」というように基準が外側にある、「外側のものさし」なんですね。外側のものさしで快適に過ごせる人もいるのですが、そうでない人も大勢います。

そもそも、「普通」とか「当たり前」というのも、本当は世の中が生み出した幻想に過ぎません。「みんなが……」とか「世の中が……」と言ったって、当てはまるのは多くても半分くらいの人でしょう。

自分らしく生きるには、自分の内側にあるものさしを探すことが大切です。外側からのものさしから自由になることができれば、世の中がちょっと違って見えてきますよ。

第3話：怒ってみる

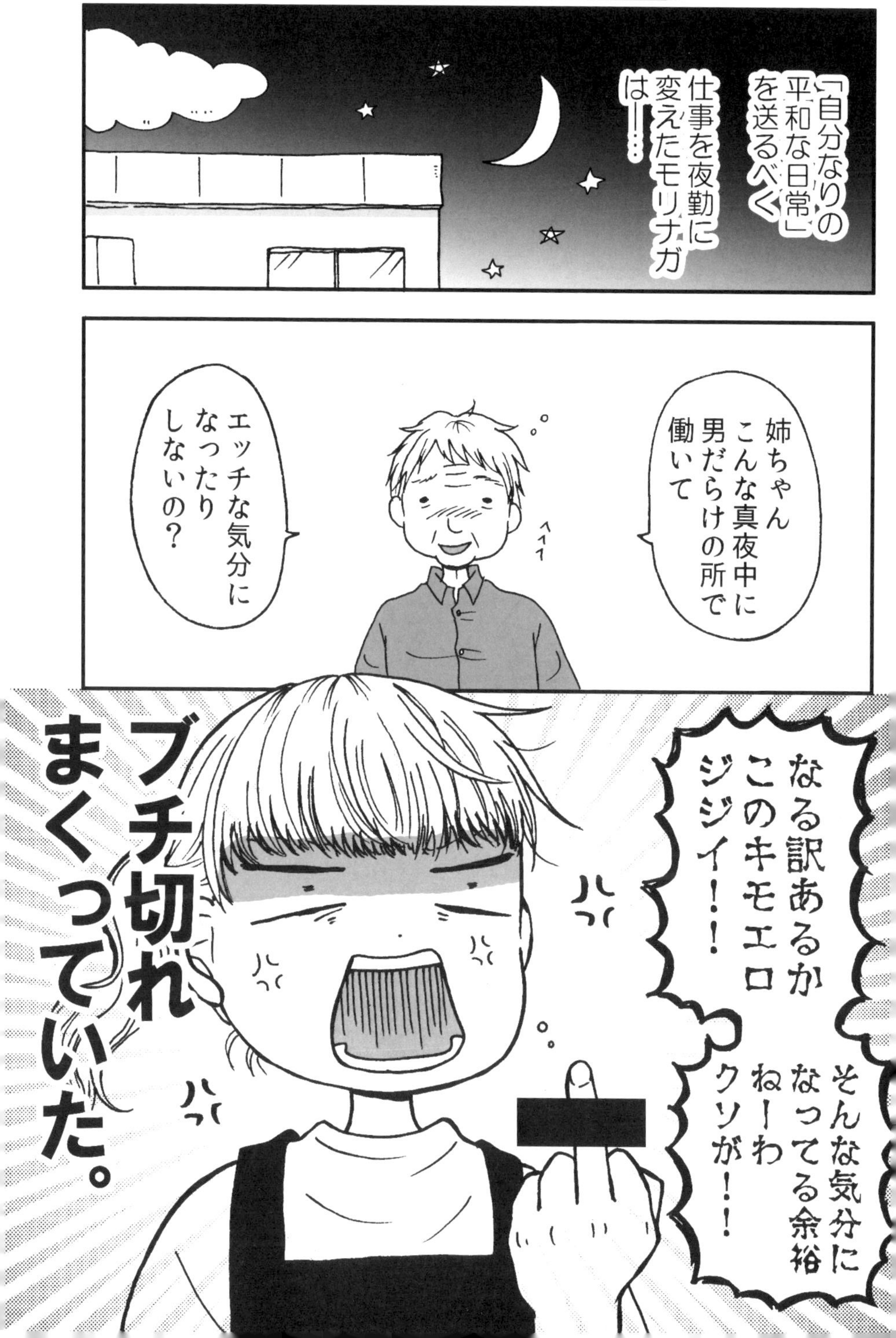

「自分なりの平和な日常」を送るべく仕事を夜勤に変えたモリナガは――…
姉ちゃんこんな真夜中に男だらけの所で働いて
エッチな気分になったりしないの？
なる訳あるかこのキモエロジジイ！！！
そんな気分になってる余裕ねーわクソが！！！
ブチ切れまくっていた。

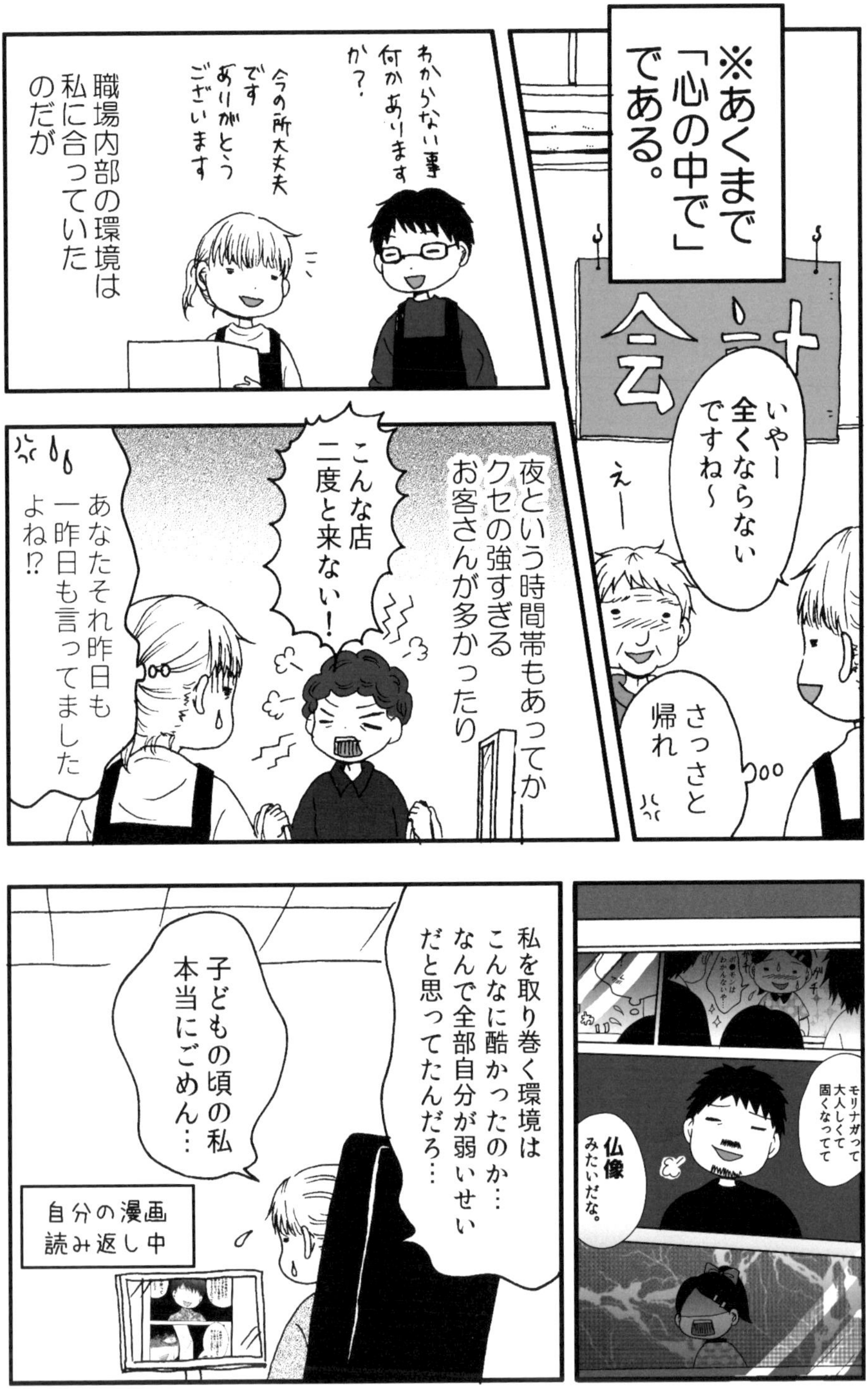
※あくまで「心の中で」である。
いやー全くならないですね～
えーー
さっさと帰れ
わからない事何かありますか？
今の所大丈夫です ありがとうございます
職場内部の環境は私に合っていたのだが
夜という時間帯もあってかクセの強すぎるお客さんが多かったり
こんな店二度と来ない！
あなたそれ昨日も一昨日も言ってましたよね⁉
モリナガって大人しくて固くなってて
仏像みたいだな。
私を取り巻く環境はこんなに酷かったのか…こんなに酷かったのか…なんで全部自分が弱いせいだと思ってたんだろ…
子どもの頃の私本当にごめん…
自分の漫画読み返し中

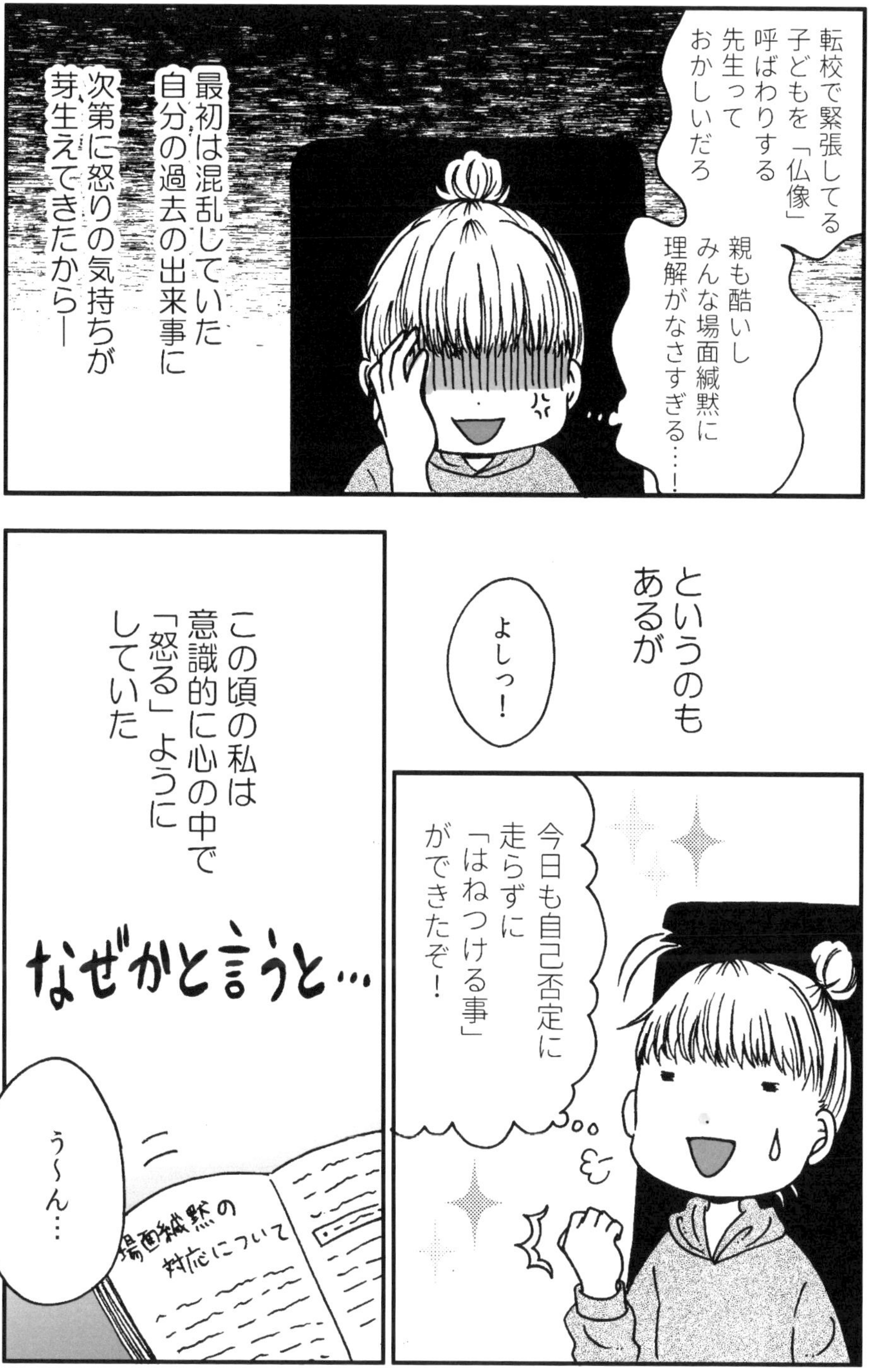
転校で緊張してる子どもを「仏像」呼ばわりする先生っておかしいだろ
親も酷いしみんな場面緘黙に理解がなさすぎる……！
最初は混乱していた自分の過去の出来事に次第に怒りの気持ちが芽生えてきたから—
というのもあるが
よしっ！
今日も自己否定に走らずに「はねつける事」ができたぞ！
この頃の私は意識的に心の中で「怒る」ようにしていた
なぜかと言うと…
う〜ん…
場面緘黙の対応について

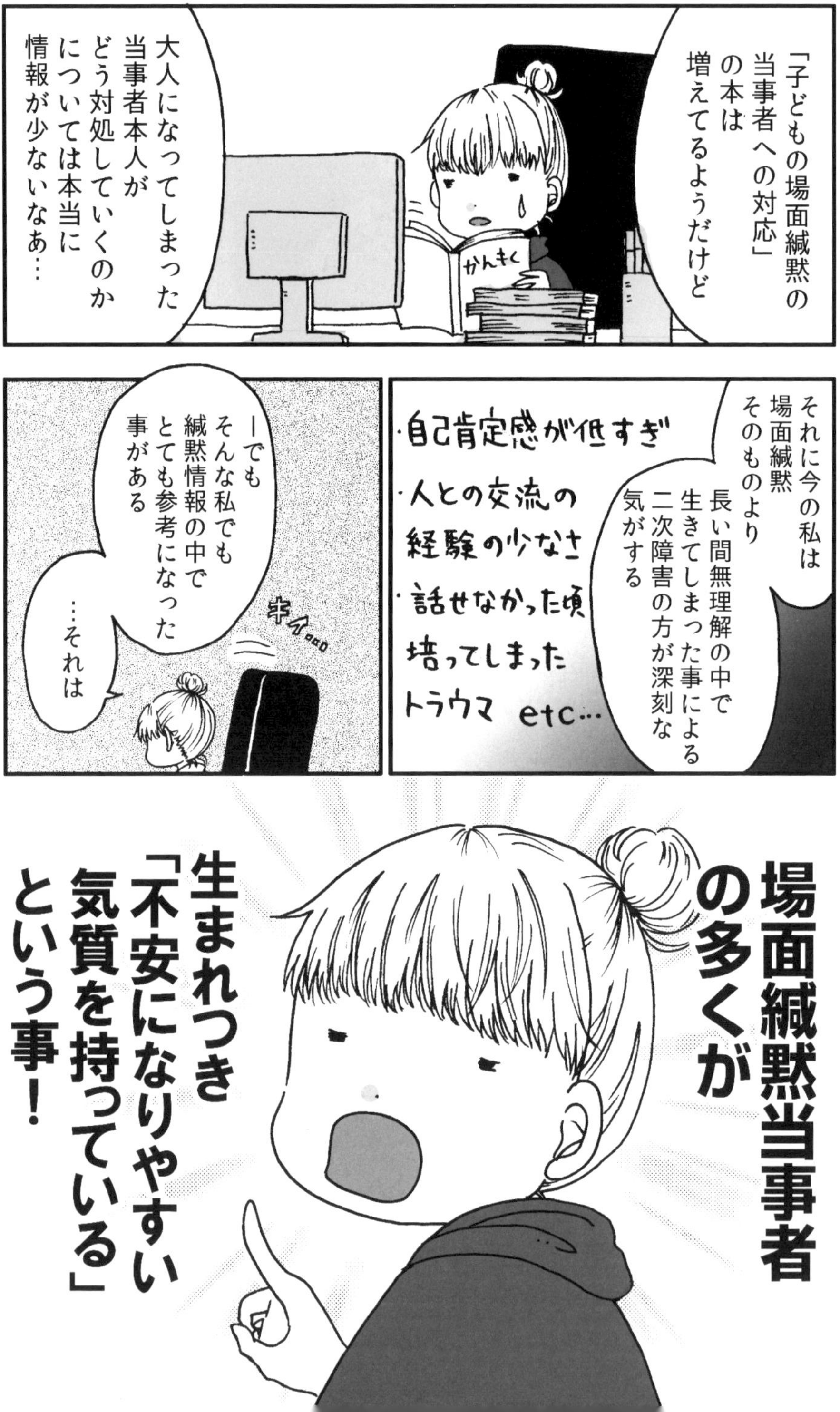
「子どもの場面緘黙の当事者への対応」の本は増えてるようだけど
かんもく
大人になってしまった当事者本人がどう対処していくのかについては本当に情報が少ないなあ…
それに今の私は場面緘黙そのものより長い間無理解の中で生きてしまった事による二次障害の方が深刻な気がする
・自己肯定感が低すぎ
・人との交流の経験の少なさ
・話せなかった頃培ってしまったトラウマ etc…
ーでもそんな私でも緘黙情報の中でとても参考になった事がある
キィ…
…それは
場面緘黙当事者の多くが
生まれつき「不安になりやすい気質を持っている」という事！

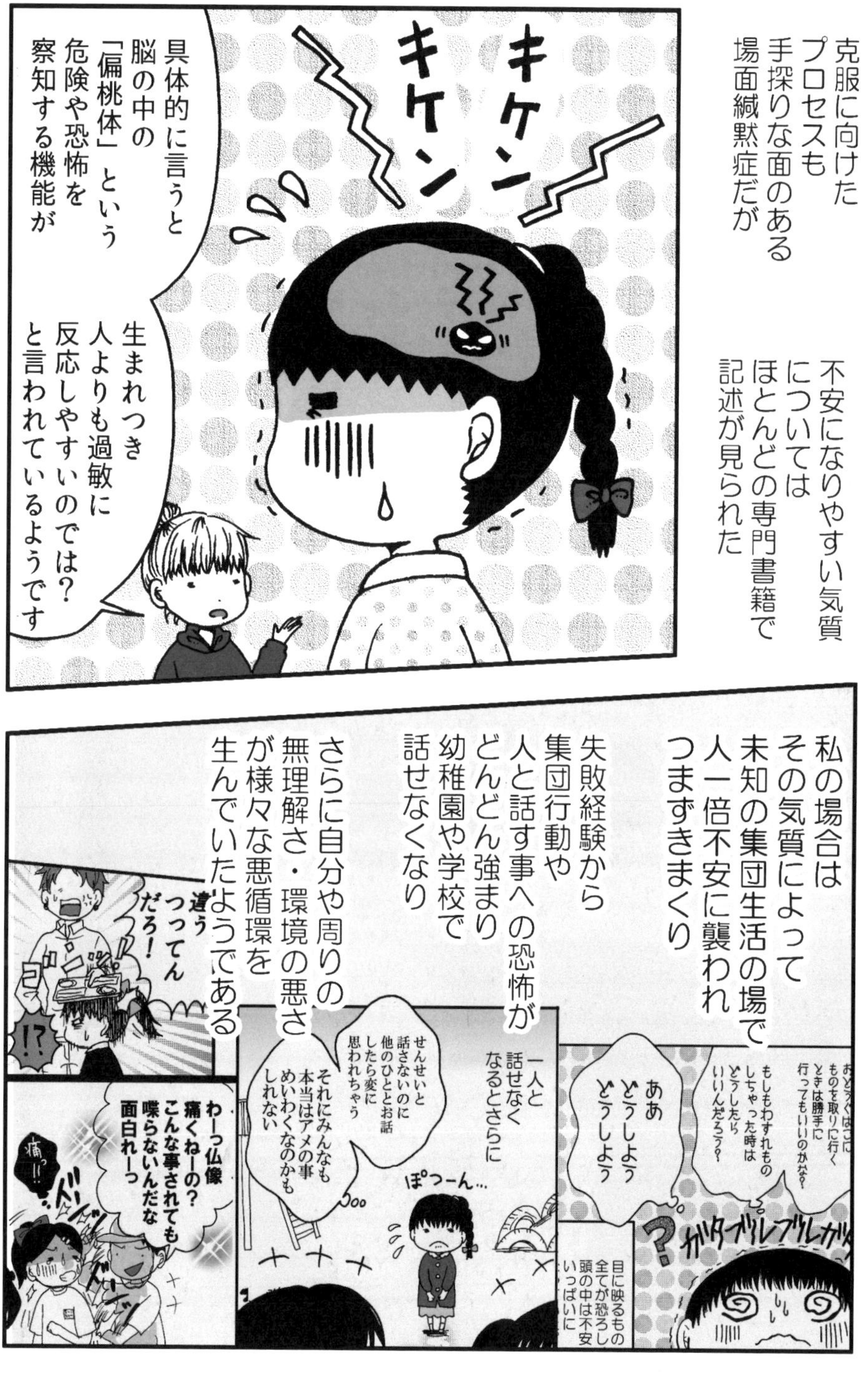
克服に向けた
プロセスも
手探りな面のある
場面緘黙症だが

不安になりやすい気質
については
ほとんどの専門書籍で
記述が見られた

キケン
キケン
具体的に言うと
脳の中の
「偏桃体」という
危険や恐怖を
察知する機能が

生まれつき
人よりも過敏に
反応しやすいのでは？
と言われているようです
私の場合は
その気質によって
未知の集団生活の場で
人一倍不安に襲われ
つまずきまくり
ものを取りに行く
ときは勝手に
行ってもいいのかな？
もしもわすれもの
しちゃった時は
どうしたら
いいんだろう？
ああ
どうしよう
どうしよう
ガタブルブルガタ
目に映るもの
全てが恐ろし
頭の中は不安
いっぱいに
失敗経験から
集団行動や
人と話す事への恐怖が
どんどん強まり
幼稚園や学校で
話せなくなり
一人と
話せなく
なるとさらに
せんせいと
話さないのに
他のひとととお話
したら変に
思われちゃう
それにみんなも
本当はアメの事
めいわくなのかも
しれない
ぽつーん…
さらに自分や周りの
無理解さ・環境の悪さ
が様々な悪循環を
生んでいたようである
違うっってん
だろ！
!?
わーっ仏像
痛くねーの？
こんな事されても
喋らないんだな
面白れーっ
痛っ!!
ドンッ
ドンッ

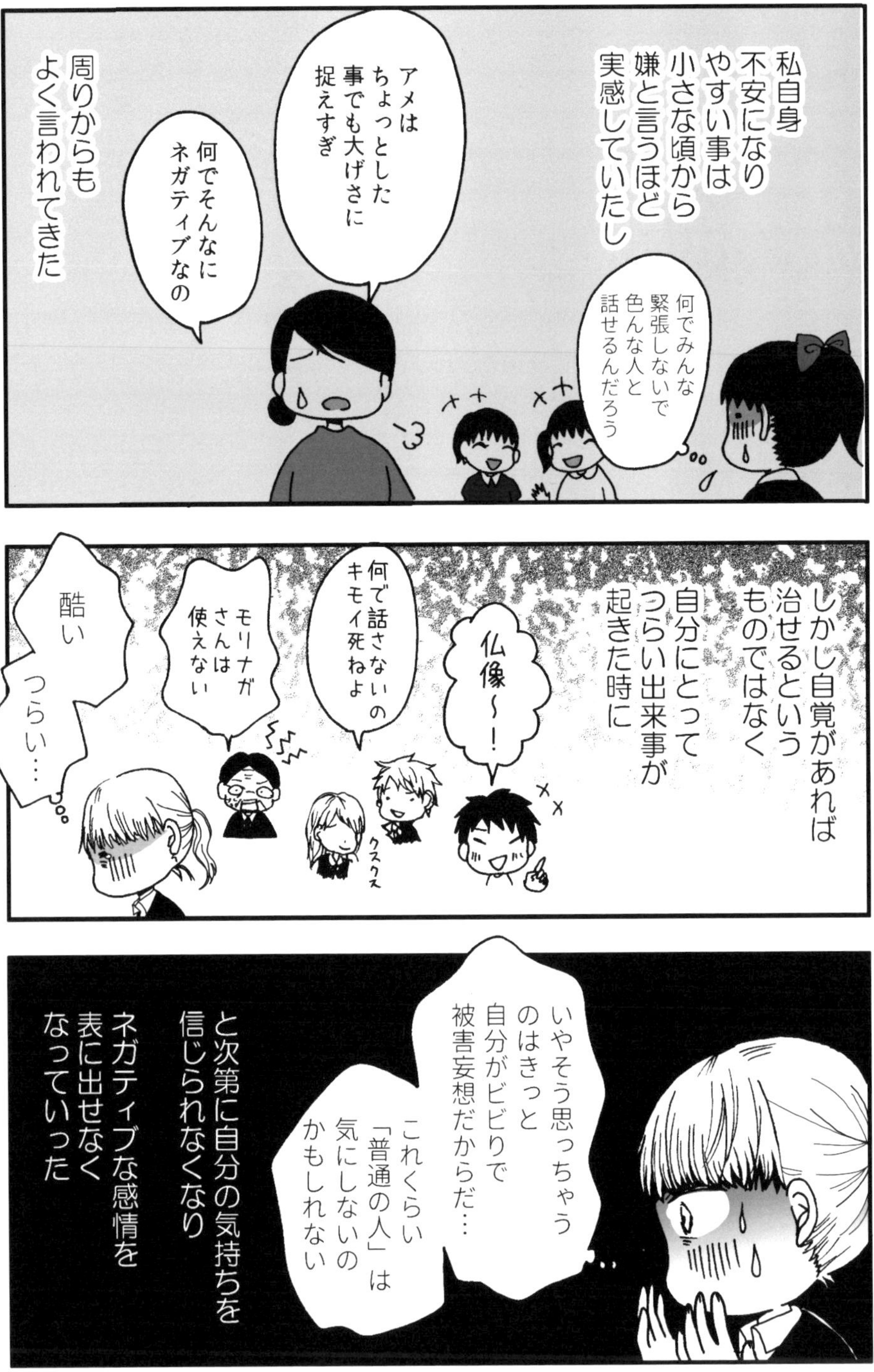
私自身
不安になりやすい事は
小さな頃から嫌と言うほど
実感していたし
何でみんな緊張しないで
色んな人と話せるんだろう
アメはちょっとした事でも大げさに捉えすぎ
何でそんなにネガティブなの
周りからもよく言われてきた
しかし自覚があれば治せるというものではなく
自分にとってつらい出来事が起きた時に
仏像～！
何で話さないのキモイ死ねよ
モリナガさんは使えない
酷い
つらい…
クスクス
いやそう思っちゃうのはきっと
自分がビビりで被害妄想だからだ…
これくらい「普通の人」は気にしないのかもしれない
と次第に自分の気持ちを信じられなくなり
ネガティブな感情を表に出せなくなっていった

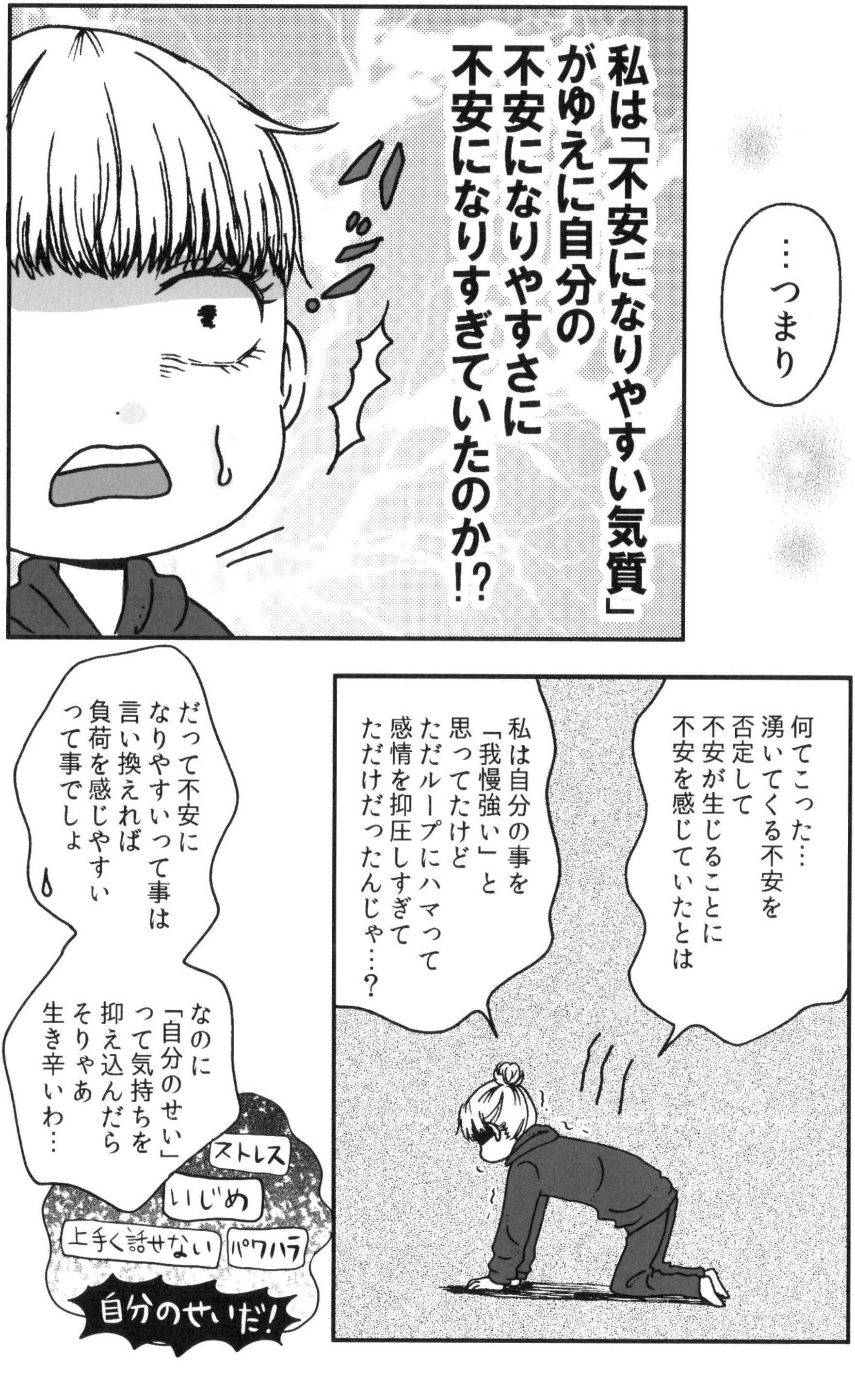
…つまり
私は「不安になりやすい気質」がゆえに自分の不安になりやすさに不安になりすぎていたのか!?
何てこった…湧いてくる不安を否定して不安が生じることに不安を感じていたとは
私は自分の事を「我慢強い」と思ってたけどただループにハマって感情を抑圧しすぎてただけだったんじゃ…？
だって不安になりやすいって事は言い換えれば負荷を感じやすいって事でしょ
なのに「自分のせい」って気持ちを抑え込んだらそりゃあ生き辛いわ…
ストレス
いじめ
上手く話せない
パワハラ
自分のせいだ!

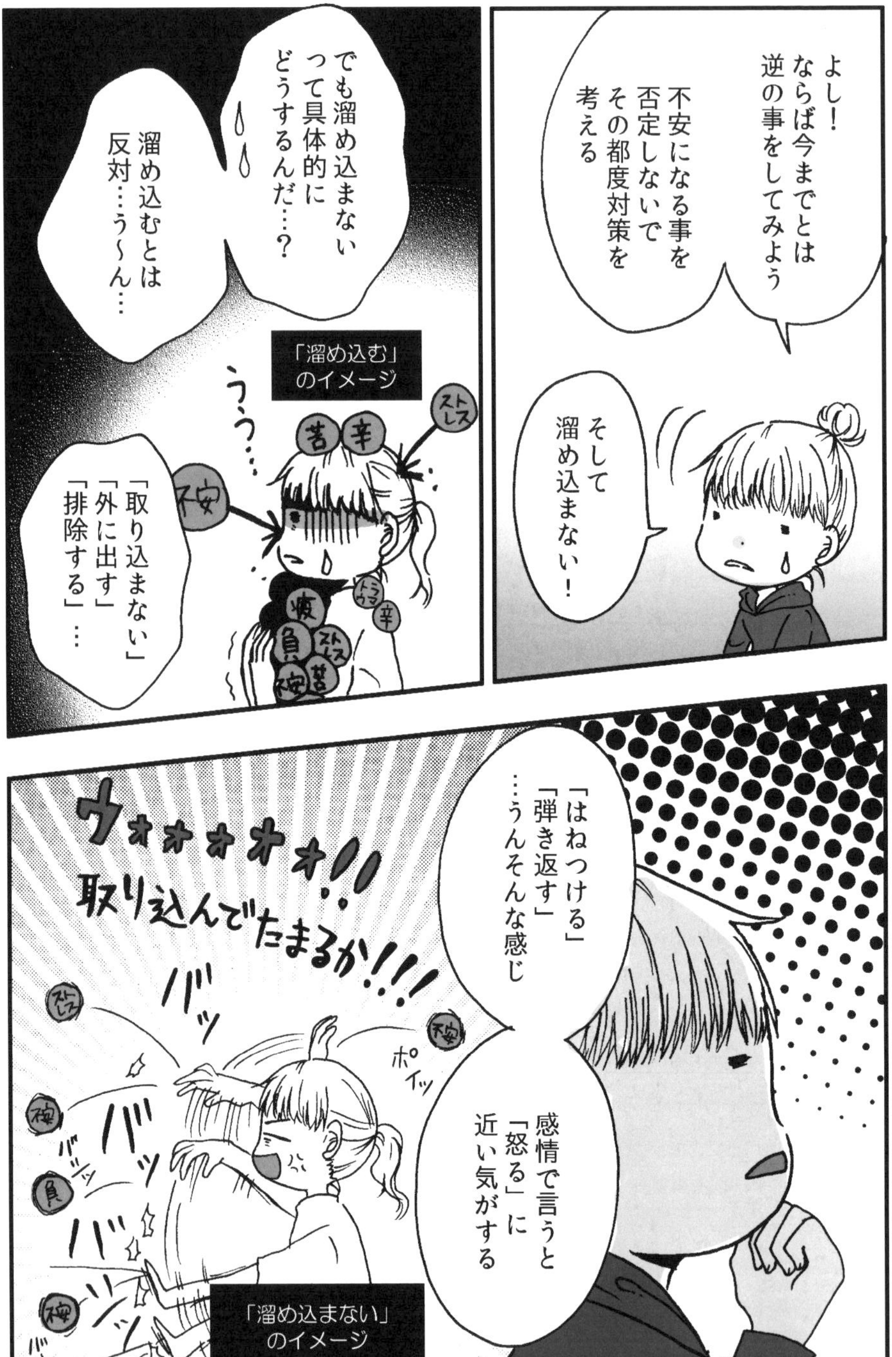
よし！ならば今までとは逆の事をしてみよう
不安になる事を否定しないでその都度対策を考える
そして溜め込まない！
でも溜め込まないって具体的にどうするんだ…？
溜め込むとは反対…う〜ん…
「溜め込む」のイメージ
うう…
苦
辛
ストレス
不安
疲
負
「取り込まない」「外に出す」「排除する」…
「はねつける」「弾き返す」…うんそんな感じ
感情で言うと「怒る」に近い気がする
ウォォォォオオ!!
取り込んでたまるか!!!!
バッ
ポイッ
バッ
バッッ
バ
「溜め込まない」のイメージ

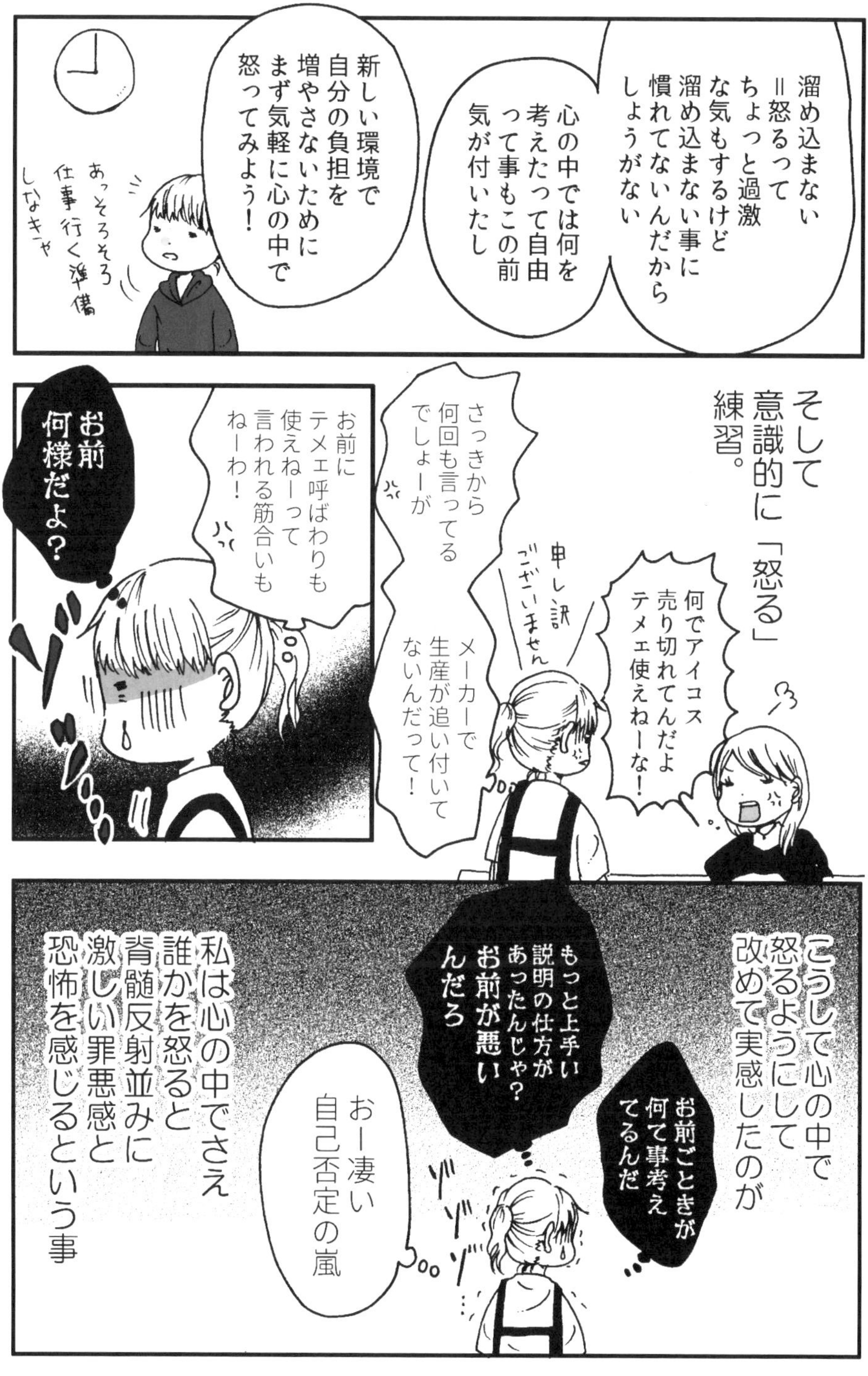
溜め込まない＝怒るってちょっと過激な気もするけど溜め込まない事に慣れてないんだからしょうがない
心の中では何を考えたって自由って事もこの前気が付いたし
新しい環境で自分の負担を増やさないためにまず気軽に心の中で怒ってみよう！
あっそろそろ仕事行く準備しなきゃ
そして意識的に「怒る」練習。
何でアイコス売り切れてんだよテメェ使えねーな！
申し訳ございません
さっきから何回も言ってるでしょーが
メーカーで生産が追い付いてないんだって！
お前にテメェ呼ばわりも使えねーって言われる筋合いもねーわ！
お前何様だよ？
こうして心の中で怒るようにして改めて実感したのが
お前ごときが何て事考えてるんだ
もっと上手い説明の仕方があったんじゃ？お前が悪いんだろ
おー凄い自己否定の嵐
私は心の中でさえ誰かを怒ると脊髄反射並みに激しい罪悪感と恐怖を感じるという事

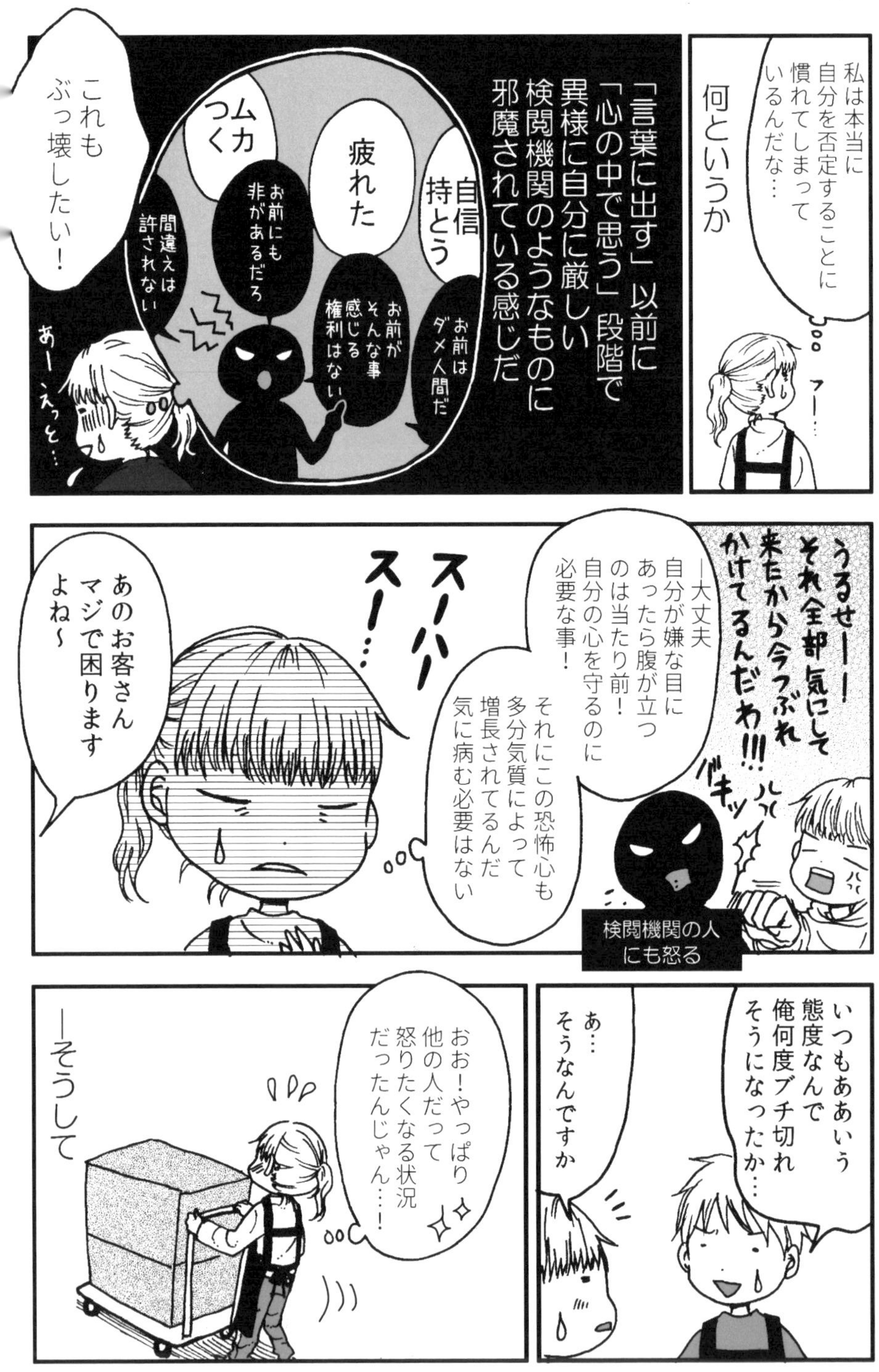

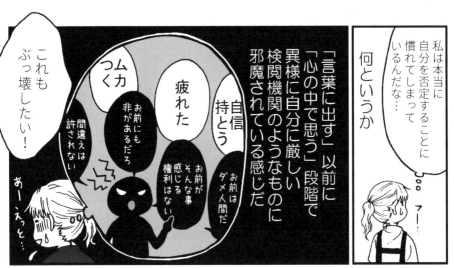

私は本当に自分を否定することに慣れてしまっているんだな…
何というか
アー…
「言葉に出す」以前に「心の中で思う」段階で異様に自分に厳しい検閲機関のようなものに邪魔されている感じだ
自信持とう
お前はダメ人間だ
疲れた
お前がそんな事感じる権利はない
ムカつく
お前にも非があるだろ
間違えは許されない
これもぶっ壊したい！
あー、えっと…
うるせー！それ全部気にして来たから今つぶれかけてるんだわ!!!
バキッ
—大丈夫
自分が嫌な目にあったら腹が立つのは当たり前！自分の心を守るのに必要な事！
それにこの恐怖心も多分気質によって増長されてるんだ気に病む必要はない
スーハー
スー…
あのお客さんマジで困りますよね～
検閲機関の人にも怒る
いつもああいう態度なんで俺何度ブチ切れそうになったか…
あ…そうなんですか
おお！やっぱり他の人だって怒りたくなる状況だったんじゃん…！
—そうして

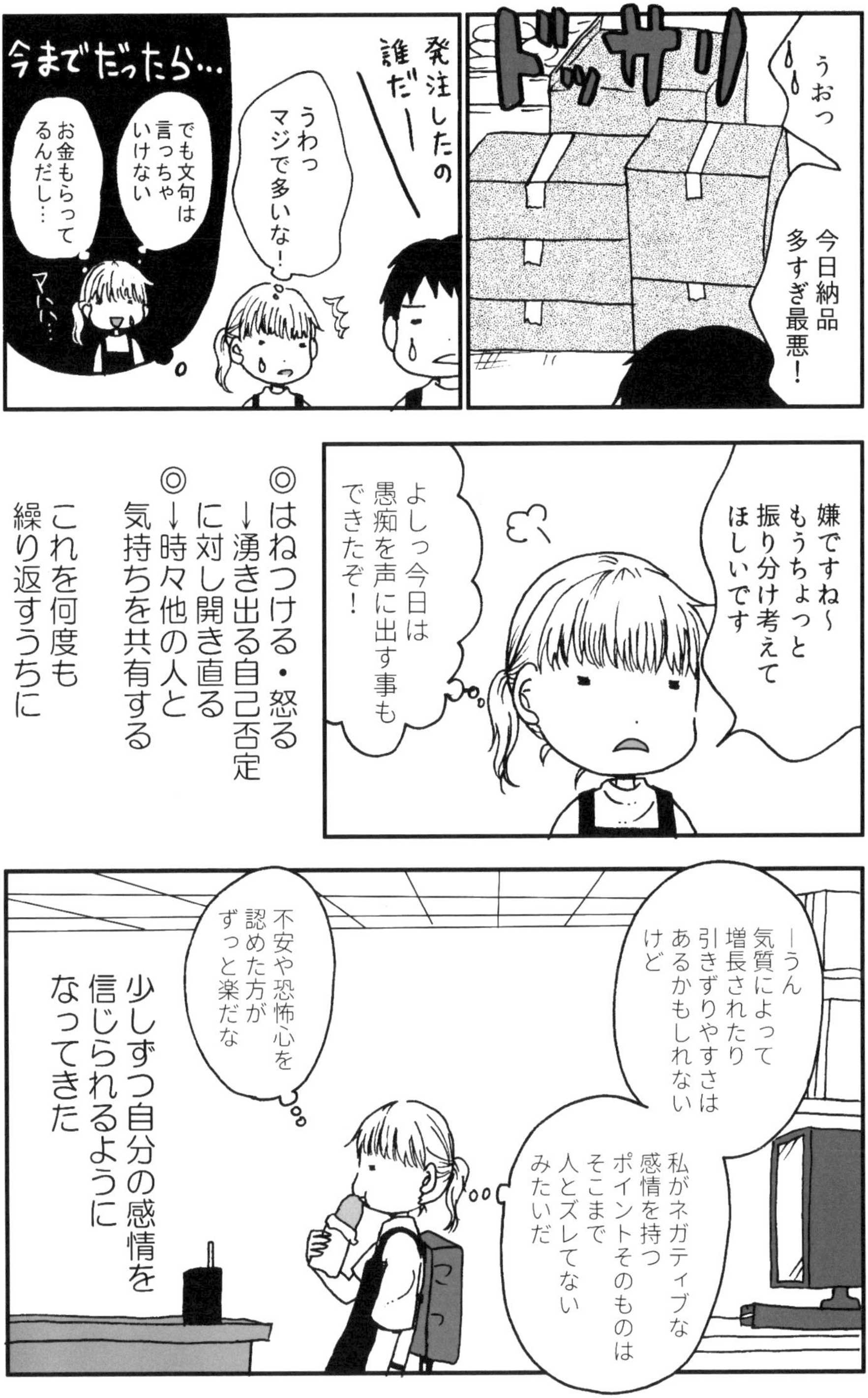
ドッサリ
うおっ
今日納品多すぎ最悪！
発注したの誰だーー
うわっマジで多いな！
今までだったら…
でも文句は言っちゃいけない
お金もらってるんだし…
マハハ…
嫌ですね〜もうちょっと振り分け考えてほしいです
よしっ今日は愚痴を声に出す事もできたぞ！
◎はねつける・怒る
↓湧き出る自己否定に対し開き直る
◎↓時々他の人と気持ちを共有する
これを何度も繰り返すうちに
ーうん気質によって増長されたり引きずりやすさはあるかもしれないけど
私がネガティブな感情を持つポイントそのものはそこまで人とズレてないみたいだ
不安や恐怖心を認めた方がずっと楽だな
少しずつ自分の感情を信じられるようになってきた
こっ

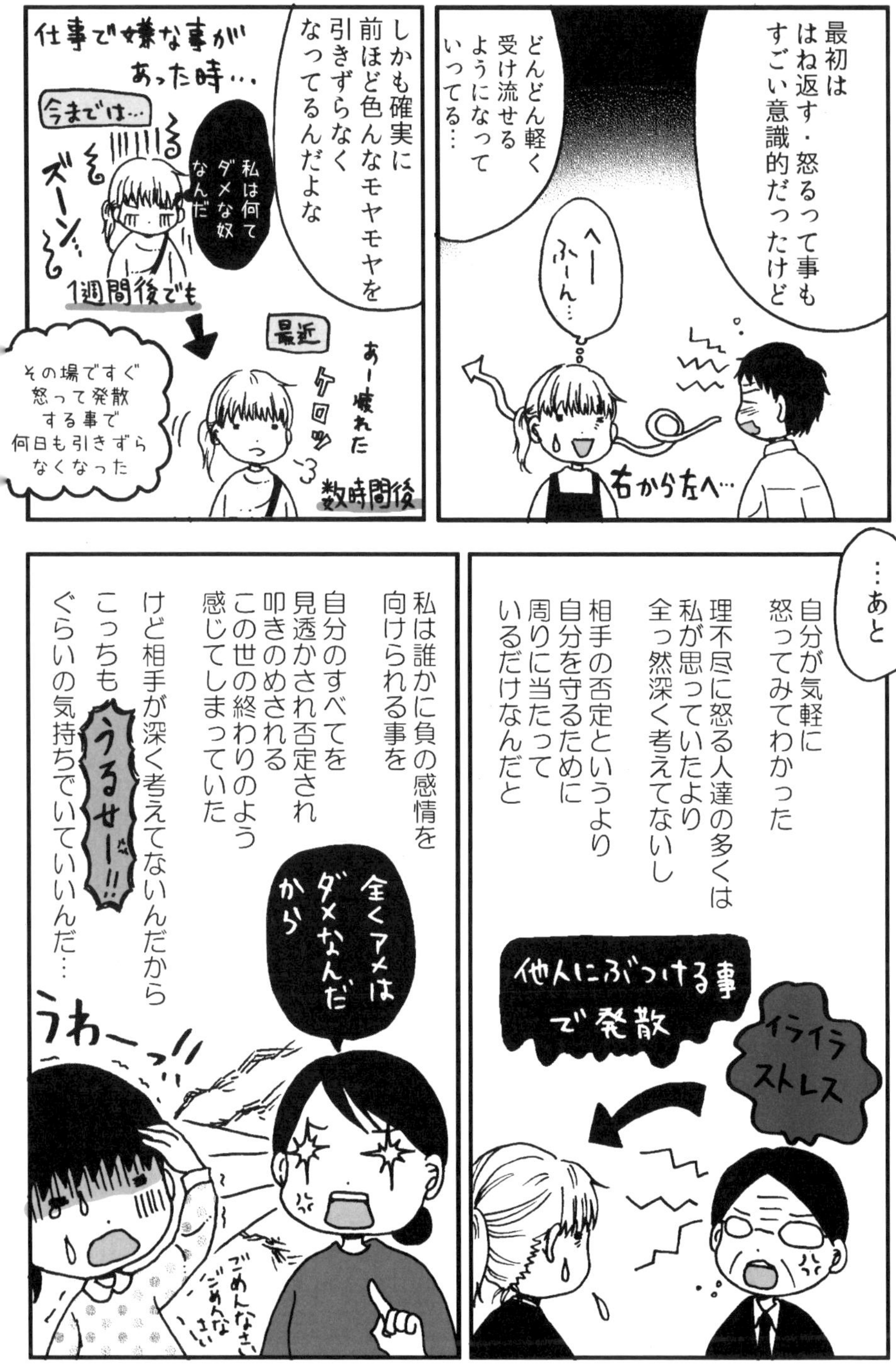

最初は
はね返す・怒るって事も
すごい意識的だったけど
どんどん軽く
受け流せる
ようになって
いってる…
へー
ふーん…
右から左へ…
仕事で嫌な事が
あった時…
今までは…
私は何て
ダメな奴
なんだ
ズーン…
1週間後でも
しかも確実に
前ほど色んなモヤモヤを
引きずらなく
なってるんだよな
最近
あー疲れた
ケロッ
数時間後
その場ですぐ
怒って発散
する事で
何日も引きずら
なくなった
…あと
自分が気軽に
怒ってみてわかった
理不尽に怒る人達の多くは
私が思っていたより
全っ然深く考えてないし
相手の否定というより
自分を守るために
周りに当たって
いるだけなんだと
他人にぶつける事
で発散
イライラ
ストレス
私は誰かに負の感情を
向けられる事を
自分のすべてを
見透かされ否定され
叩きのめされる
この世の終わりのよう
感じてしまっていた
けど相手が深く考えてないんだから
こっちも うるせー!! ぐらいの気持ちでいていいんだ…
全くアメはダメなんだから
うわ〜っ!!
ごめんなさい
ごめんなさい

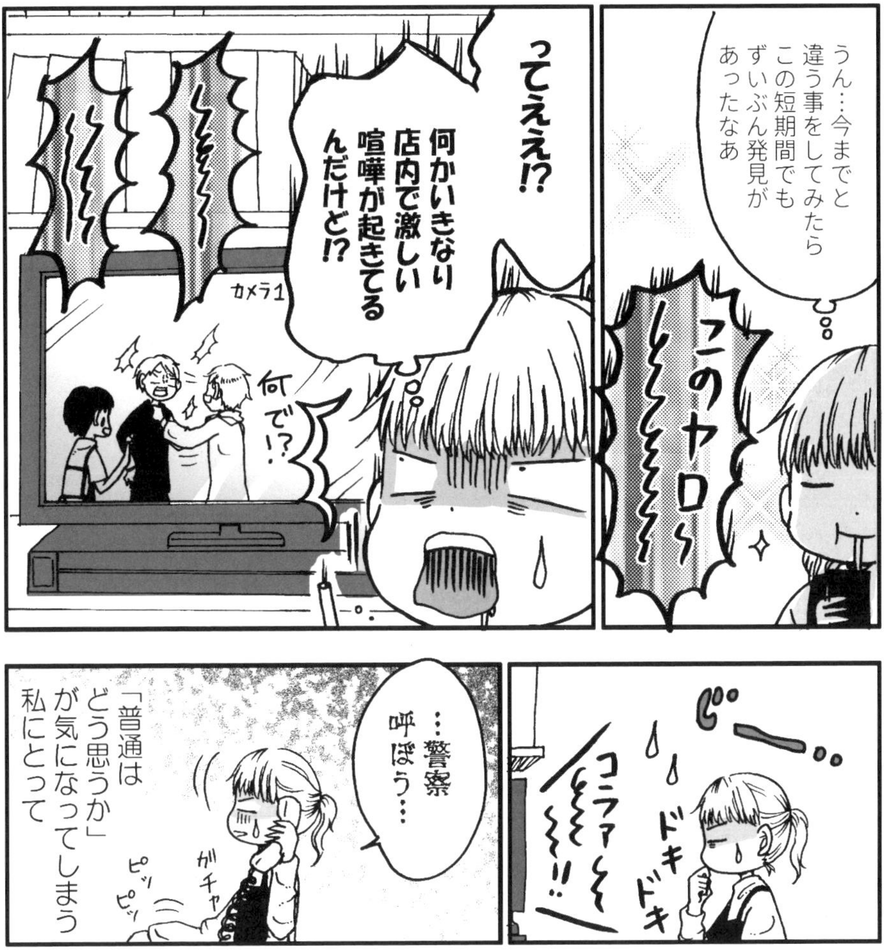
うん…今までと違う事をしてみたらこの短期間でもずいぶん発見があったなあ
このヤロ～～～～～～
ってえぇ!?
何かいきなり店内で激しい喧嘩が起きてるんだけど!?
カメラ1
何で!?
ど～…
コラァ～～～!!
ドキドキ
…警察呼ぼう…
ガチャ
ピッピッ
「普通はどう思うか」が気になってしまう私にとって

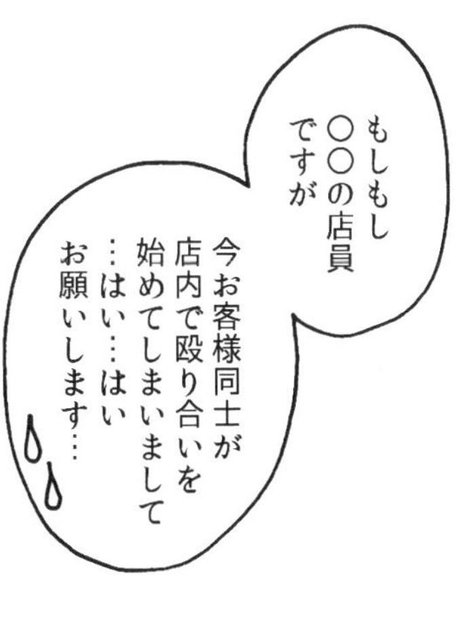
もしもし○○の店員ですが
今お客様同士が店内で殴り合いを始めてしまいまして…はい…はい
お願いします…

一見不安が悪化しそうなこの治安の悪さも
「明らかにおかしい事」か「常識の範囲内の事」かの判別がつきやすく
「自分の感覚で判断・対処して間違いではなかった」という成功経験を積む良いきっかけになったと思う

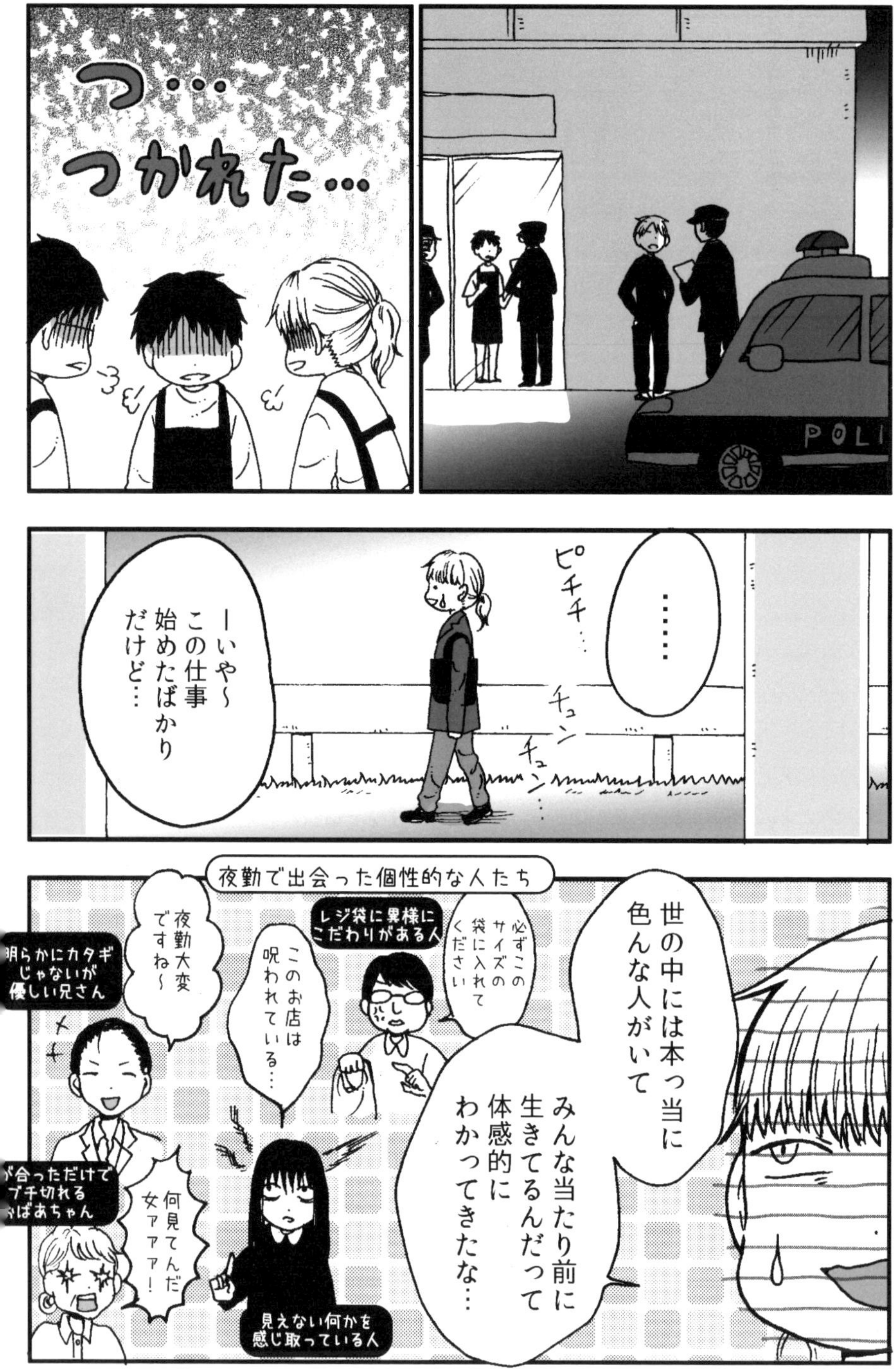

POLI
つ…
つかれた…
……
ピチチ…
チュンチュン…
ーいや〜この仕事始めたばかりだけど…
夜勤で出会った個性的な人たち
世の中には本っ当に色んな人がいて
みんな当たり前に生きてるんだって体感的にわかってきたな…
レジ袋に異様にこだわりがある人
必ずこのサイズの袋に入れてください
このお店は呪われている…
夜勤大変ですね〜
明らかにカタギじゃないが優しい兄さん
何見てんだ女ァァァ!
が合っただけでブチ切れるばあちゃん
見えない何かを感じ取っている人

他にも本当に色んな人がいました…

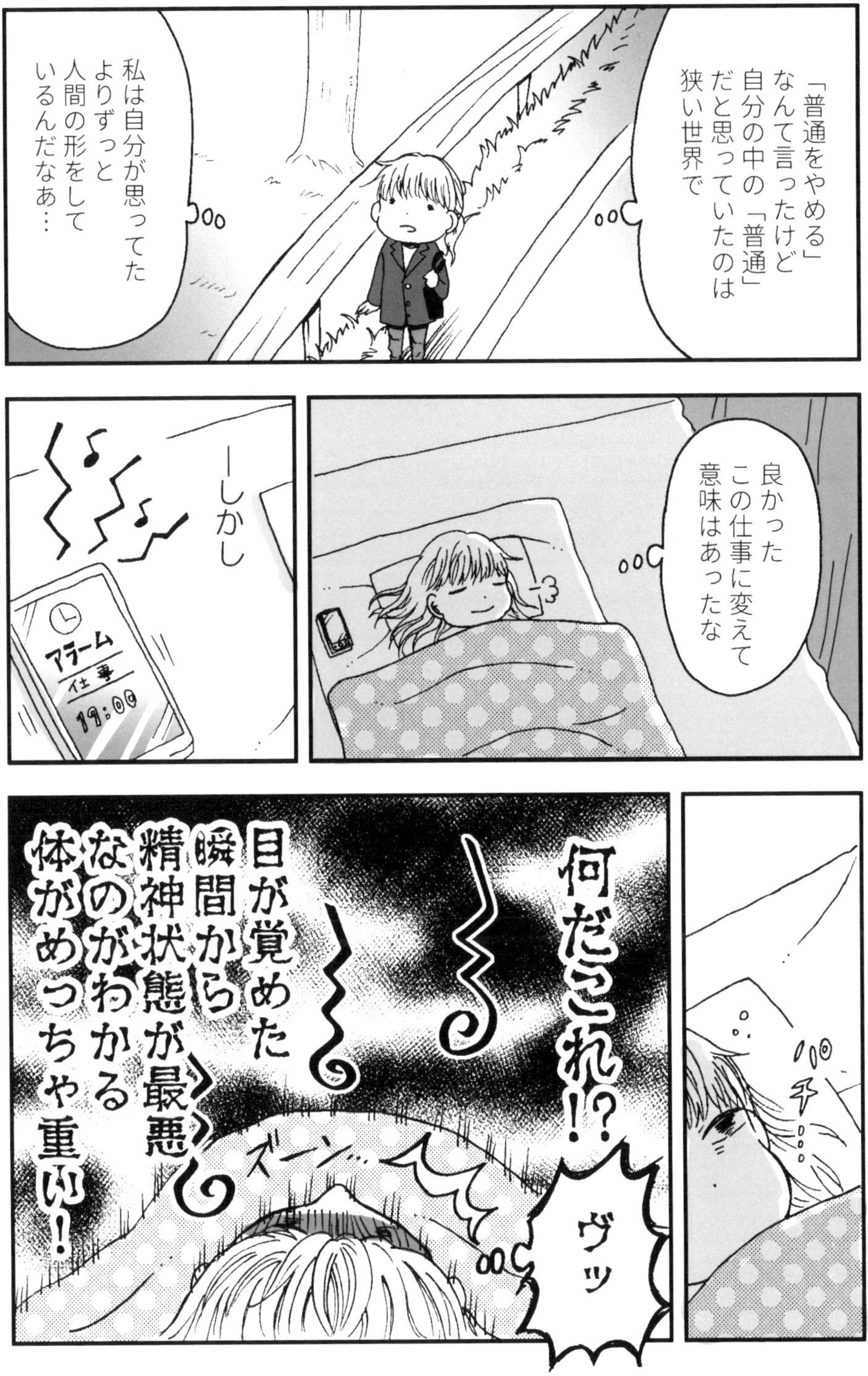
「普通をやめる」
なんて言ったけど
自分の中の「普通」
だと思っていたのは
狭い世界で
私は自分が思ってた
よりずっと
人間の形をして
いるんだなあ…
良かった
この仕事に変えて
意味はあった
な
ーしかし
アラーム
仕事
19:00
何だこれ!?
目が覚めた
瞬間から
精神状態が最悪
なのがわかる
体がめっちゃ重い!
ズーン…
ヴッ

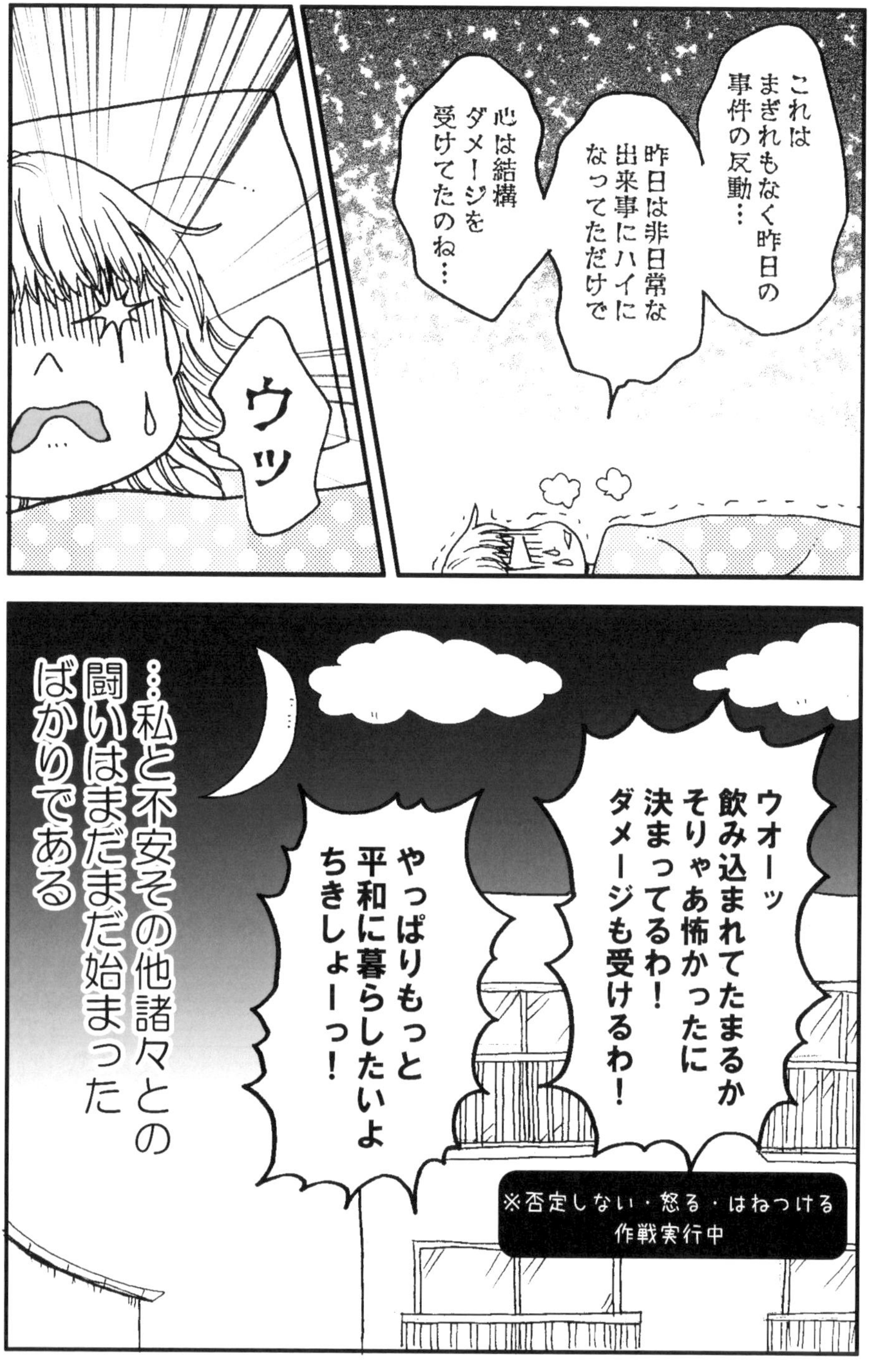
これはまぎれもなく昨日の事件の反動…
昨日は非日常な出来事にハイになってただけで
心は結構ダメージを受けてたのね…
ウッ
ウオーッ飲み込まれてたまるかそりゃあ怖かったに決まってるわ!ダメージも受けるわ!
やっぱりもっと平和に暮らしたいよちきしょーっ!
※否定しない・怒る・はねつける作戦実行中
…私と不安その他諸々との闘いはまだまだ始まったばかりである

第4話：環境も大事

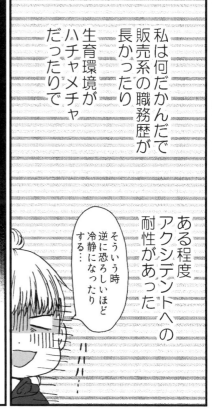

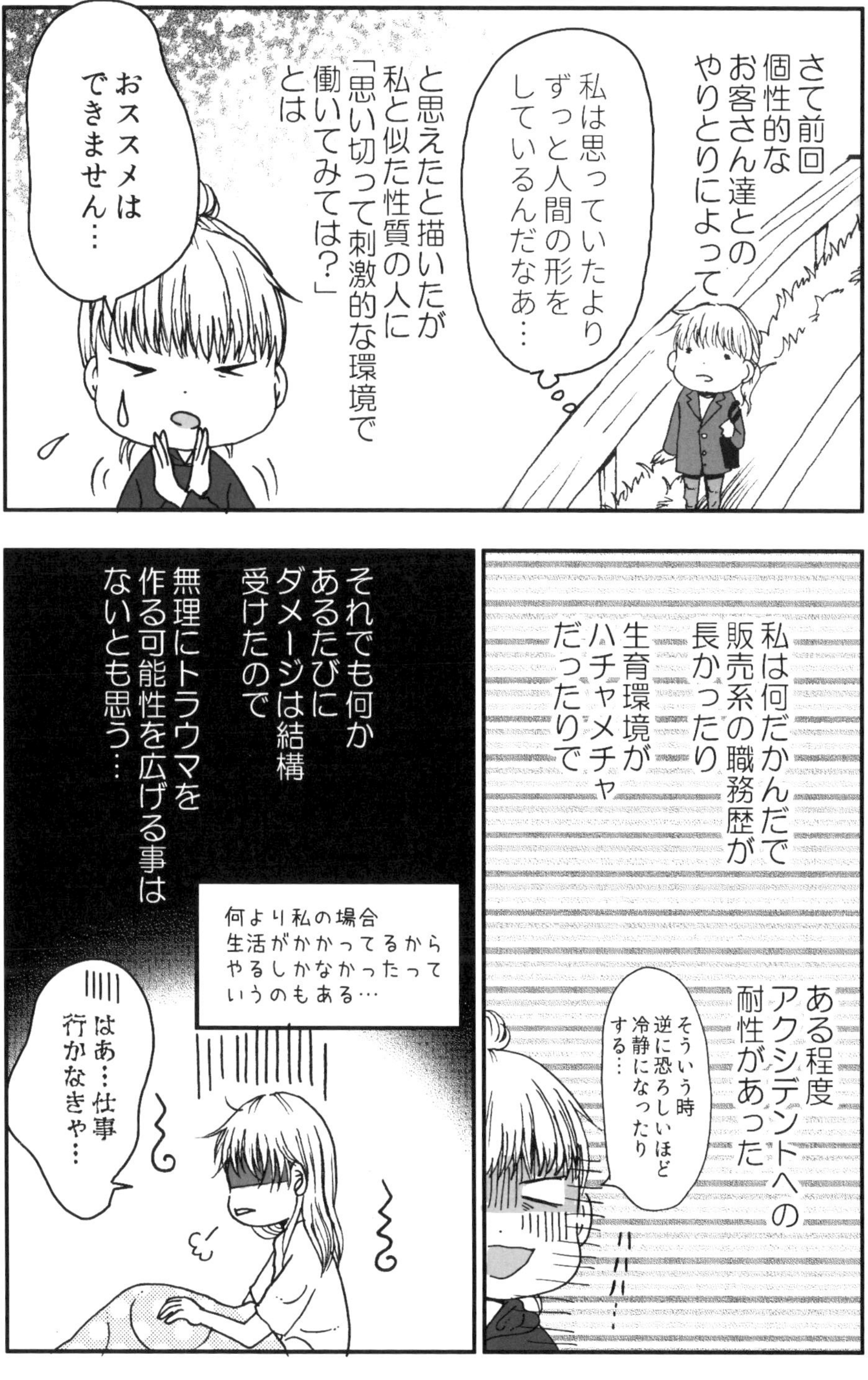
さて前回
個性的な
お客さん達との
やりとりによって
私は思っていたより
ずっと人間の形を
しているんだなあ…
と思えたと描いたが
私と似た性質の人に
「思い切って刺激的な環境で
働いてみては？」
とは
おススメは
できません…
私は何だかんだで
販売系の職務歴が
長かったり
生育環境が
ハチャメチャ
だったりで
ある程度
アクシデントへの
耐性があった
そういう時
逆に恐ろしいほど
冷静になったり
する…
ハハ…
それでも何か
あるたびに
ダメージは結構
受けたので
無理にトラウマを
作る可能性を広げる事は
ないとも思う…
何より私の場合
生活がかかってるから
やるしかなかったって
いうのもある…
はあ…仕事
行かなきゃ…

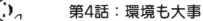

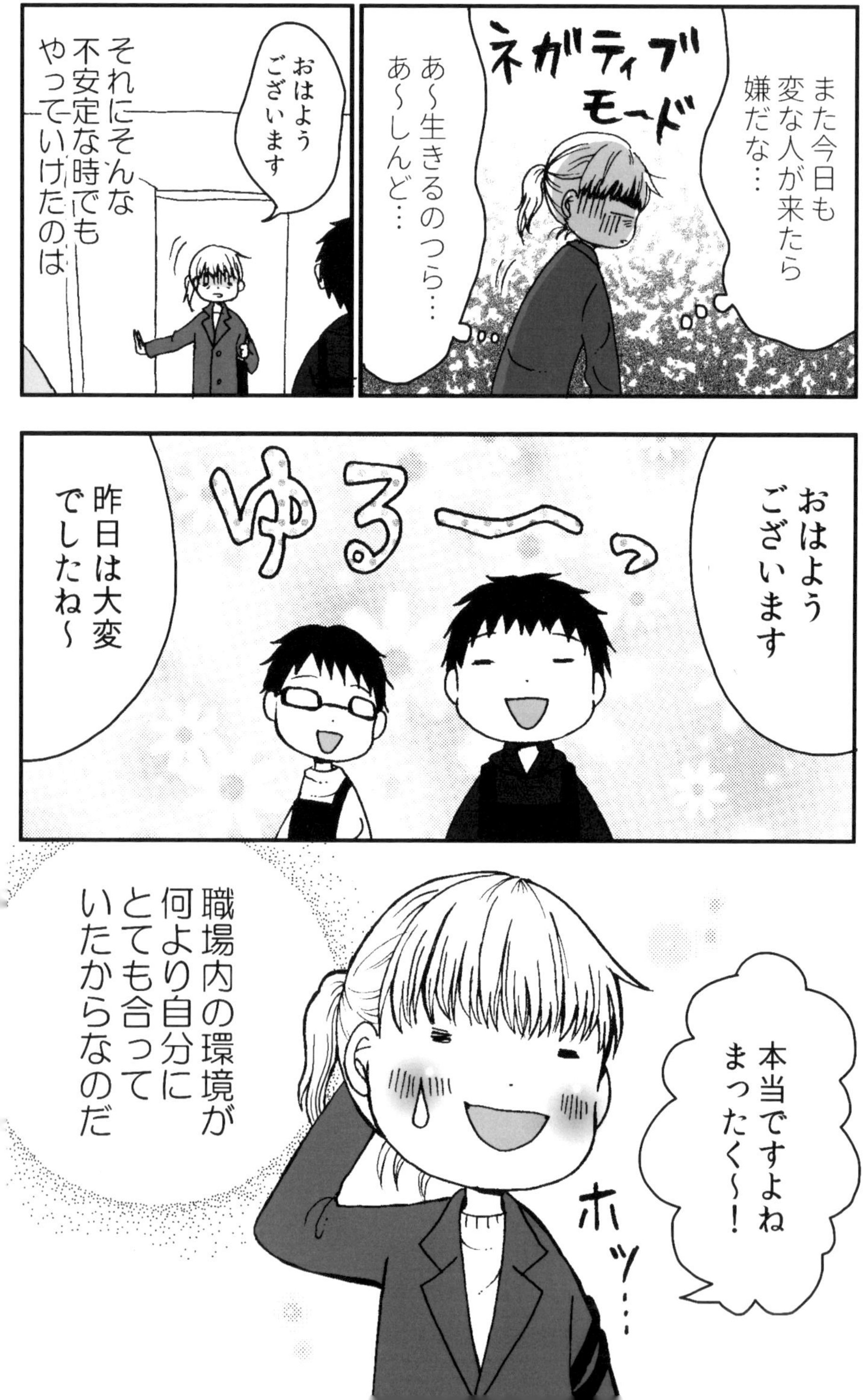
また今日も変な人が来たら嫌だな…
ネガティブモード
あ～生きるのつら…あ～しんど…
おはようございます
それにそんな不安定な時でもやっていけたのは
おはようございます
ゆる～っ
昨日は大変でしたね～
本当ですよねまったく～！
ホッ…
職場内の環境が何より自分にとても合っていたからなのだ

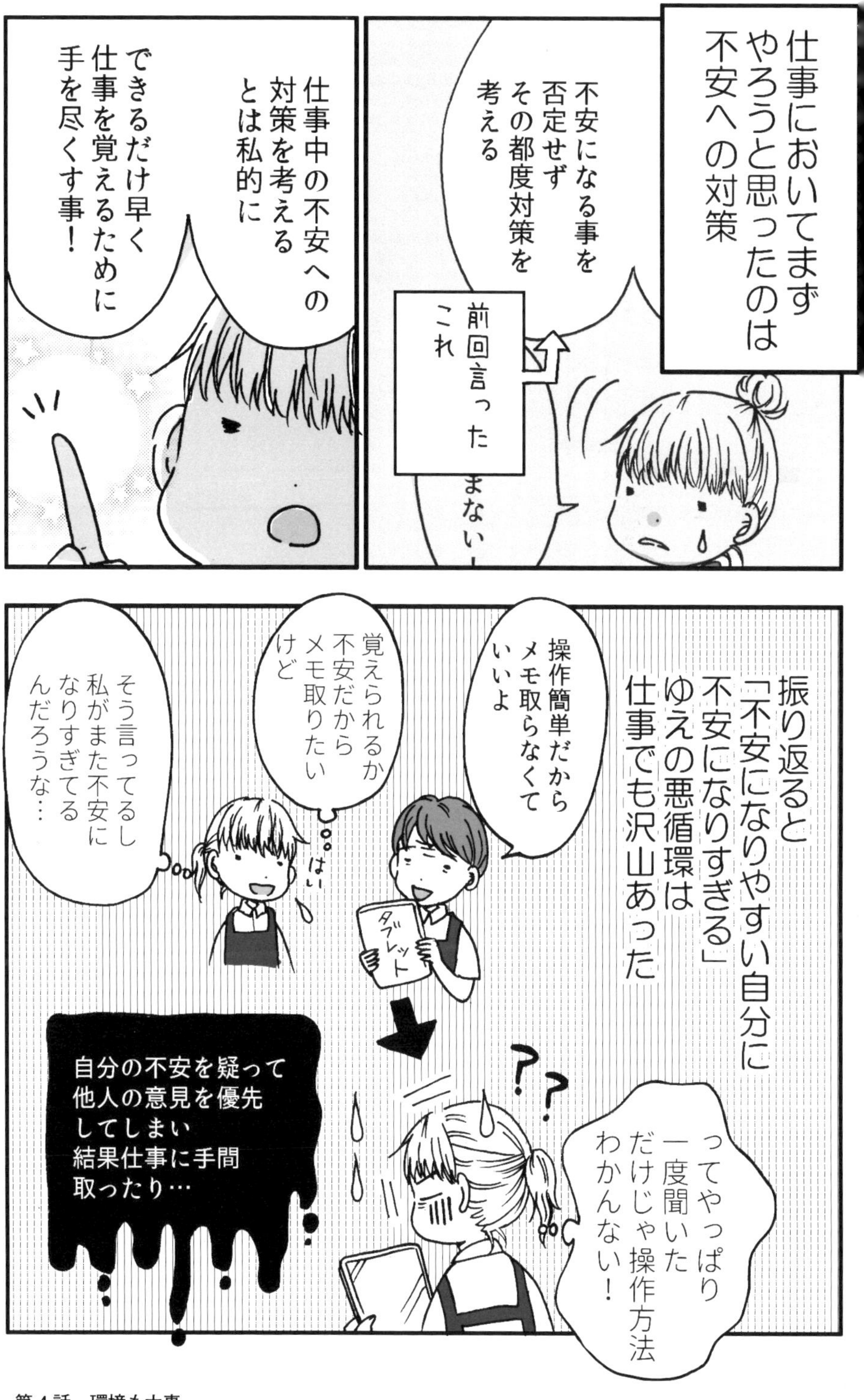
仕事においてまずやろうと思ったのは不安への対策
不安になる事を否定せずその都度対策を考える
前回言ったこれ
仕事中の不安への対策を考えるとは私的に
できるだけ早く仕事を覚えるために手を尽くす事!
振り返ると「不安になりやすい自分に不安になりすぎる」ゆえの悪循環は仕事でも沢山あった
操作簡単だからメモ取らなくていいよ
覚えられるか不安だからメモ取りたいけど
はい
そう言ってるし私がまた不安になりすぎてるんだろうな…
タブレット
??
ってやっぱり一度聞いただけじゃ操作方法わかんない!
自分の不安を疑って他人の意見を優先してしまい結果仕事に手間取ったり…

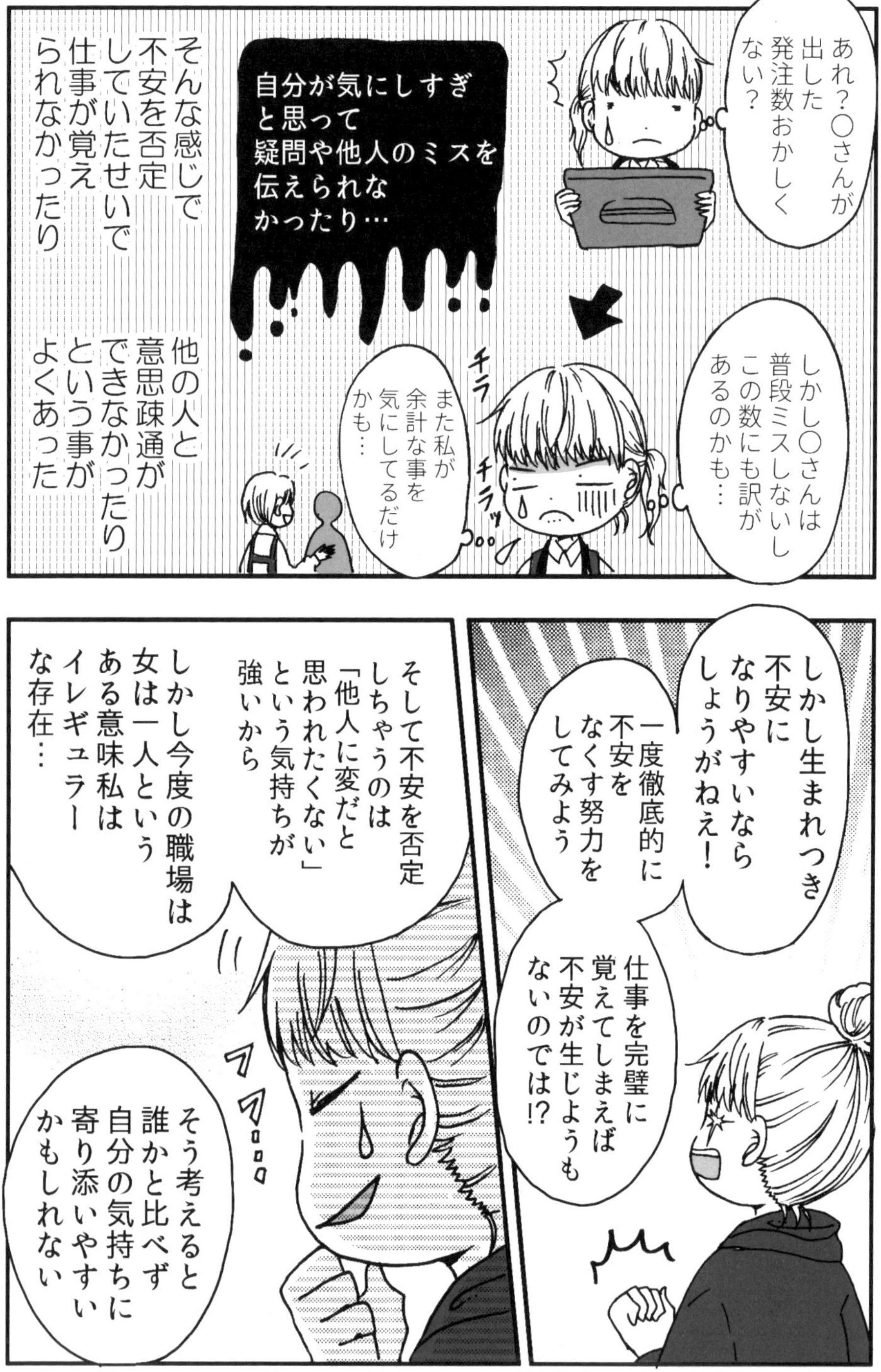
あれ？○さんが出した発注数おかしくない？
しかし○さんは普段ミスしないしこの数にも訳があるのかも…
チラ
チラッ
また私が余計な事を気にしてるだけかも…
自分が気にしすぎと思って疑問や他人のミスを伝えられなかったり…
そんな感じで不安を否定していたせいで仕事が覚えられなかったり
他の人と意思疎通ができなかったりという事がよくあった
しかし生まれつき不安になりやすいならしょうがねえ！
一度徹底的に不安をなくす努力をしてみよう
仕事を完璧に覚えてしまえば不安が生じようもないのでは!?
そして不安を否定しちゃうのは「他人に変だと思われたくない」という気持ちが強いから
しかし今度の職場は女は一人というある意味私はイレギュラーな存在…
そう考えると誰かと比べず自分の気持ちに寄り添いやすいかもしれない

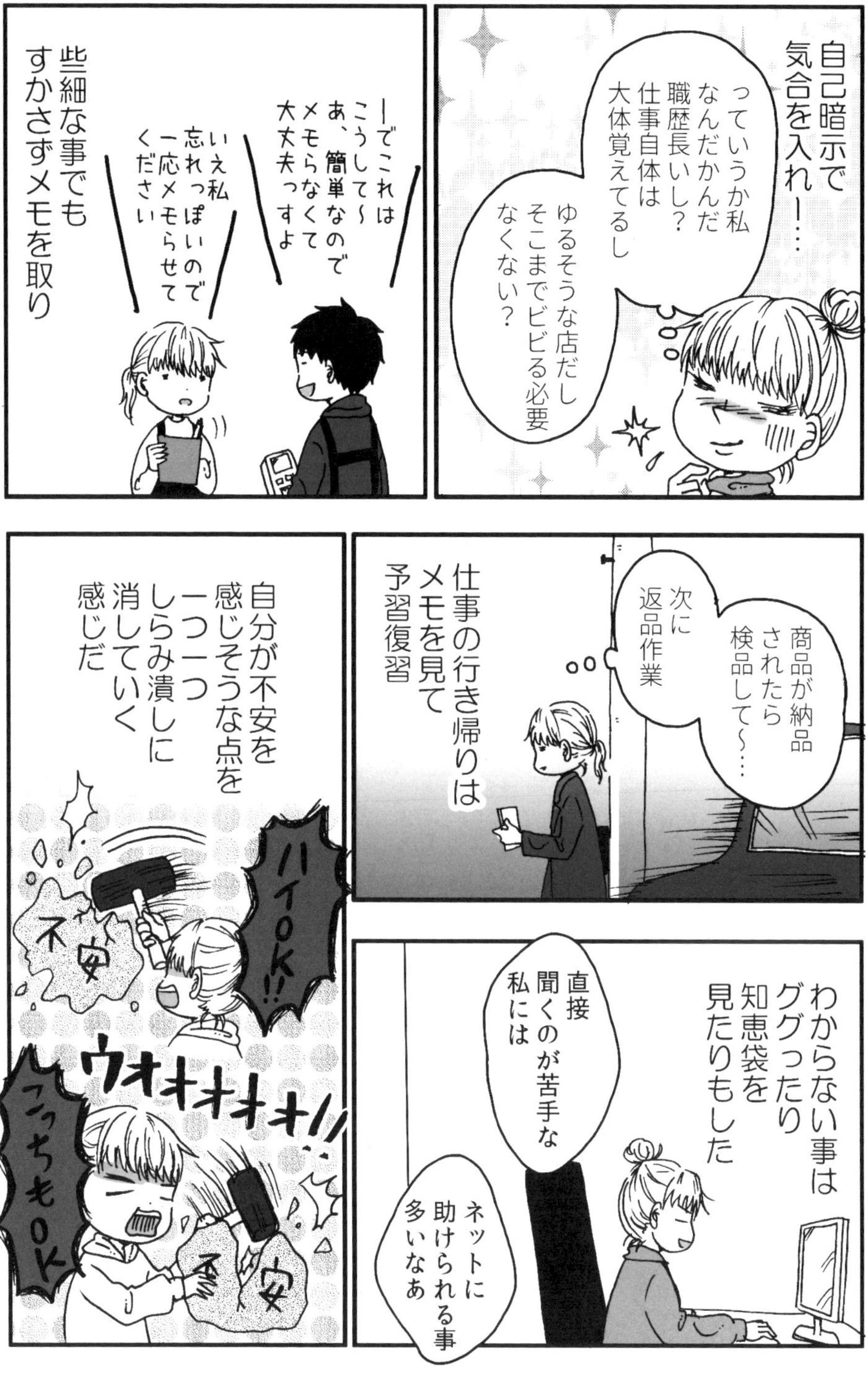
自己暗示で気合を入れ―…
っていうか私 なんだかんだ 職歴長いし？ 仕事自体は 大体覚えてるし
ゆるそうな店だし そこまでビビる必要 なくない？
―でこれは こうして～ あ、簡単なので メモらなくて 大丈夫っすよ
いえ私 忘れっぽいので 一応メモらせて ください
些細な事でも すかさずメモを取り
仕事の行き帰りは メモを見て 予習復習
商品が納品 されたら 検品して～…
次に 返品作業
わからない事は ググったり 知恵袋を 見たりもした
直接 聞くのが苦手な 私には
ネットに 助けられる事 多いなあ
自分が不安を 感じそうな点を 一つ一つ しらみ潰しに 消していく 感じだ
不安
ハイOK!!
ウオオオオオ!!!
こっちもOK
不安

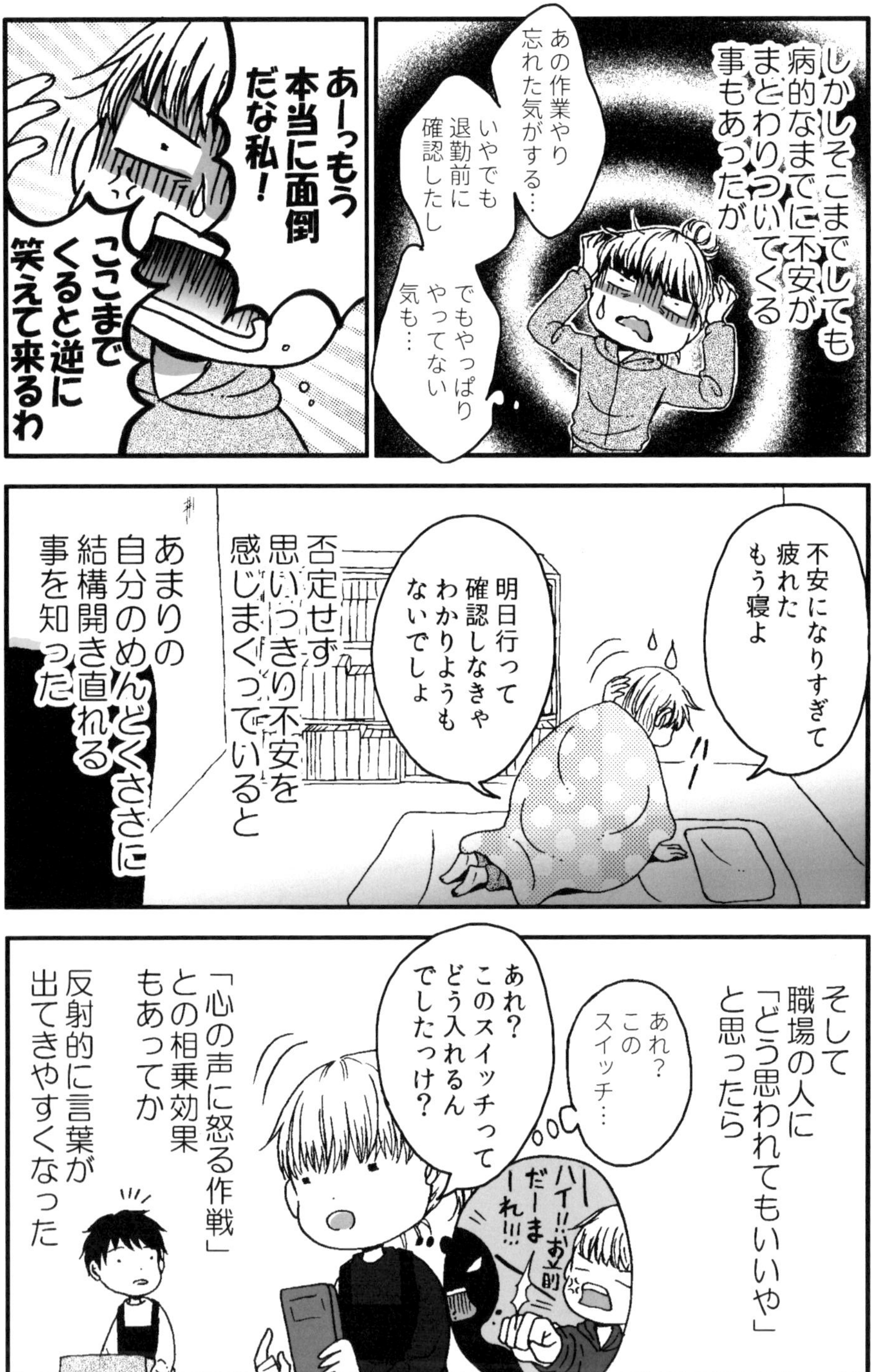
しかしそこまでしても病的なまでに不安がまとわりついてくる事もあったが
あの作業やり忘れた気がする…
いやでも退勤前に確認したし
でもやっぱりやってない気も…
あーっもう本当に面倒だな私!
ここまでくると逆に笑えて来るわ
不安になりすぎて疲れたもう寝よ
明日行って確認しなきゃわかりようもないでしょ
否定せず思いっきり不安を感じまくっていると
あまりの自分のめんどくささに結構開き直れる事を知った
そして職場の人に「どう思われてもいいや」と思ったら
あれ?このスイッチ…
あれ?このスイッチってどう入れるんでしたっけ?
ハイ!!お前だーまーれ!!!
「心の声に怒る作戦」との相乗効果もあってか
反射的に言葉が出てきやすくなった

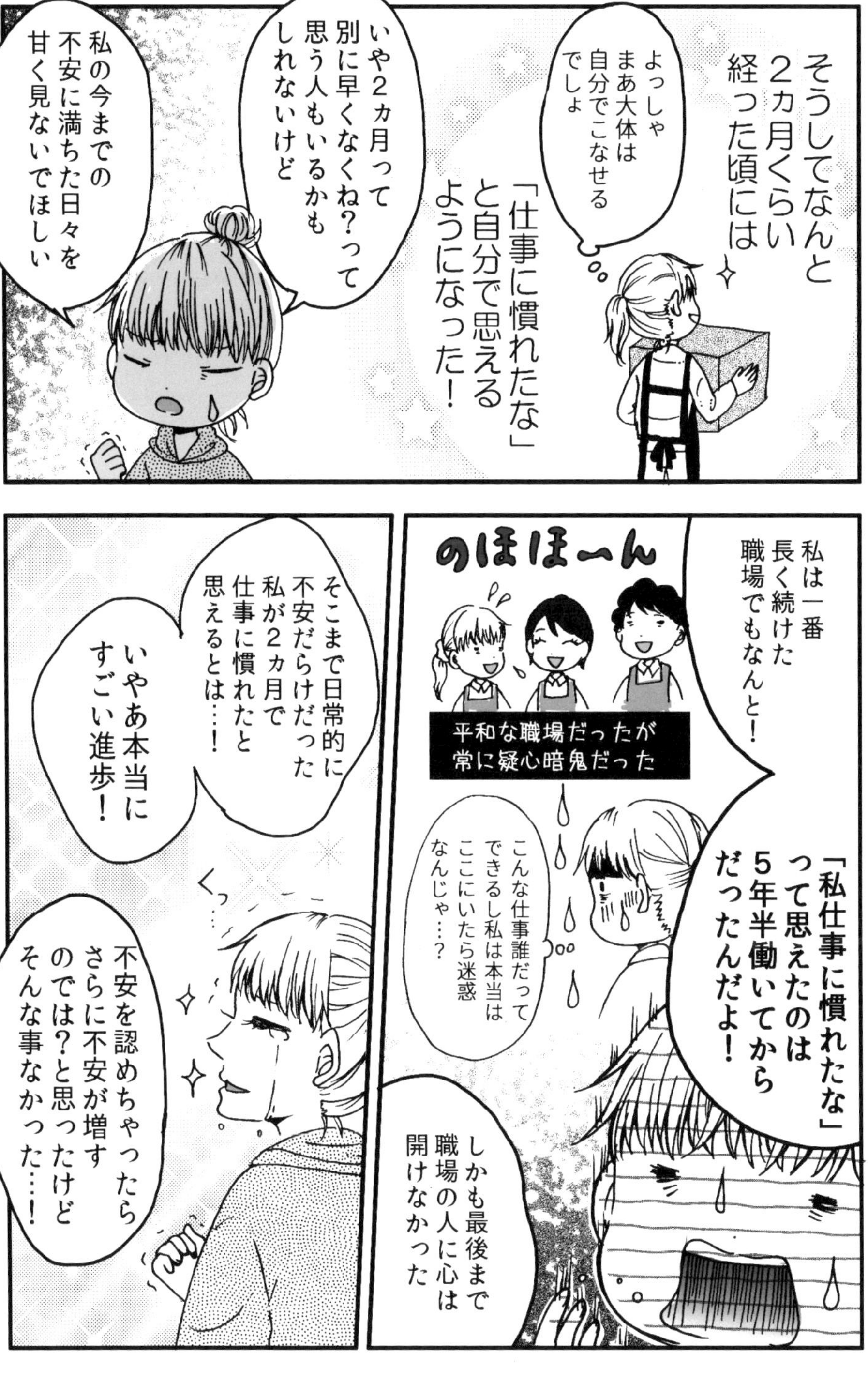
そうしてなんと2ヵ月くらい経った頃には
よっしゃまあ大体は自分でこなせるでしょ
「仕事に慣れたな」と自分で思えるようになった!
いや2ヵ月って別に早くなくね?って思う人もいるかもしれないけど
私の今までの不安に満ちた日々を甘く見ないでほしい
私は一番長く続けた職場でもなんと!
のほほ〜ん
平和な職場だったが常に疑心暗鬼だった
「私仕事に慣れたな」って思えたのは5年半働いてからだったんだよ!
こんな仕事誰だってできるし私は本当はここにいたら迷惑なんじゃ…?
しかも最後まで職場の人に心は開けなかった
そこまで日常的に不安だらけだった私が2ヵ月で仕事に慣れたと思えるとは…!
いやあ本当にすごい進歩!
くっ…
不安を認めちゃったらさらに不安が増すのでは?と思ったけどそんな事なかった…!

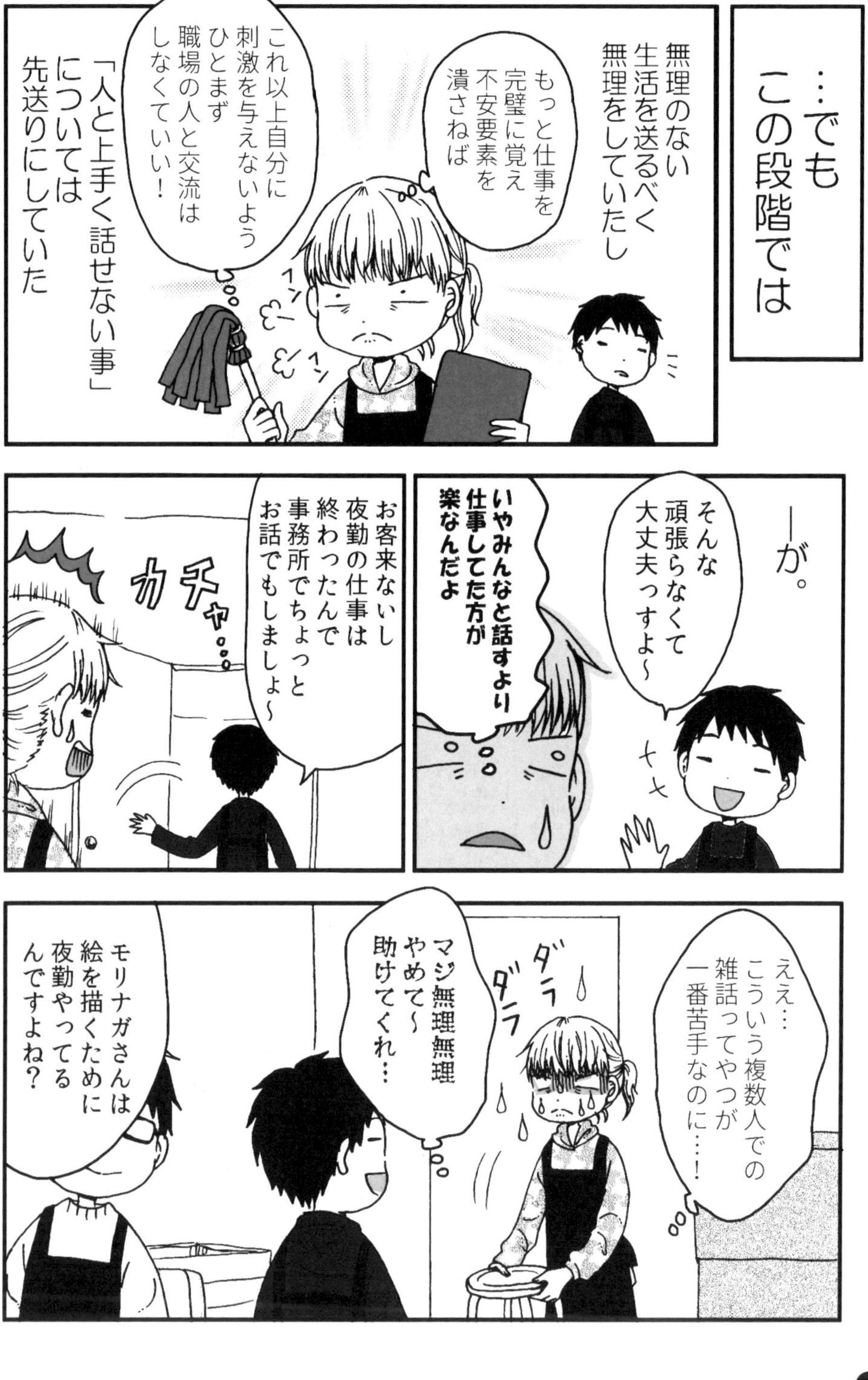

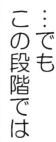

…でも この段階では
無理のない生活を送るべく無理をしていたし
もっと仕事を完璧に覚え不安要素を潰さねば
これ以上自分に刺激を与えないようひとまず職場の人と交流はしなくていい！
「人と上手く話せない事」については先送りにしていた
―が。
そんな頑張らなくて大丈夫っすよ～
いやみんなと話すより仕事してた方が楽なんだよ
お客来ないし夜勤の仕事は終わったんで事務所でちょっとお話でもしましょ～
カチャ。。。
ええ…こういう複数人での雑話ってやつが一番苦手なのに…！
ダラダラ
マジ無理無理やめて～助けてくれ…
モリナガさんは絵を描くために夜勤やってるんですよね？

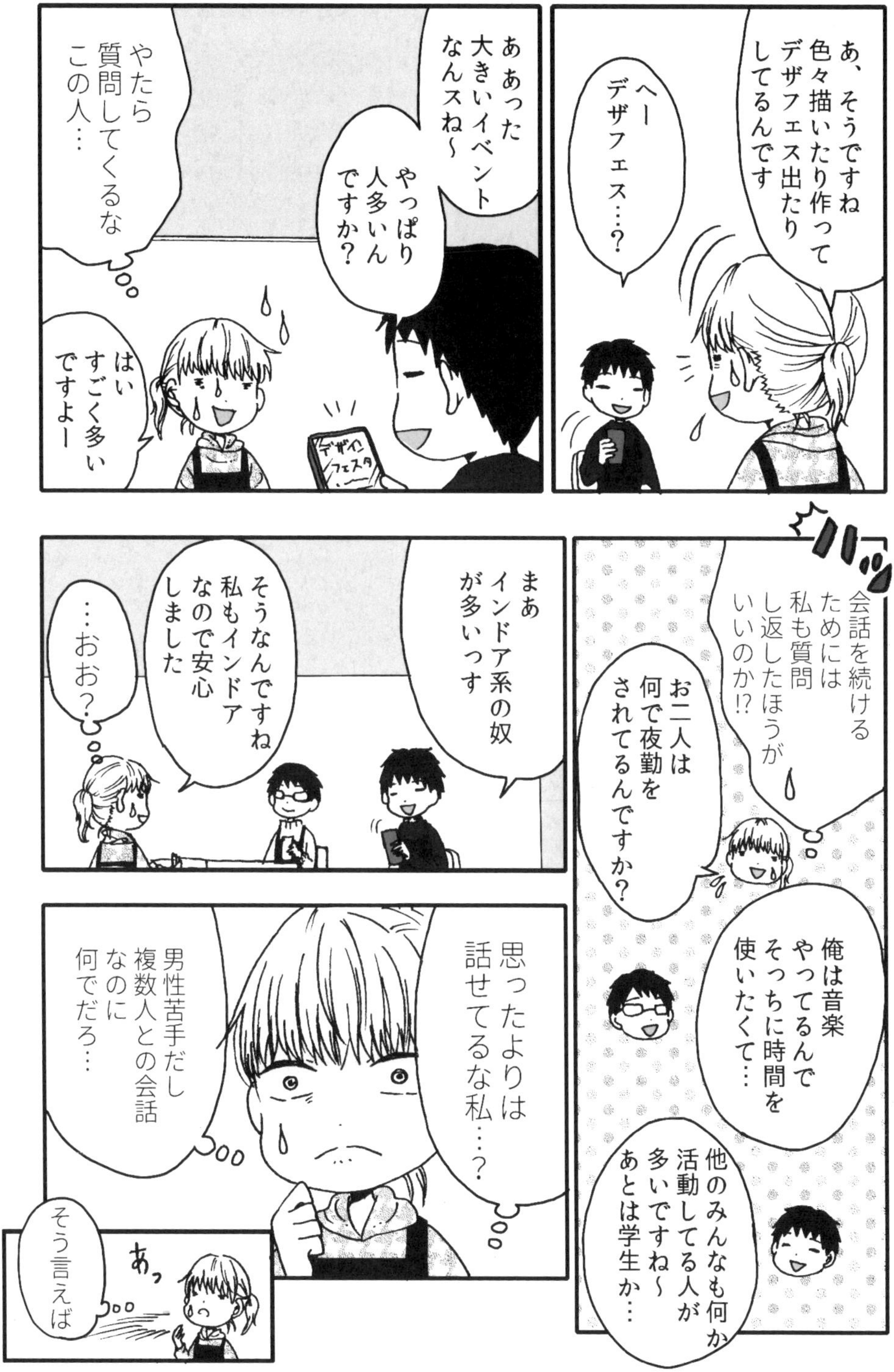
あ、そうですね 色々描いたり作って デザフェス出たり してるんです
へー デザフェス…？
ああった 大きいイベント なんスね～
デザイン フェスタ
やっぱり 人多いん ですか？
はい すごく多い ですよー
やたら 質問してくるな この人…
ハッ
会話を続ける ためには 私も質問 し返したほうが いいのか!?
お二人は 何で夜勤を されてるんですか？
俺は音楽 やってるんで そっちに時間を 使いたくて…
他のみんなも何か 活動してる人が 多いですね～ あとは学生か…
まあ インドア系の奴 が多いっす
そうなんですね 私もインドア なので安心 しました
…おお？
思ったよりは 話せてるな私…？
男性苦手だし 複数人との会話 なのに 何でだろ…
あっ
そう言えば

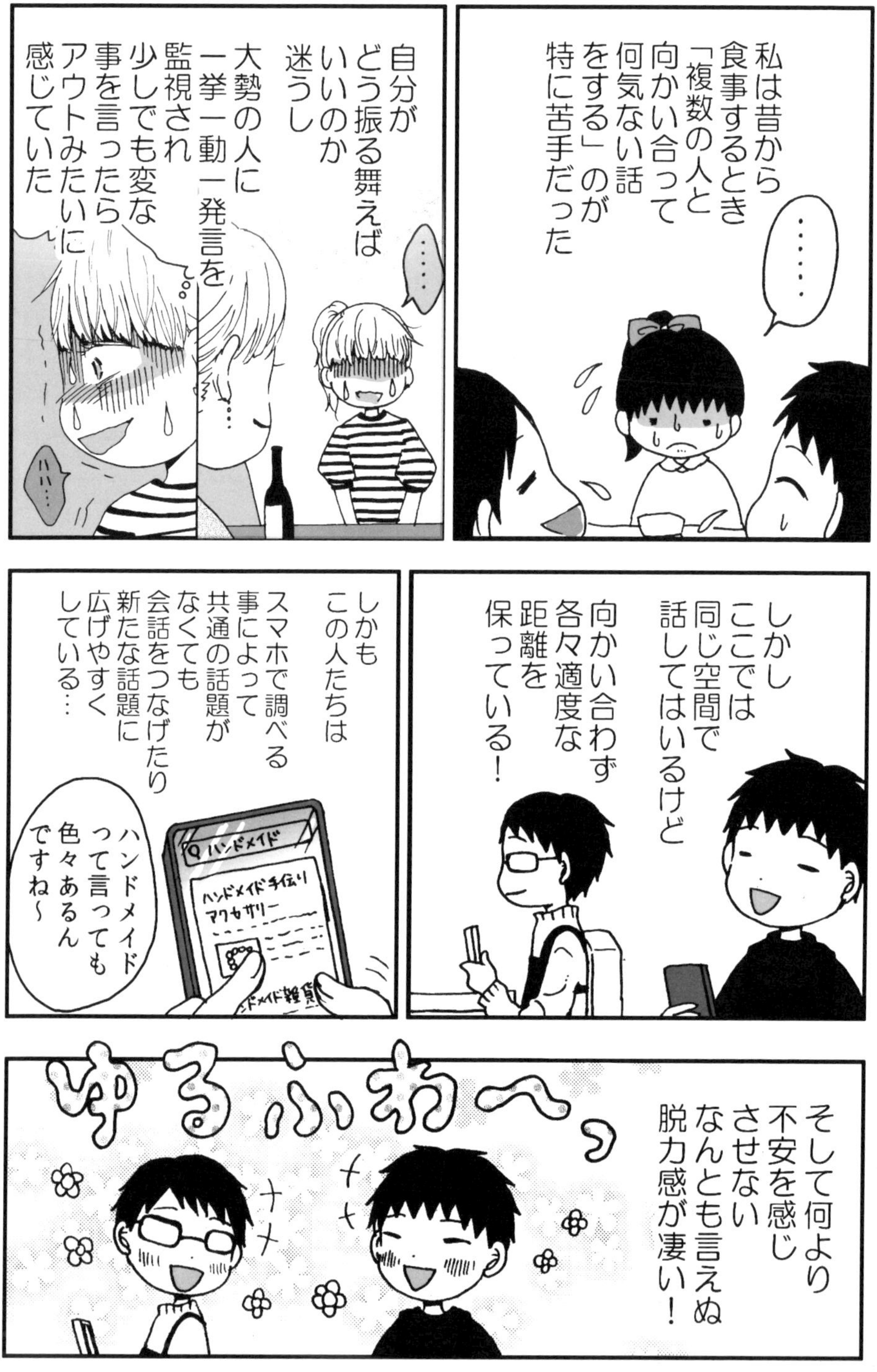
私は昔から食事するとき「複数の人と向かい合って何気ない話をする」のが特に苦手だった
……
自分がどう振る舞えばいいのか迷うし
……
大勢の人に一挙一動一発言を監視され少しでも変な事を言ったらアウトみたいに感じていた
ハハ…
しかしここでは同じ空間で話してはいるけど向かい合わず各々適度な距離を保っている！
しかもこの人たちはスマホで調べる事によって共通の話題がなくても会話をつなげたり新たな話題に広げやすくしている…
ハンドメイド
ハンドメイドって言っても色々あるんですね～
そして何より不安を感じさせないなんとも言えぬ脱力感が凄い！
ゆるふわ〜っ

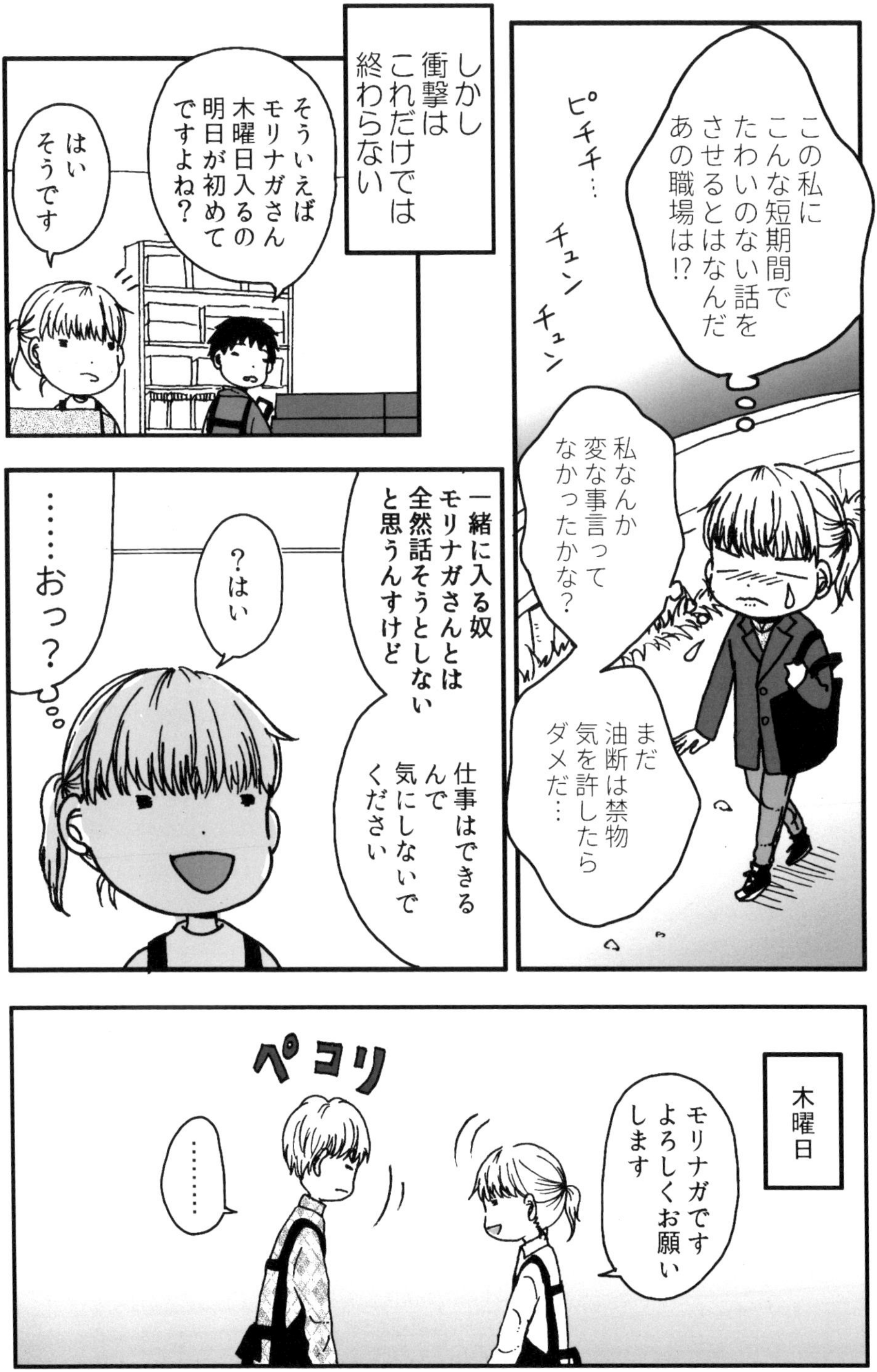
この私に こんな短期間で たわいのない話を させるとはなんだ あの職場は!?
ピチチ…
チュン チュン
私なんか 変な事言って なかったかな？
まだ 油断は禁物 気を許したら ダメだ…
しかし 衝撃は これだけでは 終わらない
そういえば モリナガさん 木曜日入るの 明日が初めて ですよね？
はい そうです
一緒に入る奴 モリナガさんとは 全然話そうとしない と思うんすけど
仕事はできる んで 気にしないで ください
？はい
……おっ？
木曜日
モリナガです よろしくお願い します
ペコリ
………

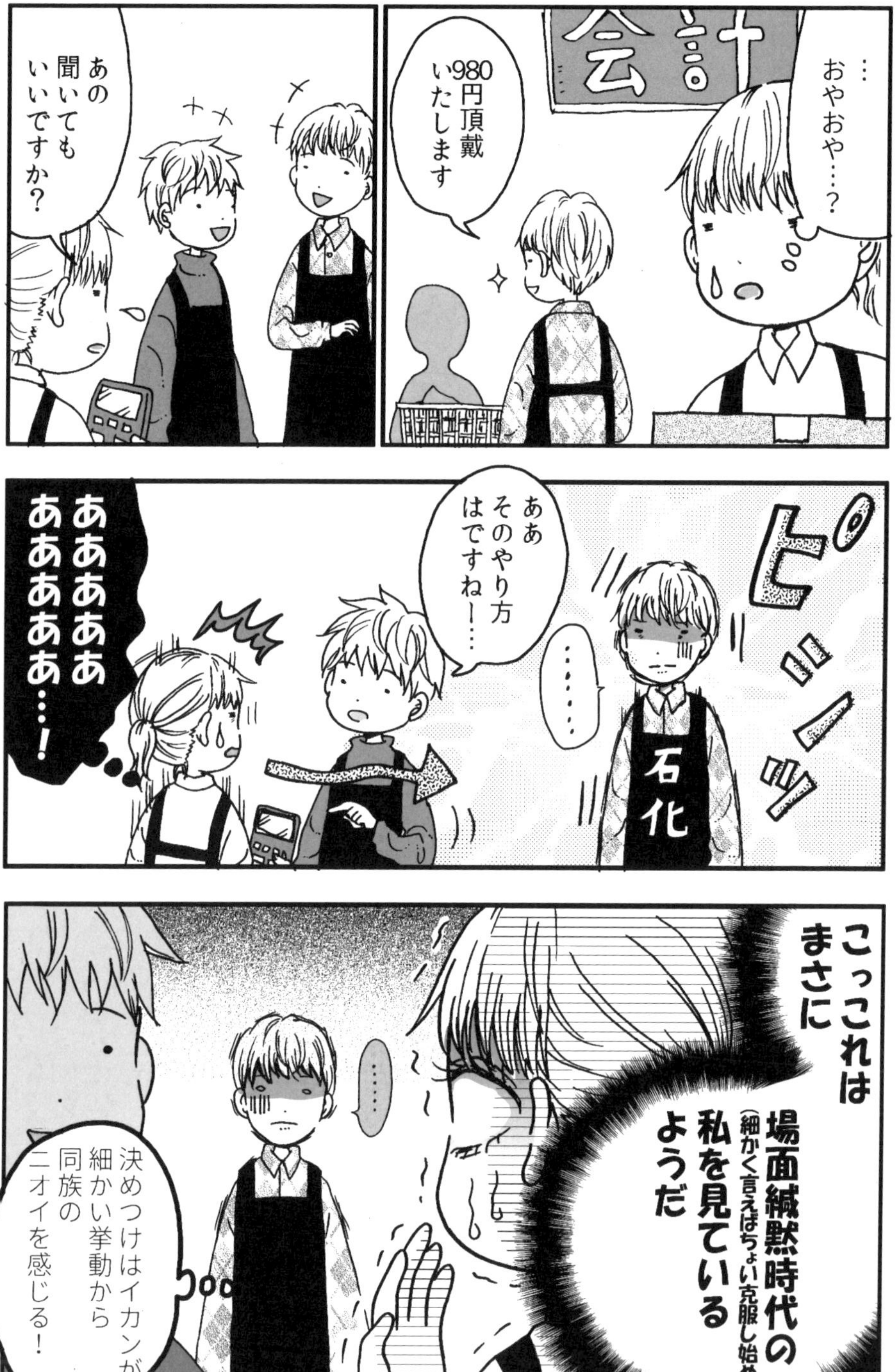
…おやおや…?
会計
980円頂戴いたします
あの聞いてもいいですか?
ピシーッ
……
石化
ああそのやり方はですね―…
あああああああああ…!
こっこれはまさに
場面緘黙時代の(細かく言えばちょい克服し始め)私を見ているようだ
……
決めつけはイカンが細かい挙動から同族のニオイを感じる!

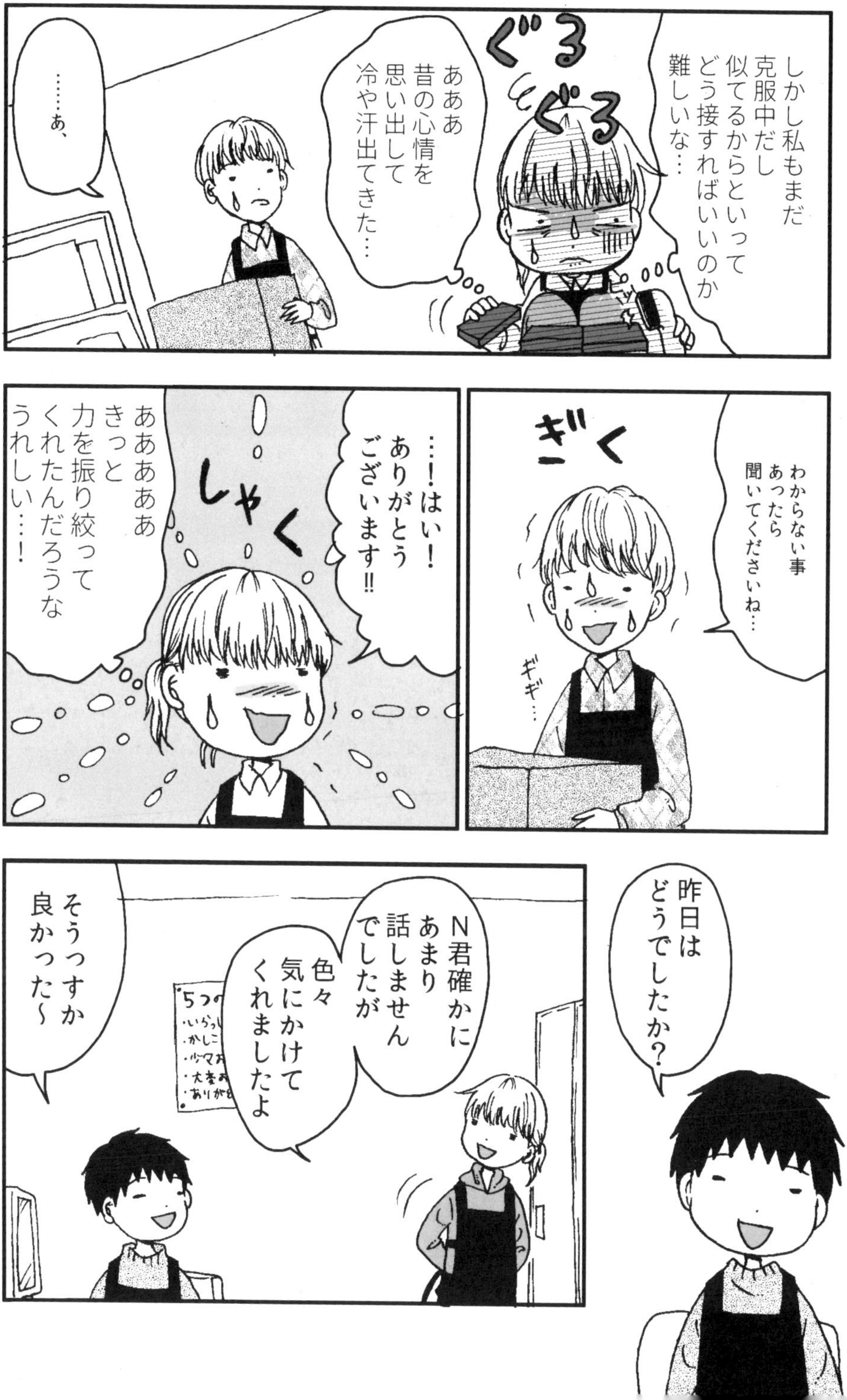
しかし私もまだ
克服中だし
似てるからといって
どう接すればいいのか
難しいな…
ぐるぐる
あああ
昔の心情を
思い出して
冷や汗出てきた…
……あ、
ぎく
わからない事
あったら
聞いてくださいね…
ギギ…
…！はい！
ありがとう
ございます‼
しゃく
ああああああ
きっと
力を振り絞って
くれたんだろうな
うれしい…！
昨日は
どうでしたか？
N君確かに
あまり
話しませんでしたが
色々
気にかけて
くれましたよ
そうっすか
良かった〜

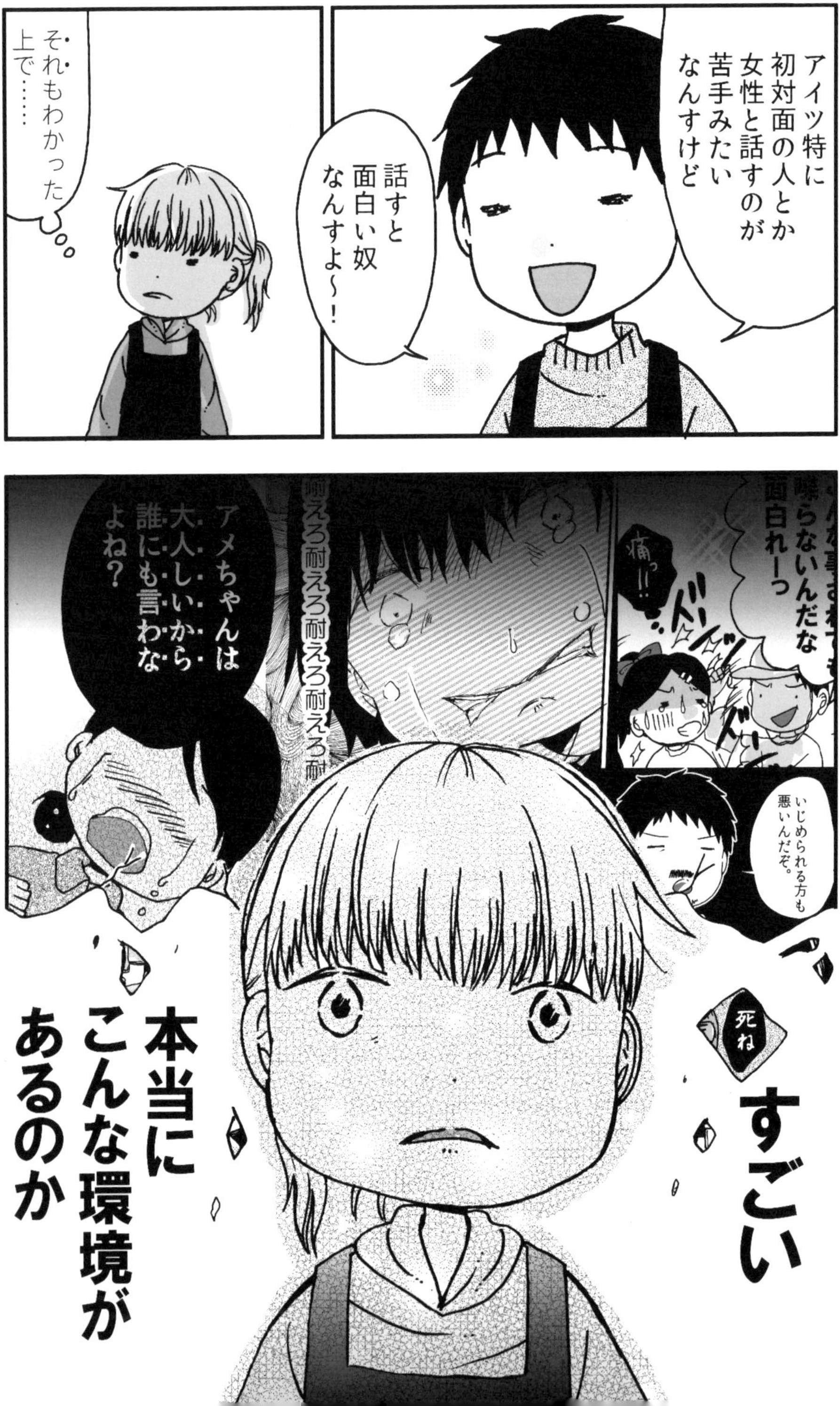

アイツ特に初対面の人とか女性と話すのが苦手みたいなんすけど
話すと面白い奴なんすよ〜!
それ・も・わかった上で……
喋らないんだな
面白れーっ
痛っ!!
耐えろ耐えろ耐えろ耐えろ耐
アメちゃんは大・人・し・い・か・ら・誰・に・も・言・わ・な・よね?
いじめられる方も悪いんだぞ。
死ね
すごい
本当にこんな環境があるのか

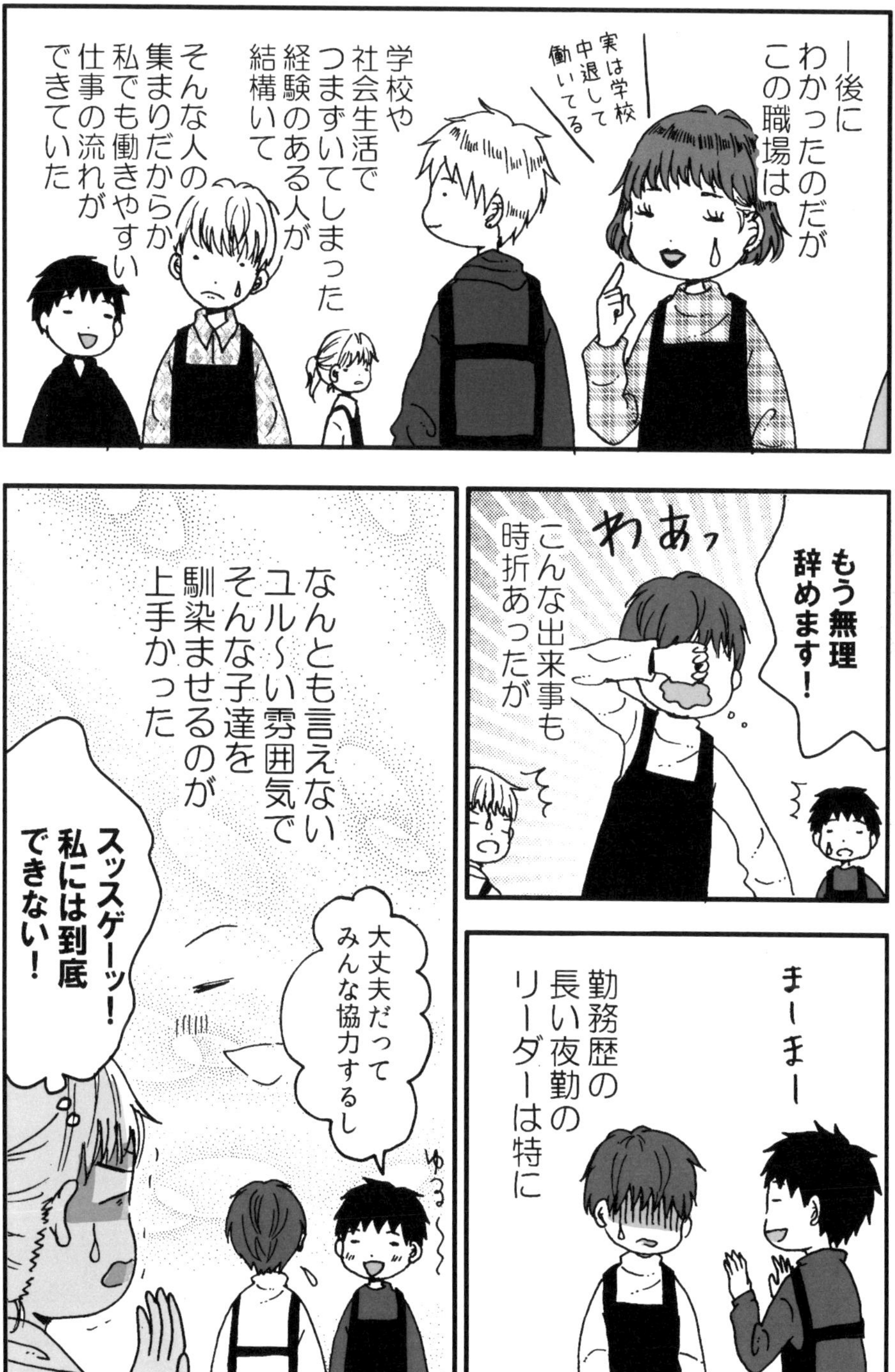

—後に
わかったのだが
この職場は
実は学校
中退して
働いてる
学校や
社会生活で
つまずいてしまった
経験のある人が
結構いて
そんな人の
集まりだからか
私でも働きやすい
仕事の流れが
できていた
もう無理
辞めます！
わあっ
こんな出来事も
時折あったが
まーまー
勤務歴の
長い夜勤の
リーダーは特に
なんとも言えない
ユル〜い雰囲気で
そんな子達を
馴染ませるのが
上手かった
大丈夫だって
みんな協力するし
ゆる〜〜
スッスゲーッ！
私には到底
できない！

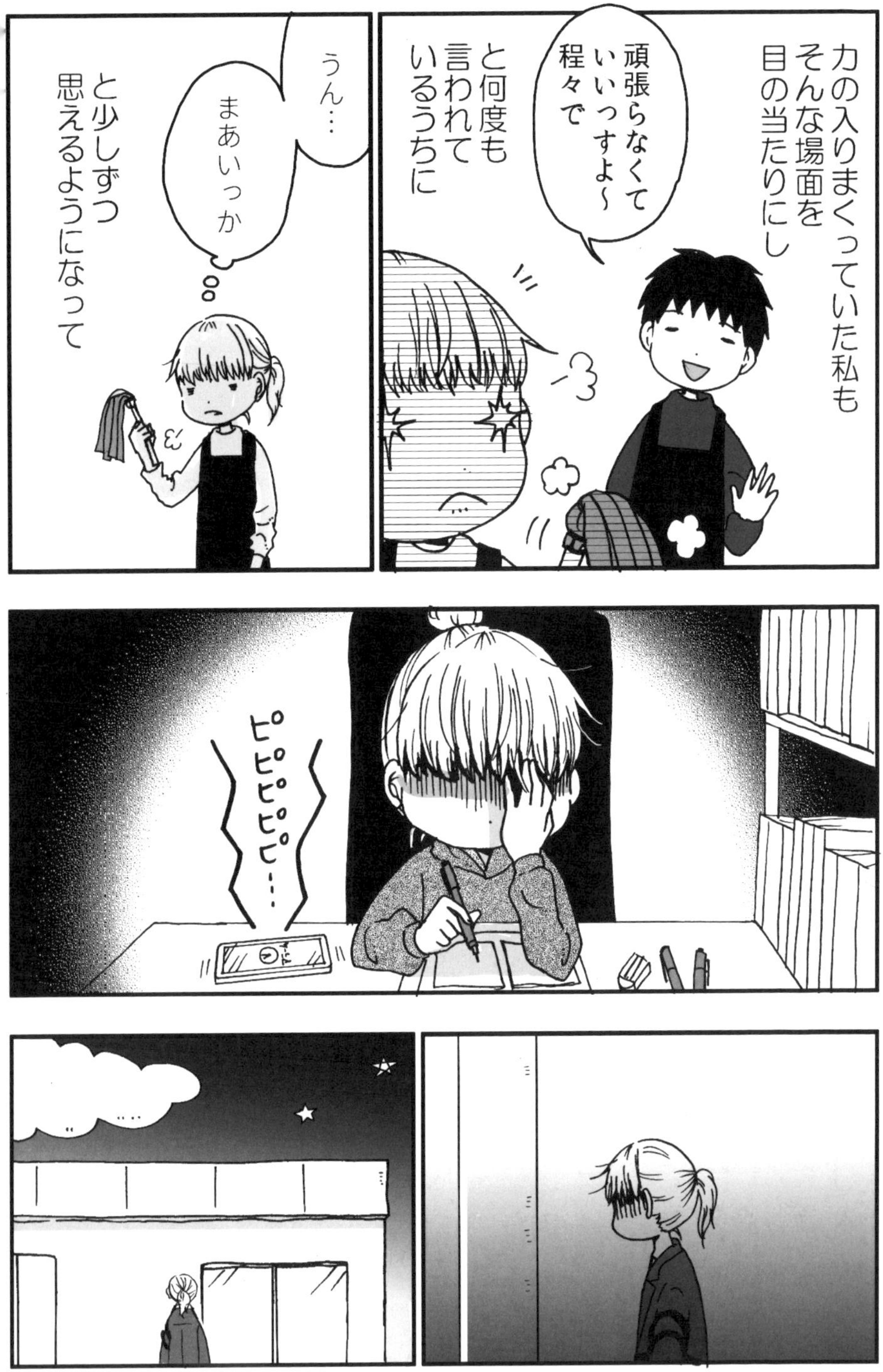

力の入りまくっていた私も
そんな場面を
目の当たりにし
頑張らなくて
いいっすよ〜
程々で
と何度も
言われて
いるうちに
うん…
まあいっか
と少しずつ
思えるようになって
ピピピピピピ…

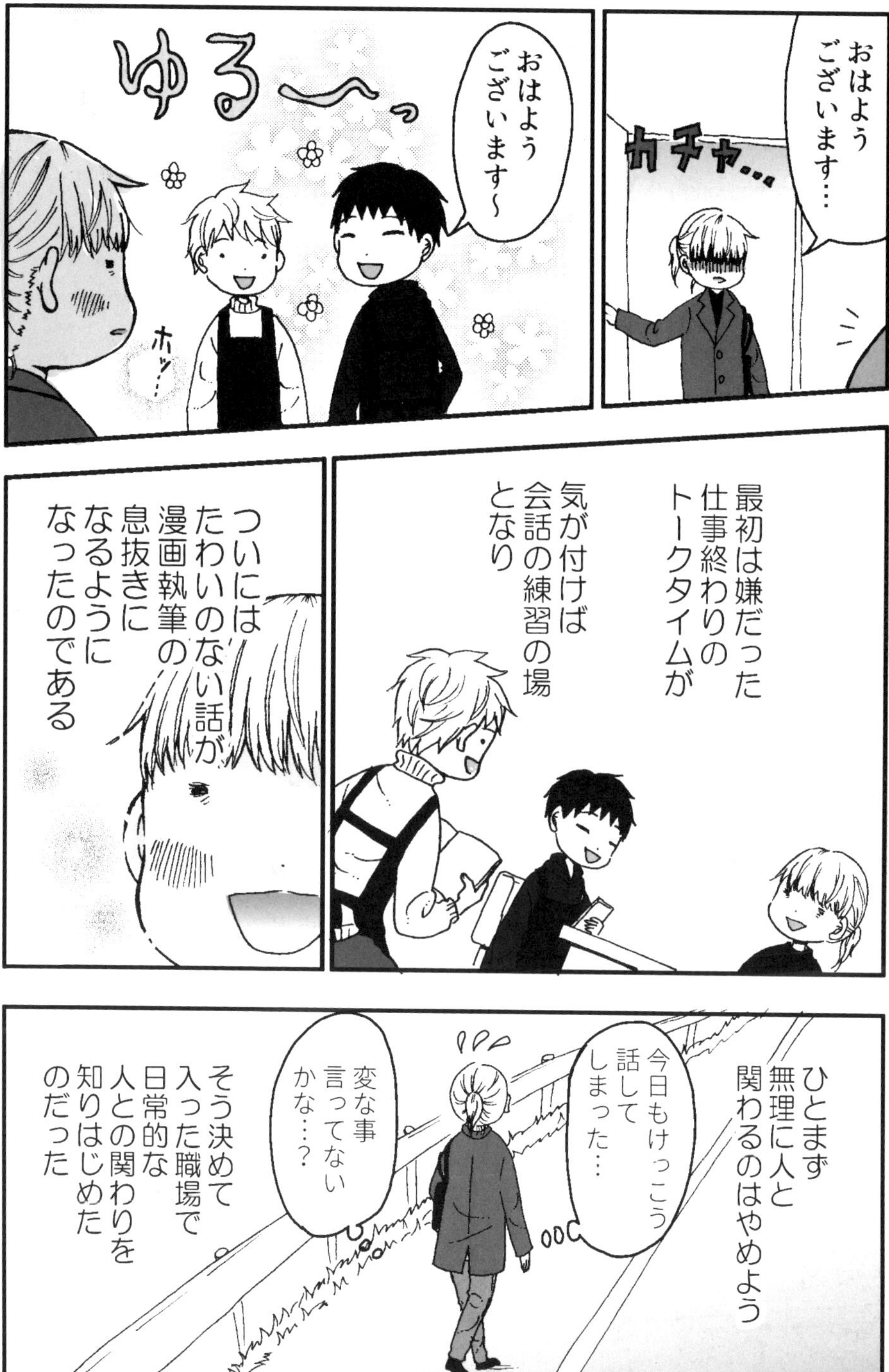

おはようございます…
カチャ…
ゆる〜っ
おはようございます〜
ホッ…
最初は嫌だった仕事終わりのトークタイムが
気が付けば会話の練習の場となり
ついにはたわいのない話が漫画執筆の息抜きになるようになったのである
ひとまず無理に人と関わるのはやめよう
今日もけっこう話してしまった…
変な事言ってないかな…？
そう決めて入った職場で日常的な人との関わりを知りはじめたのだった

働きやすい場所とは

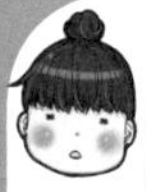

場面緘黙の人は、どうすれば自分に合った職を見つけられると思いますか？　私の場合は話さないで済むと思い工場で働いた事もあるのですが、黙々と作業をしていると、色んな事を考えすぎて不安に襲われてしまい、精神状態が悪化した経験があります。

話さない環境だけで不安が解消するとは限らないとその時に感じました。

その後はもっと話せるようになりたかった事もあり、長い間販売系の仕事で接客をしてきました。体を動かし気を紛らわせる事、たわいのないおしゃべりは苦手でも、マニュアルに沿った言葉は言える事もあり、意外にも仕事をこなす事ができています。

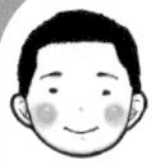

「自分に合った職」に出会うには、「自分」のことがわかってなければなりませんね。その時に大事なのは、**「場面緘黙」は自分の特徴の一部に過ぎない**という認識です。

場面緘黙の症状や経験のある人の中には、「話さなくて済むこと」を重視する人もいます。でも緘黙症状だけにとらわれると、もっと大事な「自分らしさ」を見失ってしまうことにもなりかねません。

まずは、「普通」や「当たり前」にとらわれず、自由な発想で「自分らしさ」を考えてみてください。世の中には本当に色々な仕事や生き方があります。熱心な後継者を必要としている仕事や、高い技術力が求められる仕事もたくさんあります。私の知り合いに「ビール職人」になった人がいますが、彼は大学を中退して自分探しの旅をしている中で、ビール醸造と巡り合いました。天職は意外なところで出会いを待っているものです。

それから、「話さなくて済む」でよいのかも考えてみてください。大人にとって「職場」は数少ない社会とのつながりです。そこでも話さなくて済む（＝緘黙状態であり続ける）ことを選んでしまうと、緘黙症状を改善させるチャンスをのがしてしまうかもしれません。

私の経験では、大事なのはやっぱり「人」です。仕事が大変でも、自分のことをわかってくれる信頼できる人がいれば、よい職場だと感じられます。**職場での人との出会いによって緘黙症状が改善することもあります。**

人と人との巡り合わせというのは「縁」なので、頭で考えてどうにかなるものではありません。ある程度考えたら、あとはとにかくやってみましょう。それでダメだったらやめてしまえばよいのです。

第5話：職場環境でよかった事

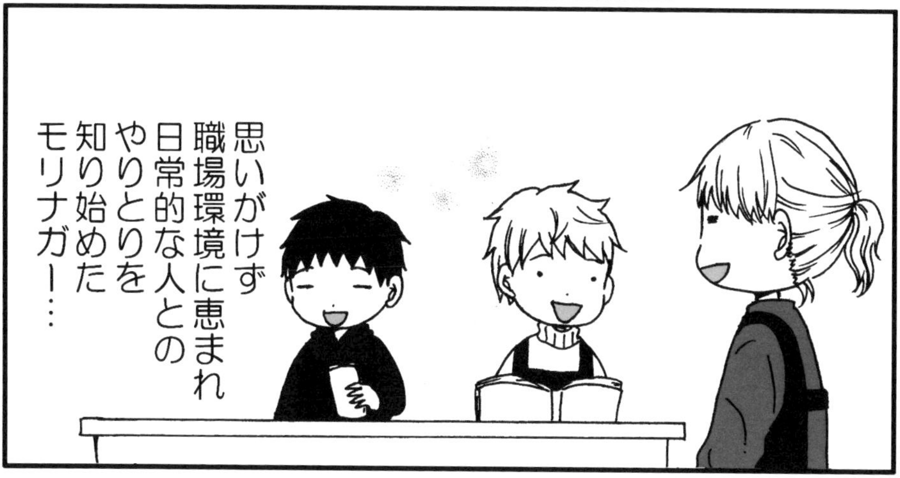
思いがけず
職場環境に恵まれ
日常的な人との
やりとりを
知り始めた
モリナガー…

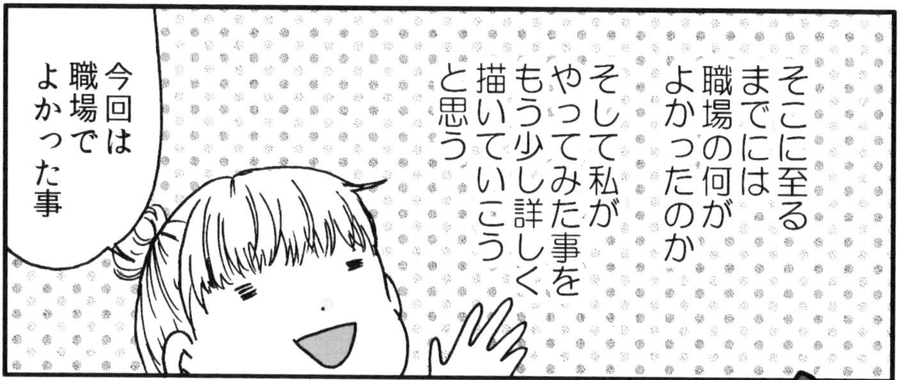
そこに至る
までには
職場の何が
よかったのか
そして私が
やってみた事を
もう少し詳しく
描いていこう
と思う
今回は
職場で
よかった事

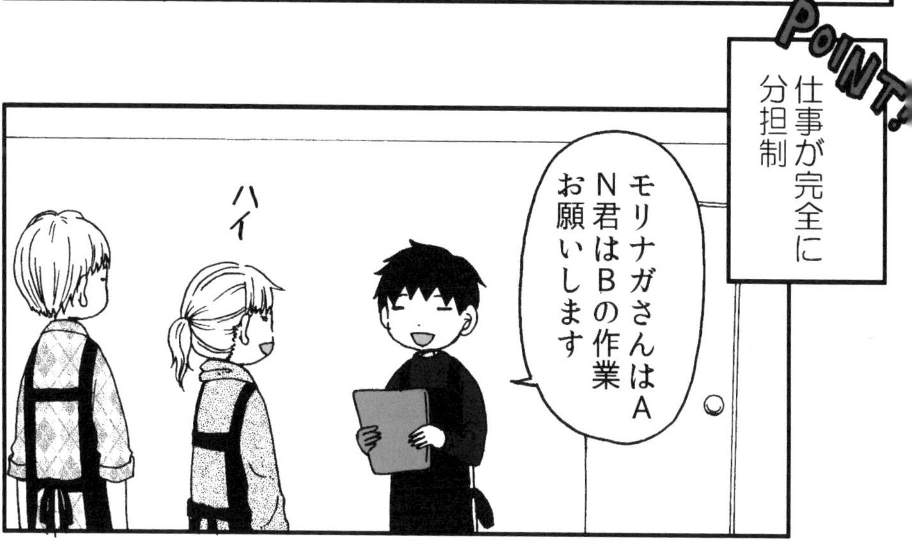
POINT!
仕事が完全に
分担制
モリナガさんはA
N君はBの作業
お願いします
ハイ

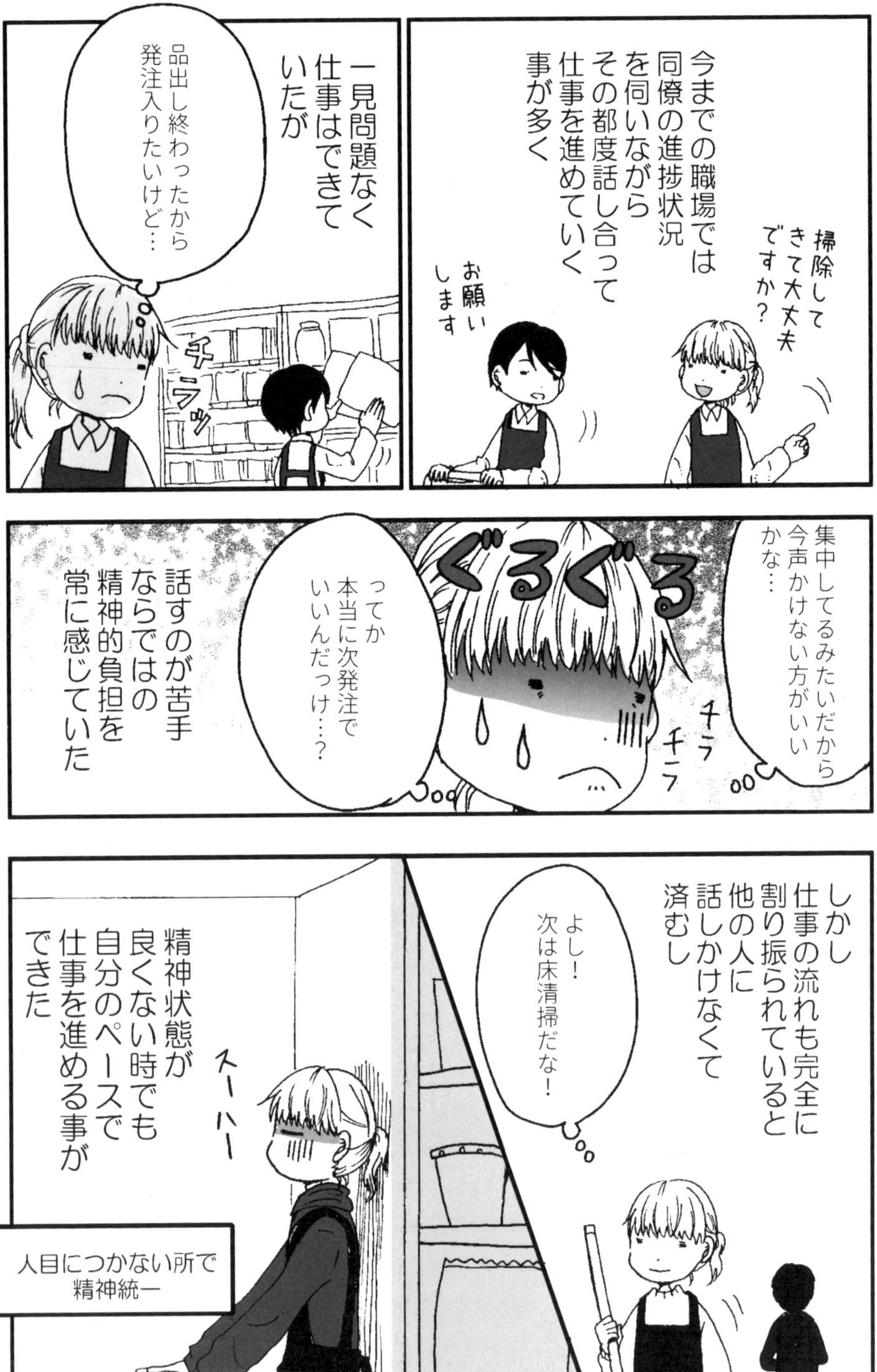
今までの職場では同僚の進捗状況を伺いながらその都度話し合って仕事を進めていく事が多く
掃除してきて大丈夫ですか？
お願いします
一見問題なく仕事はできていたが
品出し終わったから発注入りたいけど…
チラッ
集中してるみたいだから今声かけない方がいいかな…
ぐるぐる
チラ チラ
ってか本当に次発注でいいんだっけ…？
話すのが苦手ならではの精神的負担を常に感じていた
しかし仕事の流れも完全に割り振られていると他の人に話しかけなくて済むし
よし！次は床清掃だな！
精神状態が良くない時でも自分のペースで仕事を進める事ができた
スーハー
人目につかない所で精神統一

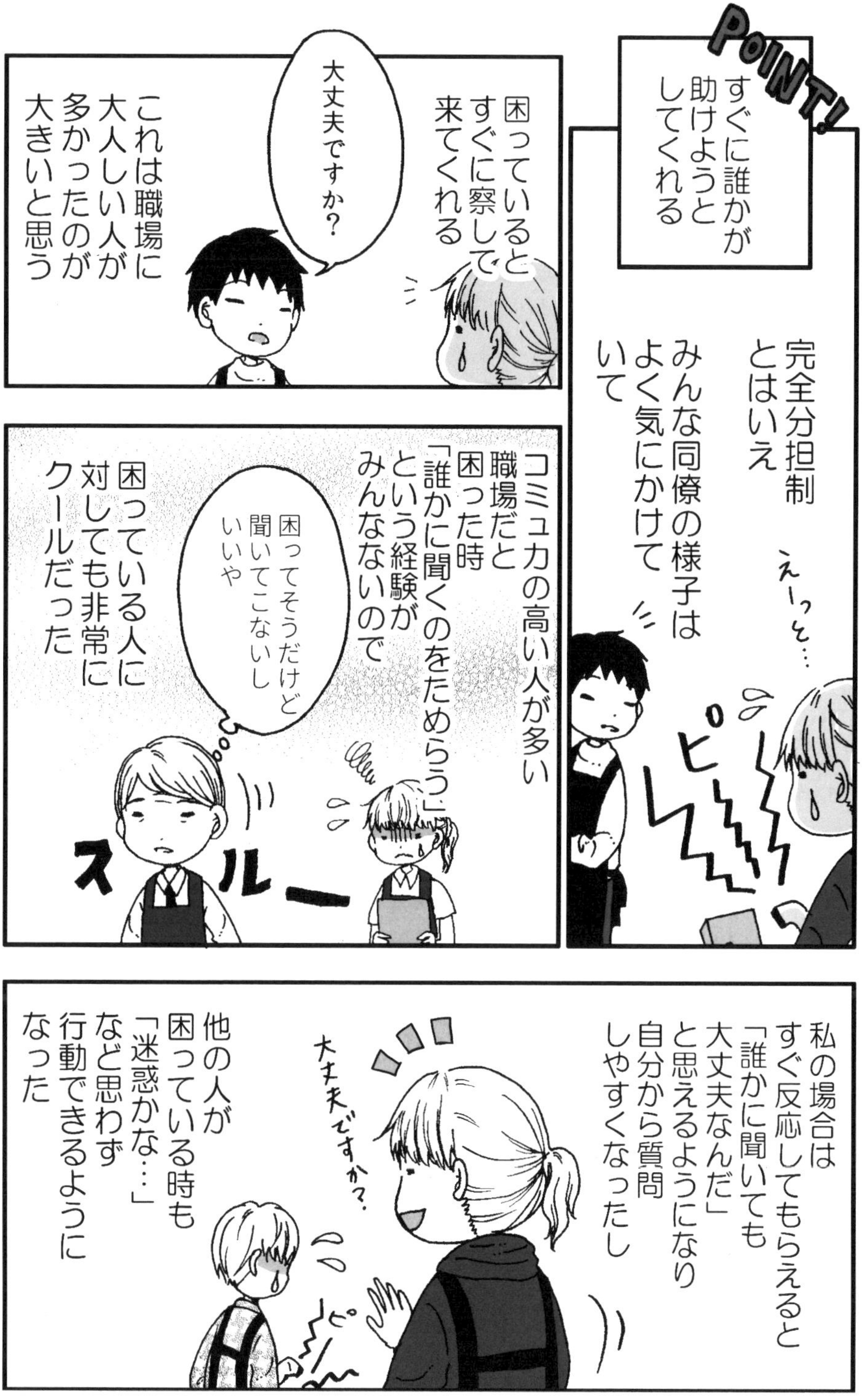
POINT!
すぐに誰かが助けようとしてくれる
完全分担制とはいえみんな同僚の様子はよく気にかけていて
えーっと…
ピ
困っているとすぐに察して来てくれる
大丈夫ですか?
これは職場に大人しい人が多かったのが大きいと思う
コミュ力の高い人が多い職場だと困った時「誰かに聞くのをためらう」という経験がみんなないので
困ってそうだけど聞いてこないしいいや
スルー
困っている人に対しても非常にクールだった
私の場合はすぐ反応してもらえると「誰かに聞いても大丈夫なんだ」と思えるようになり自分から質問しやすくなったし
大丈夫ですか?
ピ
他の人が困っている時も「迷惑かな…」など思わず行動できるようになった

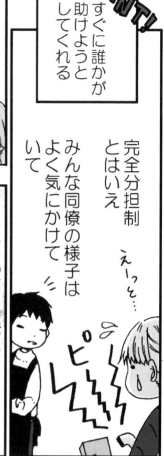

場面緘黙だった頃、話をさせるために私が困っていても気づかないふりをされたり、大きな声で話せるまで何度も言い直しをさせられたりした事があったが、話す事への恐怖が増えるだけだった。

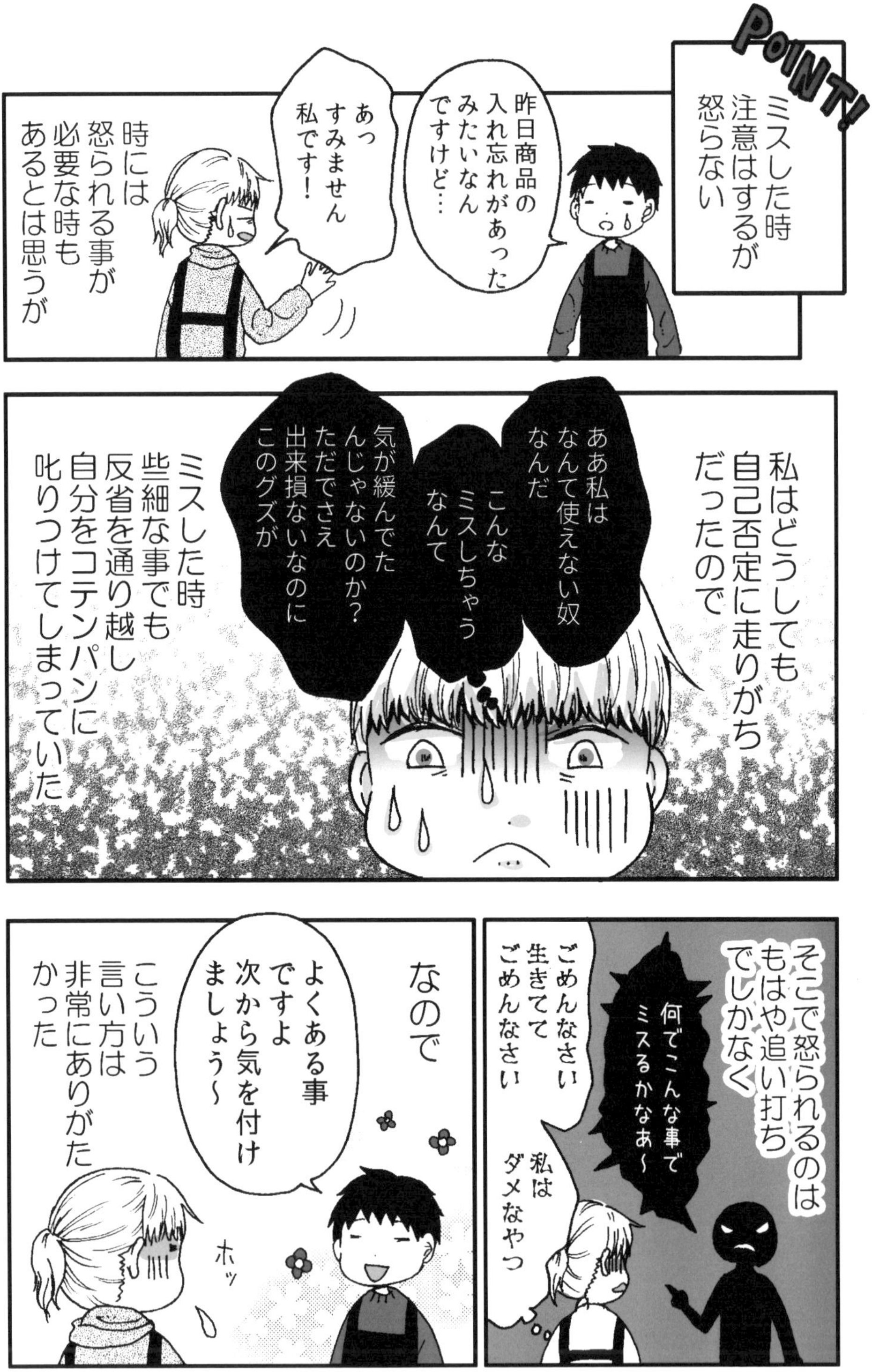
POINT!
ミスした時注意はするが怒らない
昨日商品の入れ忘れがあったみたいなんですけど…
あっすみません私です！
時には怒られる事が必要な時もあるとは思うが
私はどうしても自己否定に走りがちだったので
ああ私はなんて使えない奴なんだ
こんなミスしちゃうなんて
気が緩んでたんじゃないのか？ただでさえ出来損ないなのにこのグズが
ミスした時些細な事でも反省を通り越し自分をコテンパンに叱りつけてしまっていた
そこで怒られるのはもはや追い打ちでしかなく
何でこんな事でミスるかなあ～
ごめんなさい生きててごめんなさい
私はダメなやつ
なので
よくある事ですよ次から気を付けましょう～
ホッ
こういう言い方は非常にありがたかった

↑自分でわかっていてもこの思考をやめられない

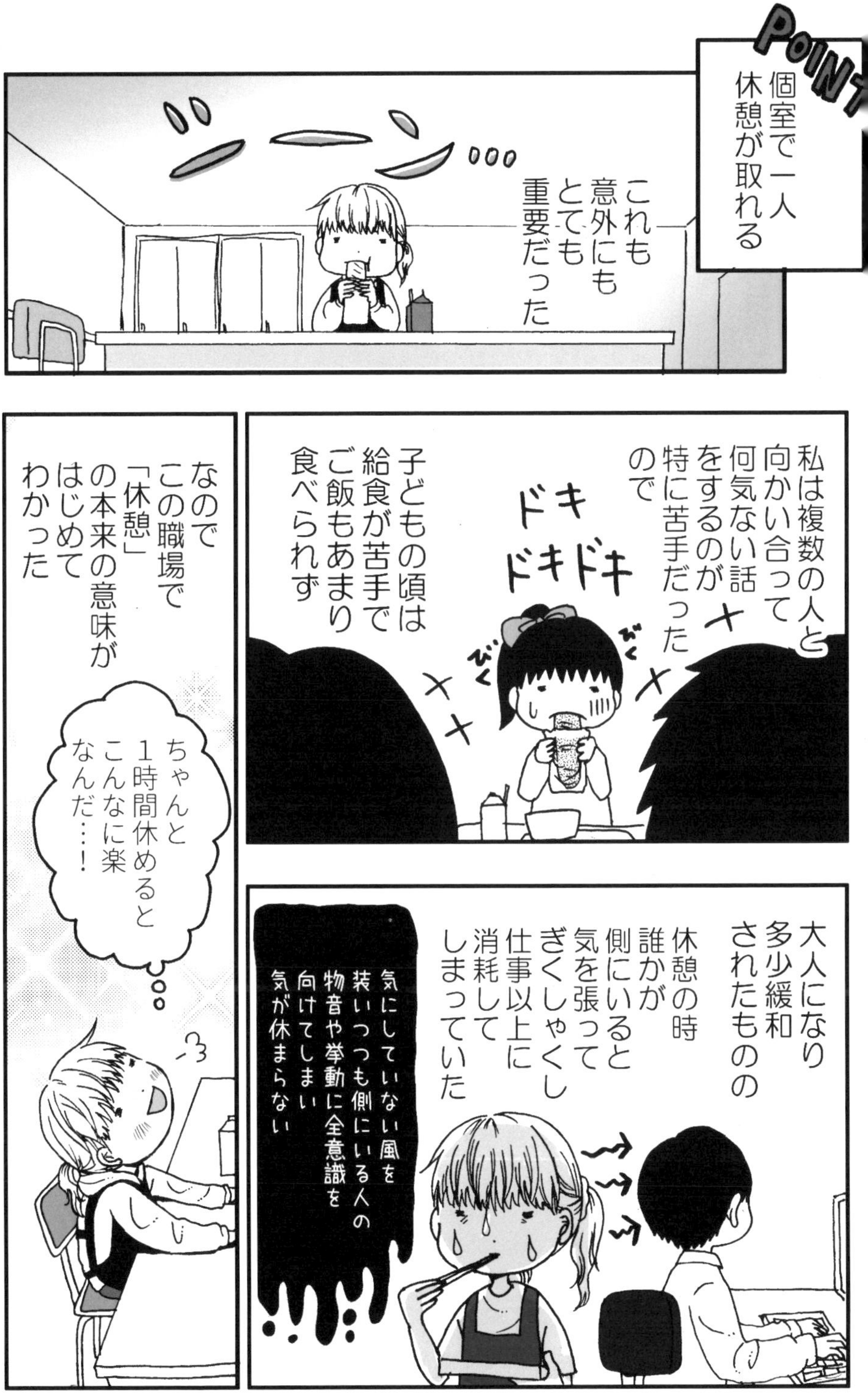
POINT
個室で一人休憩が取れる
ジーーン…
これも意外にもとても重要だった
私は複数の人と向かい合って何気ない話をするのが特に苦手だったので
ドキ
ドキドキドキ
びく
びく
子どもの頃は給食が苦手でご飯もあまり食べられず
大人になり多少緩和されたものの
休憩の時誰かが側にいると気を張ってぎくしゃくし仕事以上に消耗してしまっていた
気にしていない風を装いつつも側にいる人の物音や挙動に全意識を向けてしまい気が休まらない
なのでこの職場で「休憩」の本来の意味がはじめてわかった
ちゃんと1時間休めるとこんなに楽なんだ…！

POINT!

「ダメな自分」が間接的ながら認めてもらえた

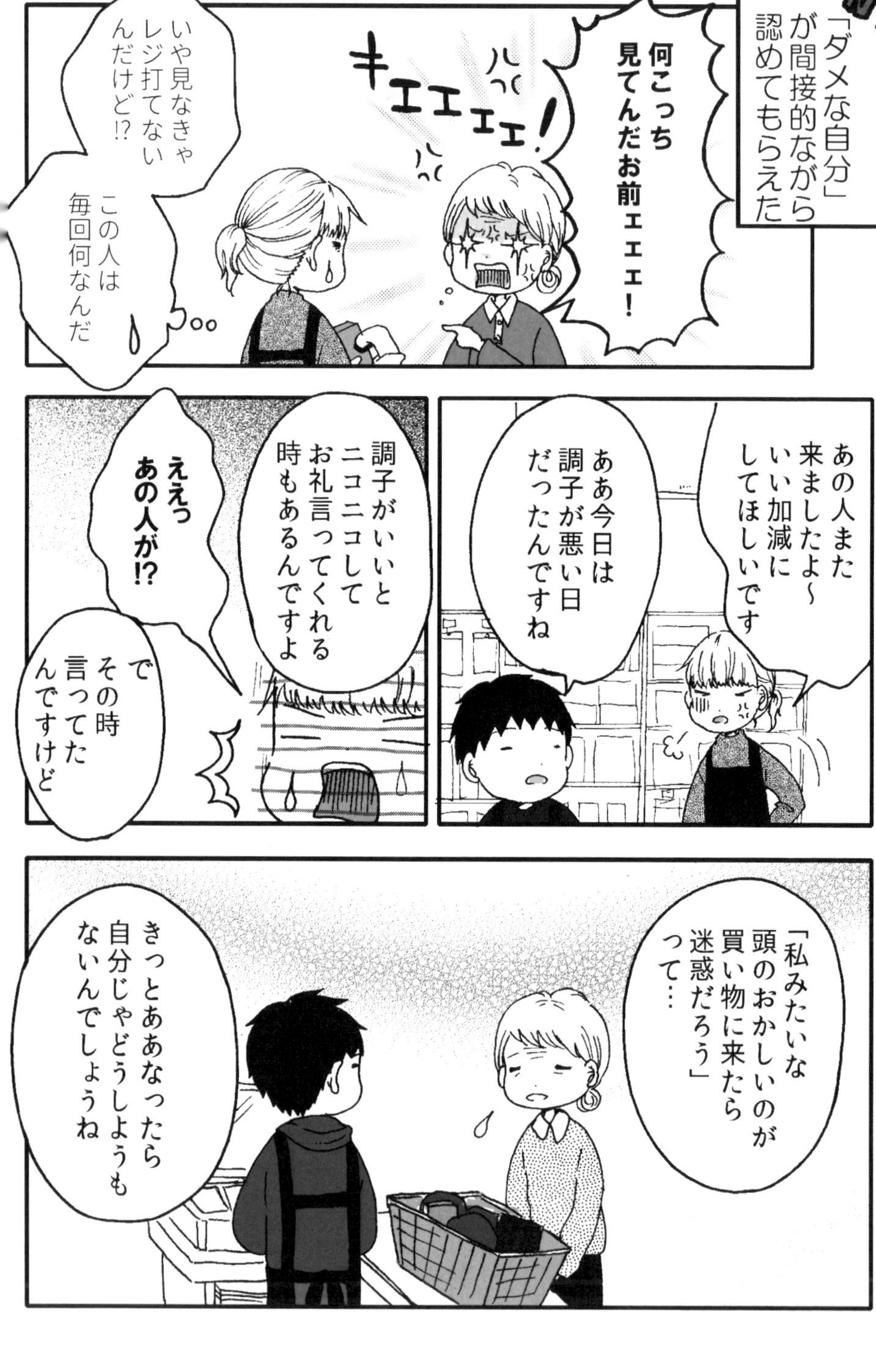
何こっち見てんだお前ェェェ!
キェェェェ!
いや見なきゃレジ打てないんだけど!?
この人は毎回何なんだ
あの人また来ましたよ~いい加減にしてほしいです
ああ今日は調子が悪い日だったんですね
調子がいいとニコニコしてお礼言ってくれる時もあるんですよ
ええっあの人が!?
でその時言ってたんですけど
「私みたいな頭のおかしいのが買い物に来たら迷惑だろう」って…
きっとああなったら自分じゃどうしようもないんでしょうね

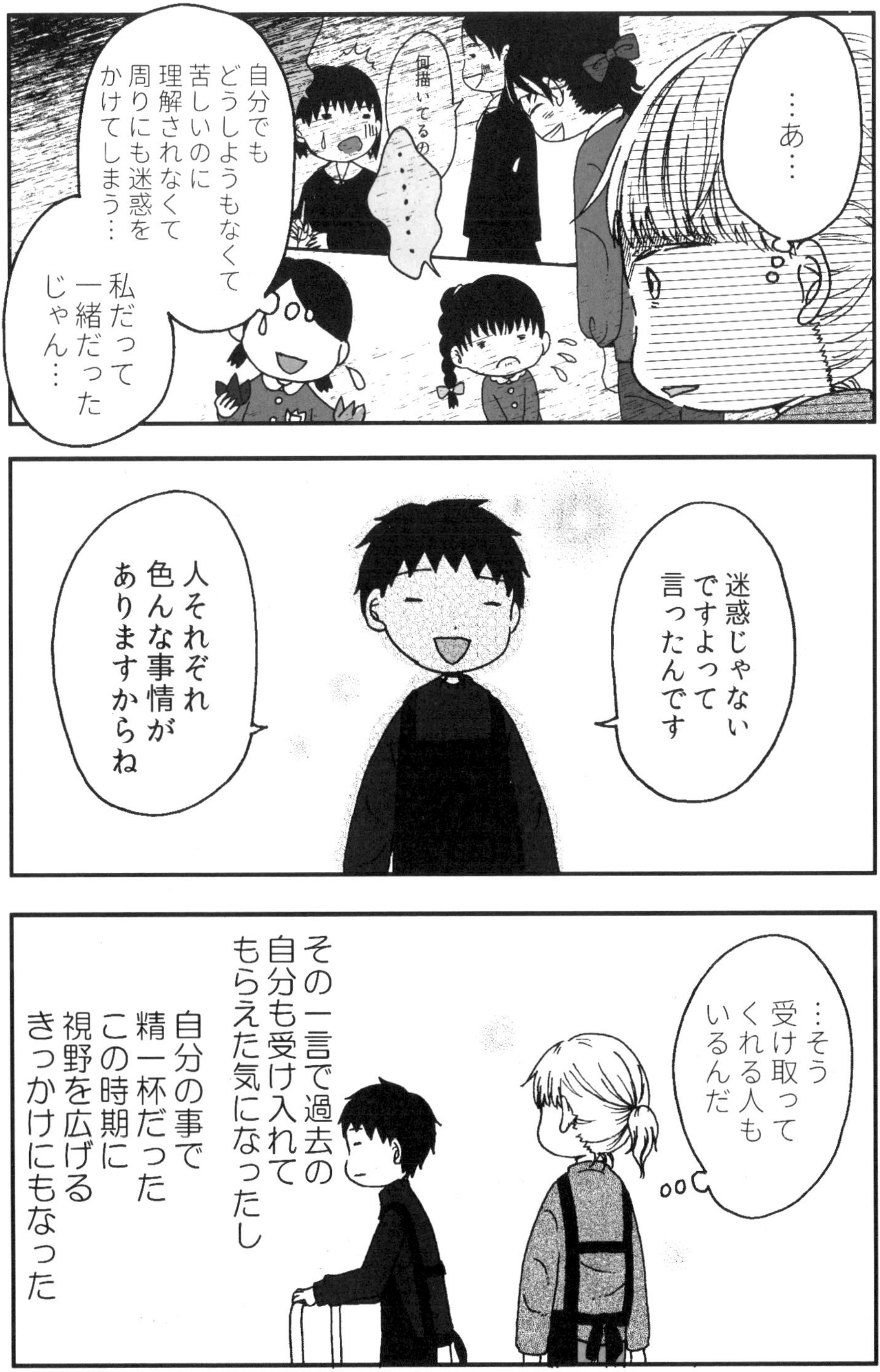
…あ…
何描いてるの
……
自分でもどうしようもなくて苦しいのに理解されなくて周りにも迷惑をかけてしまう…
私だって一緒だったじゃん…
迷惑じゃないですよって言ったんです
人それぞれ色んな事情がありますからね
…そう受け取ってくれる人もいるんだ
その一言で過去の自分も受け入れてもらえた気になったし
自分の事で精一杯だったこの時期に視野を広げるきっかけにもなった

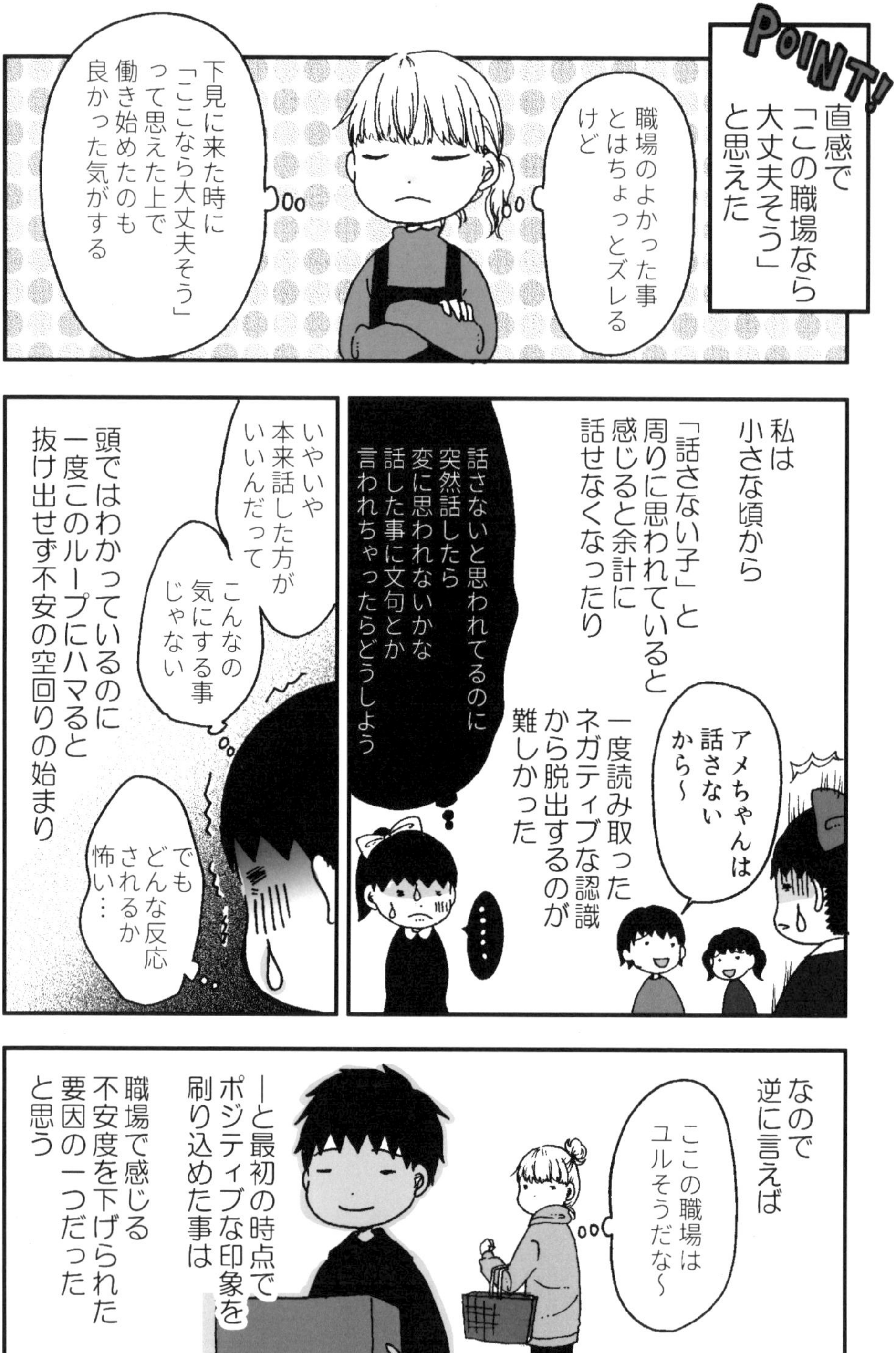
POINT!
直感で「ここの職場なら大丈夫そう」と思えた
職場のよかった事とはちょっとズレるけど
下見に来た時に「ここなら大丈夫そう」って思えた上で働き始めたのも良かった気がする
私は小さな頃から「話さない子」と周りに思われていると感じると余計に話せなくなったり
アメちゃんは話さないから〜
一度読み取ったネガティブな認識から脱出するのが難しかった
……
話さないと思われてるのに突然話したら変に思われないかな話した事に文句とか言われちゃったらどうしよう
いやいや本来話した方がいいんだって
こんなの気にする事じゃない
でもどんな反応されるか怖い…
頭ではわかっているのにこのループにハマると抜け出せず不安の空回りの始まり
なので逆に言えば
ここの職場はユルそうだな〜
―と最初の時点でポジティブな印象を刷り込めた事は
職場で感じる不安度を下げられた要因の一つだったと思う

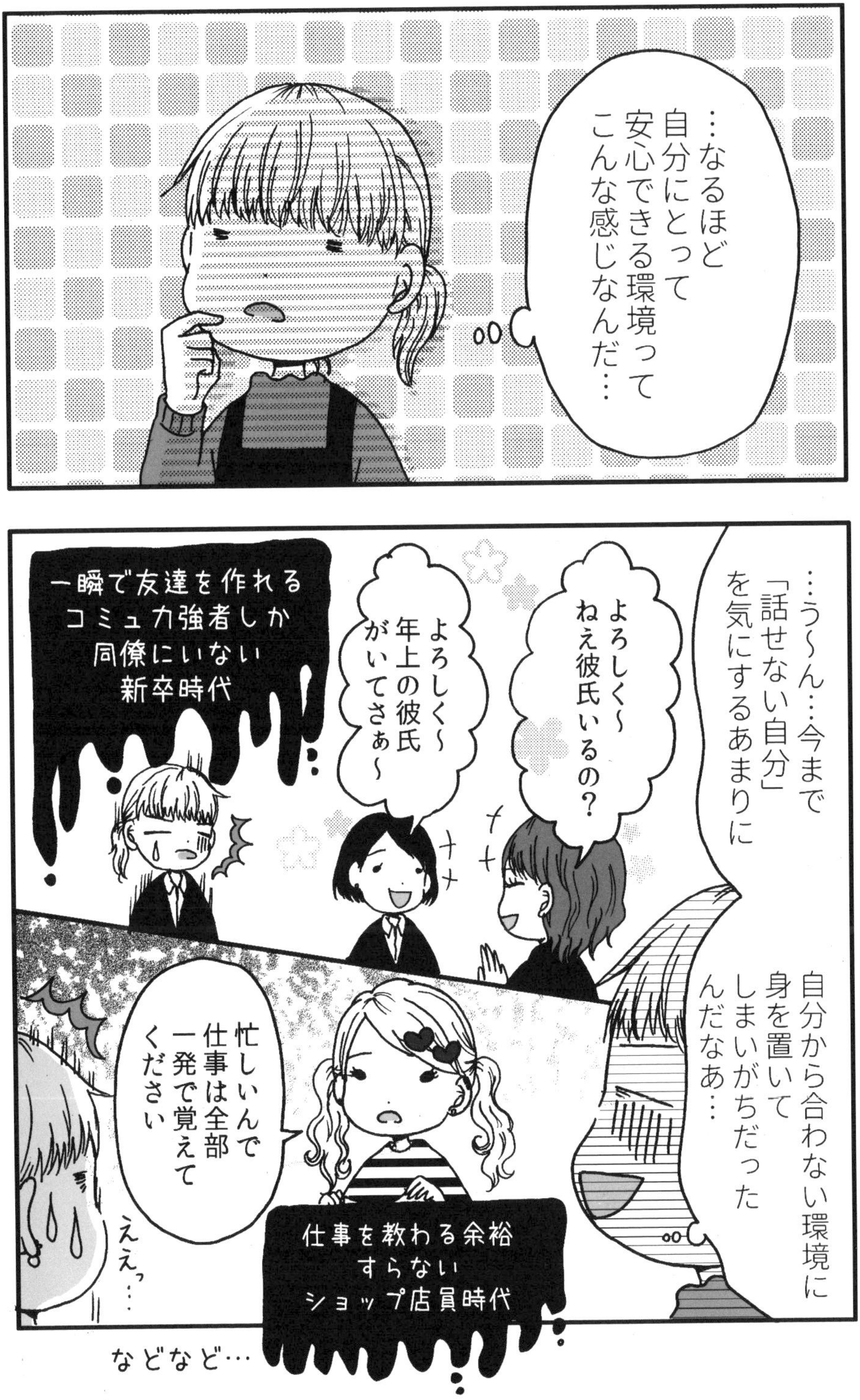
…なるほど
自分にとって
安心できる環境って
こんな感じなんだ…
…う〜ん…今まで「話せない自分」を気にするあまりに
よろしく〜 ねえ彼氏いるの?
よろしく〜 年上の彼氏がいてさぁ〜
一瞬で友達を作れるコミュ力強者しか同僚にいない新卒時代
自分から合わない環境に身を置いてしまいがちだったんだなあ…
忙しいんで仕事は全部一発で覚えてください
ええっ…
仕事を教わる余裕すらないショップ店員時代
などなど…

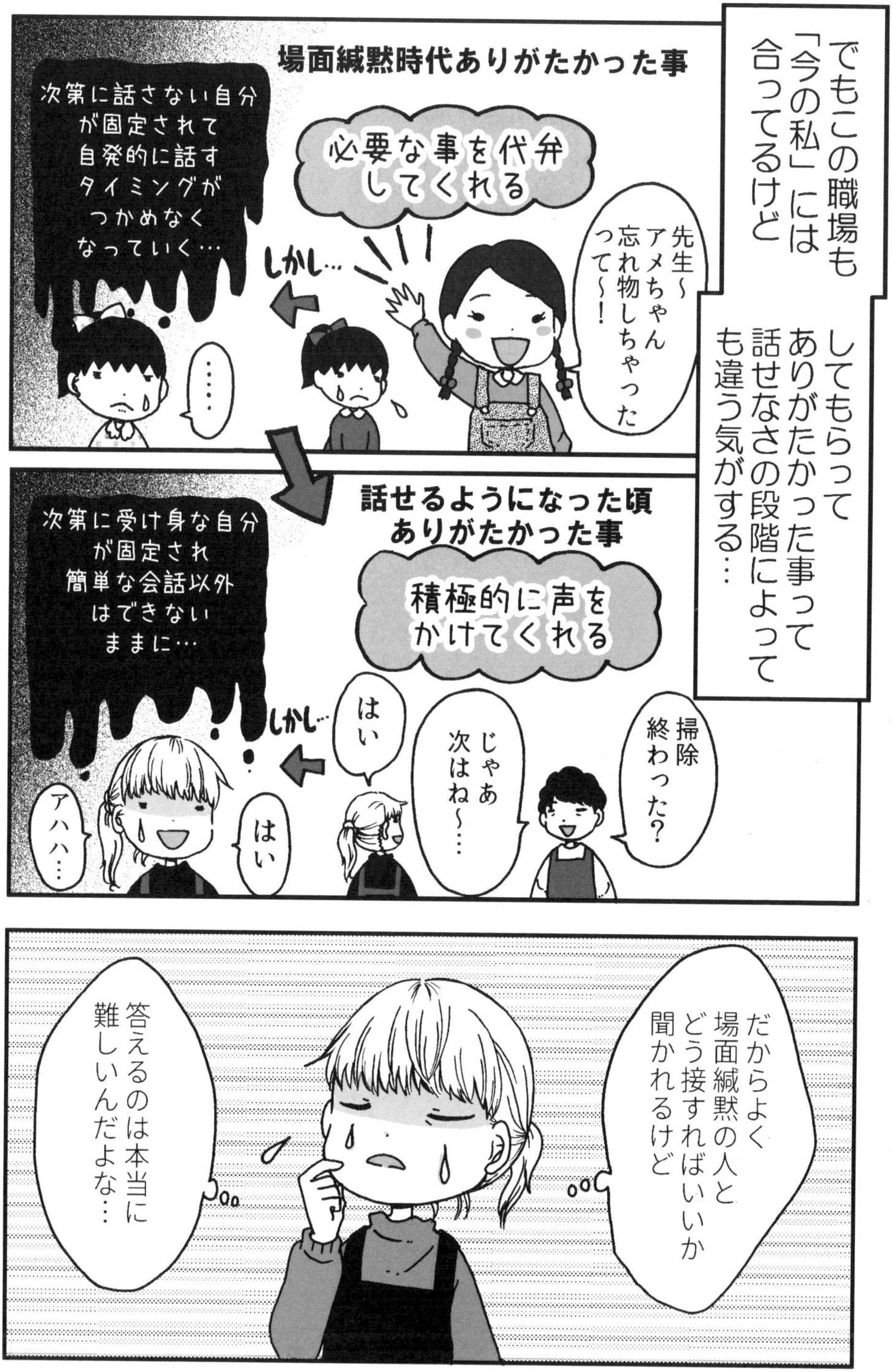

でもこの職場も「今の私」には合ってるけど
してもらってありがたかった事って話せなさの段階によっても違う気がする…
場面緘黙時代ありがたかった事
必要な事を代弁してくれる
先生~アメちゃん忘れ物しちゃったって~!
しかし…
次第に話さない自分が固定されて自発的に話すタイミングがつかめなくなっていく…
……
話せるようになった頃ありがたかった事
積極的に声をかけてくれる
掃除終わった?
じゃあ次はね~…
はい
しかし…
次第に受け身な自分が固定され簡単な会話以外はできないままに…
はい
アハハ…
だからよく場面緘黙の人とどう接すればいいか聞かれるけど
答えるのは本当に難しいんだよな…

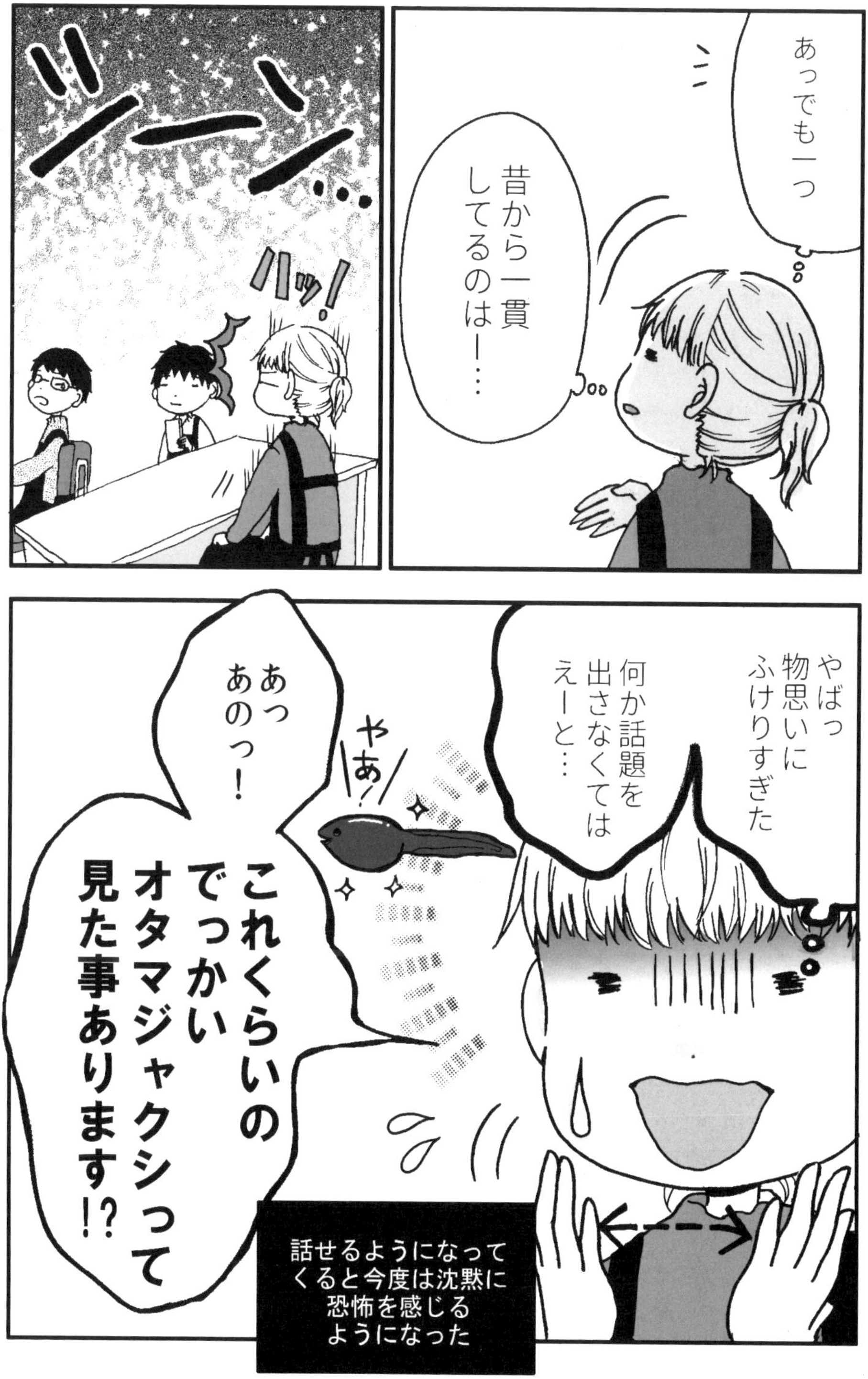
あっでも一つ
昔から一貫してるのはー…
ジーン…
ハッ!
やばっ物思いにふけりすぎた
何か話題を出さなくてはえーと…
あっあのっ!
やあ!
これくらいのでっかいオタマジャクシって見た事あります!?
話せるようになってくると今度は沈黙に恐怖を感じるようになった

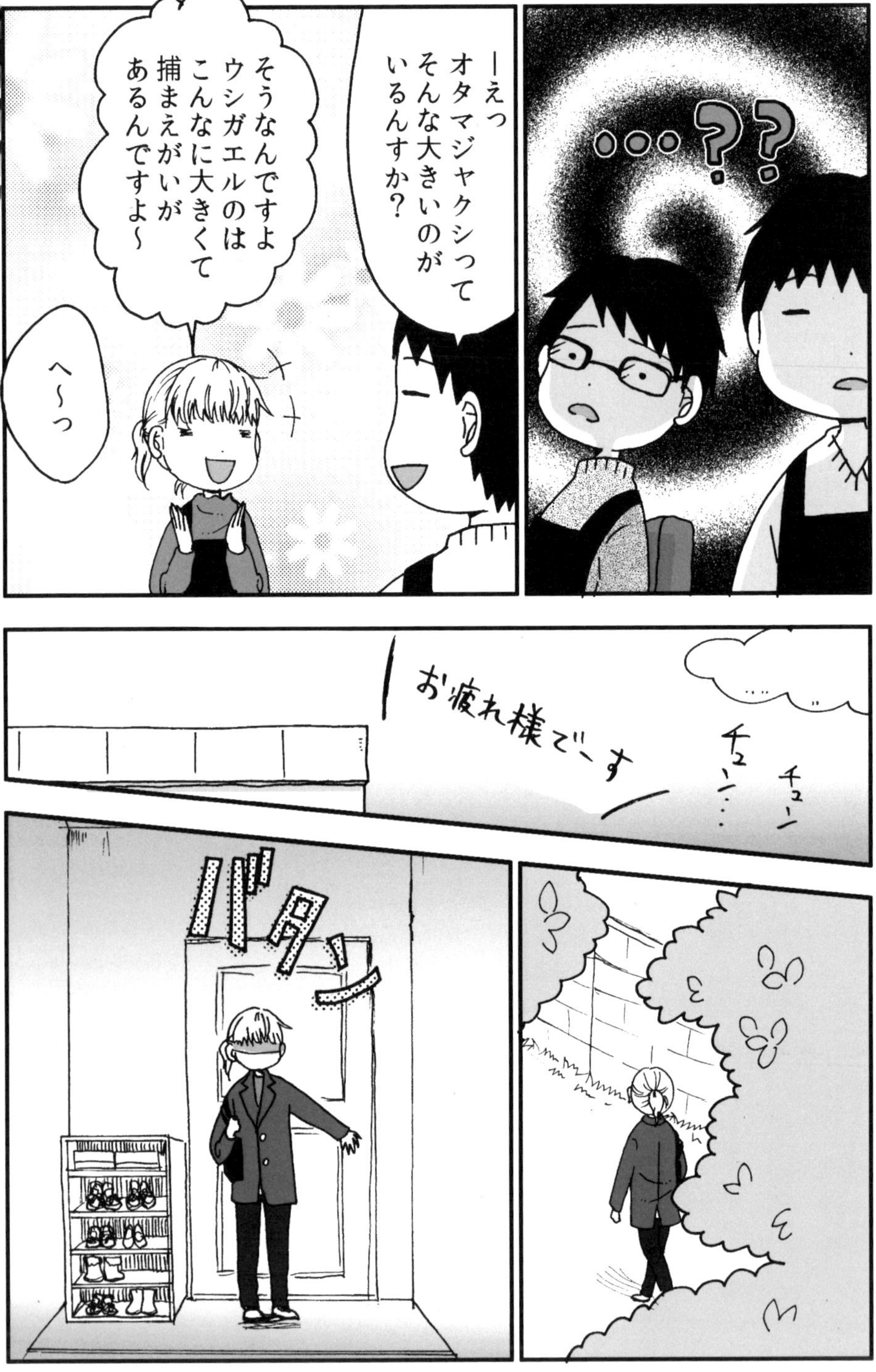
…??
ーえっ オタマジャクシって そんな大きいのが いるんすか?
そうなんですよ ウシガエルのは こんなに大きくて 捕まえがいが あるんですよ～
へ～っ
お疲れ様でーす
チュン…
チュン
バタン

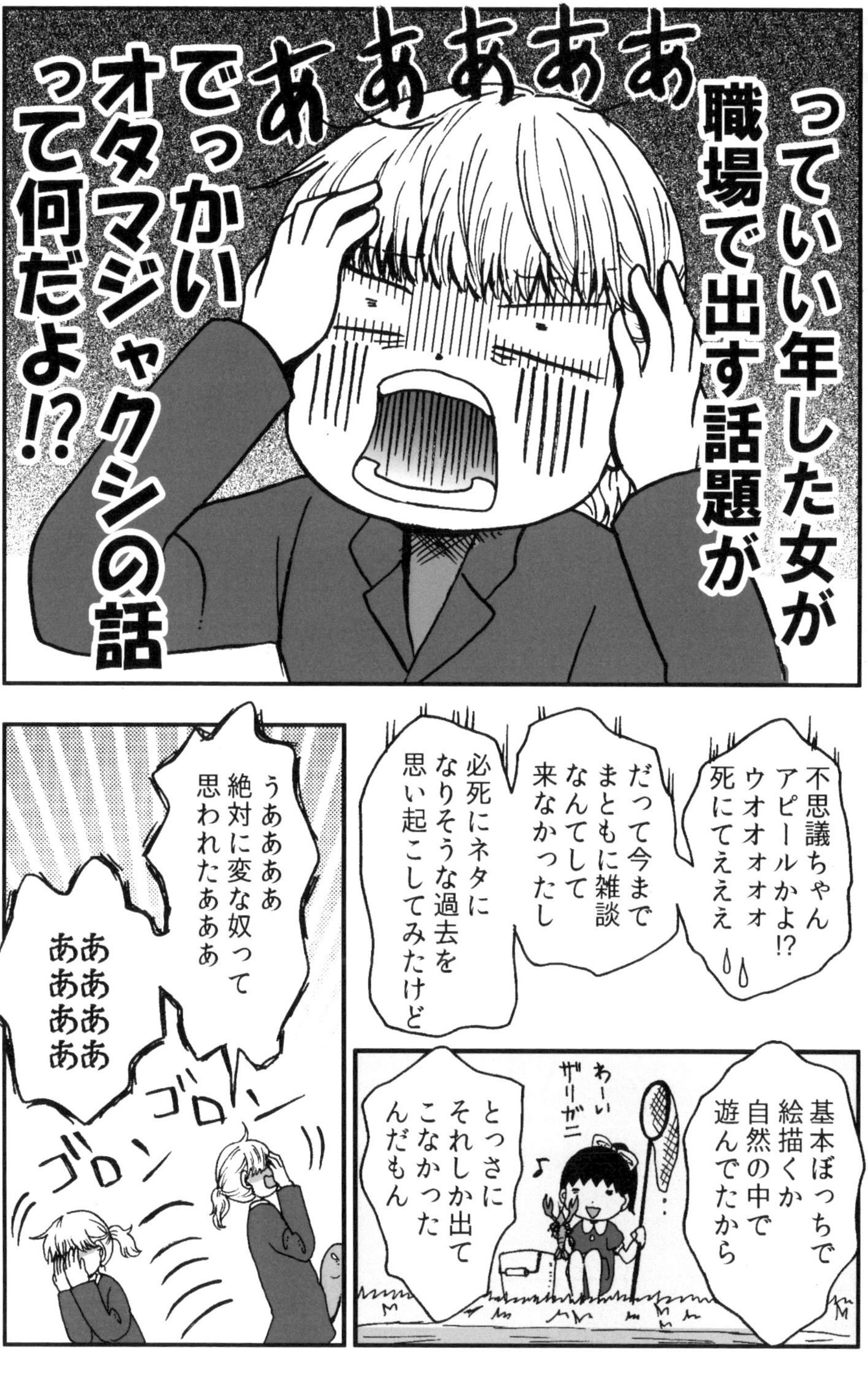
ああああああ
っていい年した女が
職場で出す話題が
でっかいオタマジャクシの話
って何だよ!?
不思議ちゃんアピールかよ!?
ウオオオオオ
死にてえええ
だって今まで
まともに雑談
なんてして
来なかったし
必死にネタに
なりそうな過去を
思い起こしてみたけど
基本ぼっちで
絵描くか
自然の中で
遊んでたから
わーい
ザリガニ
とっさに
それしか出て
こなかった
んだもん
うああああ
絶対に変な奴って
思われたあああ
あああ
あああ
あああ
あああ
ゴロン
ゴロン

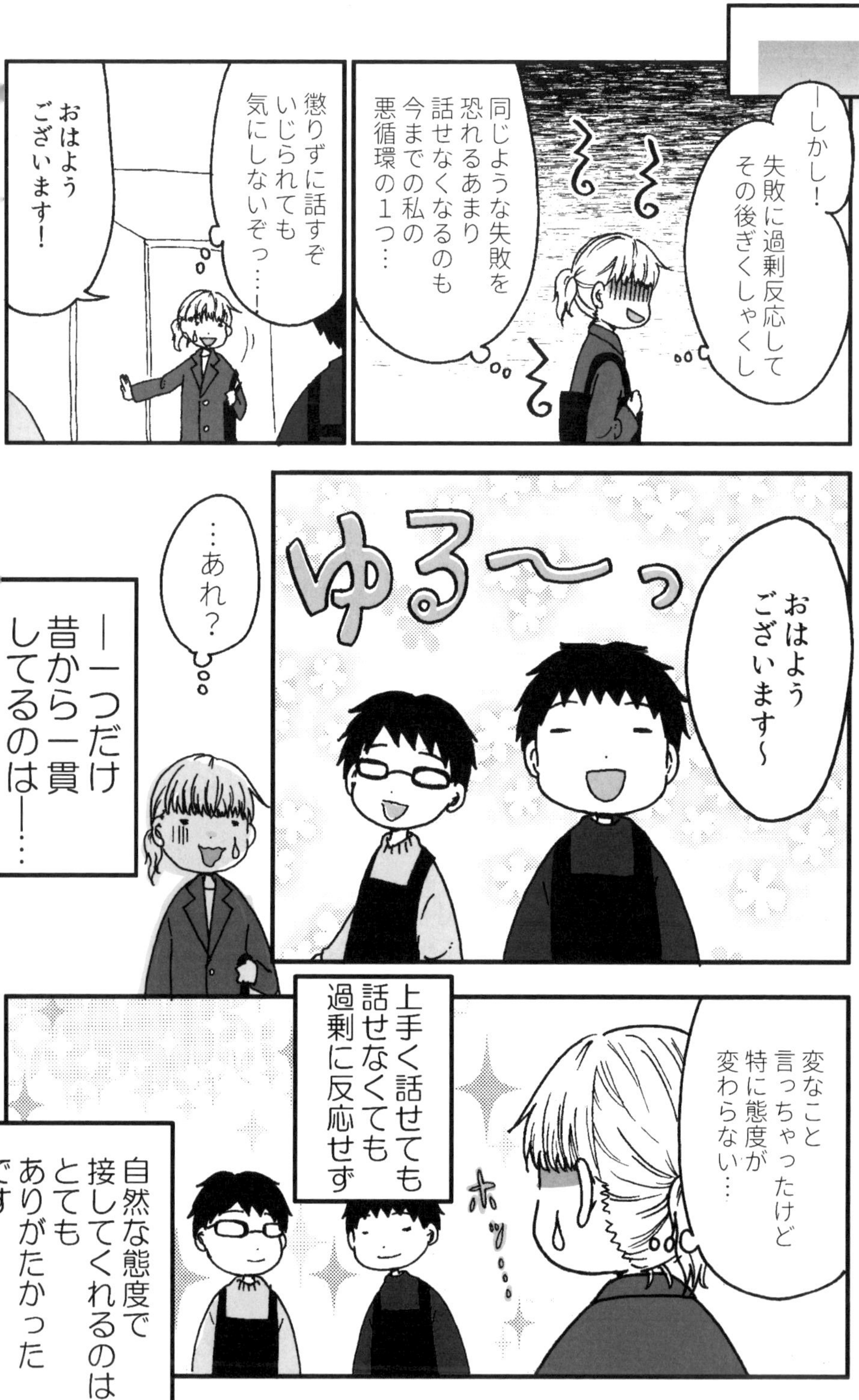

―しかし！ 失敗に過剰反応して その後ぎくしゃくし
同じような失敗を 恐れるあまり 話せなくなるのも 今までの私の 悪循環の１つ…
懲りずに話すぞ いじられても 気にしないぞっ…！
おはよう ございます！
ゆる〜っ
おはよう ございます〜
…あれ？
――一つだけ 昔から一貫 してるのは――…
変なこと 言っちゃったけど 特に態度が 変わらない…
ホッ…
上手く話せても 話せなくても 過剰に反応せず
自然な態度で 接してくれるのは とても ありがたかった です…

ここで言う自然な態度とは？

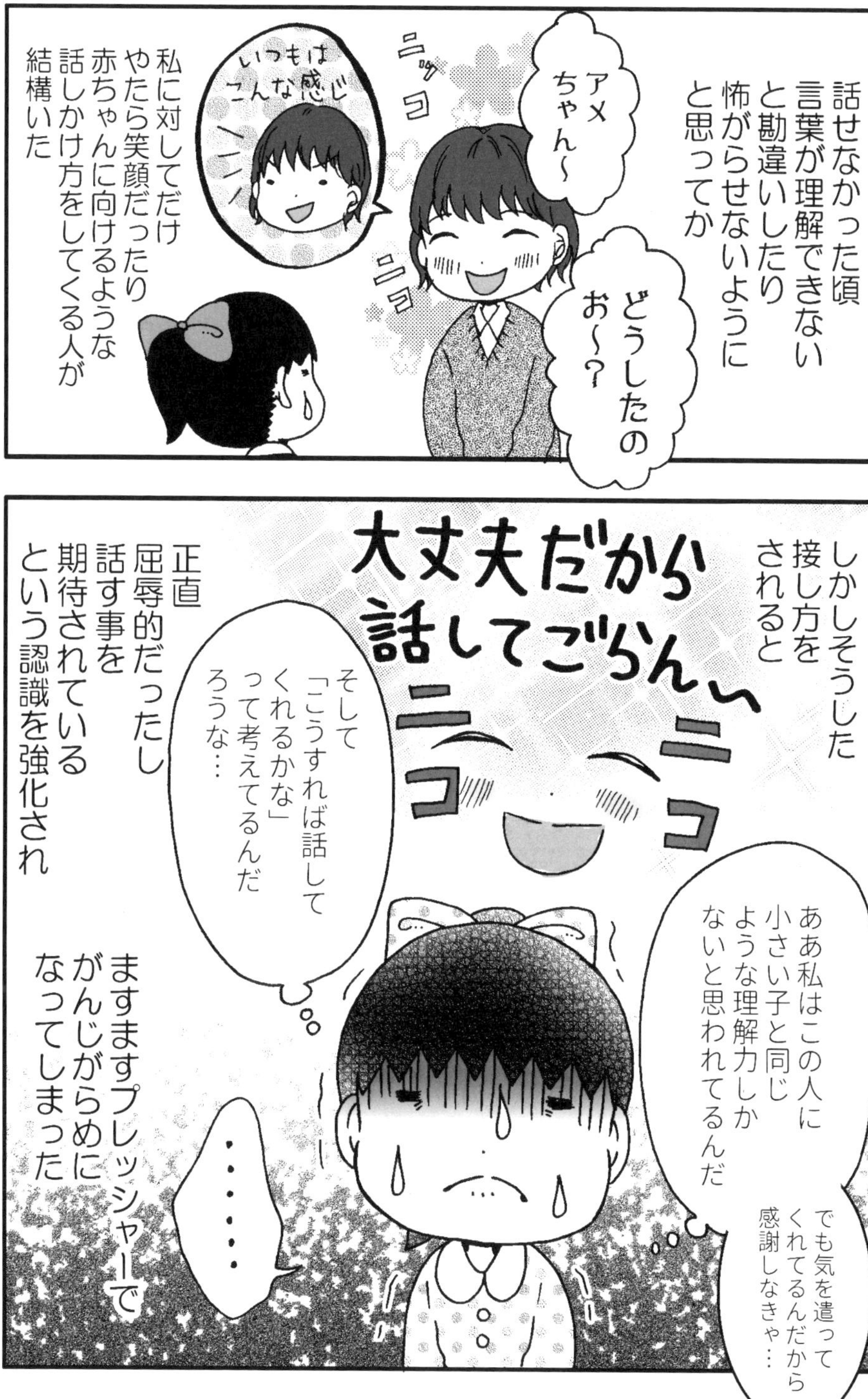

話せなかった頃
言葉が理解できない
と勘違いしたり
怖がらせないように
と思ってか
アメちゃん～
ニッコ
どうしたのお～？
ニコ
いつもはこんな感じ
私に対してだけ
やたら笑顔だったり
赤ちゃんに向けるような
話しかけ方をしてくる人が
結構いた
しかしそうした
接し方を
されると
大丈夫だから
話してごらん～
ニコ
ニコ
正直
屈辱的だったし
話す事を
期待されている
という認識を強化され
そして
「こうすれば話して
くれるかな」
って考えてるんだ
ろうな…
ああ私はこの人に
小さい子と同じ
ような理解力しか
ないと思われてるんだ
でも気を遣って
くれてるんだから
感謝しなきゃ…
ますますプレッシャーで
がんじがらめに
なってしまった
……

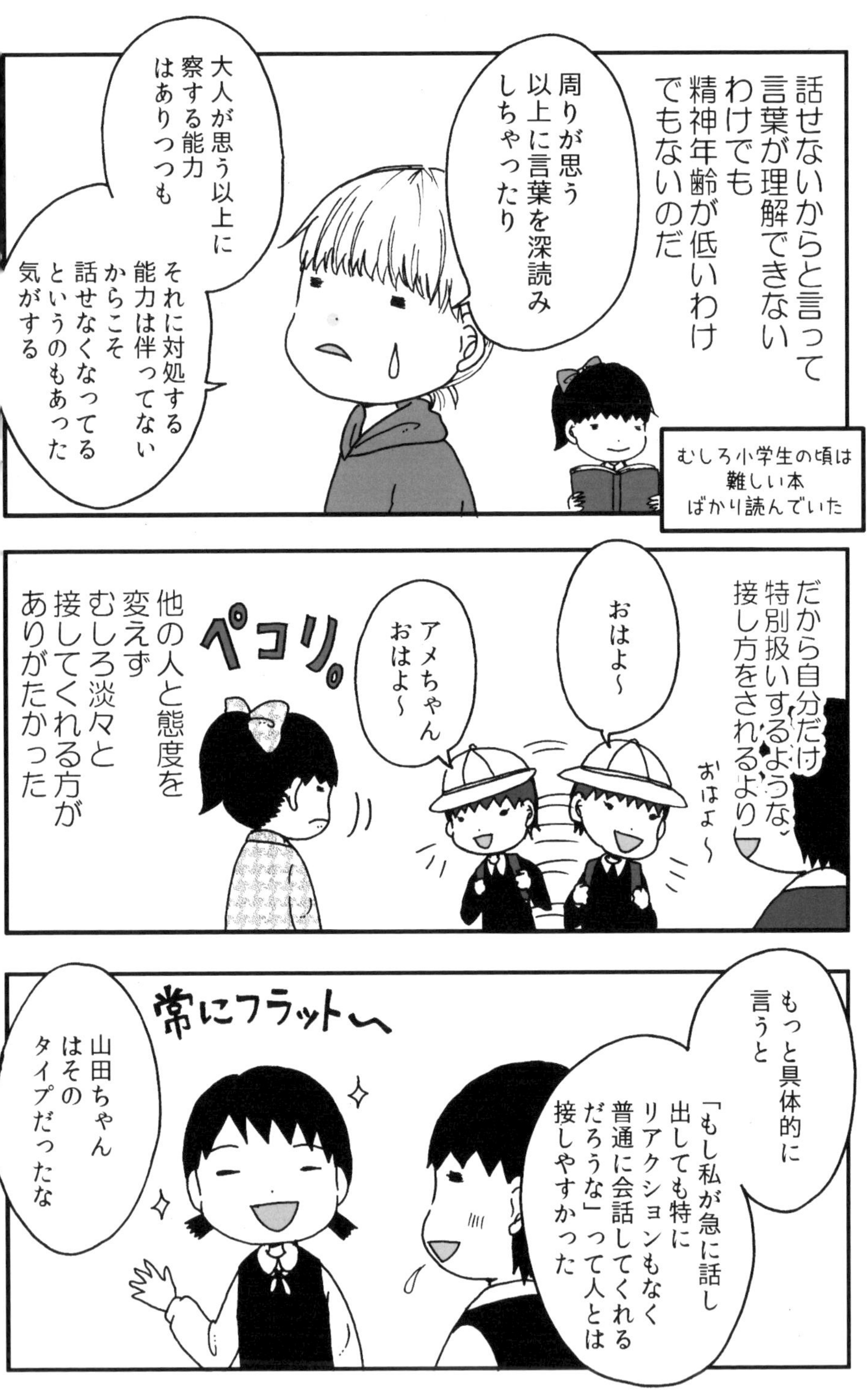

話せないからと言って
言葉が理解できない
わけでも
精神年齢が低いわけ
でもないのだ
周りが思う
以上に言葉を深読み
しちゃったり
大人が思う以上に
察する能力
はありつつも
それに対処する
能力は伴ってない
からこそ
話せなくなってる
というのもあった
気がする
むしろ小学生の頃は
難しい本
ばかり読んでいた
だから自分だけ
特別扱いするような
接し方をされるより
おはよ～
おはよ～
アメちゃん
おはよ～
ペコリ。
他の人と態度を
変えず
むしろ淡々と
接してくれる方が
ありがたかった
もっと具体的に
言うと
「もし私が急に話し
出しても特に
リアクションもなく
普通に会話してくれる
だろうな」って人とは
接しやすかった
常にフラットへ
山田ちゃん
はその
タイプだったな

教えて高木先生④

周りはどう接すればよい？

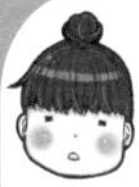

私はとにかく自分に対して抑圧的で周りを気にしてしまう性格でした。話さない人として扱われたり、話さない事を責められると、プレッシャーを感じてしまい、より話す事への恐怖が強まりました。反対に、困った時に助けてくれたり対等に接してもらえると、不安が軽減し自分から話せる事も増えていきました。他の当事者の方はどうなのでしょうか？　また高木先生はどのような事を意識して当事者の方と接していますか？

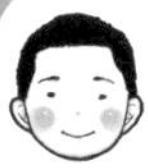

「どう接してほしいか」は人によって全然違うので、周りの人としてもとても難しいところですね。どんな時に不安が軽減するかやどんな時に話しやすいかは人それぞれです。話しかけてほしい時もあるし、放っておいてほしい時もあるでしょう。「場面緘黙だから」と先回りして支援や配慮をしてしまうのは、かえってその人のためになりません。

周りの人に気をつけてほしいのは、**「困っていることや配慮してほしいことは人によって違う」**ということです。できれば、本人の意思や要求をていねいに確認するようにしてほしいと思います。

2016年に「障害者差別解消法」が施行され、職場などにも「不当な差別的取扱い」の禁止や「合理的配慮」の提供が義務づけられました。診断や障害者手帳の有無にかかわらず、すべての障害のある人が対象になっており、場面緘黙もその対象に含まれています。

「不当な差別的取扱い」とは、正当な理由なく、障害そのものを理由にしてサービスの提供を拒否したり、制限をつけたりすることです。例えば、正当な理由がなく「障害があるから雇用しない」というのは不当な差別的取扱いにあたります。

一方「合理的配慮」とは、障害のある人が障害のない人と同じように権利を行使し、社会生活が送れるようにするために必要な変更や調整のことです。合理的配慮というとむずかしいことが要求されるように思えますが、**大事な点は「本人との対話によって合意を形成すること」**です。

本人としっかりコミュニケーションをとり、必要な支援や配慮について一緒に考えることが大切なのです。

山田さんと私

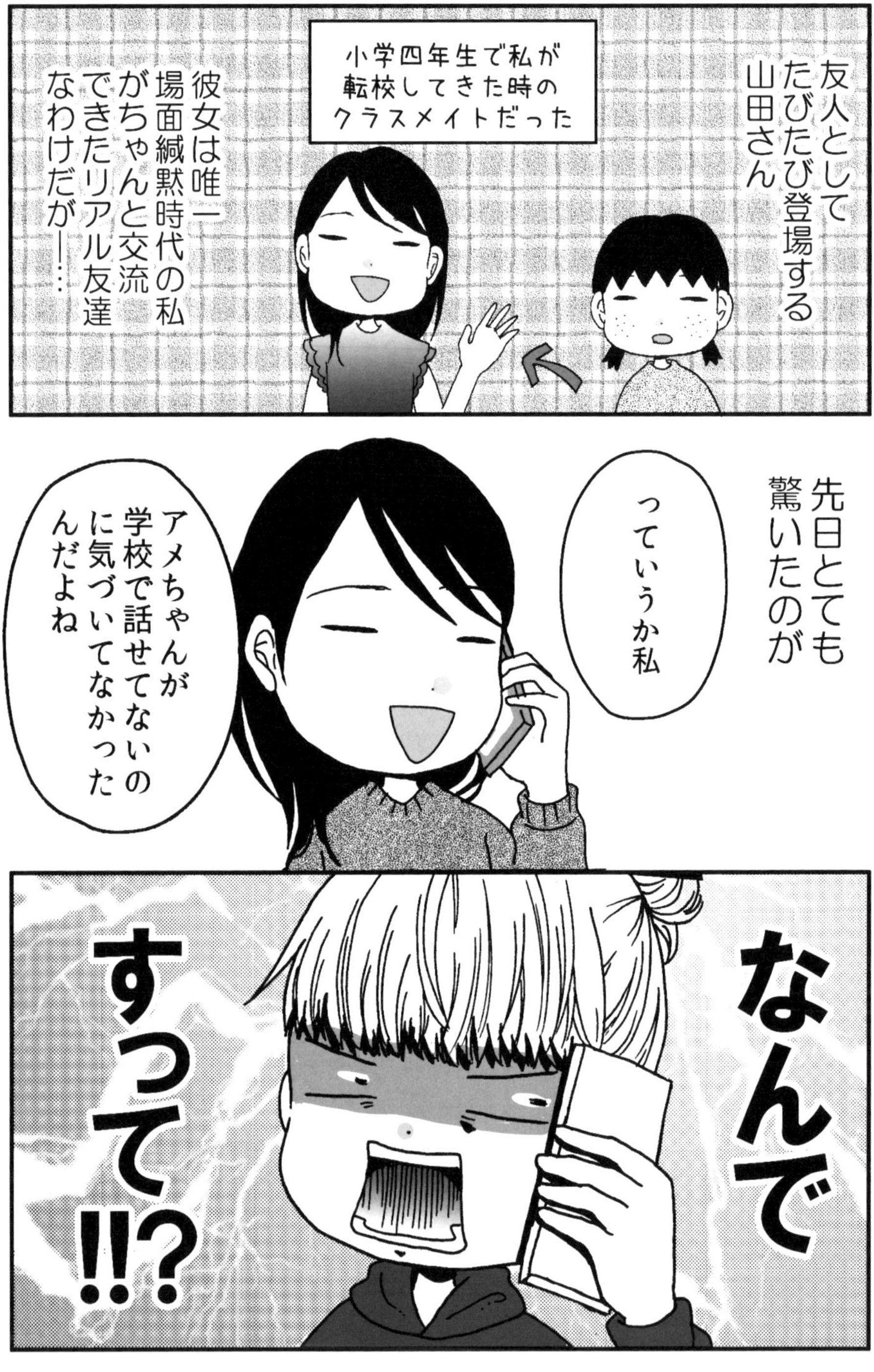
友人として
たびたび登場する
山田さん
小学四年生で私が
転校してきた時の
クラスメイトだった
彼女は唯一
場面緘黙時代の私
がちゃんと交流
できたリアル友達
なわけだが――…
先日とても
驚いたのが
っていうか私
アメちゃんが
学校で話せてないの
に気づいてなかった
んだよね
なんで
すって!!?

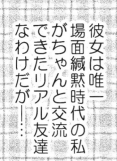

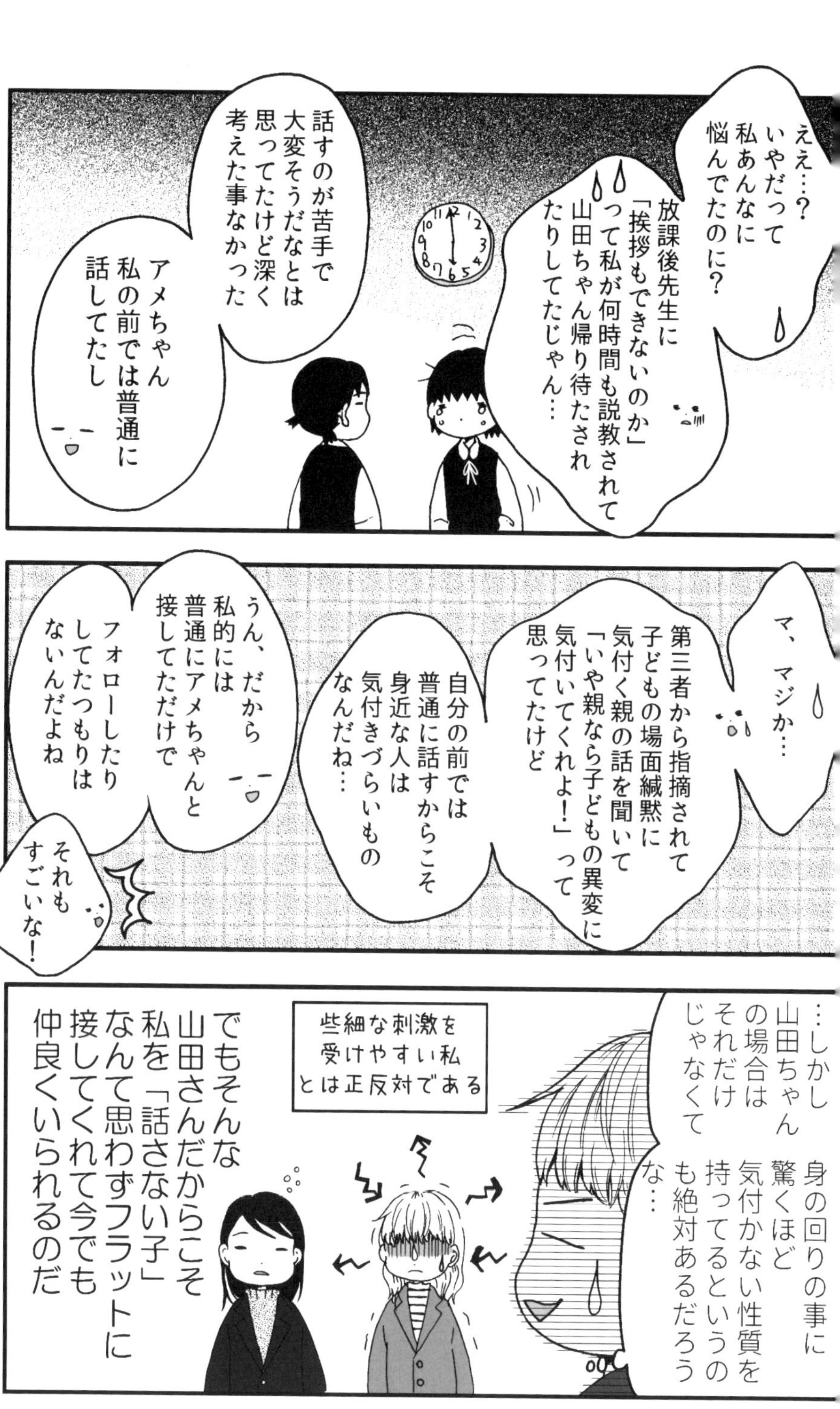

ええ…？
いやだって
私あんなに
悩んでたのに？
放課後先生に
「挨拶もできないのか」
って私が何時間も説教されて
山田ちゃん帰り待たされ
たりしてたじゃん…
話すのが苦手で
大変そうだなとは
思ってたけど深く
考えた事なかった
アメちゃん
私の前では普通に
話してたし
マ、マジか…
第三者から指摘されて
子どもの場面緘黙に
気付く親の話を聞いて
「いや親なら子どもの異変に
気付いてくれよ！」って
思ってたけど
自分の前では
普通に話すからこそ
身近な人は
気付きづらいもの
なんだね…
うん、だから
私的には
普通にアメちゃんと
接してただけで
フォローしたり
してたつもりは
ないんだよね
それも
すごいな！
…しかし
山田ちゃん
の場合は
それだけ
じゃなくて
身の回りの事に
驚くほど
気付かない性質を
持ってるというの
も絶対あるだろう
な…
些細な刺激を
受けやすい私
とは正反対である
でもそんな
山田さんだからこそ
私を「話さない子」
なんて思わずフラットに
接してくれて今でも
仲良くいられるのだ

話せる人とのコミュニケーションも見直してみる

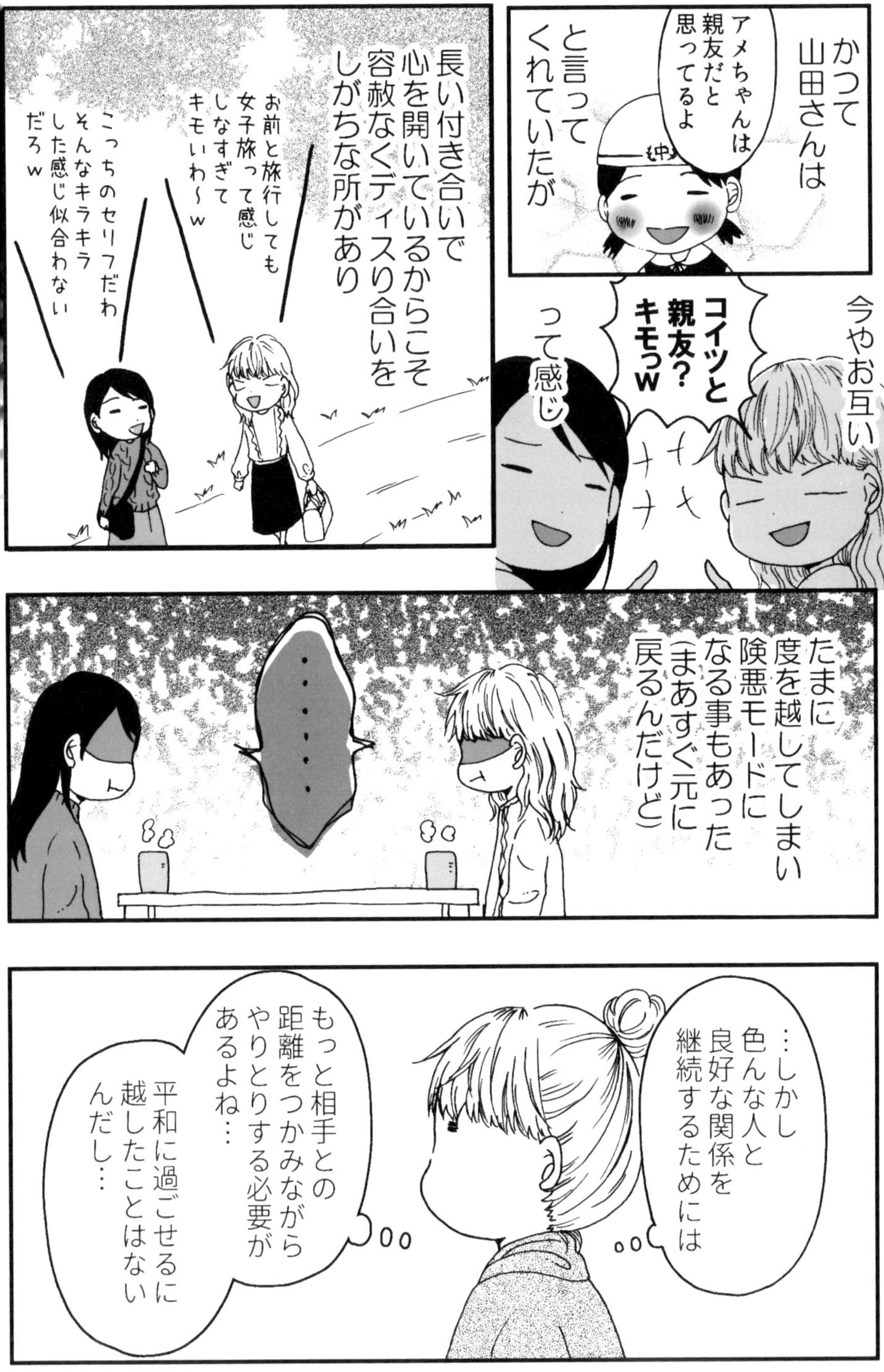
かつて山田さんは
アメちゃんは親友だと思ってるよ
と言ってくれていたが
今やお互い
コイツと親友？キモっw
って感じ
長い付き合いで心を開いているからこそ容赦なくディスり合いをしがちな所があり
お前と旅行しても女子旅って感じしなすぎてキモいわ～w
こっちのセリフだわそんなキラキラした感じ似合わないだろw
たまに度を越してしまい険悪モードになる事もあった（まあすぐ元に戻るんだけど）
……
…しかし色んな人と良好な関係を継続するためには
もっと相手との距離をつかみながらやりとりする必要があるよね…
平和に過ごせるに越したことはないんだし…

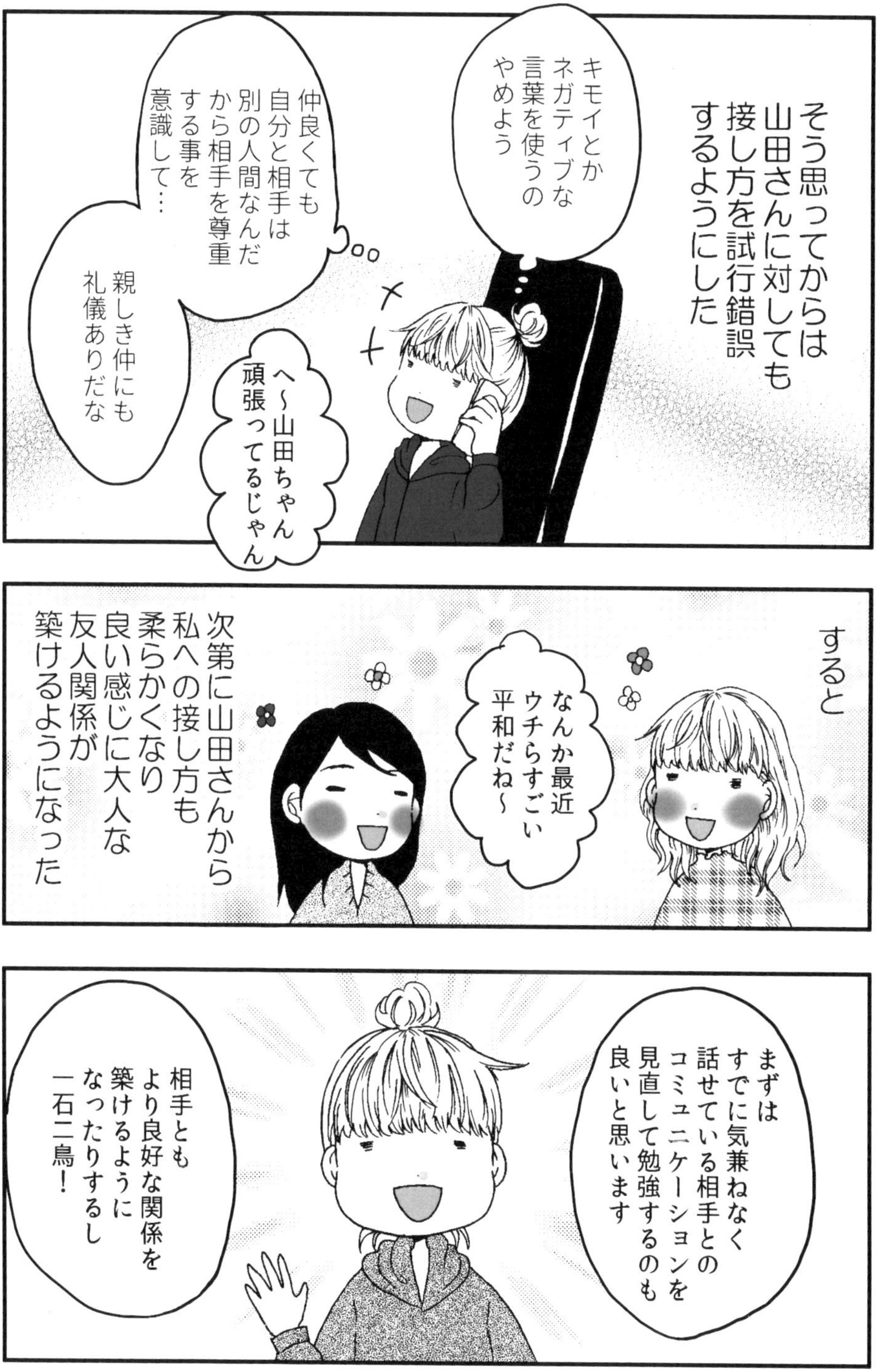
そう思ってからは山田さんに対しても接し方を試行錯誤するようにした
キモイとかネガティブな言葉を使うのやめよう
仲良くても自分と相手は別の人間なんだから相手を尊重する事を意識して…
親しき仲にも礼儀ありだな
へ〜山田ちゃん頑張ってるじゃん
すると
なんか最近ウチらすごい平和だね〜
次第に山田さんから私への接し方も柔らかくなり良い感じに大人な友人関係が築けるようになった
まずはすでに気兼ねなく話せている相手とのコミュニケーションを見直して勉強するのも良いと思います
相手ともより良好な関係を築けるようになったりするし一石二鳥！

第6話：自分でやってみた事

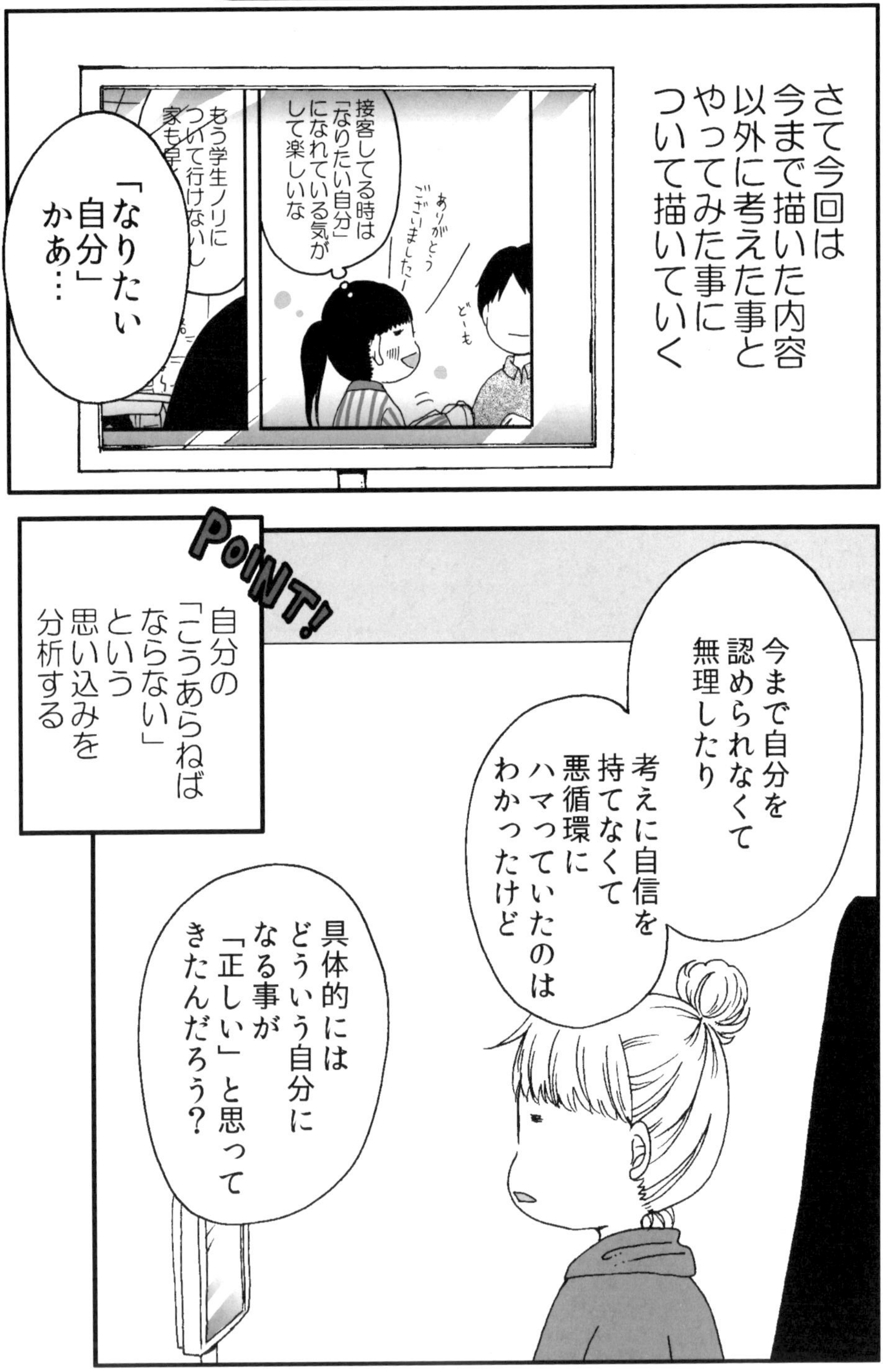
さて今回は今まで描いた内容以外に考えた事とやってみた事について描いていく
接客してる時は「なりたい自分」になれている気がして楽しいな
ありがとうございました！
どーも
もう学生ノリについて行けないし
「なりたい自分」かあ…
POINT!
自分の「こうあらねばならない」という思い込みを分析する
今まで自分を認められなくて無理したり考えに自信を持てなくて悪循環にハマっていたのはわかったけど
具体的にはどういう自分になる事が「正しい」と思ってきたんだろう？

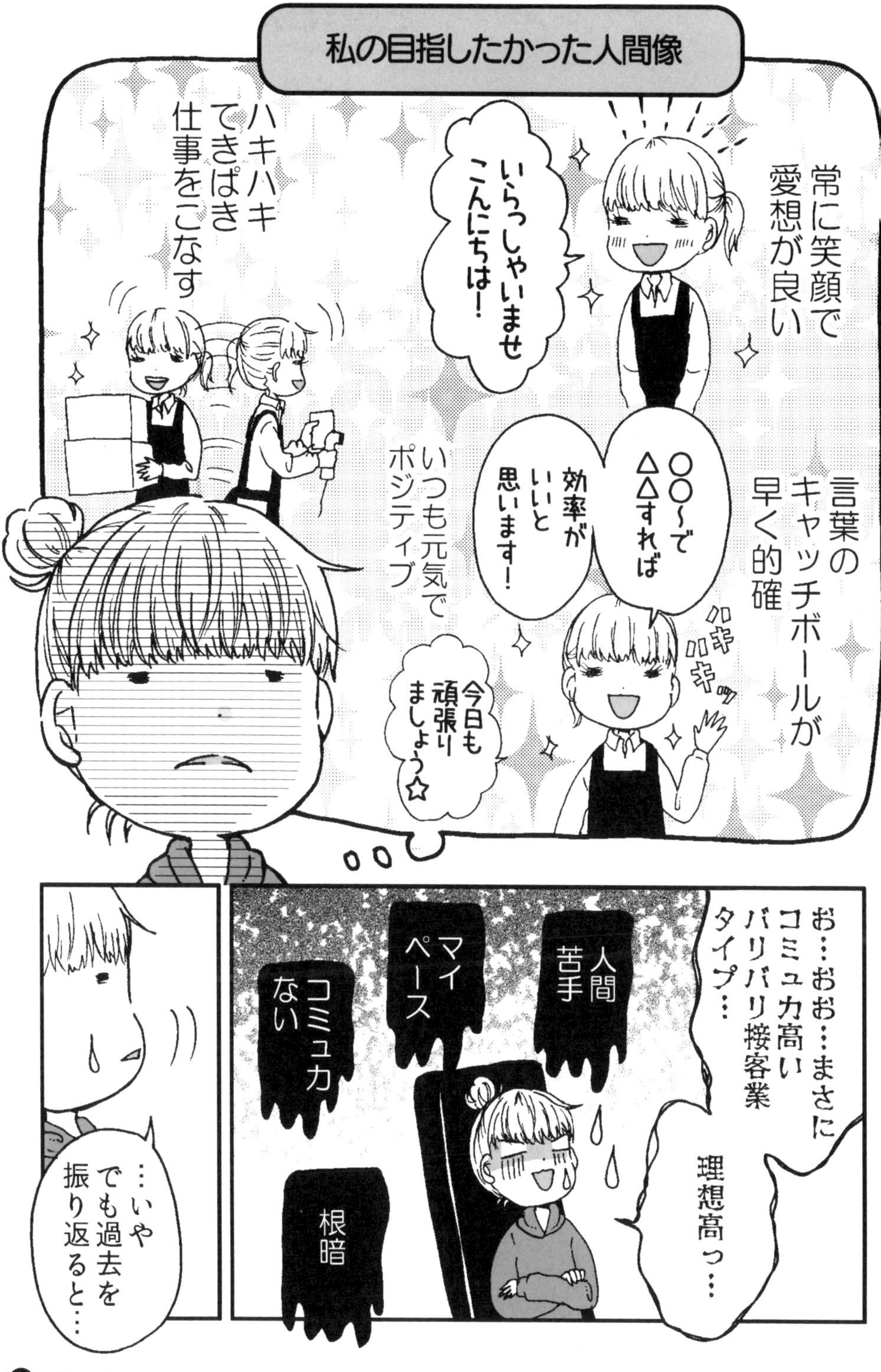
私の目指したかった人間像
常に笑顔で愛想が良い
いらっしゃいませ こんにちは！
ハキハキ てきぱき 仕事をこなす
言葉のキャッチボールが早く的確
○○～で△△すれば効率がいいと思います！
ハキハキッ
いつも元気でポジティブ
今日も頑張りましょう☆
お…おお…まさにコミュ力高いバリバリ接客業タイプ…
理想高っ…
人間苦手
マイペース
コミュ力ない
根暗
…いやでも過去を振り返ると…

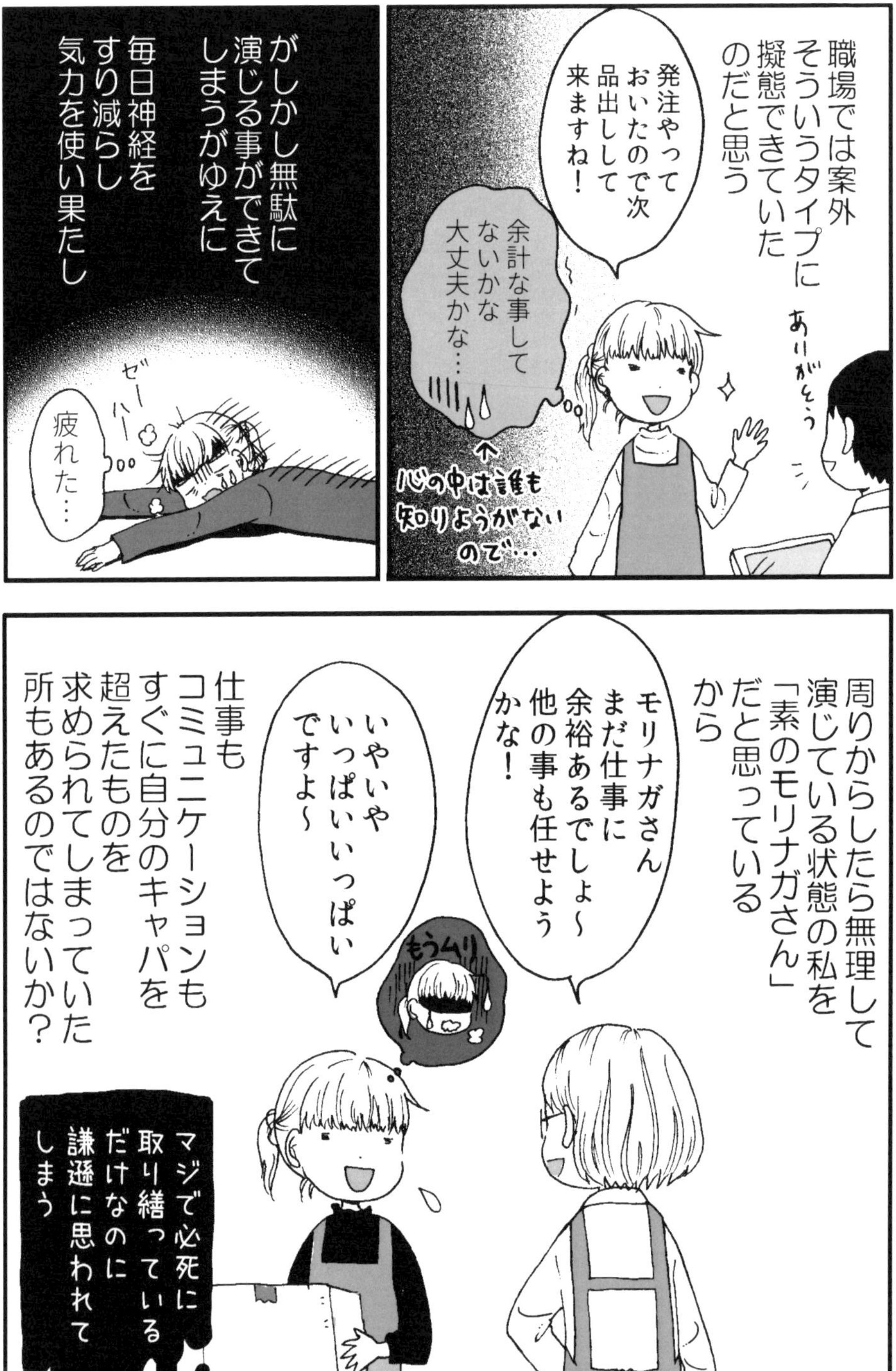
職場では案外
そういうタイプに
擬態できていた
のだと思う
発注やって おいたので次 品出しして 来ますね！
ありがとう
余計な事して ないかな 大丈夫かな…
心の中は誰も 知りようがない ので…
がしかし無駄に
演じる事ができて
しまうがゆえに
毎日神経を
すり減らし
気力を使い果たし
ゼーハー
疲れた…
周りからしたら無理して
演じている状態の私を
「素のモリナガさん」
だと思っている
から
モリナガさん まだ仕事に 余裕あるでしょ～ 他の事も任せよう かな！
いやいや いっぱいいっぱい ですよ～
もうムリ
仕事も
コミュニケーションも
すぐに自分のキャパを
超えたものを
求められてしまっていた
所もあるのではないか？
マジで必死に 取り繕っている だけなのに 謙遜に思われて しまう

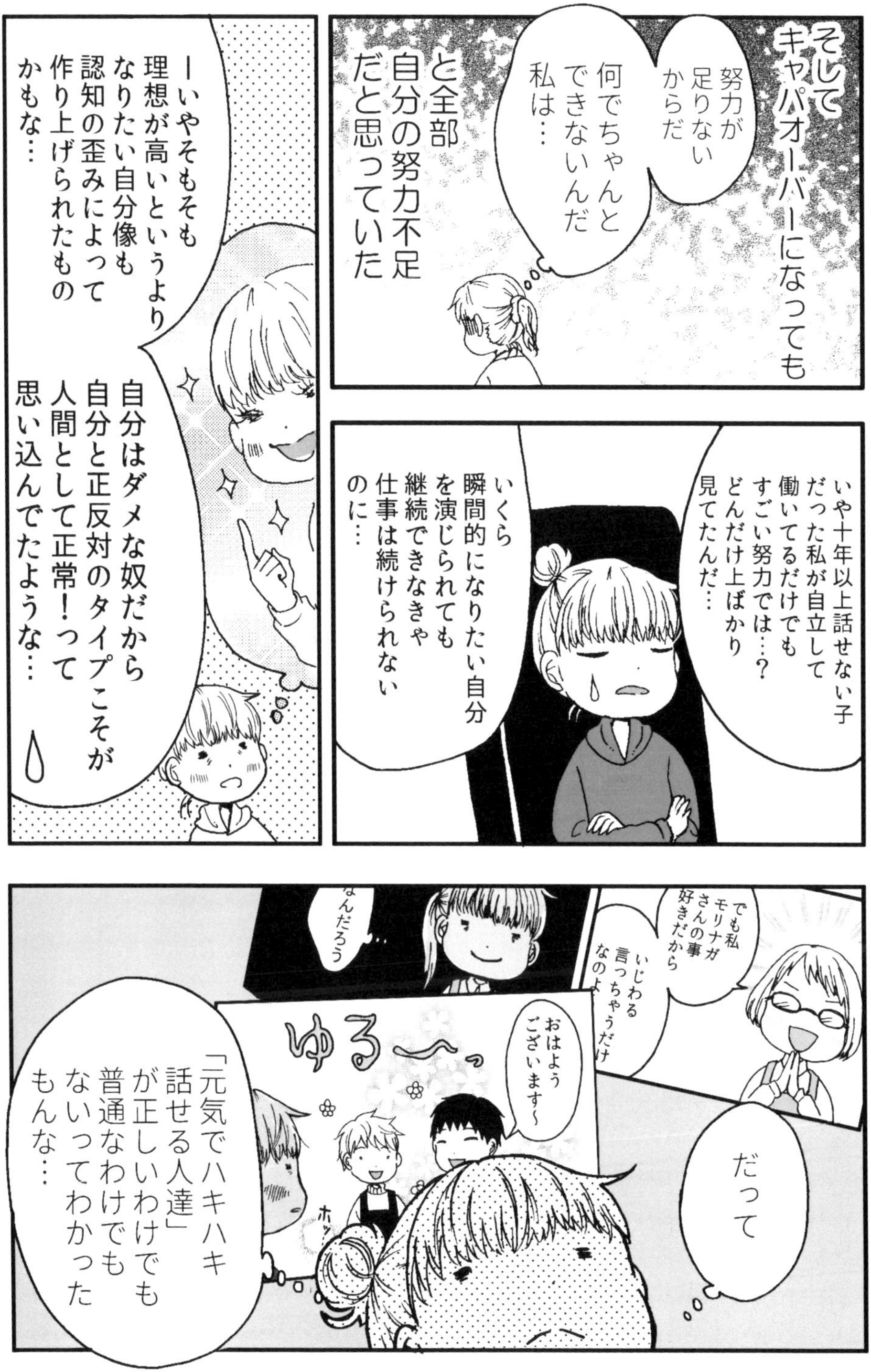
そしてキャパオーバーになっても
努力が足りないからだ
何でちゃんとできないんだ私は…
と全部自分の努力不足だと思っていた
いや十年以上話せない子だった私が自立して働いてるだけでもすごい努力では…？どんだけ上ばかり見てたんだ…
いくら瞬間的になりたい自分を演じられても継続できなきゃ仕事は続けられないのに…
ーいやそもそも理想が高いというよりなりたい自分像も認知の歪みによって作り上げられたものかもな…
自分はダメな奴だから自分と正反対のタイプこそが人間として正常！って思い込んでたような…
でも私モリナガさんの事好きだから
いじわる言っちゃうだけなのよ
なんだろう…
だって
おはようございます〜
ゆる〜っ
ホッ
「元気でハキハキ話せる人達」が正しいわけでも普通なわけでもないってわかったもんな…

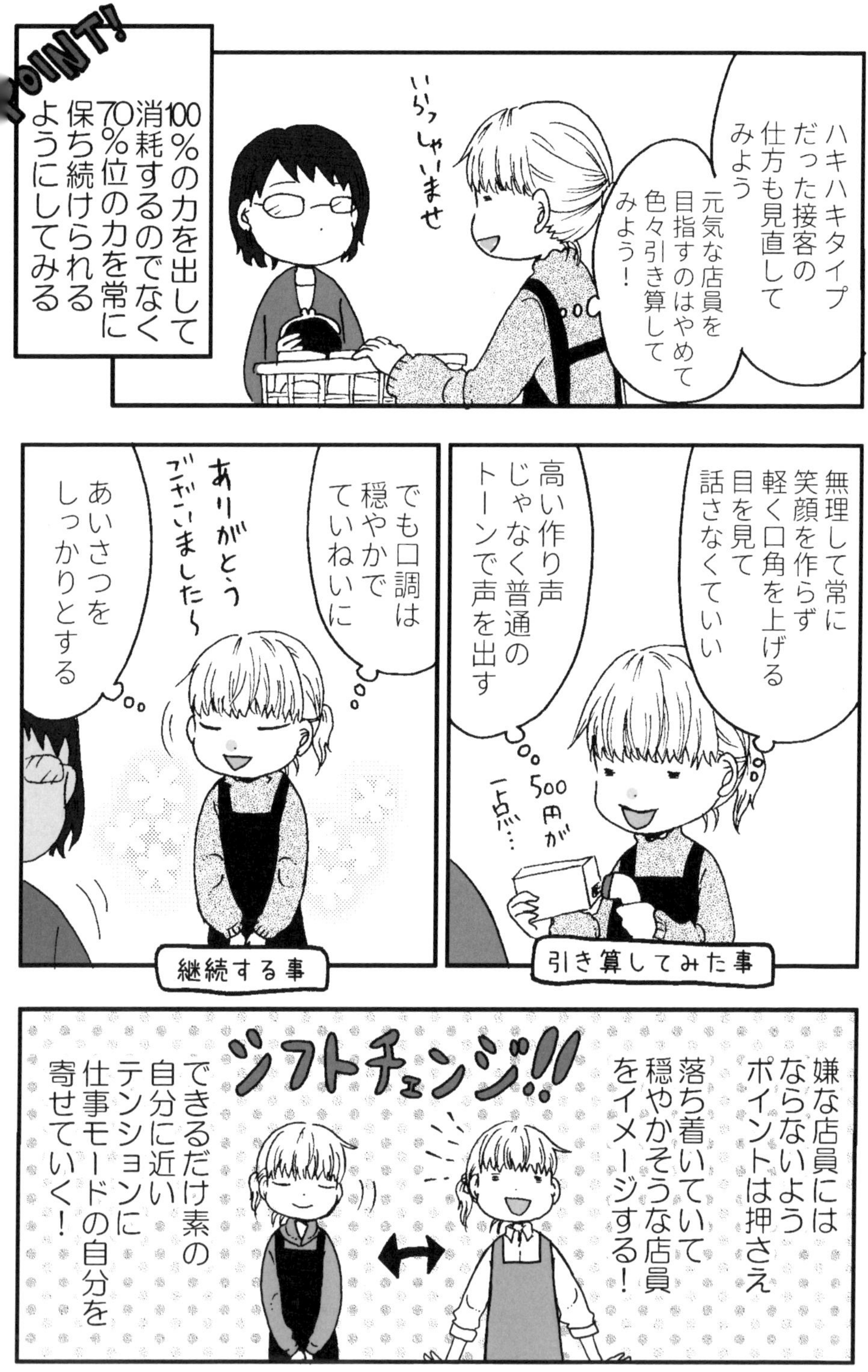
ハキハキタイプだった接客の仕方も見直してみよう
元気な店員を目指すのはやめて色々引き算してみよう！
いらっしゃいませ
POINT!
100%の力を出して消耗するのでなく70%位の力を常に保ち続けられるようにしてみる
無理して常に笑顔を作らず軽く口角を上げる目を見て話さなくていい
高い作り声じゃなく普通のトーンで声を出す
500円が一点…
引き算してみた事
でも口調は穏やかでていねいに
ありがとうございました～
あいさつをしっかりとする
継続する事
嫌な店員にはならないようポイントは押さえ
落ち着いていて穏やかそうな店員をイメージする！
シフトチェンジ!!
できるだけ素の自分に近いテンションに仕事モードの自分を寄せていく！

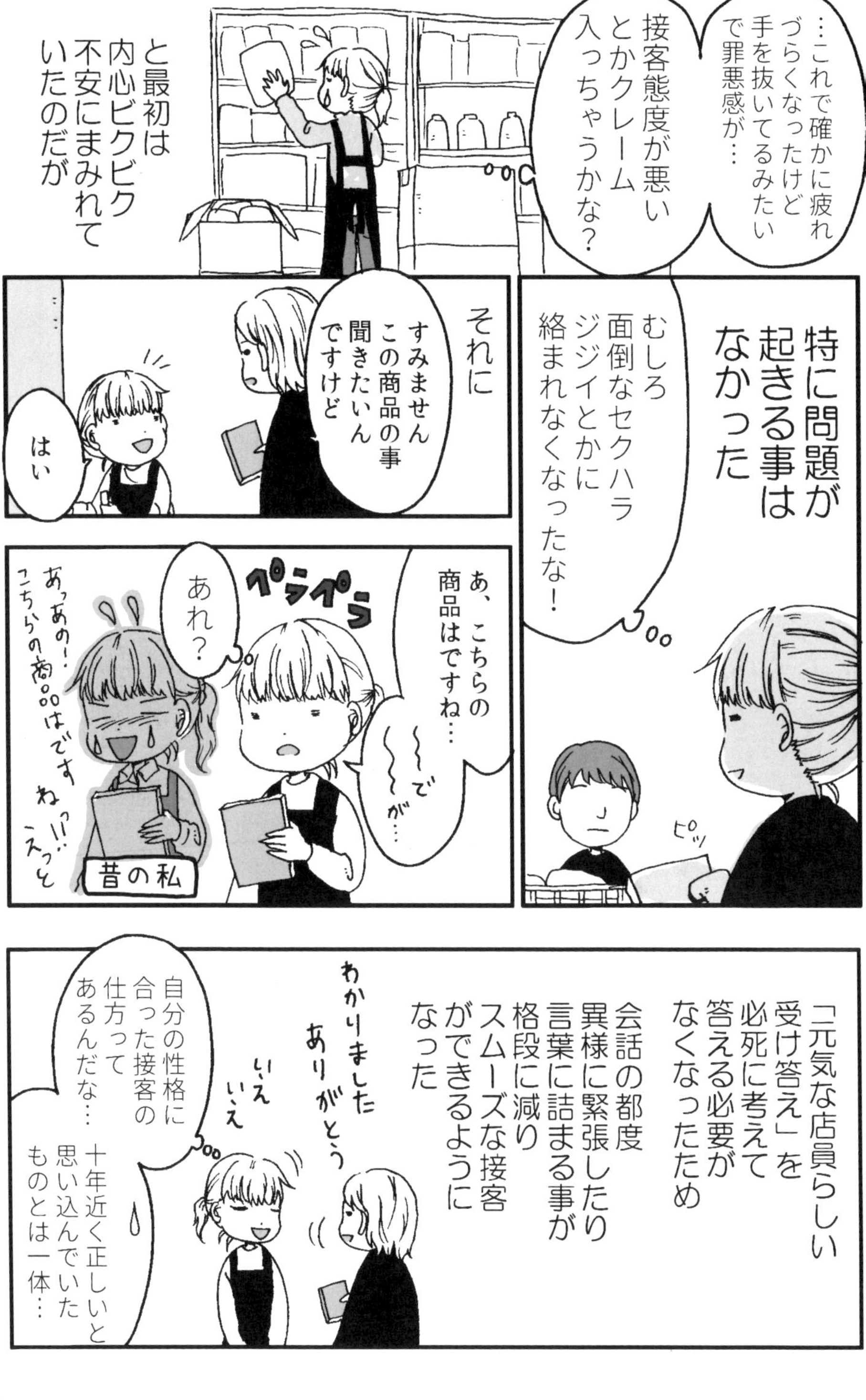

…これで確かに疲れづらくなったけど手を抜いてるみたいで罪悪感が…
接客態度が悪いとかクレーム入っちゃうかな？
と最初は内心ビクビク不安にまみれていたのだが
特に問題が起きる事はなかった
むしろ面倒なセクハラジジイとかに絡まれなくなったな！
ピッ
それに
すみませんこの商品の事聞きたいんですけど
はい
あ、こちらの商品はですね…
〜で〜が…
ペラペラ
あれ？
あっあの！こちらの商品はですねっ!! えっと
昔の私
「元気な店員らしい受け答え」を必死に考えて答える必要がなくなったため
会話の都度異様に緊張したり言葉に詰まる事が格段に減りスムーズな接客ができるようになった
わかりましたありがとう
いえいえ
自分の性格に合った接客の仕方ってあるんだな…
十年近く正しいと思い込んでいたものとは一体…

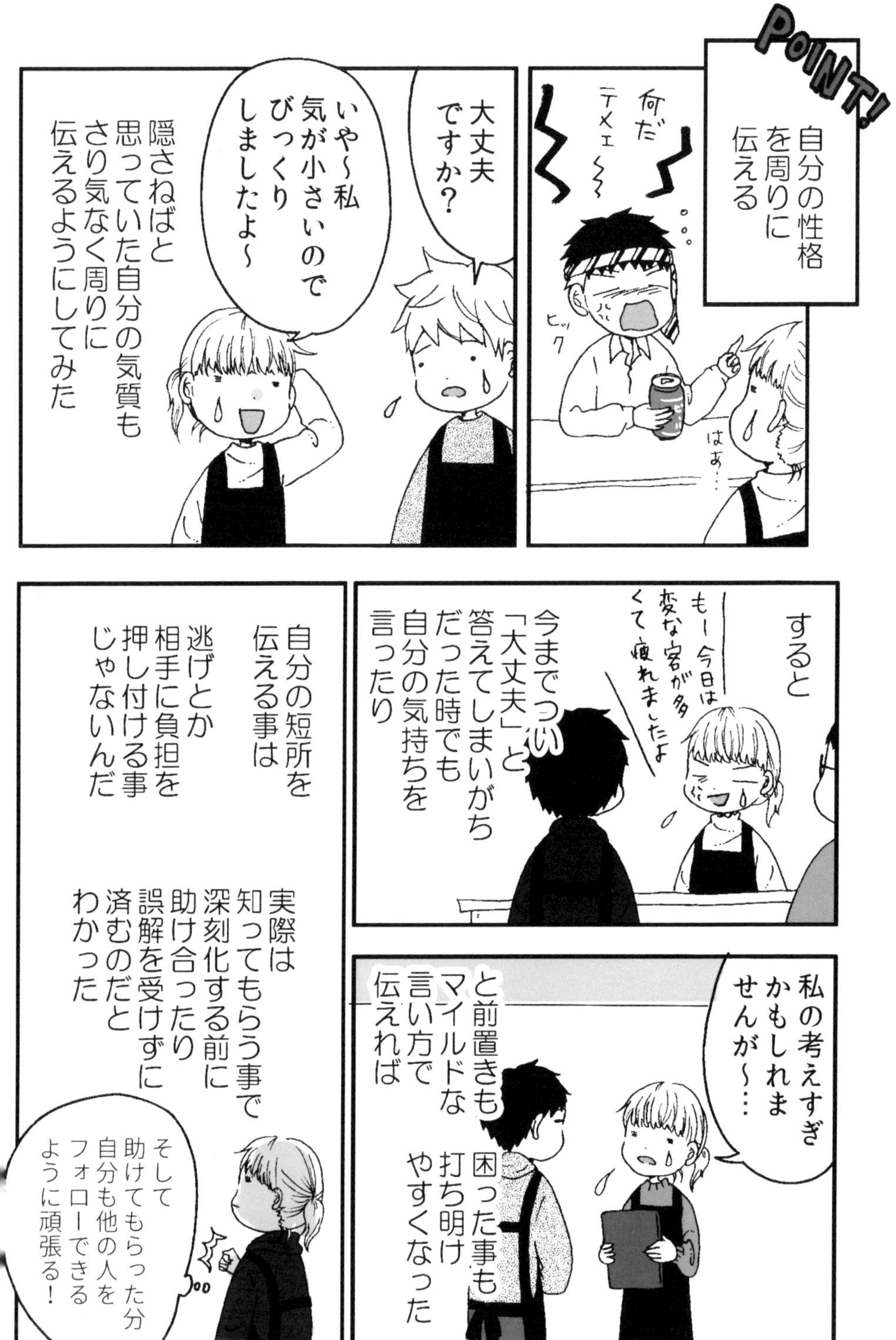
POINT!
自分の性格を周りに伝える
何だテメェ〜〜
ヒック
はぁ…
大丈夫ですか？
いや〜私気が小さいのでびっくりしましたよ〜
隠さねばと思っていた自分の気質もさり気なく周りに伝えるようにしてみた
すると
もー今日は変な客が多くて疲れましたよ
今までつい「大丈夫」と答えてしまいがちだった時でも自分の気持ちを言ったり
私の考えすぎかもしれませんが〜…
と前置きもマイルドな言い方で伝えれば
困った事も打ち明けやすくなった
自分の短所を伝える事は
逃げとか相手に負担を押し付ける事じゃないんだ
実際は知ってもらう事で深刻化する前に助け合ったり誤解を受けずに済むのだとわかった
そして助けてもらった分自分も他の人をフォローできるように頑張る！

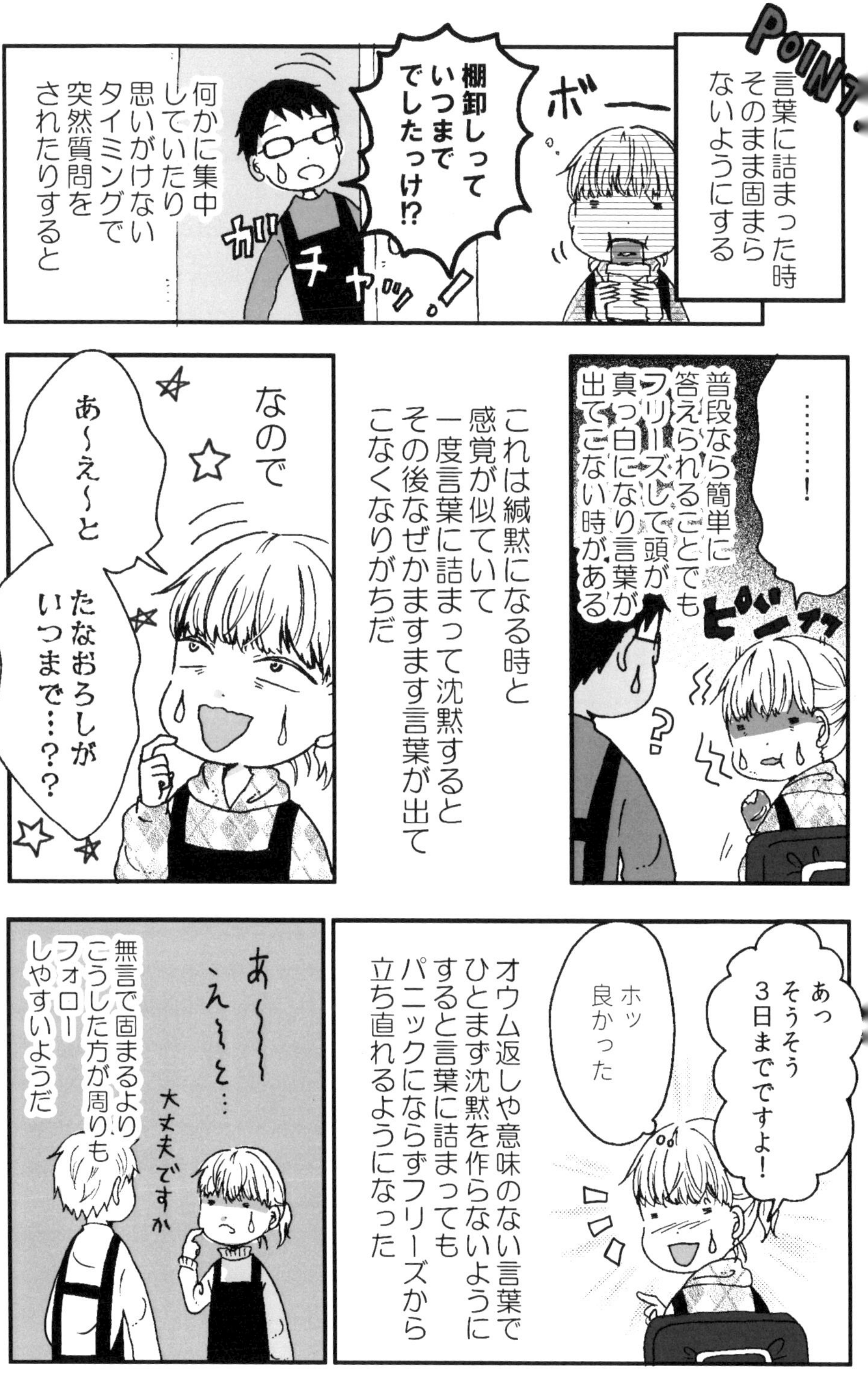
POINT
言葉に詰まった時
そのまま固まらないようにする
ボー
棚卸しって
いつまで
でしたっけ!?
ガチャッ!
何かに集中していたり思いがけないタイミングで突然質問をされたりすると
……!
普段なら簡単に答えられることでもフリーズして頭が真っ白になり言葉が出てこない時がある
?
これは緘黙になる時と感覚が似ていて一度言葉に詰まって沈黙するとその後なぜかますます言葉が出てこなくなりがちだ
なので
あ～え～と
たなおろしがいつまで…??
あっ
そうそう
3日までですよ!
ホッ
良かった
オウム返しや意味のない言葉でひとまず沈黙を作らないようにすると言葉に詰まってもパニックにならずフリーズから立ち直れるようになった
あ～～え～と…
大丈夫ですか
無言で固まるよりこうした方が周りもフォローしやすいようだ

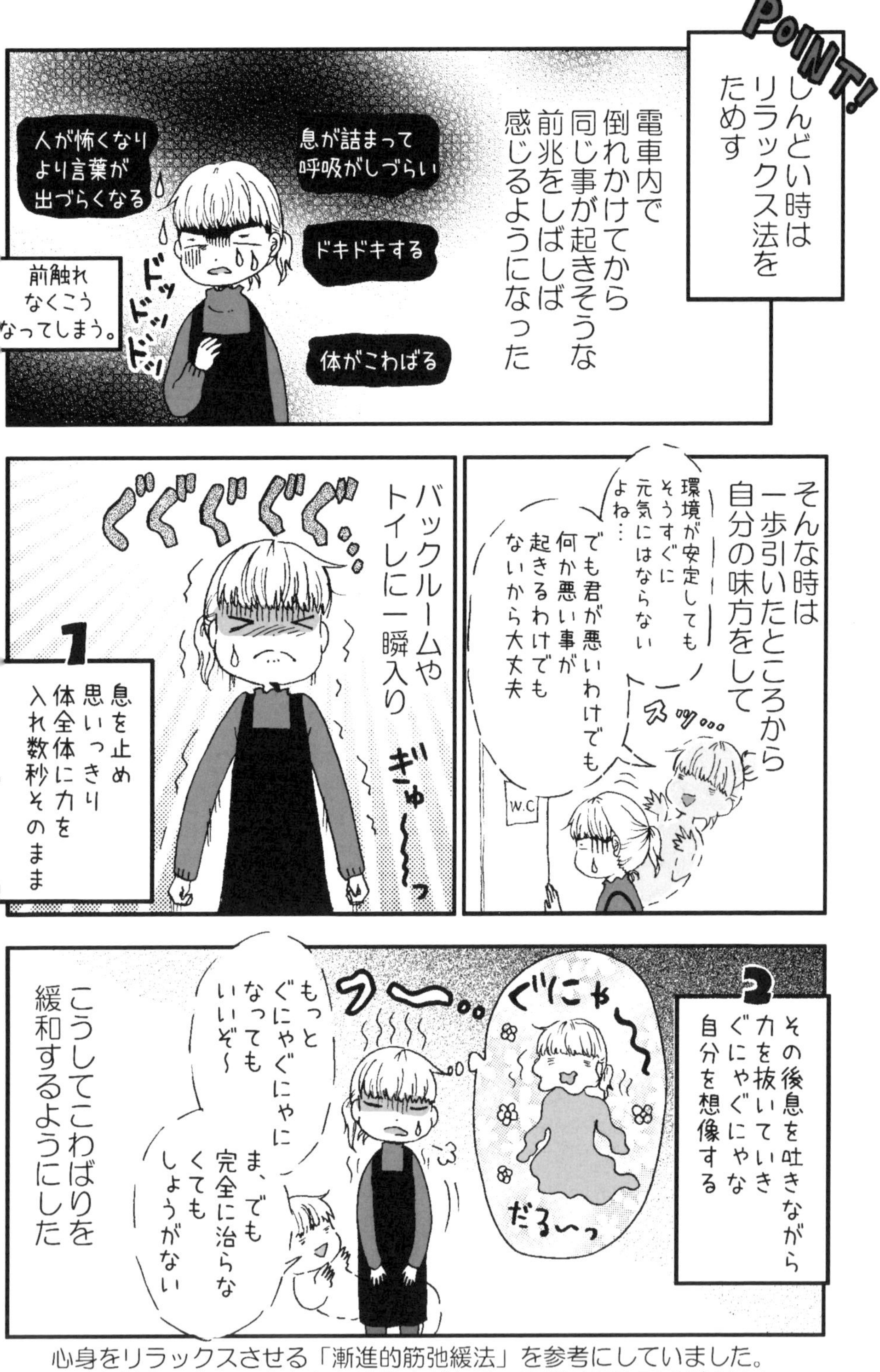
POINT!
しんどい時は
リラックス法を
ためす
電車内で
倒れかけてから
同じ事が起きそうな
前兆をしばしば
感じるようになった
息が詰まって
呼吸がしづらい
人が怖くなり
より言葉が
出づらくなる
ドキドキする
ドッドッドッ
前触れなくこう
なってしまう。
体がこわばる
そんな時は
一歩引いたところから
自分の味方をして
環境が安定しても
そうすぐに
元気にはならない
よね…
でも君が悪いわけでも
何か悪い事が
起きるわけでも
ないから大丈夫
スッ…
W.C
バックルームや
トイレに一瞬入り
ぐぐぐぐぐ…
ぎゅ〜〜っ
1
息を止め
思いっきり
体全体に力を
入れ数秒そのまま
2
その後息を吐きながら
力を抜いていき
ぐにゃぐにゃな
自分を想像する
ぐにゃ〜
だる〜っ
フ〜…
もっと
ぐにゃぐにゃに
なっても
いいぞ〜
ま、でも
完全に治らな
くても
しょうがない
こうしてこわばりを
緩和するようにした

心身をリラックスさせる「漸進的筋弛緩法」を参考にしていました。
正確にはもっとちゃんとしたやり方があるので調べてみてください！

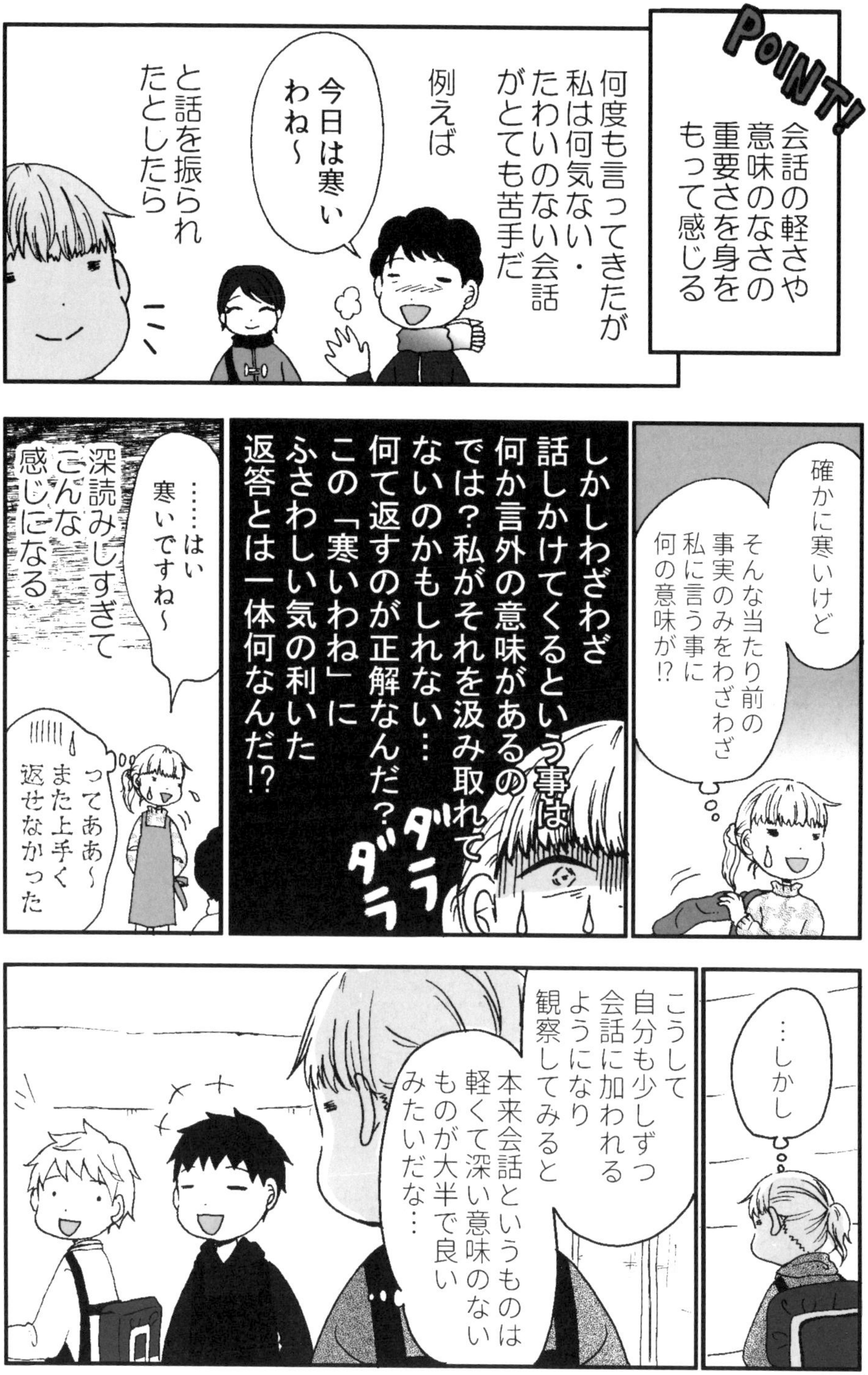
POINT!
会話の軽さや
意味のなさの
重要さを身を
もって感じる
何度も言ってきたが
私は何気ない・
たわいのない会話
がとても苦手だ
例えば
今日は寒い
わね～
と話を振られ
たとしたら
確かに寒いけど
そんな当たり前の
事実のみをわざわざ
私に言う事に
何の意味が⁉
しかしわざわざ
話しかけてくるという事は
何か言外の意味があるの
では？私がそれを汲み取れて
ないのかもしれない…
何て返すのが正解なんだ？
この「寒いわね」に
ふさわしい気の利いた
返答とは一体何なんだ⁉
ダラ
ダラ
深読みしすぎて
こんな
感じになる
……はい
寒いですね～
ってああ～
また上手く
返せなかった
…しかし
こうして
自分も少しずつ
会話に加われる
ようになり
観察してみると
本来会話というものは
軽くて深い意味のない
ものが大半で良い
みたいだな…

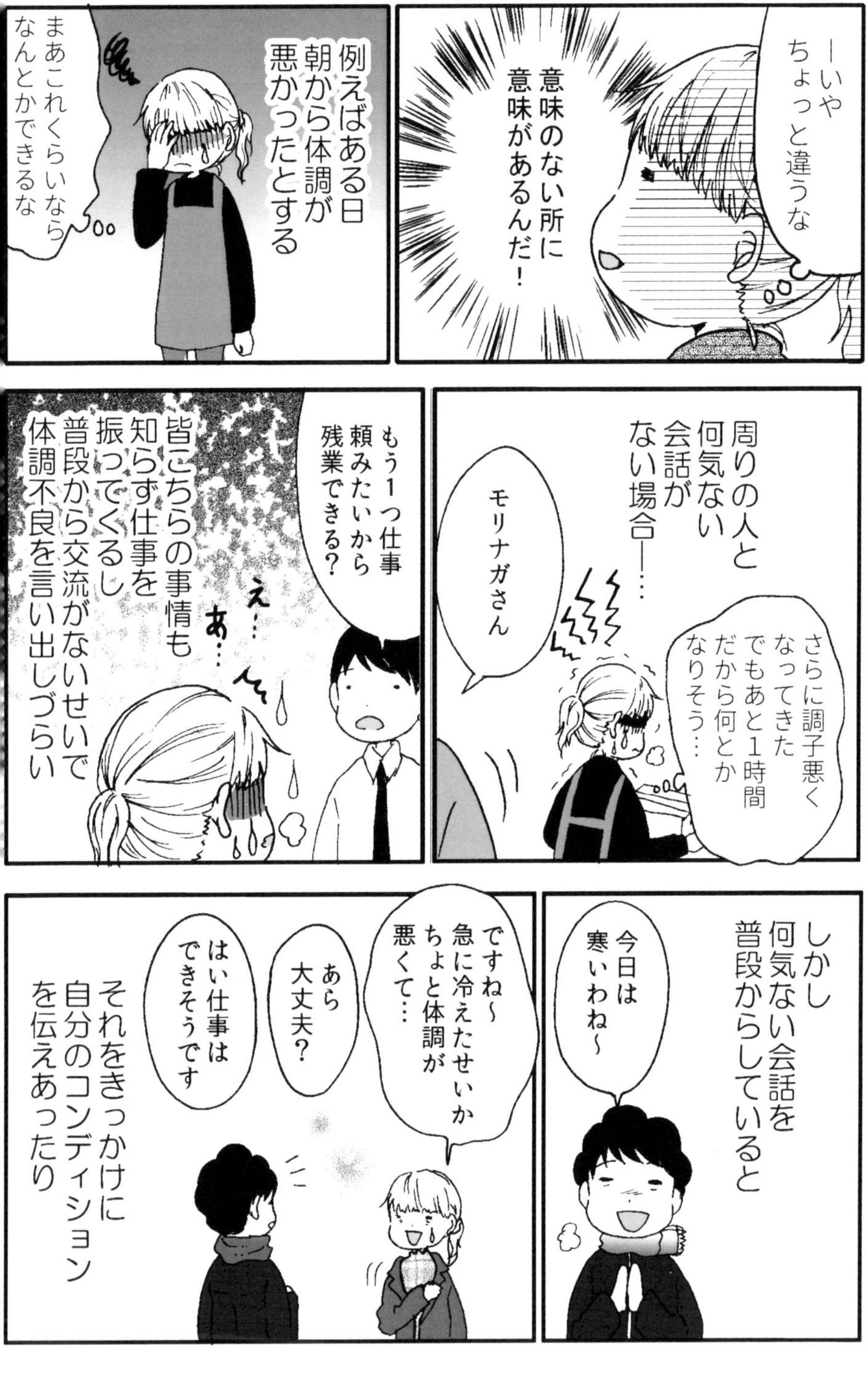

ーいや ちょっと違うな
意味のない所に 意味があるんだ！
例えばある日 朝から体調が 悪かったとする
まあこれくらいなら なんとかできるな
周りの人と 何気ない 会話が ない場合ー…
さらに調子悪く なってきた でもあと1時間 だから何とか なりそう…
モリナガさん
もう1つ仕事 頼みたいから 残業できる？
え…
あ…
皆こちらの事情も 知らず仕事を 振ってくるし 普段から交流がないせいで 体調不良を言い出しづらい
しかし 何気ない会話を 普段からしていると
今日は 寒いわね～
ですね～ 急に冷えたせいか ちょと体調が 悪くて…
あら 大丈夫？
はい仕事は できそうです
それをきっかけに 自分のコンディション を伝えあったり

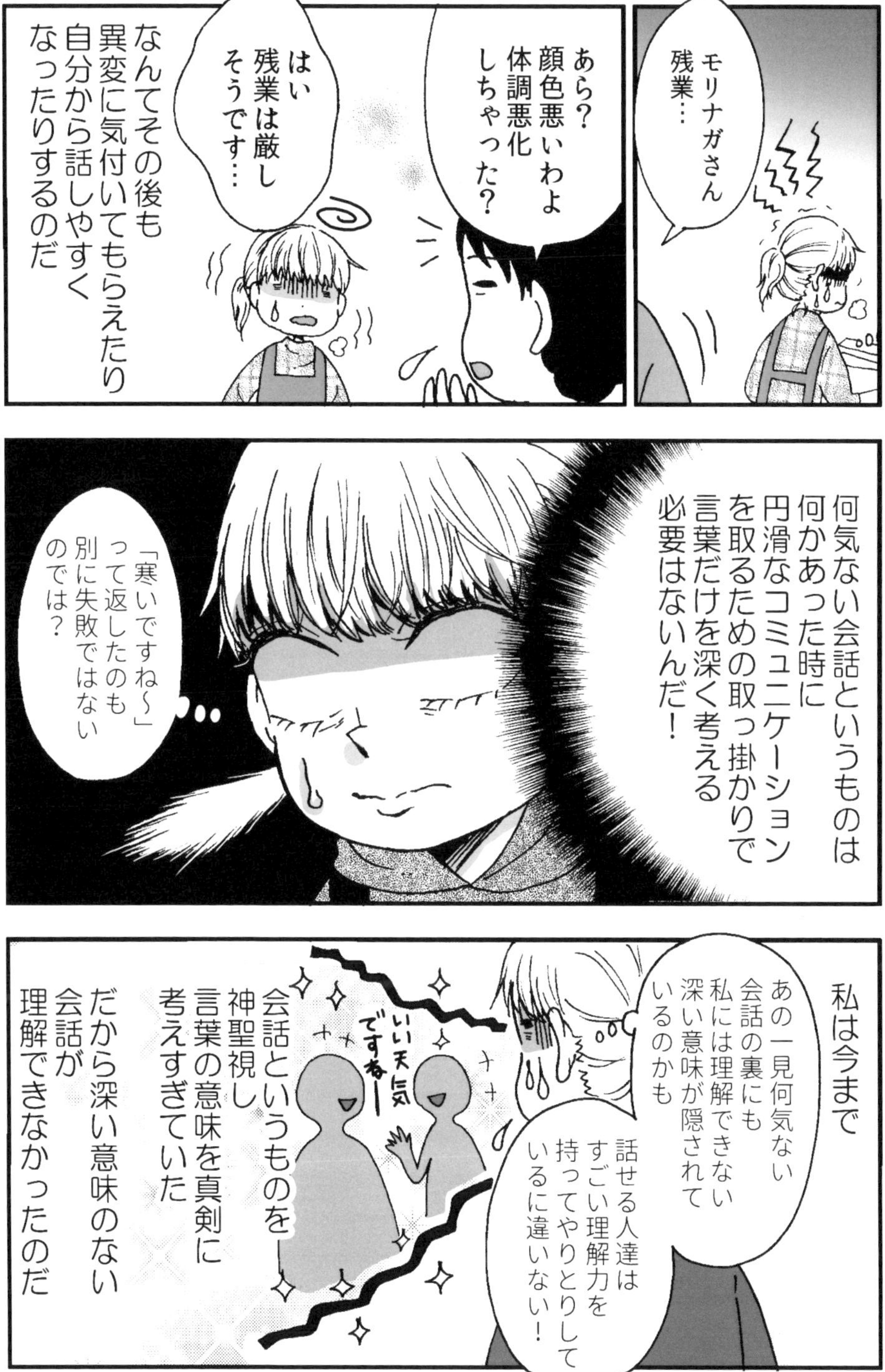
モリナガさん
残業…
あら？
顔色悪いわよ
体調悪化しちゃった？
はい
残業は厳しそうです…
なんてその後も異変に気付いてもらえたり自分から話しやすくなったりするのだ
何気ない会話というものは何かあった時に円滑なコミュニケーションを取るための取っ掛かりで言葉だけを深く考える必要はないんだ！
「寒いですね〜」って返したのも別に失敗ではないのでは？
私は今まで
あの一見何気ない会話の裏にも私には理解できない深い意味が隠されているのかも
話せる人達はすごい理解力を持ってやりとりしているに違いない！
いい天気ですね―
会話というものを神聖視し言葉の意味を真剣に考えすぎていた
だから深い意味のない会話が理解できなかったのだ

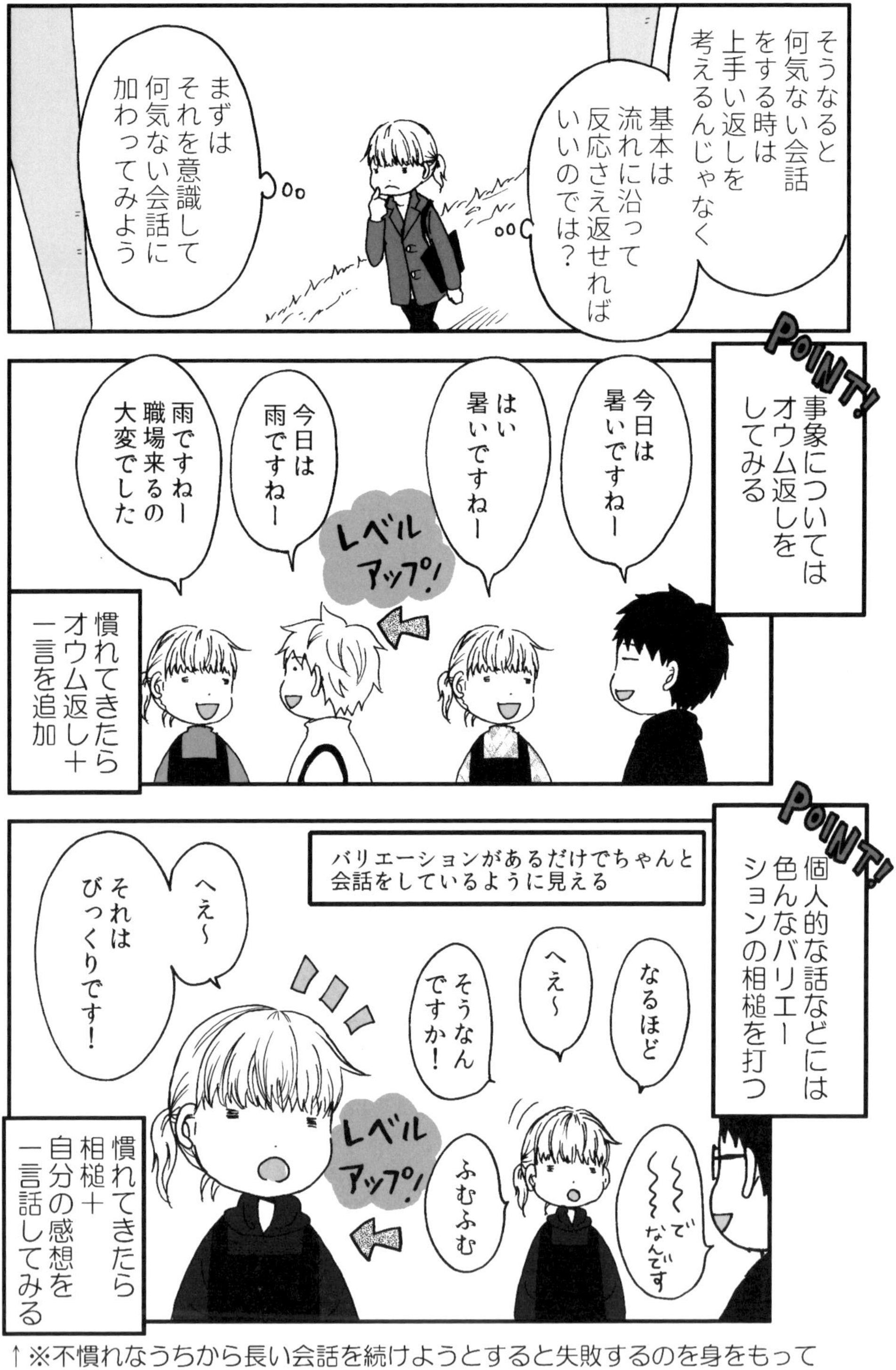
そうなると何気ない会話をする時は上手い返しを考えるんじゃなく
基本は流れに沿って反応さえ返せればいいのでは？
まずはそれを意識して何気ない会話に加わってみよう
POINT!
事象についてはオウム返しをしてみる
今日は暑いですねー
はい暑いですねー
レベルアップ！
今日は雨ですねー
雨ですねー職場来るの大変でした
慣れてきたらオウム返し＋一言を追加
POINT!
個人的な話などには色んなバリエーションの相槌を打つ
バリエーションがあるだけでちゃんと会話をしているように見える
〜〜でなんです
なるほど
へえ〜
そうなんですか！
ふむふむ
レベルアップ！
へえ〜
それはびっくりです！
慣れてきたら相槌＋自分の感想を一言話してみる

↑※不慣れなうちから長い会話を続けようとすると失敗するのを身をもって知っているので、まずは一言だけ

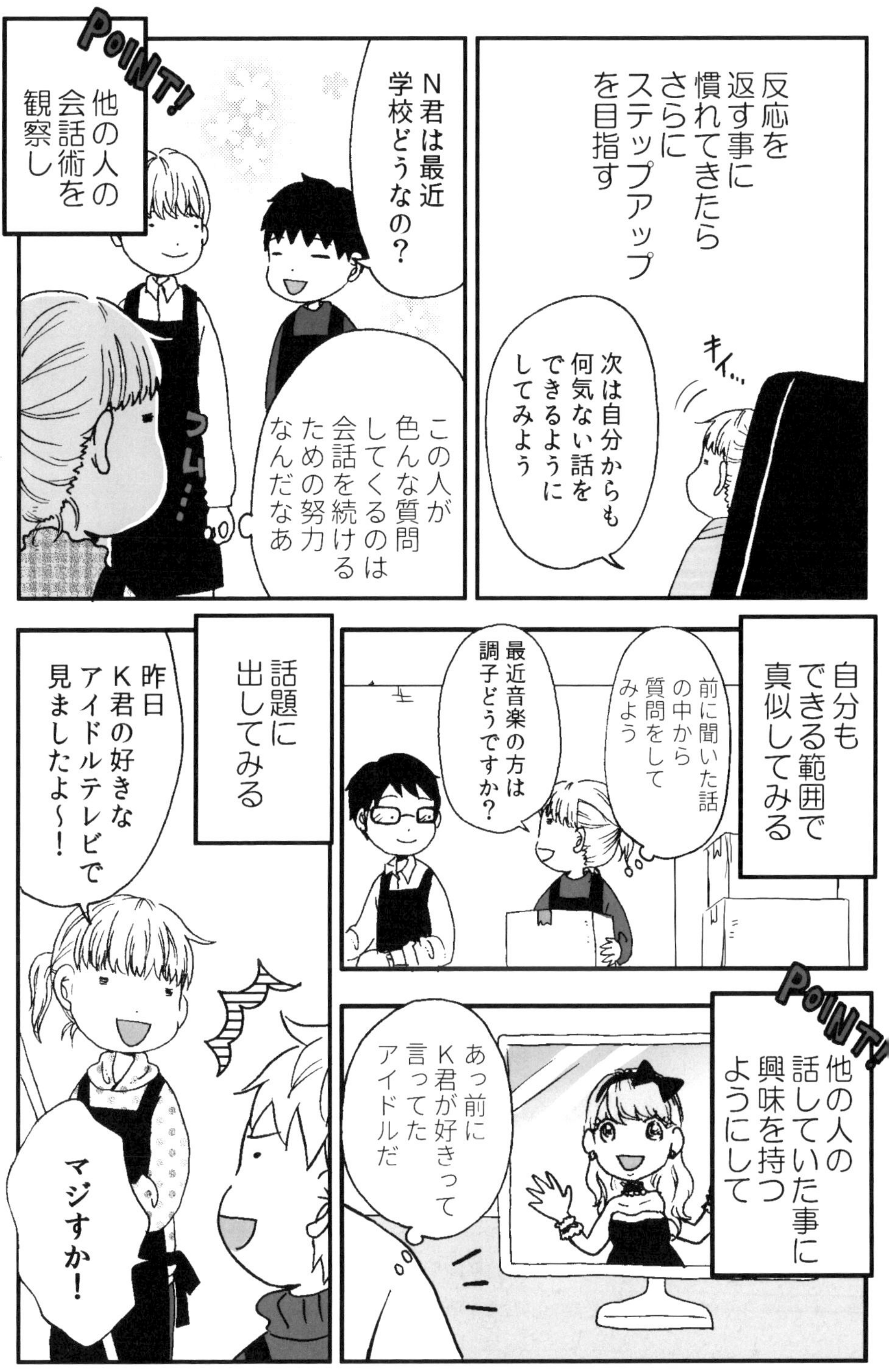

反応を返す事に慣れてきたらさらにステップアップを目指す
キィ…
次は自分からも何気ない話をできるようにしてみよう
POINT!
他の人の会話術を観察し
N君は最近学校どうなの？
この人が色んな質問してくるのは会話を続けるための努力なんだなあ
フム…
自分もできる範囲で真似してみる
前に聞いた話の中から質問をしてみよう
最近音楽の方は調子どうですか？
話題に出してみる
昨日K君の好きなアイドルテレビで見ましたよ〜！
マジすか！
POINT!
他の人の話していた事に興味を持つようにして
あっ前にK君が好きって言ってたアイドルだ

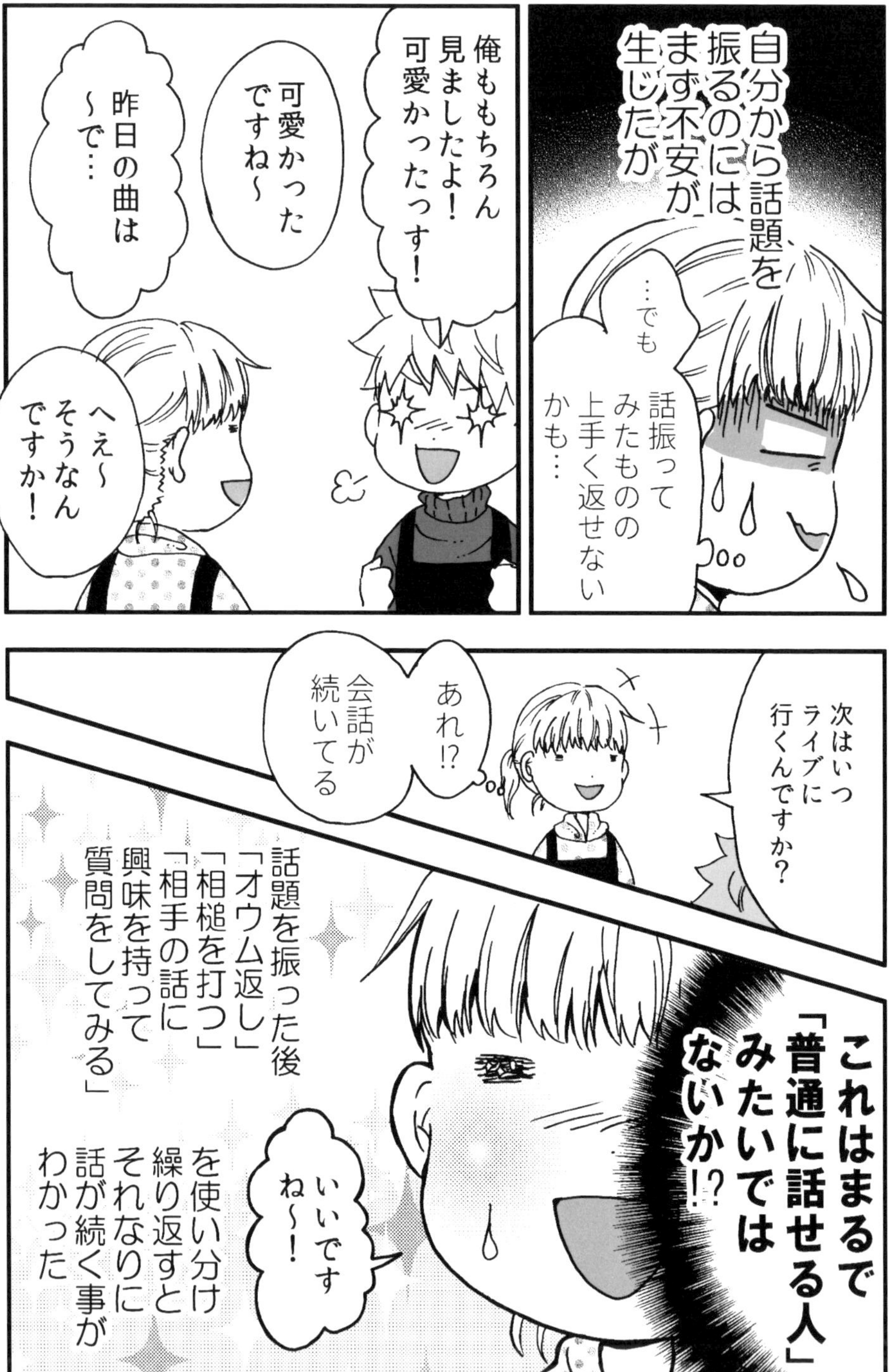
自分から話題を振るのにはまず不安が生じたが
…でも話振ってみたものの上手く返せないかも…
俺ももちろん見ましたよ！可愛かったっす！
可愛かったですね〜
昨日の曲は〜で…
へえ〜そうなんですか！
次はいつライブに行くんですか？
あれ!? 会話が続いてる
これはまるで「普通に話せる人」みたいではないか!?
話題を振った後「オウム返し」「相槌を打つ」「相手の話に興味を持って質問をしてみる」
いいですね〜！
を使い分け繰り返すとそれなりに話が続く事がわかった

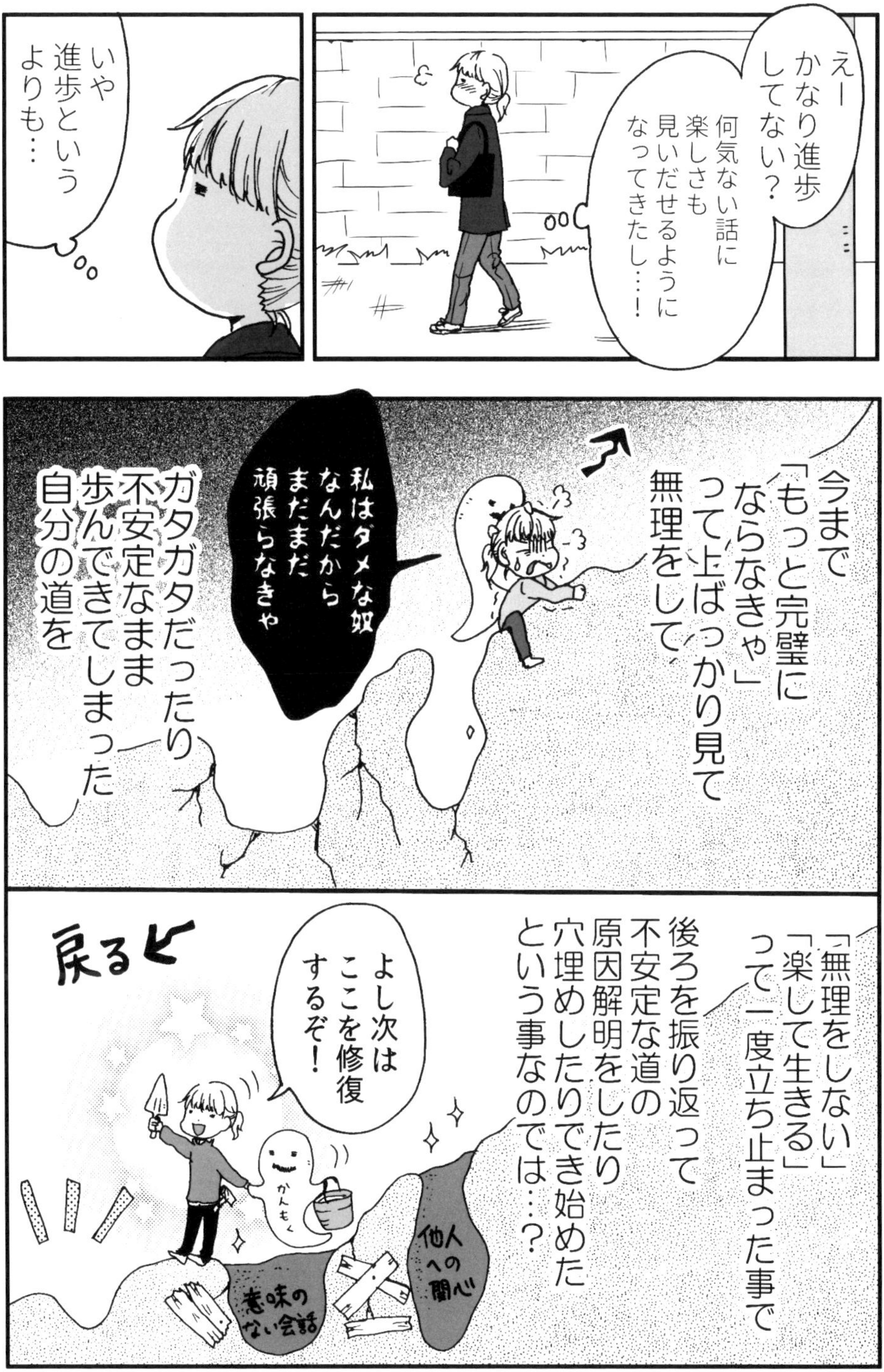
えー
かなり進歩
してない？
何気ない話に
楽しさも
見いだせるように
なってきたし…！
いや
進歩という
よりも…
今まで
「もっと完璧に
ならなきゃ」
って上ばっかり見て
無理をして
私はダメな奴
なんだから
まだまだ
頑張らなきゃ
ガタガタだったり
不安定なまま
歩んできてしまった
自分の道を
「無理をしない」
「楽して生きる」
って一度立ち止まった事で
後ろを振り返って
不安定な道の
原因解明をしたり
穴埋めしたりでき始めた
という事なのでは…？
戻る
よし次は
ここを修復
するぞ！
かんもく
意味のない会話
他人への関心

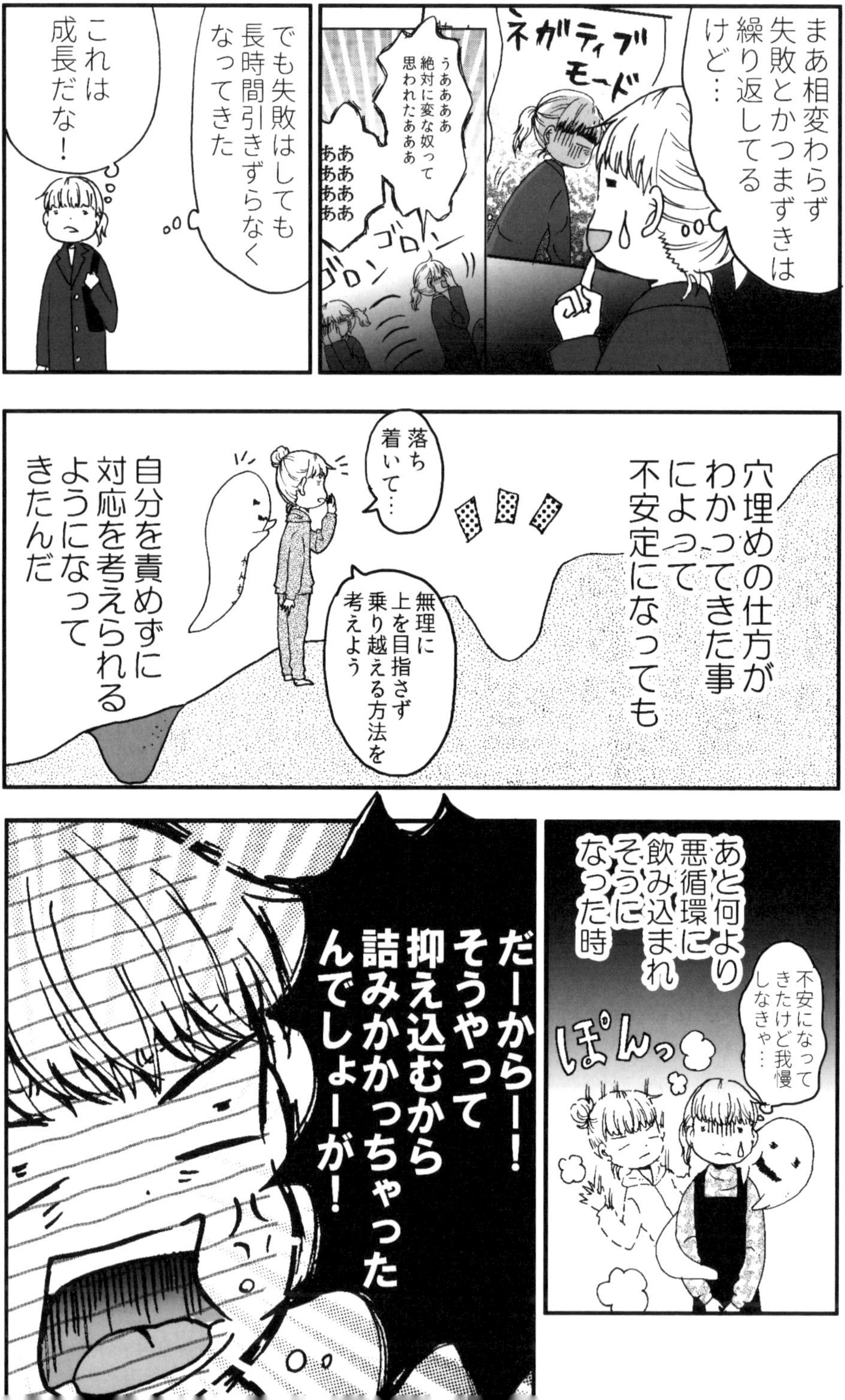
まあ相変わらず失敗とかつまずきは繰り返してるけど…
ネガティブモード
うああああ絶対に変な奴って思われたあああ
ああああああああ
ゴロン
ゴロン
でも失敗はしても長時間引きずらなくなってきた
これは成長だな！
穴埋めの仕方がわかってきた事によって不安定になっても
落ち着いて…
無理に上を目指さず乗り越える方法を考えよう
自分を責めずに対応を考えられるようになってきたんだ
あと何より悪循環に飲み込まれそうになった時
不安になってきたけど我慢しなきゃ…
ぽんっ
だーからー！そうやって抑え込むから詰みかかっちゃったんでしょーが！

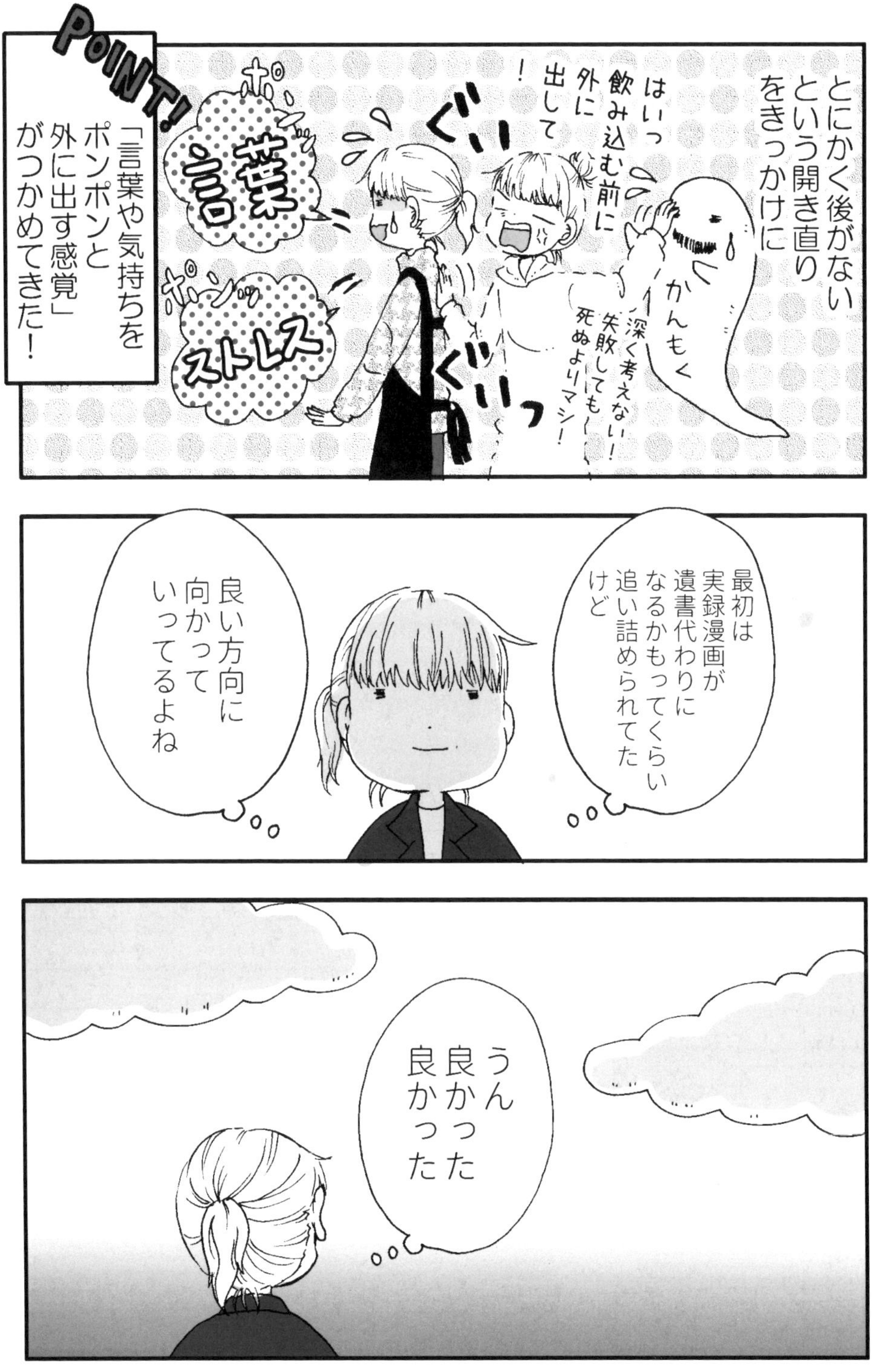

とにかく後がないという開き直りをきっかけに
かんもく
深く考えない!
失敗しても死ぬよりマシ!
はいっ 飲み込む前に外に出して!
ぐいっ
ぐいっ
ポンッ
言葉
ポンッ
ストレス
POINT!
「言葉や気持ちをポンポンと外に出す感覚」がつかめてきた!
最初は実録漫画が遺書代わりになるかもってくらい追い詰められてたけど
良い方向に向かっていってるよね
うん良かった良かった

教えて高木先生⑤

会話スキルを磨くには

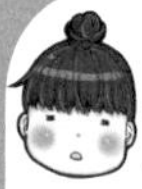

私は話せるようになってからも、会話に苦手意識がありました。長い間話せなかった事によって、周りの人と会話スキルに差が開いてしまっていた事も要因の一つだと考えていますが…。上手く話せるようになるコツやアドバイスなどはありますか？

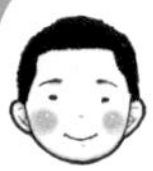

これに 700 字以内で答えるのは、超難問ですね……。

まず私は場面緘黙の症状を改善することには賛成です。必要な場面で声が出せなくなってしまうのは困ります。計画的に話す練習に取り組むことで、話せる相手や場面を広げていくとよいでしょう。

ですが、「会話のスキル」を無理して高めることや、場面緘黙の症状がある程度改善した人が、もっともっと上手く話せるようになることを目指すのは、あまりお勧めしません。

たしかに、ちょっとしたコツを身につけて、話すときに今より少し楽になるというのは悪くないと思います。でもそういう会話のコツは、誰でも同じものが使えるわけではなく、色々なやり方がある中で自分にしっくりくる方法を取り入れていくものだと思います。場面緘黙の当事者や経験者のみなさんは、おそらくそういう方法をすでにいくつか身につけているのではないでしょうか。

努力して**会話のスキルを高めても、自分がもともともっている「自分らしさ」の部分はあまり変わりません**。そうすると、身につけた会話のスキルを使って頑張って話している時というのは、自分にとってはけっこう大変な状態になるはずです。初対面の人と仲良くなるとか、仕事で必要なときとか、一時的にだったらそれでもよいと思います。でも、そんな状態を長い間続けていると、かなりしんどくなってしまうのではないでしょうか。

ですので私は、ある程度場面緘黙の症状が改善している人であれば、会話のスキルを高めてもっと上手く話せるようになる事を目指すよりも、**普段の自分らしい状態で居心地よく話せる相手や環境を探す方が大事なのでは**と思っています。

苦手な事からは程よく逃げよう

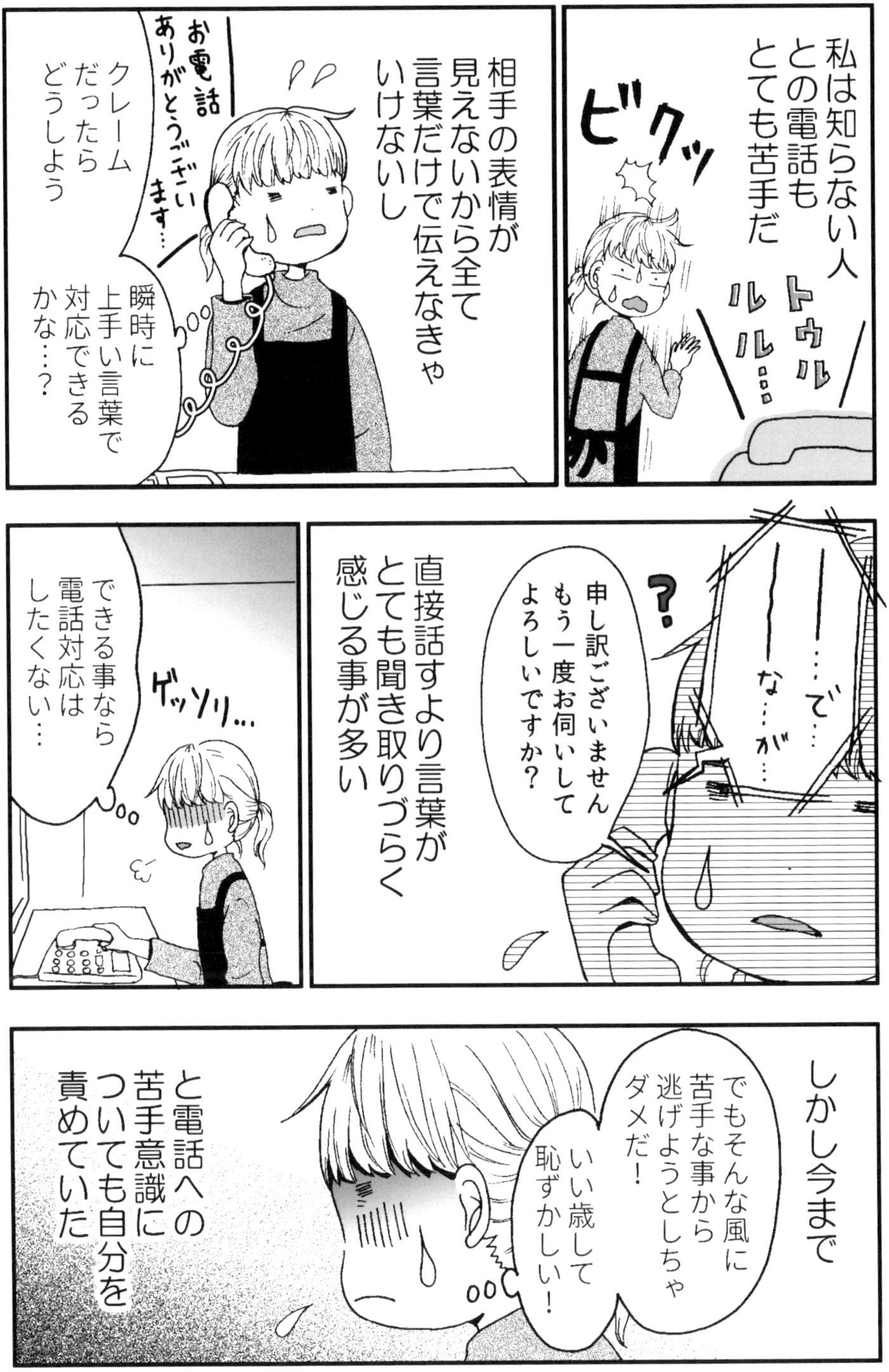

私は知らない人との電話もとても苦手だ
ビクッ
トゥルル
ルル…
相手の表情が見えないから全て言葉だけで伝えなきゃいけないし
お電話ありがとうございます…
クレームだったらどうしよう
瞬時に上手い言葉で対応できるかな…？
？
……で……
な……が……
申し訳ございませんもう一度お伺いしてよろしいですか？
直接話すより言葉がとても聞き取りづらく感じる事が多い
ゲッソリ…
できる事なら電話対応はしたくない…
しかし今まで
でもそんな風に苦手な事から逃げようとしちゃダメだ！
いい歳して恥ずかしい！
と電話への苦手意識についても自分を責めていた

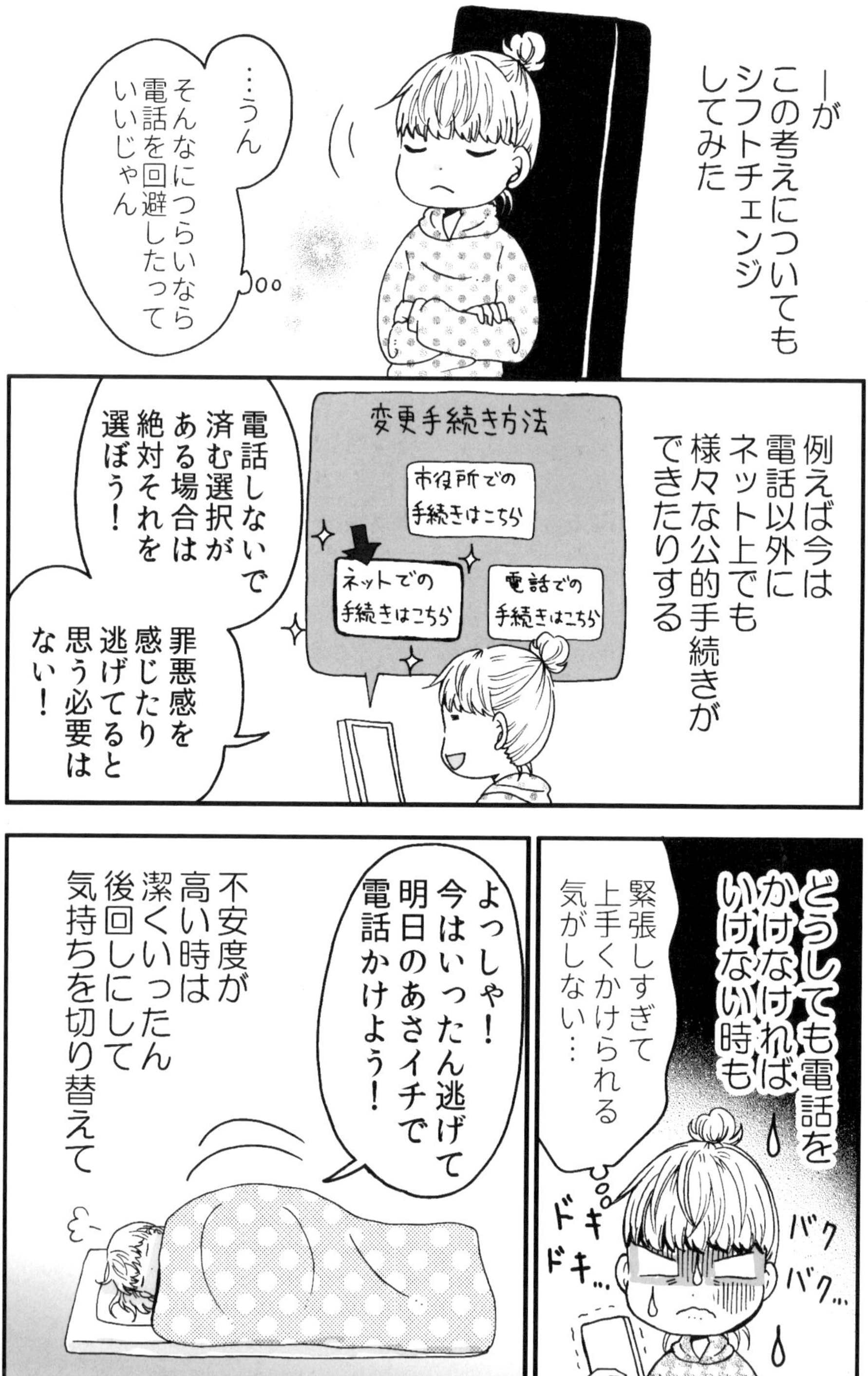
―が
この考えについても
シフトチェンジ
してみた
…うん
そんなにつらいなら
電話を回避したって
いいじゃん
例えば今は
電話以外に
ネット上でも
様々な公的手続きが
できたりする
変更手続き方法
市役所での
手続きはこちら
ネットでの
手続きはこちら
電話での
手続きはこちら
電話しないで
済む選択が
ある場合は
絶対それを
選ぼう！
罪悪感を
感じたり
逃げてると
思う必要は
ない！
どうしても電話を
かけなければ
いけない時も
緊張しすぎて
上手くかけられる
気がしない…
ドキ
ドキ…
バク
バク…
よっしゃ！
今はいったん逃げて
明日のあさイチで
電話かけよう！
不安度が
高い時は
潔くいったん
後回しにして
気持ちを切り替えて

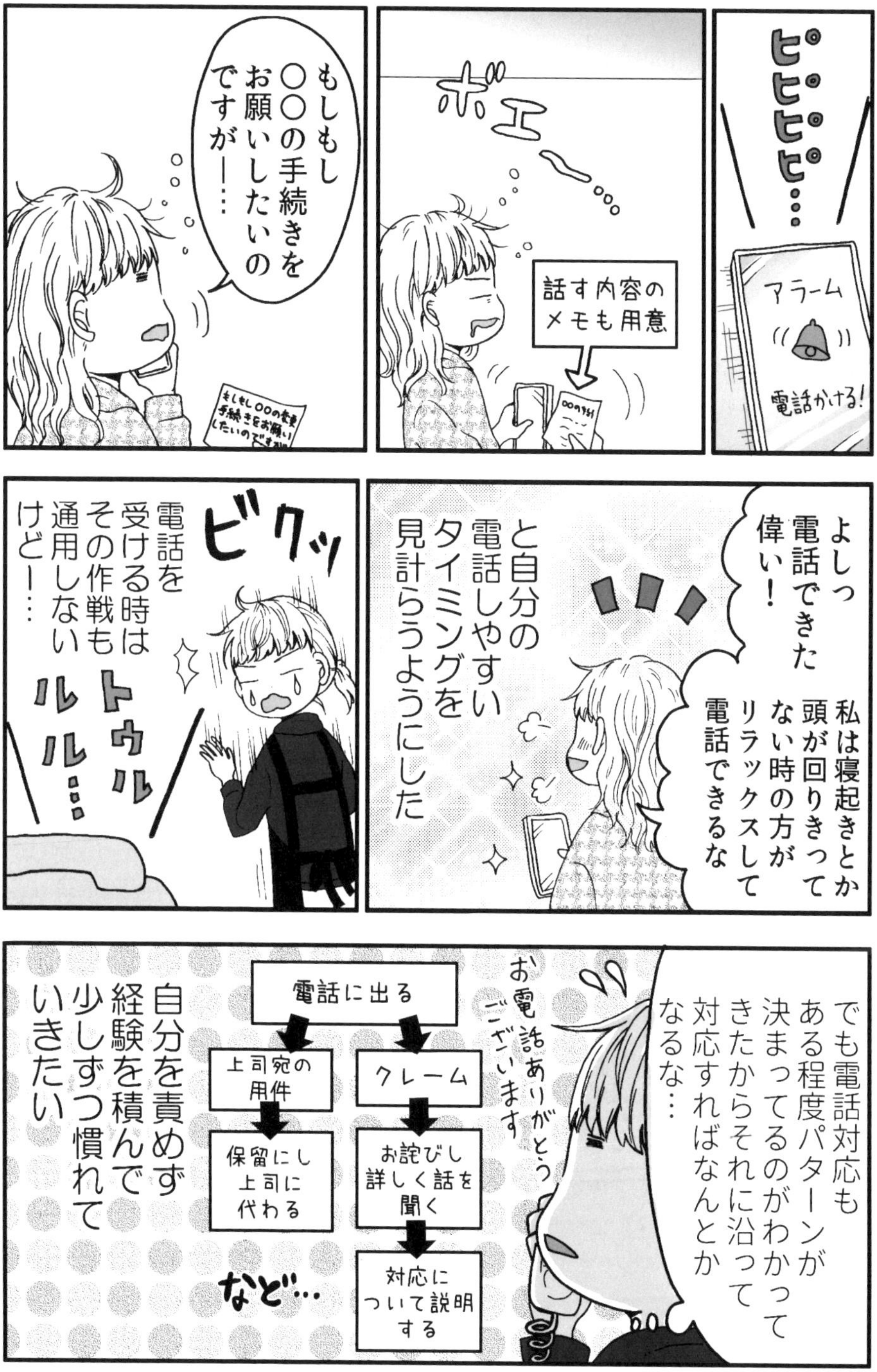

ピピピピ…
アラーム
電話かける!
ボエ〜…
話す内容のメモも用意
もしもし
○○の手続きを
お願いしたいのですが――…
よしっ
電話できた
偉い!
私は寝起きとか頭が回りきってない時の方がリラックスして電話できるな
と自分の電話しやすいタイミングを見計らうようにした
ビクッ
トゥルルル…
電話を受ける時はその作戦も通用しないけど――…
でも電話対応もある程度パターンが決まってるのがわかってきたからそれに沿って対応すればなんとかなるな…
お電話ありがとうございます
電話に出る
上司宛の用件
保留にし上司に代わる
クレーム
お詫びし詳しく話を聞く
対応について説明する
など…
自分を責めず経験を積んで少しずつ慣れていきたい

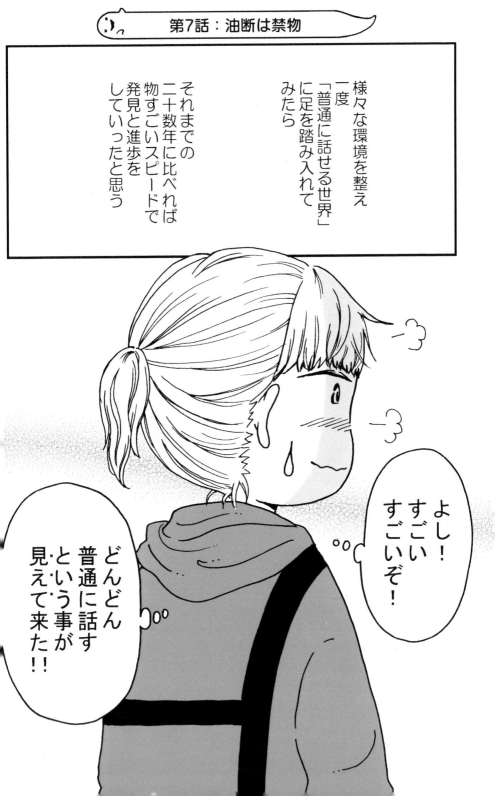

第7話：油断は禁物

様々な環境を整え
一度
「普通に話せる世界」
に足を踏み入れて
みたら

それまでの
二十数年に比べれば
物すごいスピードで
発見と進歩を
していったと思う

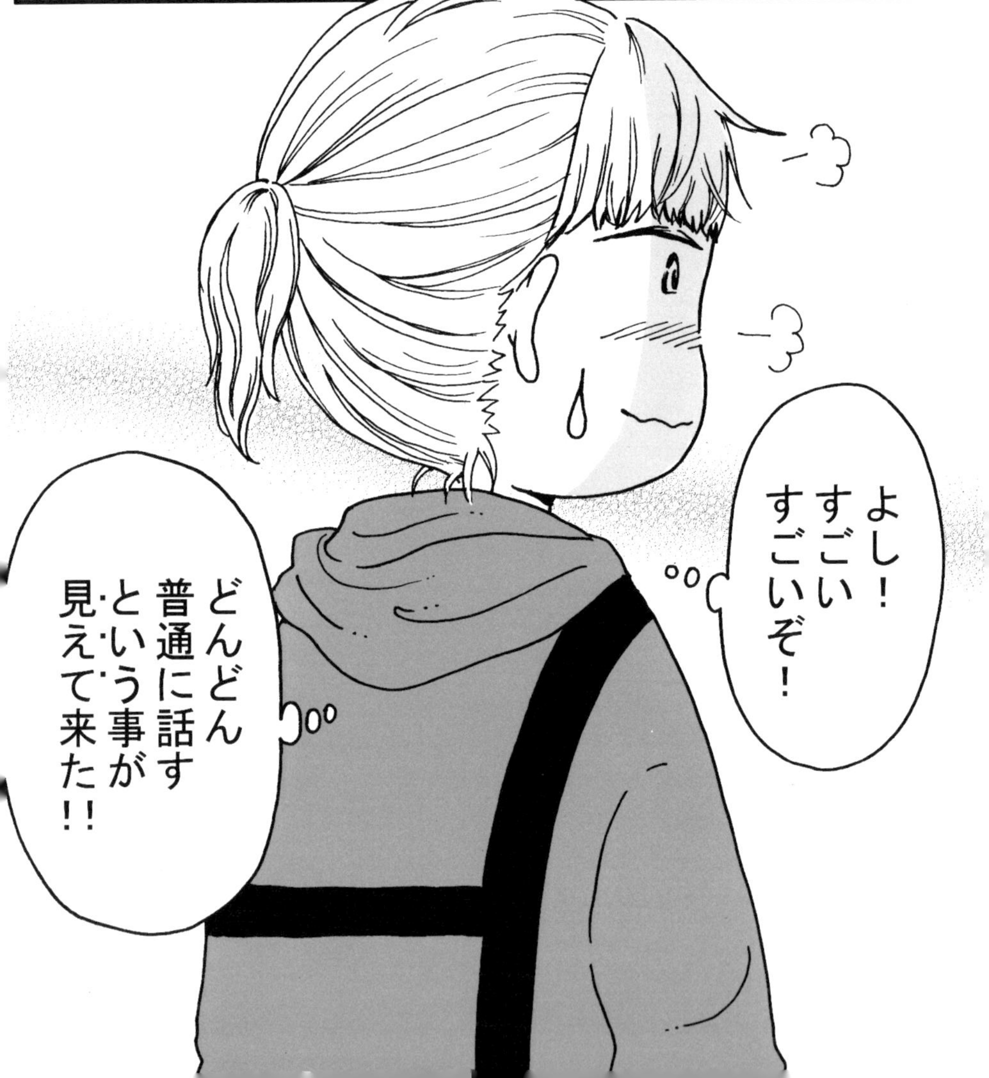
よし！すごいすごいぞ！
どんどん普通に話すという事が見えて来た！！

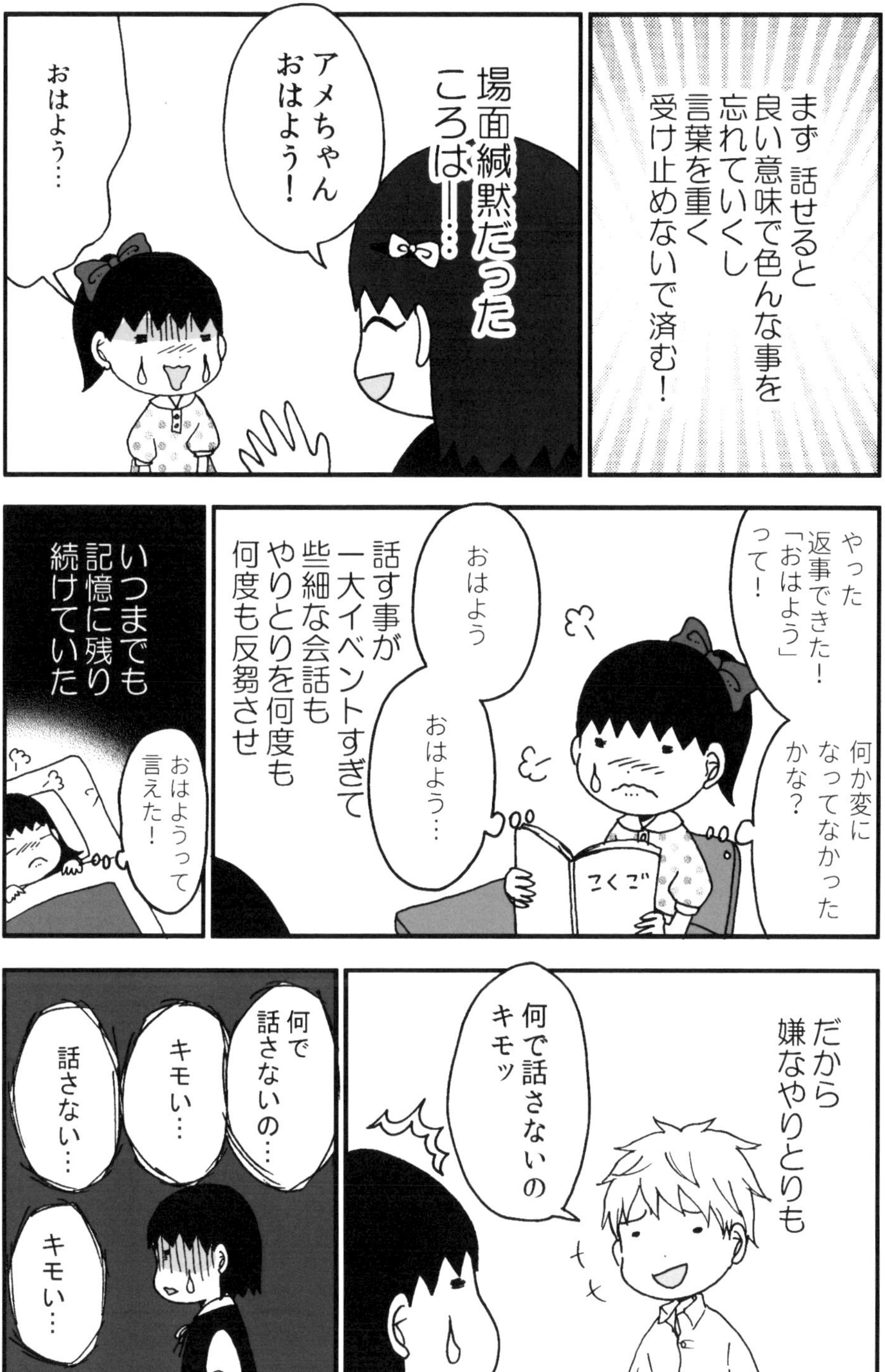
まず 話せると
良い意味で色んな事を
忘れていくし
言葉を重く
受け止めないで済む！
場面緘黙だった
ころは……
アメちゃん
おはよう！
おはよう…
やった
返事できた！
「おはよう」
って！
何か変に
なってなかった
かな？
こくご
話す事が
一大イベントすぎて
些細な会話も
やりとりを何度も
何度も反芻させ
おはよう
おはよう…
いつまでも
記憶に残り
続けていた
おはようって
言えた！
だから
嫌なやりとりも
何で話さないの
キモッ
何で
話さないの…
キモい…
話さない…
キモい…

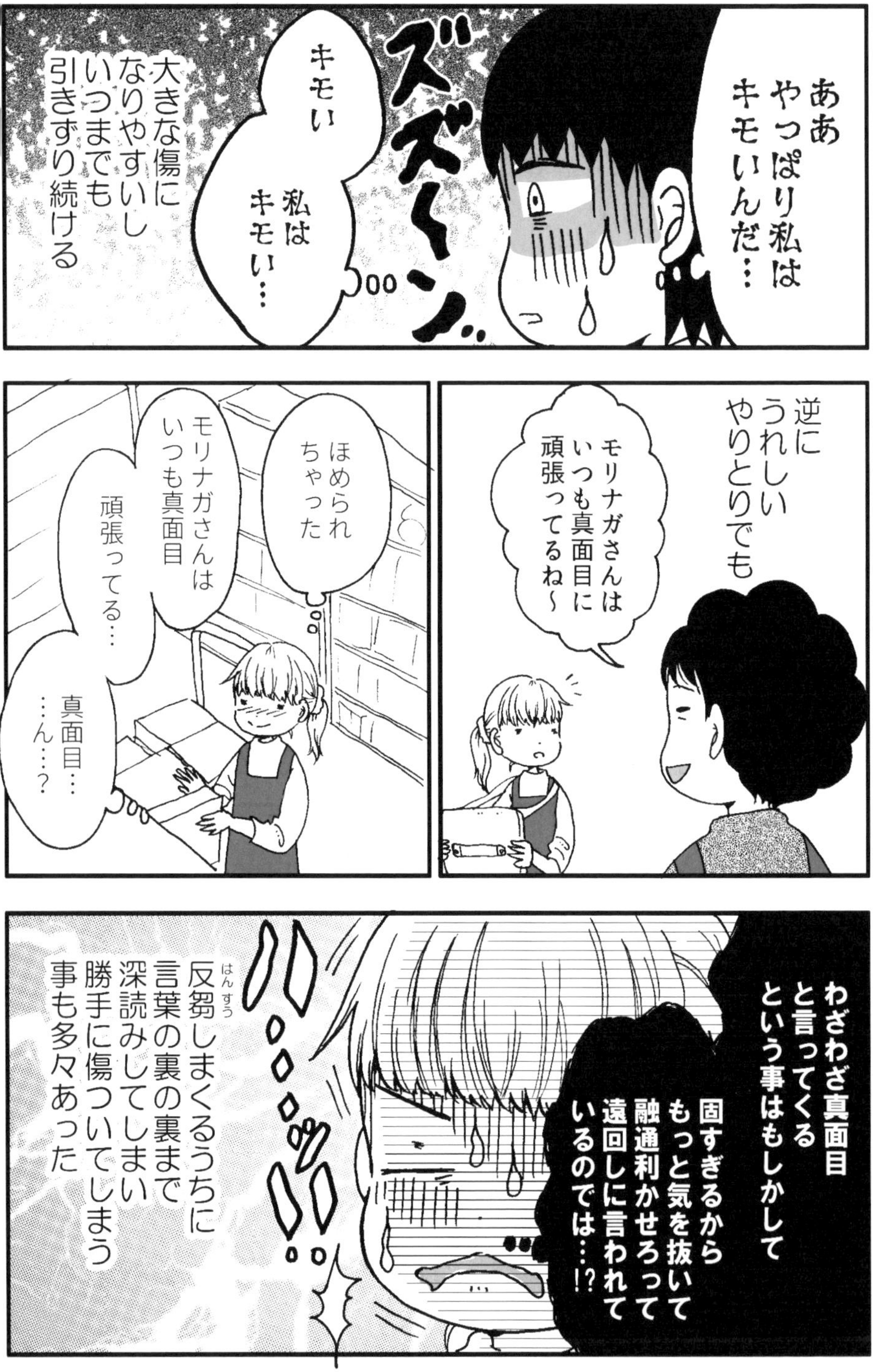
ああ やっぱり私は キモいんだ…
ズズ〜ン
キモい 私は キモい…
大きな傷に なりやすいし いつまでも 引きずり続ける
逆に うれしい やりとりでも
モリナガさんは いつも真面目に 頑張ってるね〜
ほめられ ちゃった
モリナガさんは いつも真面目 頑張ってる… 真面目… …ん…？
わざわざ真面目 と言ってくる という事はもしかして 固すぎるから もっと気を抜いて 融通利かせろって 遠回しに言われて いるのでは…!?
反芻《はんすう》しまくるうちに 言葉の裏の裏まで 深読みしてしまい 勝手に傷ついてしまう 事も多々あった

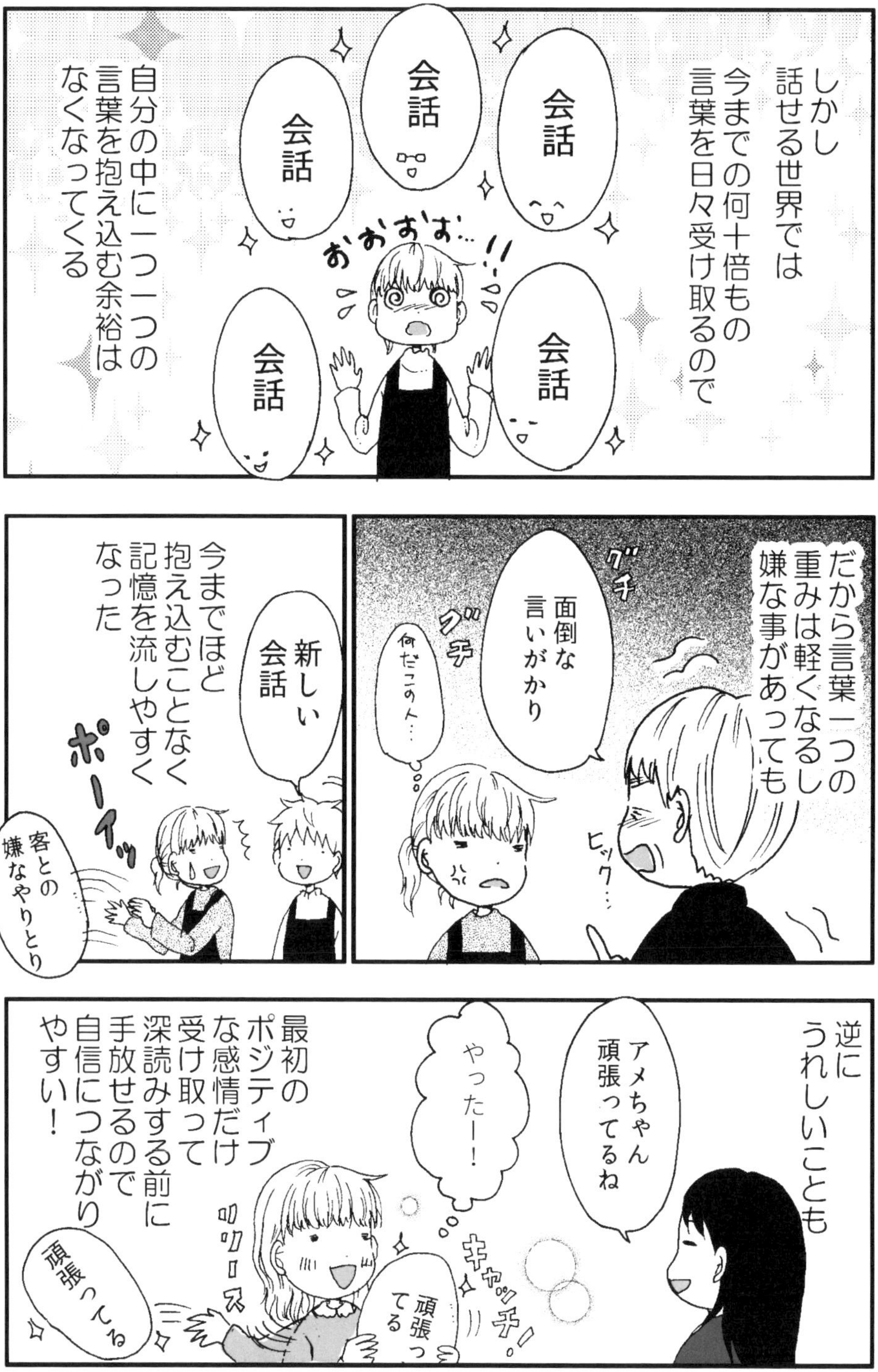
しかし
話せる世界では
今までの何十倍もの
言葉を日々受け取るので
会話
会話
会話
会話
会話
おおおお…
自分の中に一つ一つの
言葉を抱え込む余裕は
なくなってくる
だから言葉一つの
重みは軽くなるし
嫌な事があっても
グチ
グチ
面倒な言いがかり
何だこの人…
ヒック…
今までほど
抱え込むことなく
記憶を流しやすく
なった
新しい会話
ポーイッ
客との嫌なやりとり
逆に
うれしいことも
アメちゃん頑張ってるね
やったー!
キャッチ!
頑張ってる
リリース
頑張ってんね
最初の
ポジティブな感情だけ
受け取って
深読みする前に
手放せるので
自信につながり
やすい!

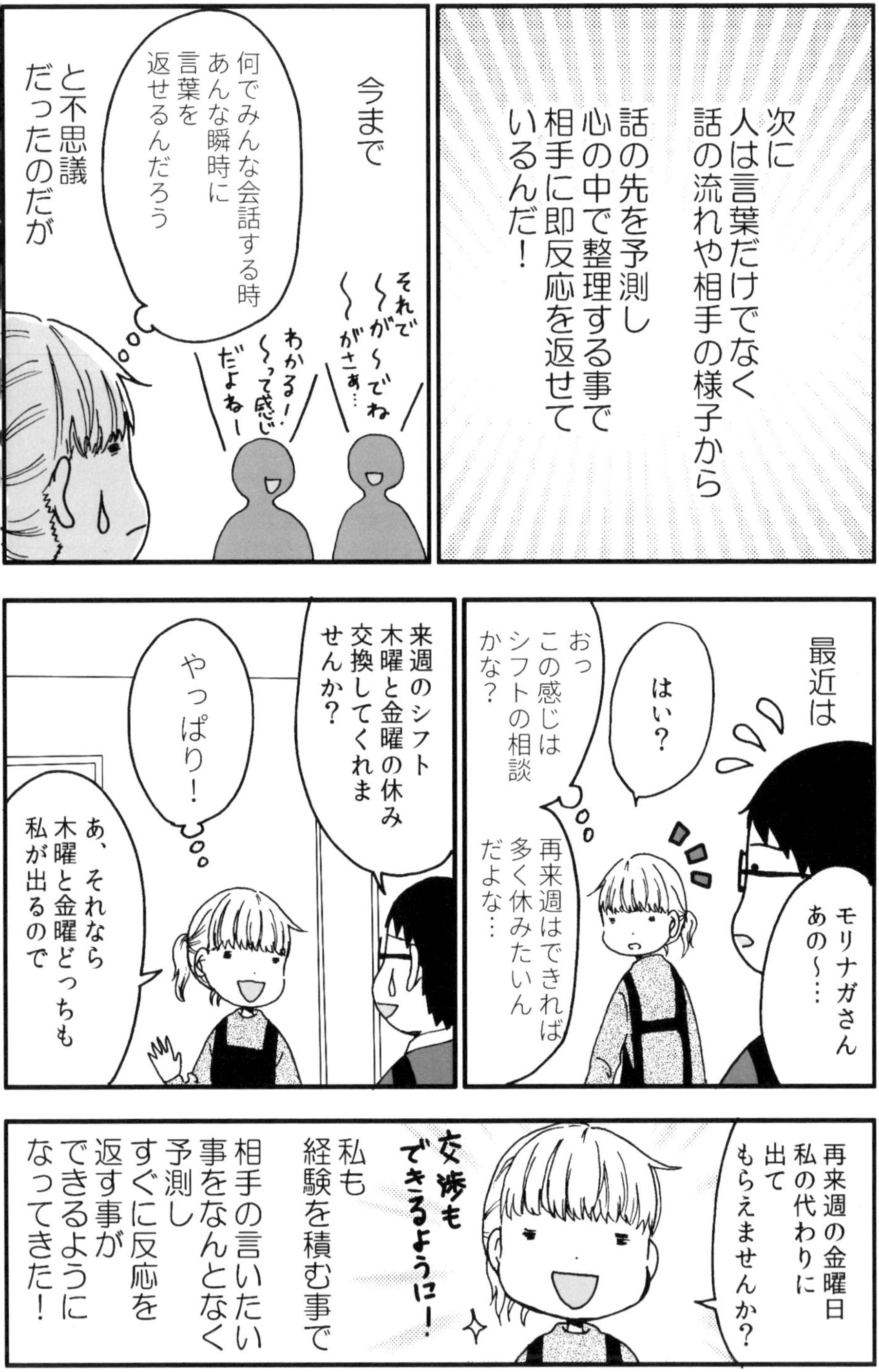
次に
人は言葉だけでなく
話の流れや相手の様子から
話の先を予測し
心の中で整理する事で
相手に即反応を返せて
いるんだ！
今まで
それで〜が〜でね〜がさぁ…
わかる！〜って感じだよねー
何でみんな会話する時
あんな瞬時に
言葉を
返せるんだろう
と不思議
だったのだが
最近は
モリナガさん
あの〜…
はい？
おっ
この感じは
シフトの相談
かな？
再来週はできれば
多く休みたいん
だよな…
来週のシフト
木曜と金曜の休み
交換してくれま
せんか？
やっぱり！
あ、それなら
木曜と金曜どっちも
私が出るので
再来週の金曜日
私の代わりに
出て
もらえませんか？
交渉も
できるように！
私も
経験を積む事で
相手の言いたい
事をなんとなく
予測し
すぐに反応を
返す事が
できるように
なってきた！

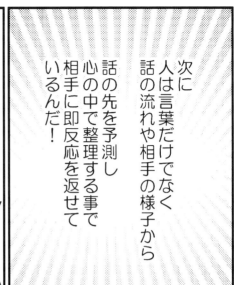

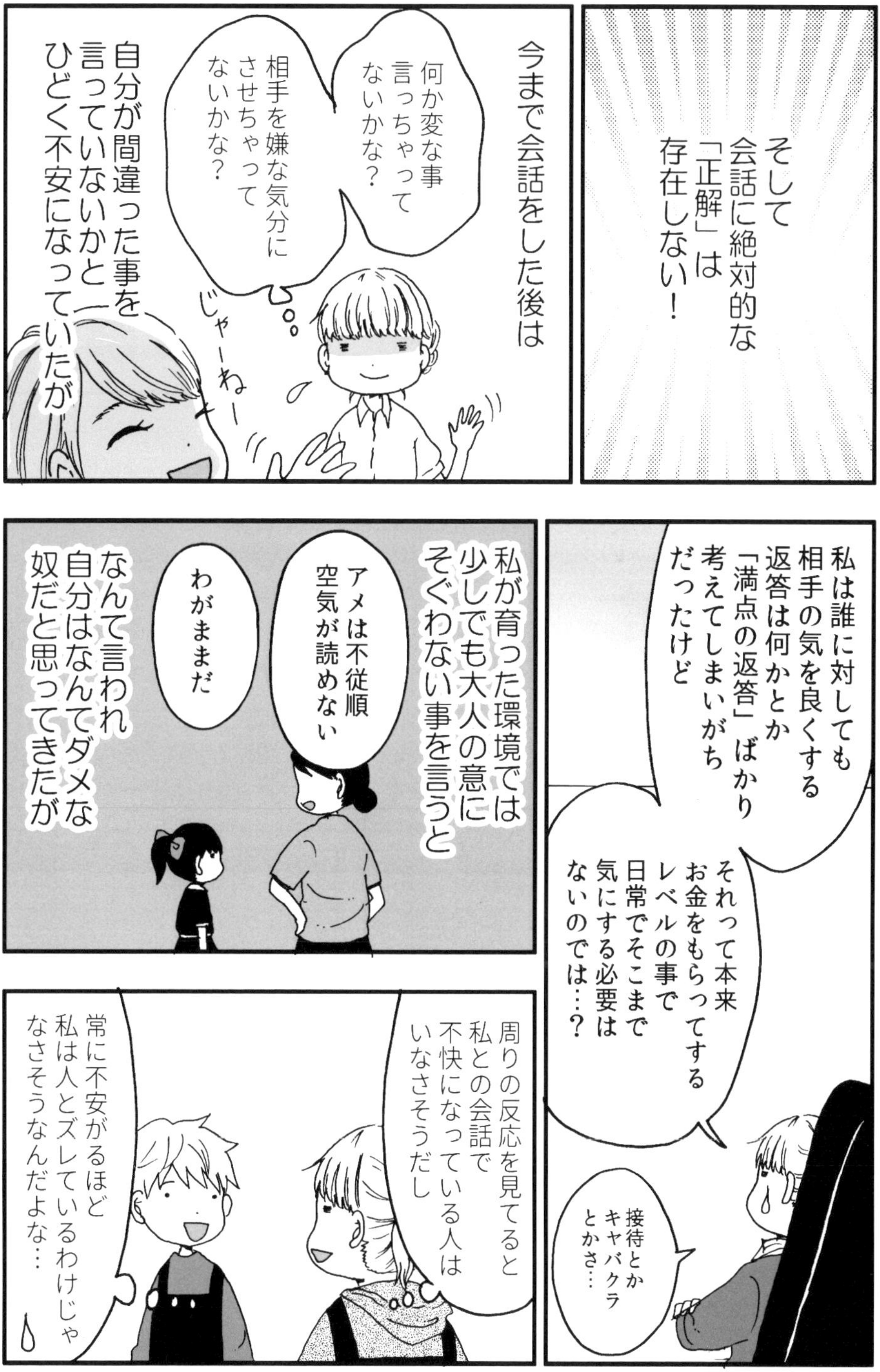
そして
会話に絶対的な
「正解」は
存在しない！
今まで会話をした後は
何か変な事
言っちゃって
ないかな？
相手を嫌な気分に
させちゃって
ないかな？
じゃーねー
自分が間違った事を
言っていないかと
ひどく不安になっていたが
私は誰に対しても
相手の気を良くする
返答は何かとか
「満点の返答」ばかり
考えてしまいがち
だったけど
それって本来
お金をもらってする
レベルの事で
日常でそこまで
気にする必要は
ないのでは…？
接待とか
キャバクラ
とかさ…
私が育った環境では
少しでも大人の意に
そぐわない事を言うと
アメは不従順
空気が読めない
わがままだ
なんて言われ
自分はなんてダメな
奴だと思ってきたが
周りの反応を見てると
私との会話で
不快になっている人は
いなさそうだし
常に不安がるほど
私は人とズレているわけじゃ
なさそうなんだよな…

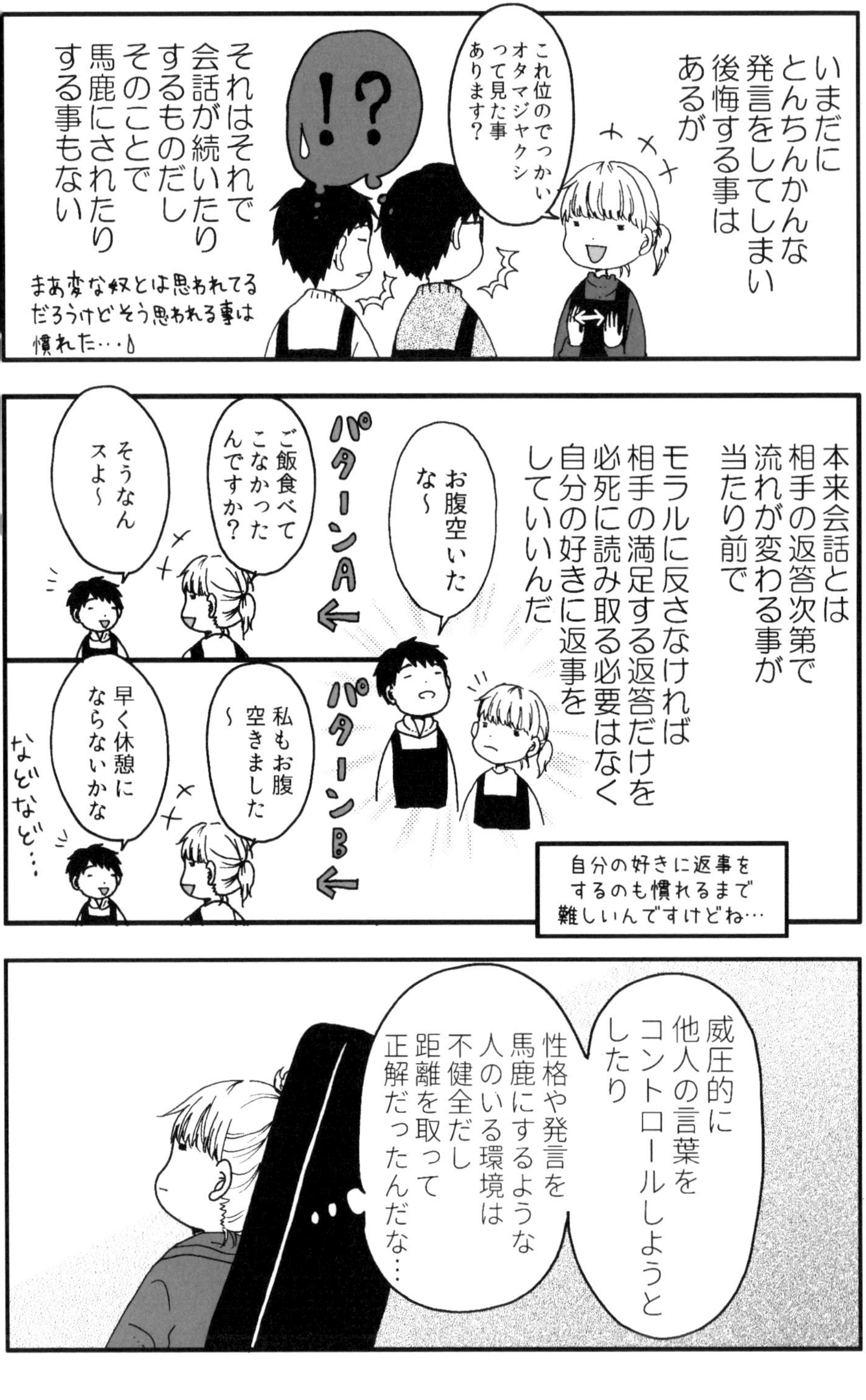
いまだにとんちんかんな発言をしてしまい後悔する事はあるが
これ位のでっかいオタマジャクシって見た事あります？
!?
それはそれで会話が続いたりするものだしそのことで馬鹿にされたりする事もない
まあ変な奴とは思われてるだろうけどそう思われる事は慣れた…
本来会話とは相手の返答次第で流れが変わる事が当たり前で
モラルに反さなければ相手の満足する返答だけを必死に読み取る必要はなく自分の好きに返事をしていいんだ
お腹空いたな〜
パターンA
ご飯食べてこなかったんですか？
そうなんスよ〜
パターンB
私もお腹空きました〜
早く休憩にならないかな
などなど…
自分の好きに返事をするのも慣れるまで難しいんですけどね…
威圧的に他人の言葉をコントロールしようとしたり
性格や発言を馬鹿にするような人のいる環境は不健全だし距離を取って正解だったんだな…
…

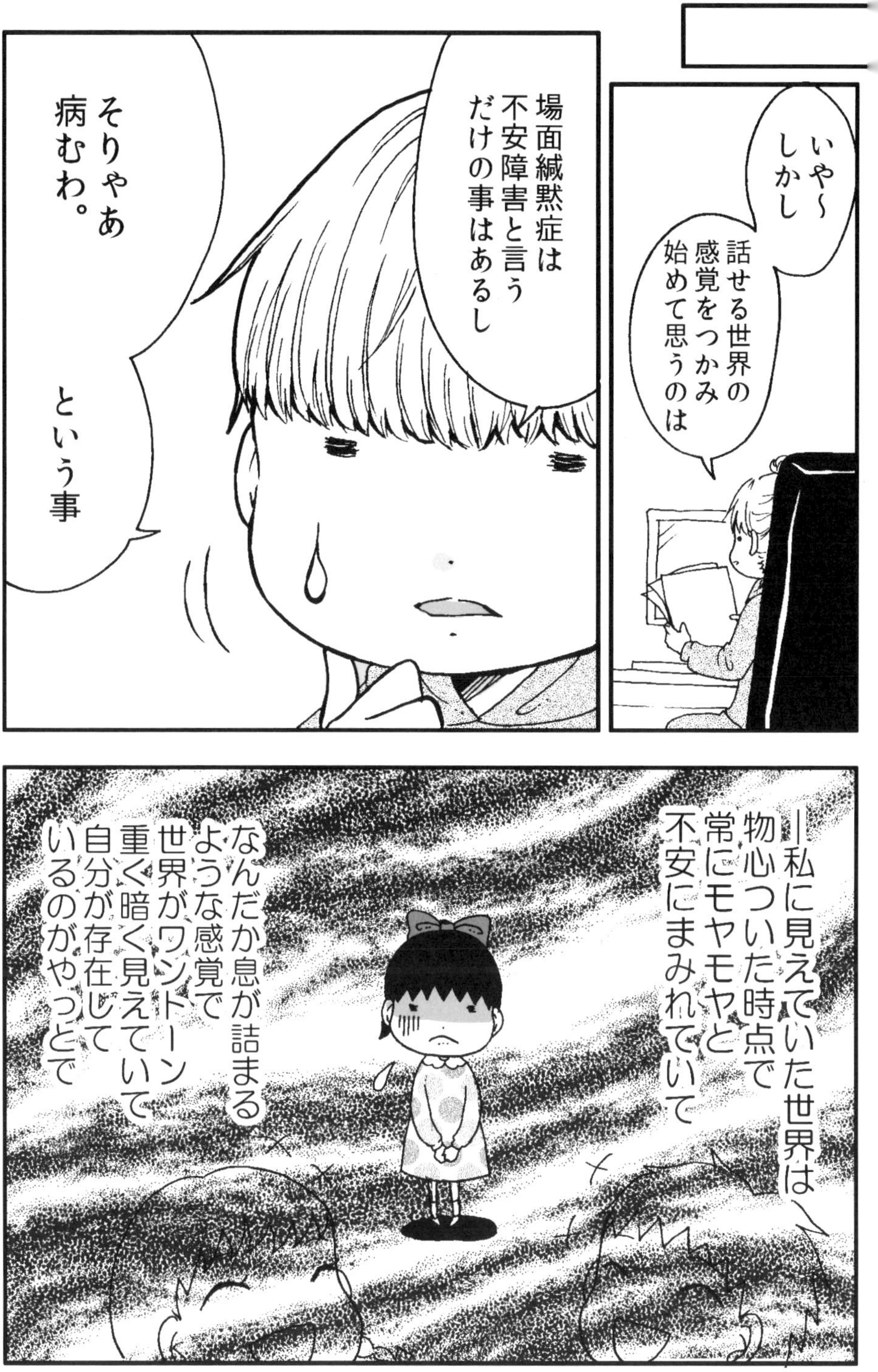
いや～しかし
話せる世界の感覚をつかみ始めて思うのは
場面緘黙症は不安障害と言うだけの事はあるし
そりゃあ病むわ。
という事
―私に見えていた世界は物心ついた時点で常にモヤモヤと不安にまみれていて
なんだか息が詰まるような感覚で世界がワントーン重く暗く見えていて自分が存在しているのがやっとで

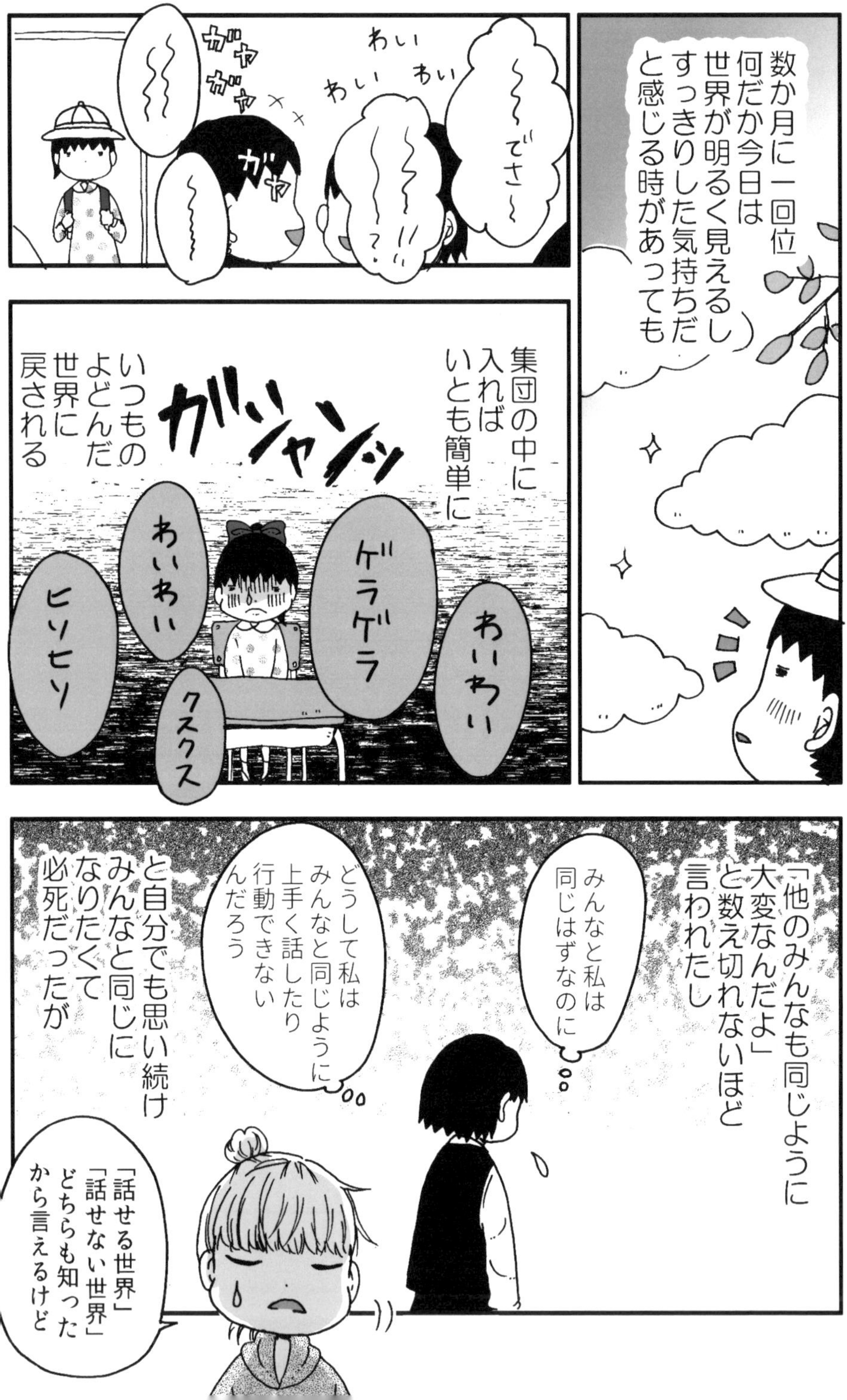

数か月に一回位
何だか今日は
世界が明るく見えるし
すっきりした気持ちだ
と感じる時があっても
わい
わい わい
～でさ～
ガヤガヤ
ガヤガヤ
ガヤ
集団の中に
入れば
いとも簡単に
ガシャンッ
いつもの
よどんだ
世界に
戻される
わいわい
ゲラゲラ
わいわい
クスクス
ヒソヒソ
「他のみんなも同じように
大変なんだよ」
と数え切れないほど
言われたし
みんなと私は
同じはずなのに
どうして私は
みんなと同じように
上手く話したり
行動できない
んだろう
と自分でも思い続け
みんなと同じに
なりたくて
必死だったが
「話せる世界」
「話せない世界」
どちらも知った
から言えるけど

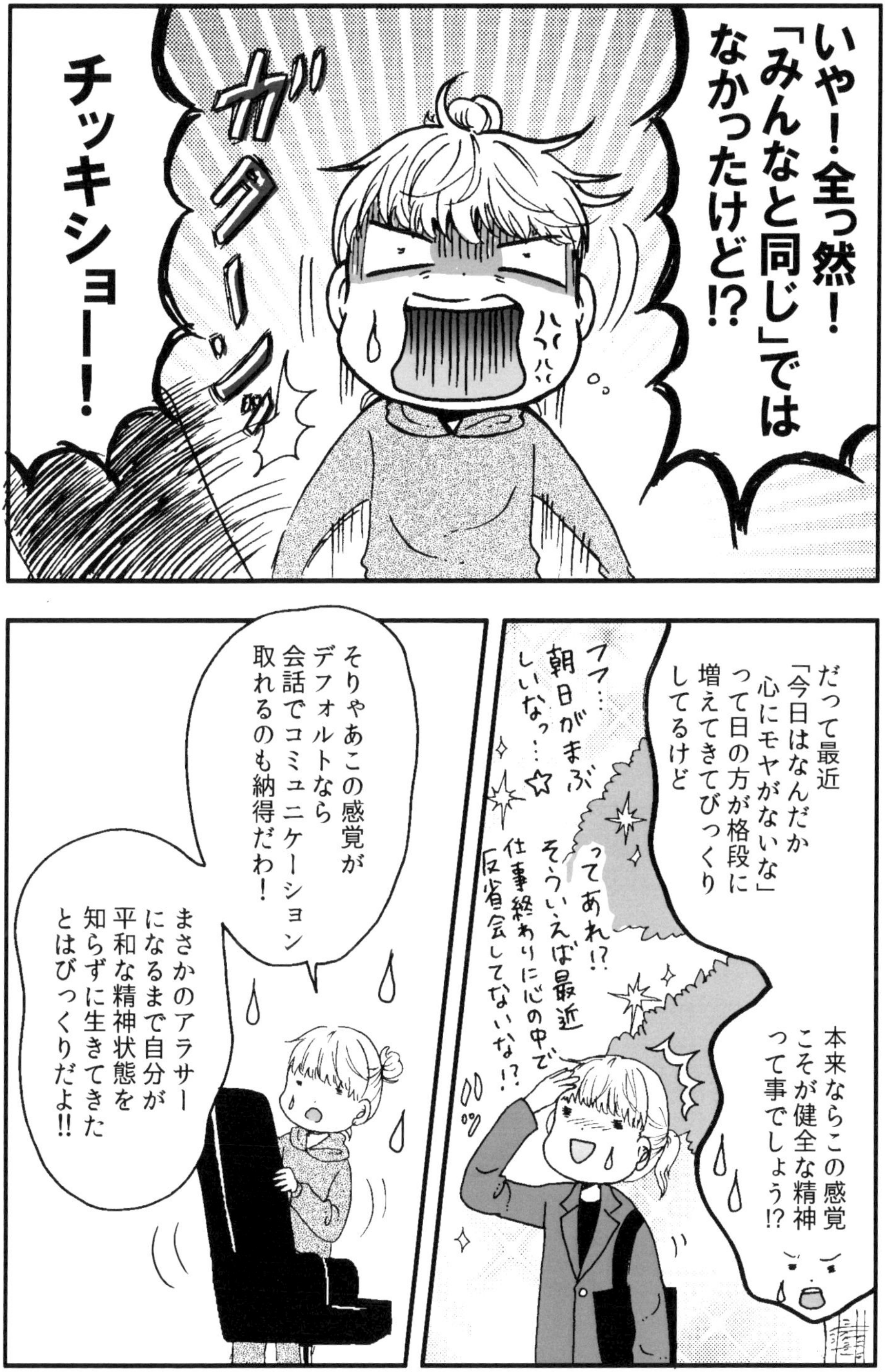
いや！全っ然！「みんなと同じ」ではなかったけど⁉
ガクーン
チッキショー！
だって最近「今日はなんだか心にモヤがないな」って日の方が格段に増えてきてびっくりしてるけど
フフ…朝日がまぶしいなっ…☆
ってあれ⁉そういえば最近仕事終わりに心の中で反省会してないな⁉
本来ならこの感覚こそが健全な精神って事でしょう⁉
そりゃあこの感覚がデフォルトなら会話でコミュニケーション取れるのも納得だわ！
まさかのアラサーになるまで自分が平和な精神状態を知らずに生きてきたとはびっくりだよ‼

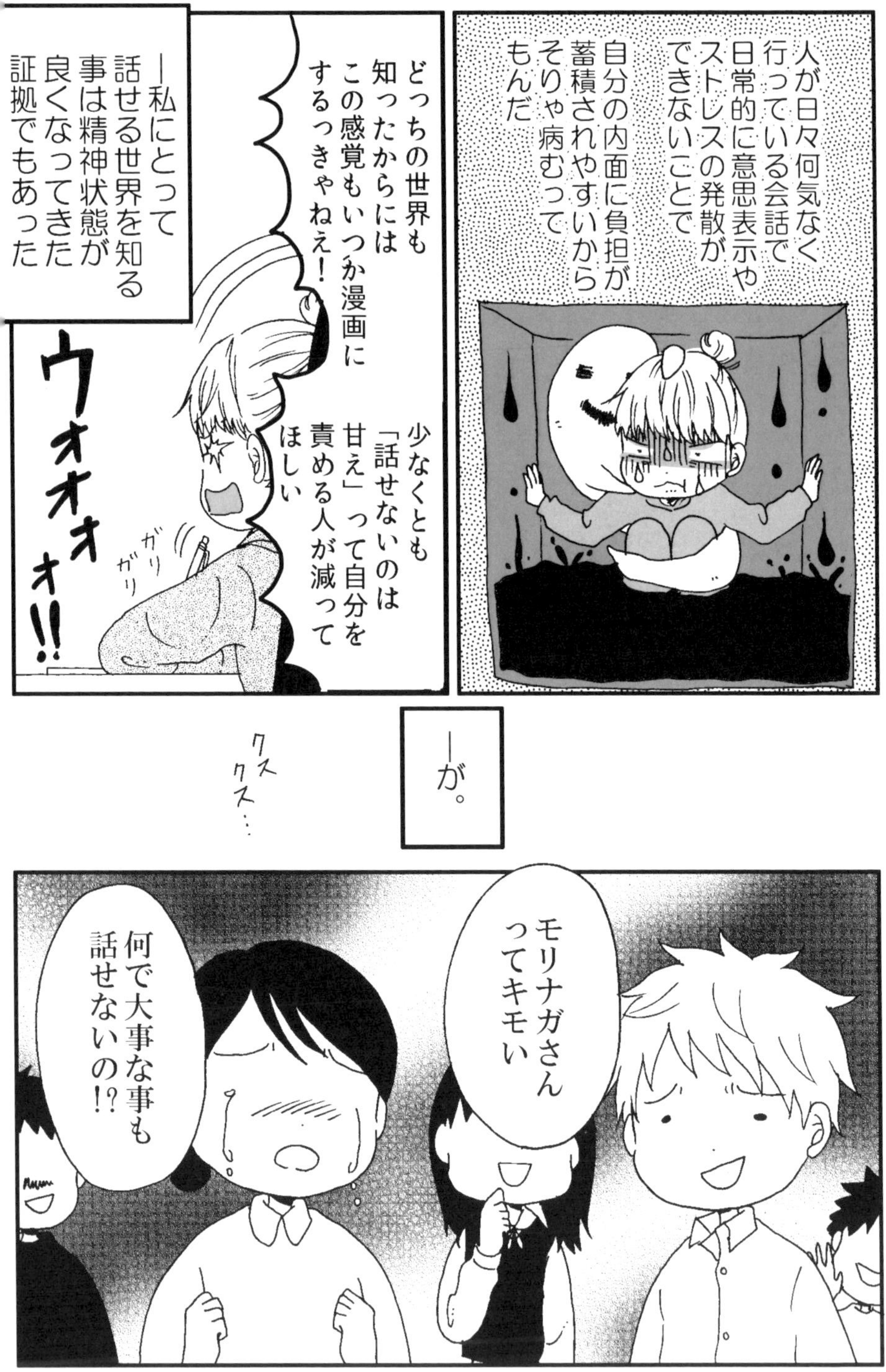

人が日々何気なく行っている会話で日常的に意思表示やストレスの発散ができないことで自分の内面に負担が蓄積されやすいからそりゃ病むってもんだ
どっちの世界も知ったからにはこの感覚もいつか漫画にするっきゃねえ！
少なくとも「話せないのは甘え」って自分を責める人が減ってほしい
ガリガリ
ウォオオオオ!!
—私にとって話せる世界を知る事は精神状態が良くなってきた証拠でもあった
—が。
クスクス…
モリナガさんってキモい
何で大事な事も話せないの!?

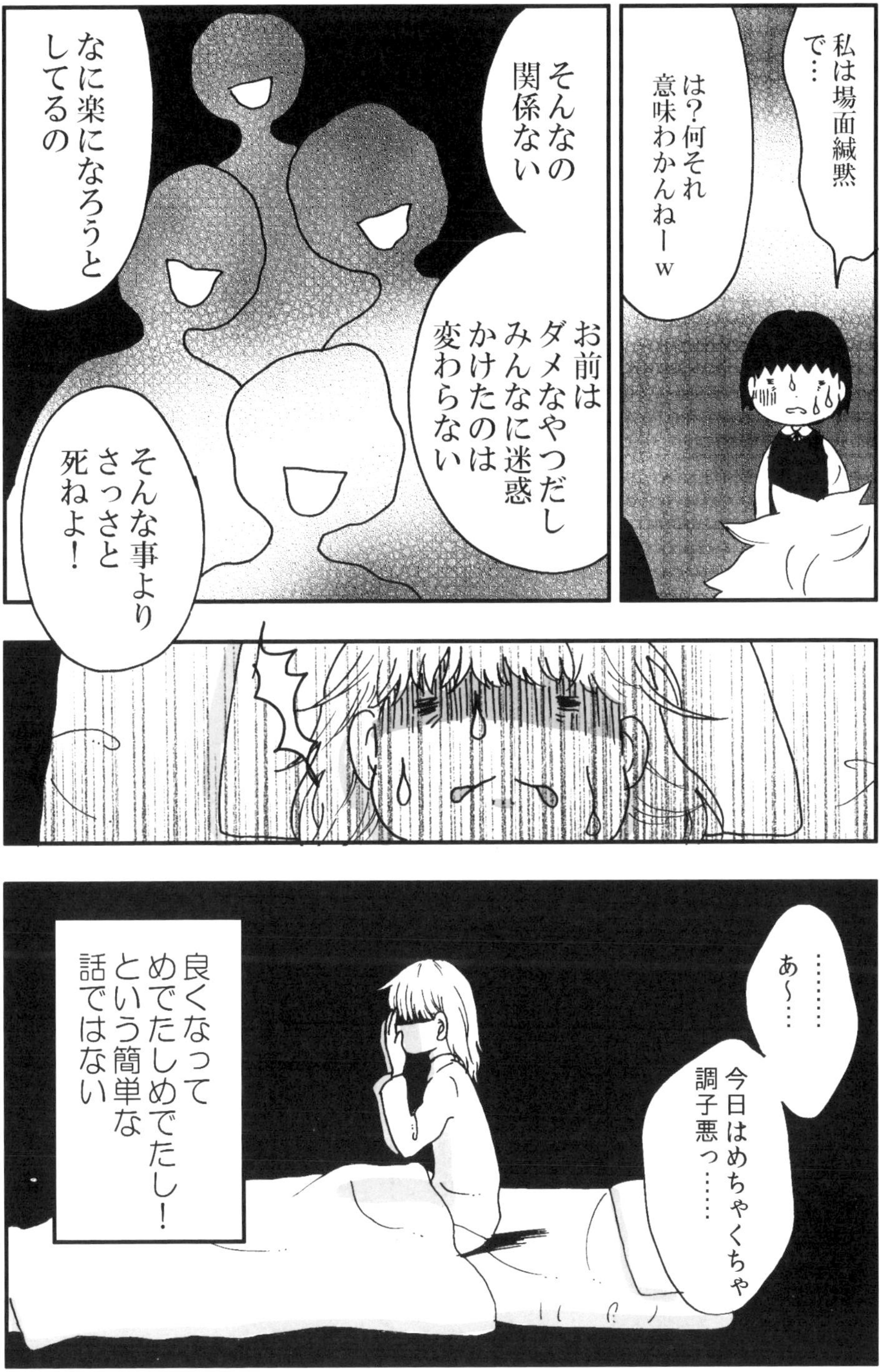
私は場面緘黙で…
は?何それ意味わかんねーw
そんなの関係ない
なに楽になろうとしてるの
お前はダメなやつだしみんなに迷惑かけたのは変わらない
そんな事よりさっさと死ねよ!
……あ〜……
今日はめちゃくちゃ調子悪っ……
良くなってめでたしめでたし!という簡単な話ではない

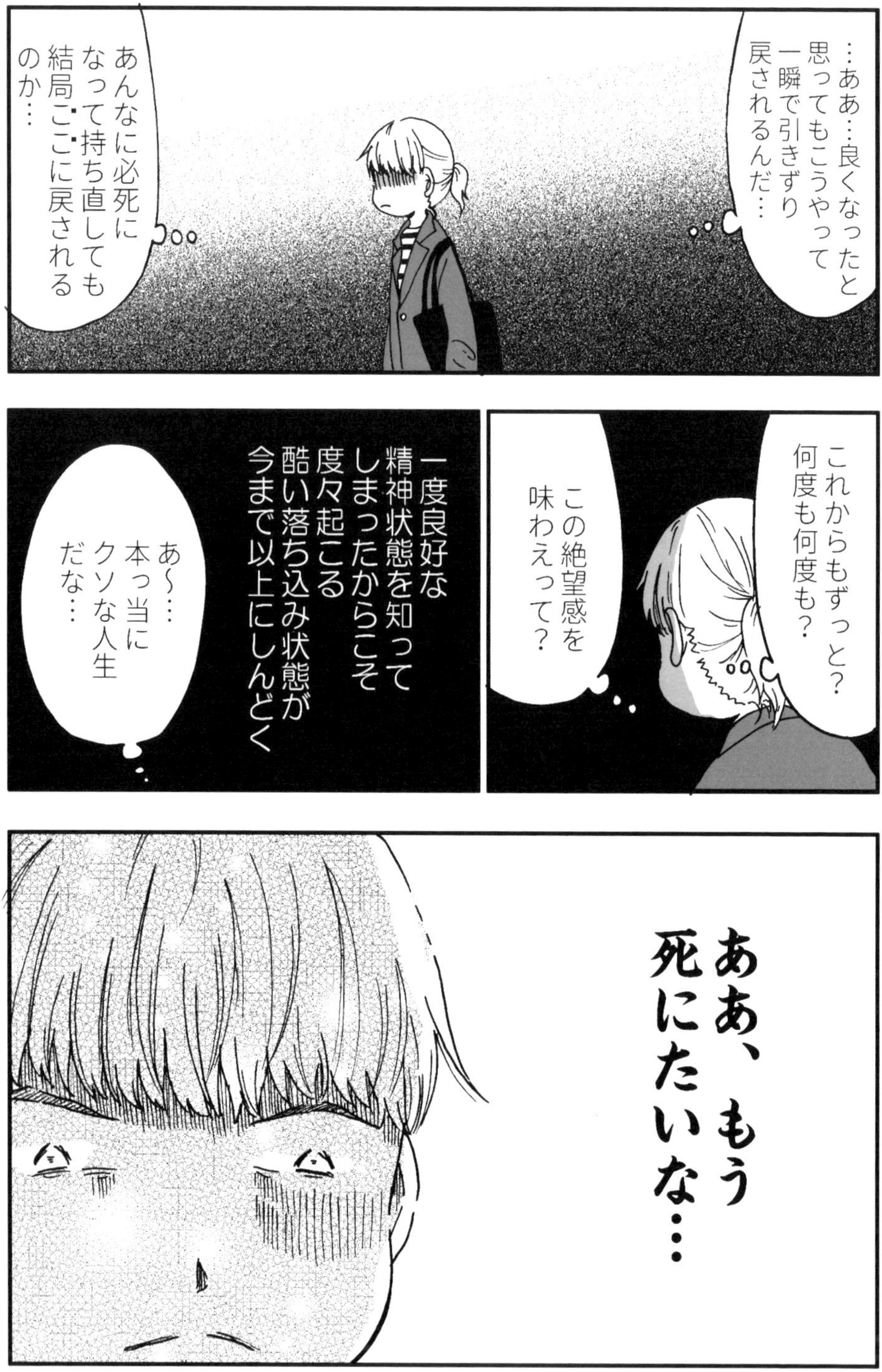
…ああ…良くなったと思ってもこうやって一瞬で引きずり戻されるんだ…
あんなに必死になって持ち直しても結局ここに戻されるのか…
これからもずっと？何度も何度も？
この絶望感を味わえって？
一度良好な精神状態を知ってしまったからこそ度々起こる酷い落ち込み状態が今まで以上にしんどく
あ～…本っ当にクソな人生だな…
ああ、もう死にたいな…

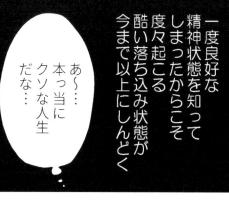

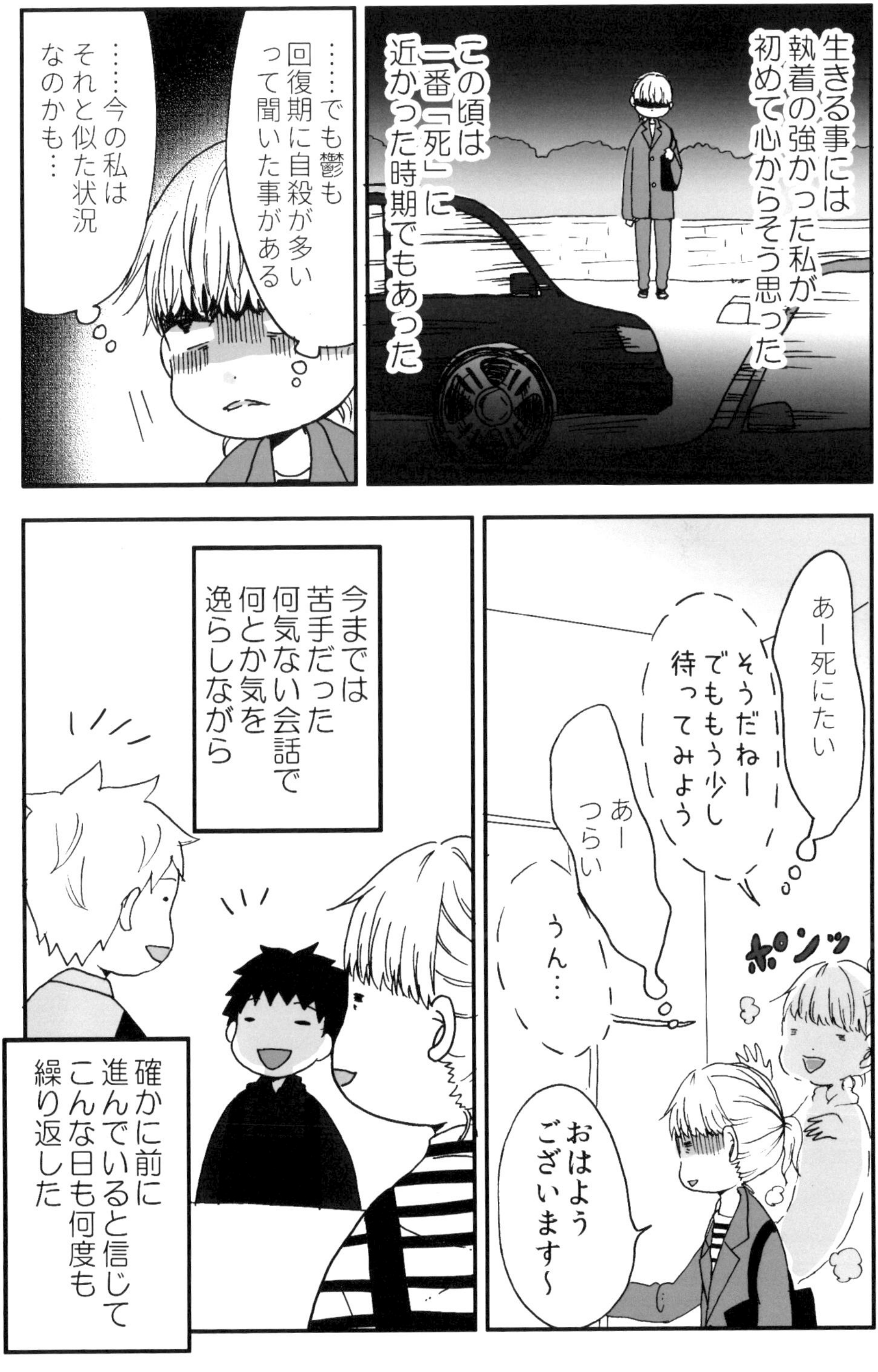

生きる事には執着の強かった私が初めて心からそう思った
この頃は一番「死」に近かった時期でもあった
……でも鬱も回復期に自殺が多いって聞いた事がある
……今の私はそれと似た状況なのかも…
あー死にたい
そうだねーでももう少し待ってみよう
あーつらい
うん…
ポンッ
おはようございます〜
今までは苦手だった何気ない会話で何とか気を逸らしながら
確かに前に進んでいると信じてこんな日も何度も繰り返した

第8話：新たな出会いと発見

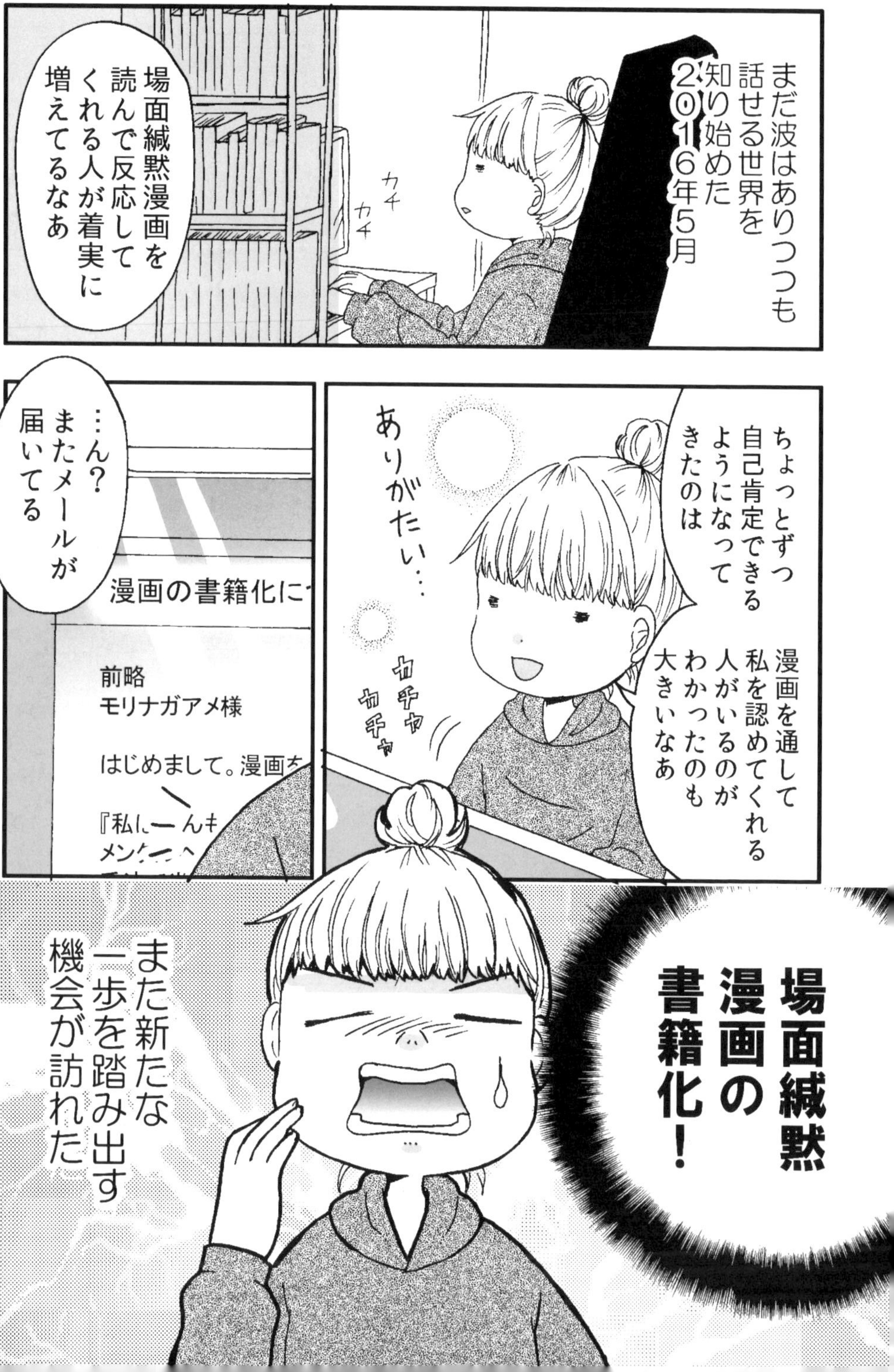
まだ波はありつつも話せる世界を知り始めた2016年5月
場面緘黙漫画を読んで反応してくれる人が着実に増えてるなあ
カチ カチ
ちょっとずつ自己肯定できるようになってきたのは
漫画を通して私を認めてくれる人がいるのがわかったのも大きいなあ
ありがたい…
カチャ カチャ
…ん？またメールが届いてる
漫画の書籍化に
前略
モリナガアメ様
場面緘黙漫画の書籍化！
また新たな一歩を踏み出す機会が訪れた

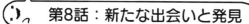

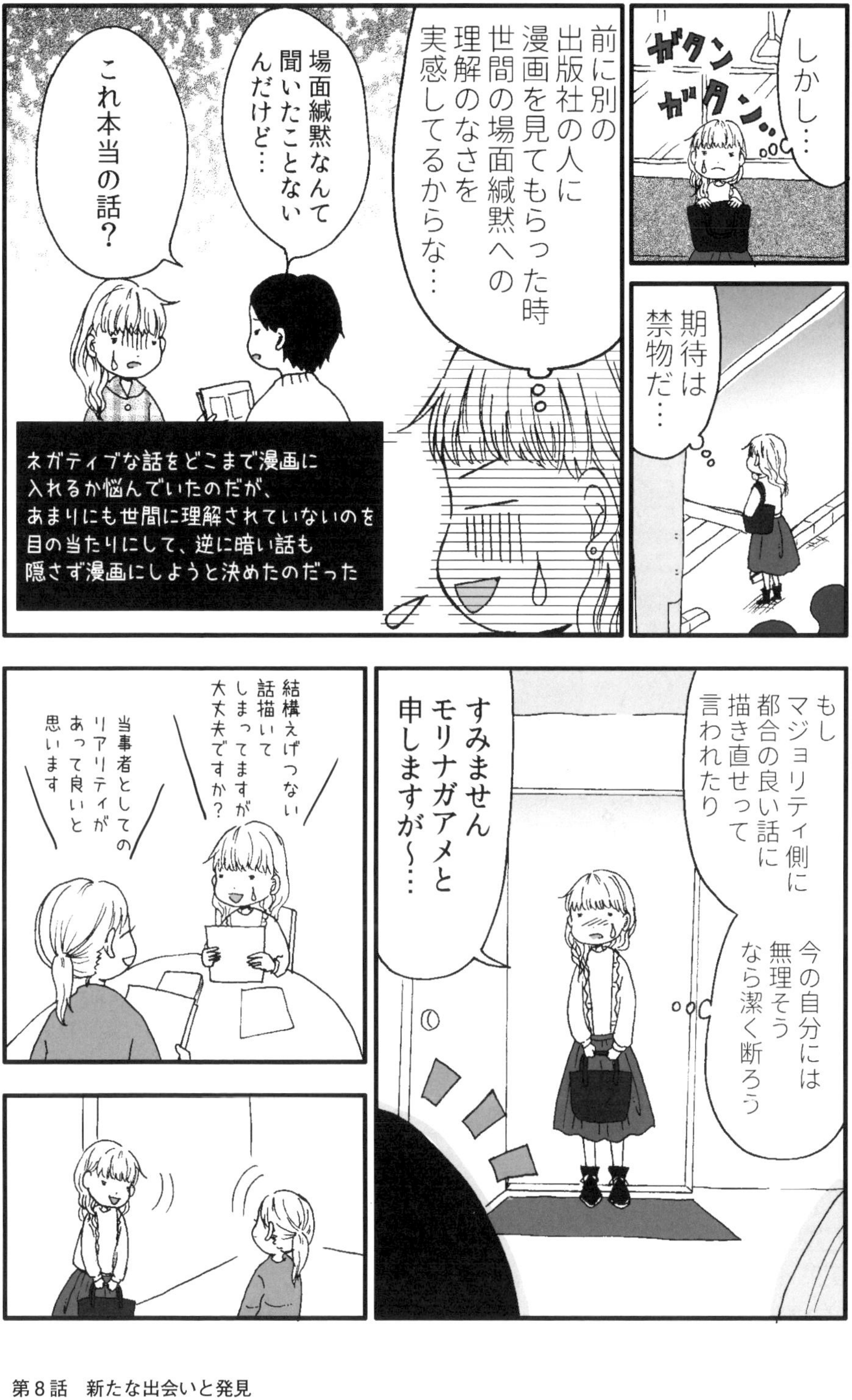
ガタン
ガタン…
しかし…
期待は禁物だ…
前に別の出版社の人に漫画を見てもらった時世間の場面緘黙への理解のなさを実感してるからな…
場面緘黙なんて聞いたことないんだけど…
これ本当の話？
ネガティブな話をどこまで漫画に入れるか悩んでいたのだが、あまりにも世間に理解されていないのを目の当たりにして、逆に暗い話も隠さず漫画にしようと決めたのだった
もしマジョリティ側に都合の良い話に描き直せって言われたり
今の自分には無理そうなら潔く断ろう
すみませんモリナガアメと申しますが〜…
結構えげつない話描いてしまってますが大丈夫ですか？
当事者としてのリアリティがあって良いと思います

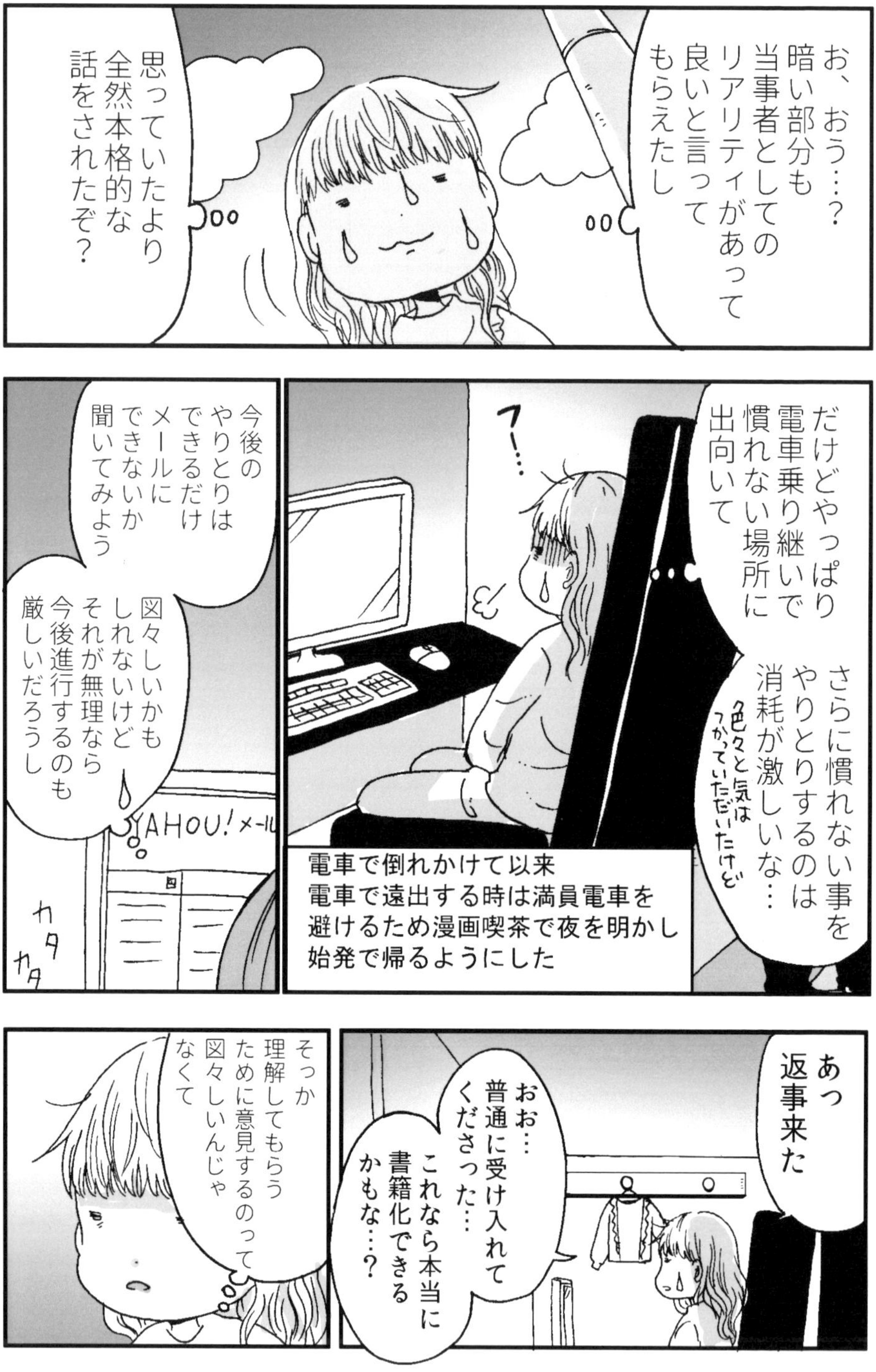

お、おう…？
暗い部分も当事者としてのリアリティがあって良いと言ってもらえたし
思っていたより全然本格的な話をされたぞ？
だけどやっぱり電車乗り継いで慣れない場所に出向いて
さらに慣れない事をやりとりするのは消耗が激しいな…
色々と気はつかっていただいたけど
電車で倒れかけて以来
電車で遠出する時は満員電車を
避けるため漫画喫茶で夜を明かし
始発で帰るようにした
今後のやりとりはできるだけメールにできないか聞いてみよう
図々しいかもしれないけどそれが無理なら今後進行するのも厳しいだろうし
YAHOU!メール
カタカタ
あっ返事来た
おお…普通に受け入れてくださった…
これなら本当に書籍化できるかもな…？
そっか理解してもらうために意見するのって図々しいんじゃなくて

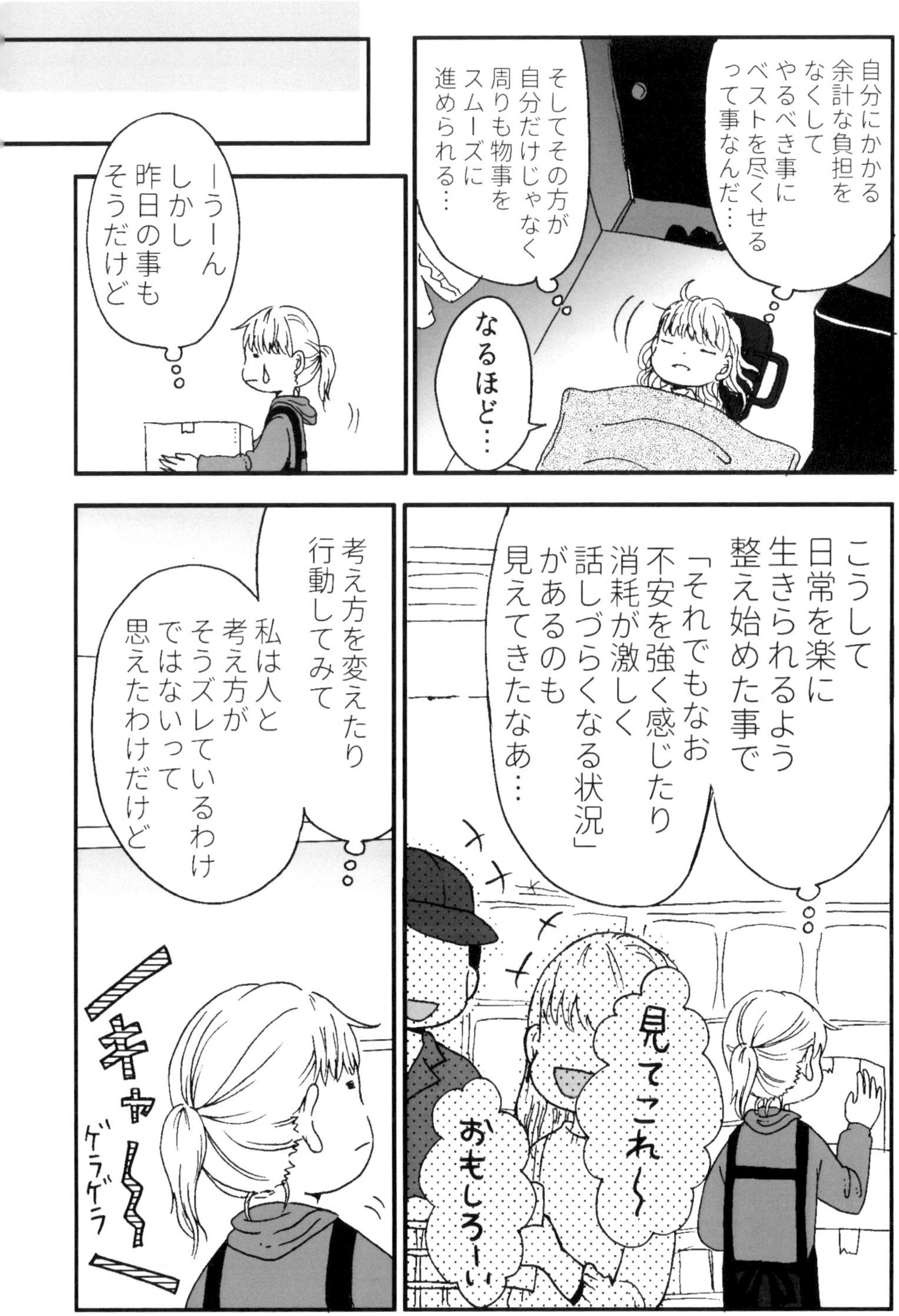

自分にかかる余計な負担をなくしてやるべき事にベストを尽くせるって事なんだ…
そしてその方が自分だけじゃなく周りも物事をスムーズに進められる…
なるほど…
ーうーんしかし昨日の事もそうだけど
こうして日常を楽に生きられるよう整え始めた事で「それでもなお不安を強く感じたり消耗が激しく話しづらくなる状況」があるのも見えてきたなあ…
見てこれ〜
おもしろーい
考え方を変えたり行動してみて
私は人と考え方がそうズレているわけではないって思えたわけだけど
キャ〜〜
ゲラゲラ

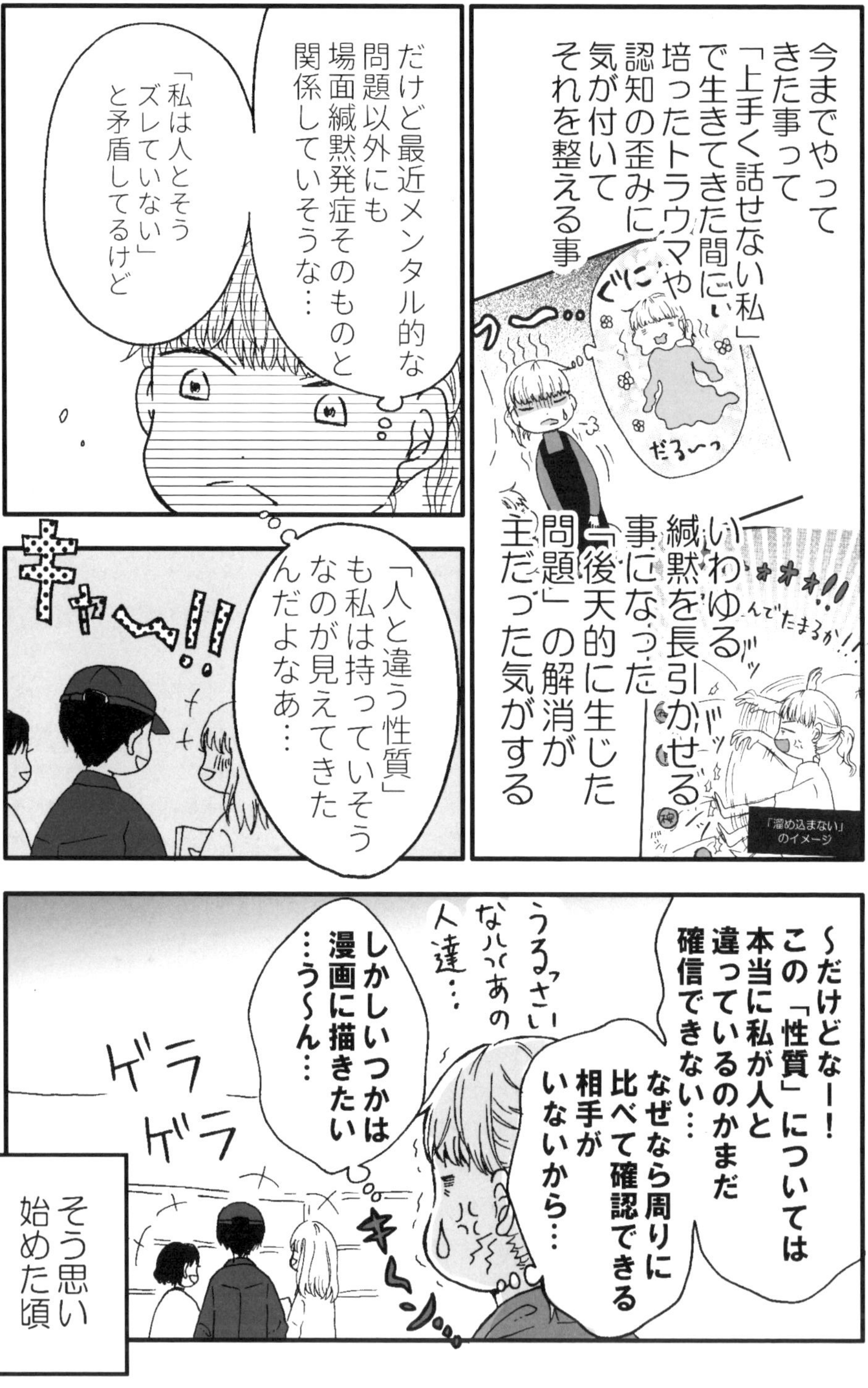
今までやってきた事って「上手く話せない私」で生きてきた間に培ったトラウマや認知の歪みに気が付いてそれを整える事
ぐに〜…
だる〜っ
いわゆる緘黙を長引かせる事になった『後天的に生じた問題』の解消が主だった気がする
…んでたまるか!!
オォォ!!
ドッ
ドッ
「溜め込まない」のイメージ
だけど最近メンタル的な問題以外にも場面緘黙発症そのものと関係していそうな…
「私は人とそうズレていない」と矛盾してるけど
「人と違う性質」も私は持っていそうなのが見えてきたんだよなあ…
キャ〜!!
〜だけどなー! この「性質」については本当に私が人と違っているのかまだ確信できない…
なぜなら周りに比べて確認できる相手がいないから…
うるっさいなぁあの人達…
しかしいつかは漫画に描きたい…う〜ん…
ゲラ
ゲラ
キ〜ン…
そう思い始めた頃

もう一つの新たな出会いがやってきた
夜勤に新しく女性が入るそうですよ
えっ女の人♪
※今は夜勤 女1人
なんか漫画描いてる人らしいっす
なっなんだって!?
身近に漫画描いてる人いなくて孤独だからぜひお近づきになりたい…!
ソワソワ…
小林ですよろしくお願いします
そう思えるようになったのも成長である
キョロ
キョロ
あの…他の人には言ってないんですが
実は私も漫画描いてるんですよ～
ヒソ…
そうなんですか!

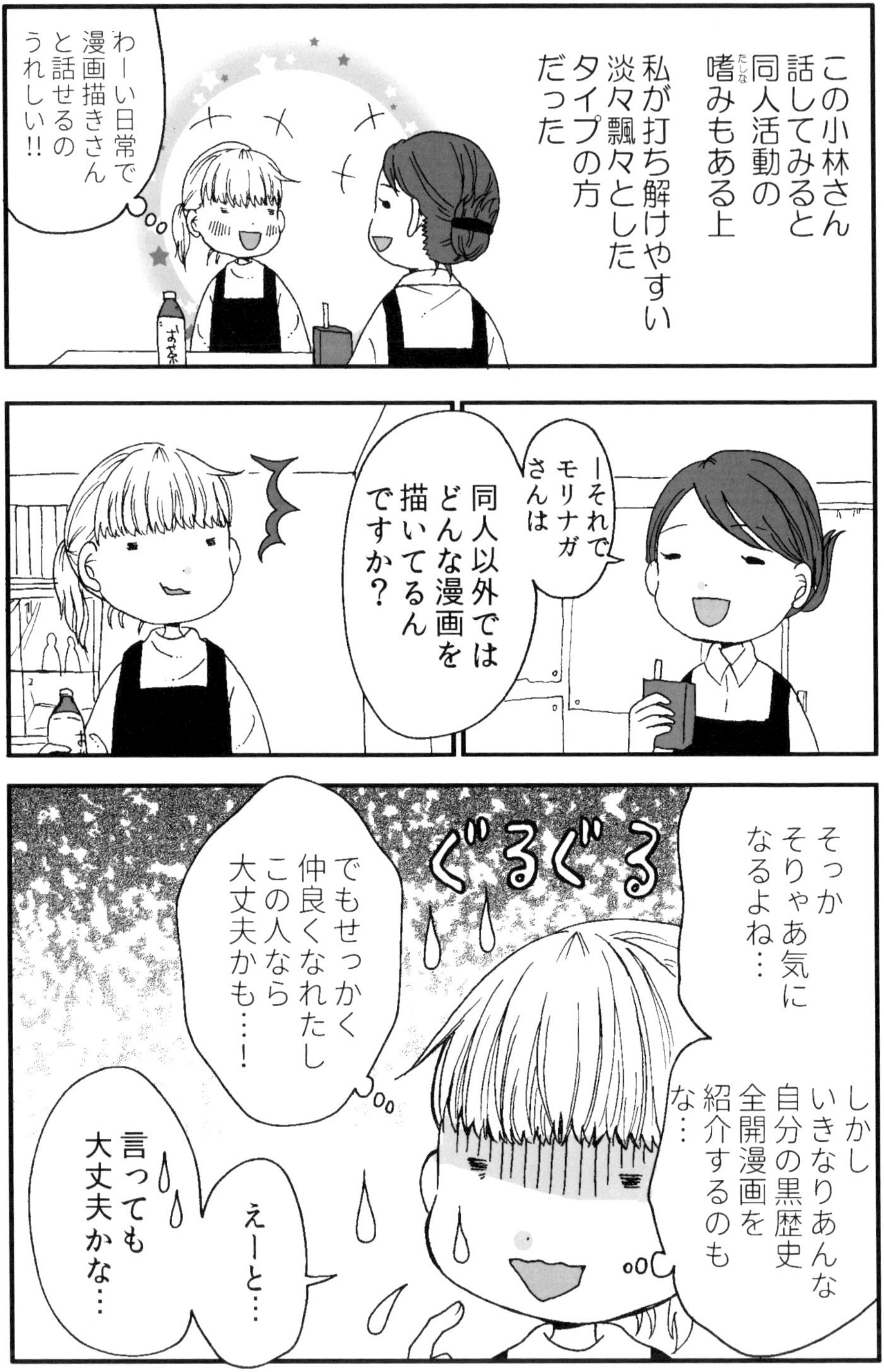
この小林さん
話してみると
同人活動の
嗜《たしな》みもある上
私が打ち解けやすい
淡々飄々とした
タイプの方
だった
わーい日常で
漫画描きさん
と話せるの
うれしい!!
ーそれで
モリナガ
さんは
同人以外では
どんな漫画を
描いてるん
ですか？
そっか
そりゃあ気に
なるよね…
ぐるぐる
しかし
いきなりあんな
自分の黒歴史
全開漫画を
紹介するのも
な…
でもせっかく
仲良くなれたし
この人なら
大丈夫かも…!
えーと…
言っても
大丈夫かな…

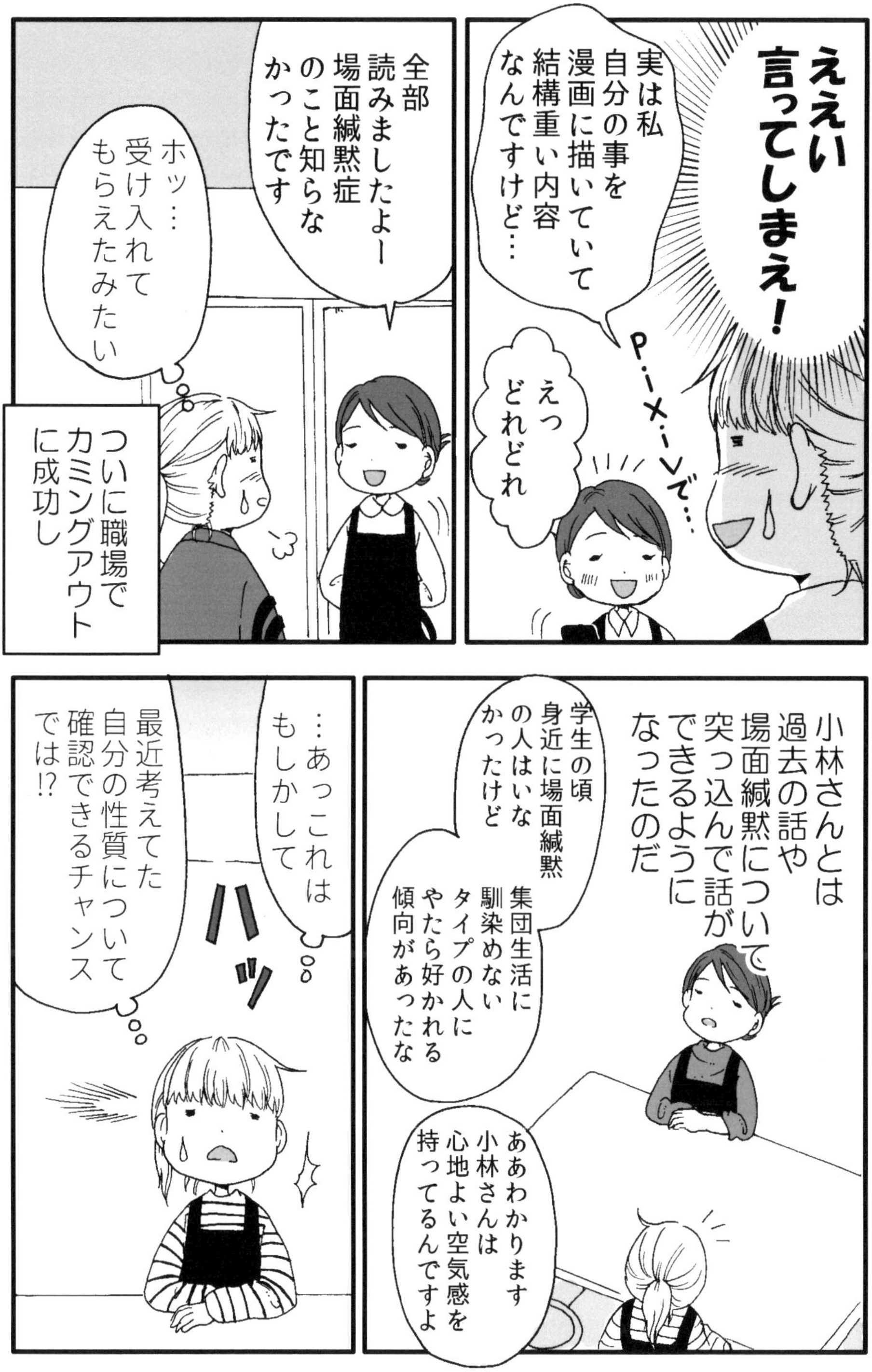
ええい言ってしまえ！
実は私自分の事を漫画に描いていて結構重い内容なんですけど…
P・I・X・I・Vで…
えっどれどれ
全部読みましたよー場面緘黙症のこと知らなかったです
ホッ…受け入れてもらえたみたい
ついに職場でカミングアウトに成功し
小林さんとは過去の話や場面緘黙について突っ込んで話ができるようになったのだ
学生の頃身近に場面緘黙の人はいなかったけど
集団生活に馴染めないタイプの人にやたら好かれる傾向があったな
ああわかります小林さんは心地よい空気感を持ってるんですよ
…あっこれはもしかして
ハッ
最近考えてた自分の性質について確認できるチャンスでは!?

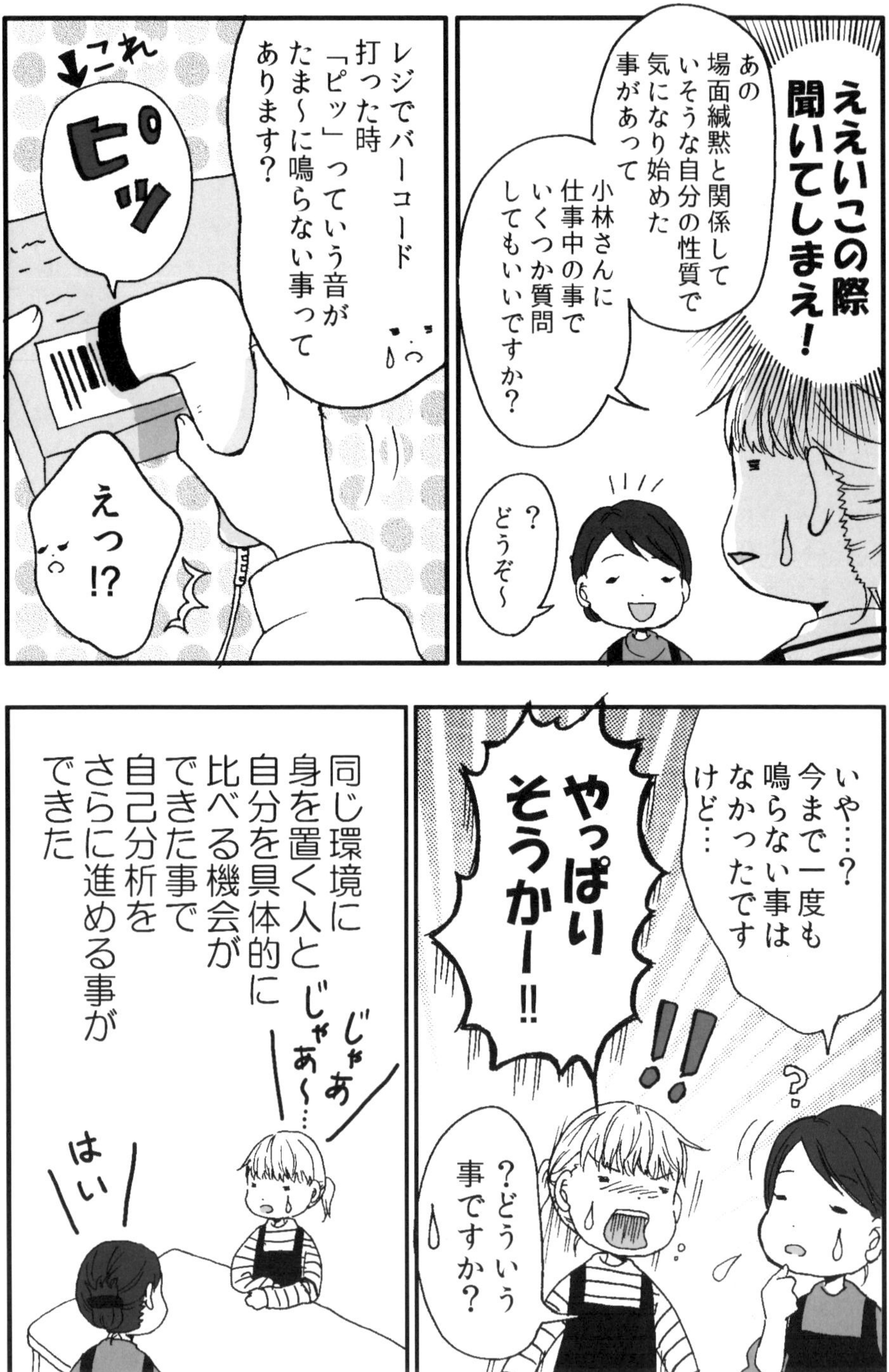
ええいこの際聞いてしまえ!
あの
場面緘黙と関係していそうな自分の性質で気になり始めた事があって
小林さんに仕事中の事でいくつか質問してもいいですか?
?どうぞ~
レジでバーコード打った時「ピッ」っていう音がたま~に鳴らない事ってあります?
これ
ピッ
えっ!?
いや…?今まで一度も鳴らない事はなかったですけど…
やっぱりそうかー!!
!!
?
?どういう事ですか?
同じ環境に身を置く人と自分を具体的に比べる機会ができた事で自己分析をさらに進める事ができた
じゃあじゃあ~…
はい

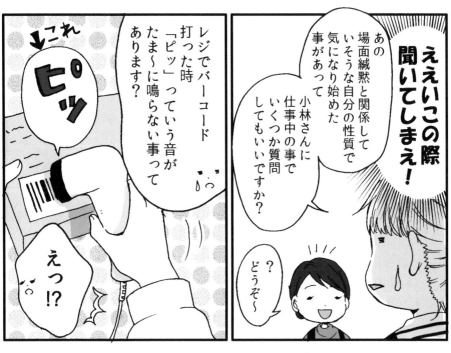

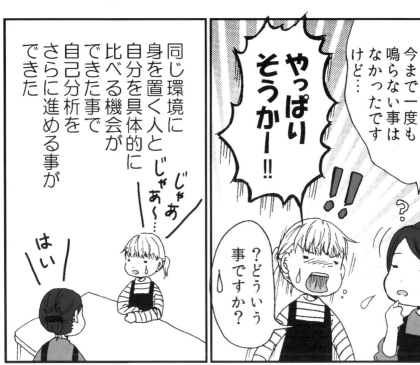

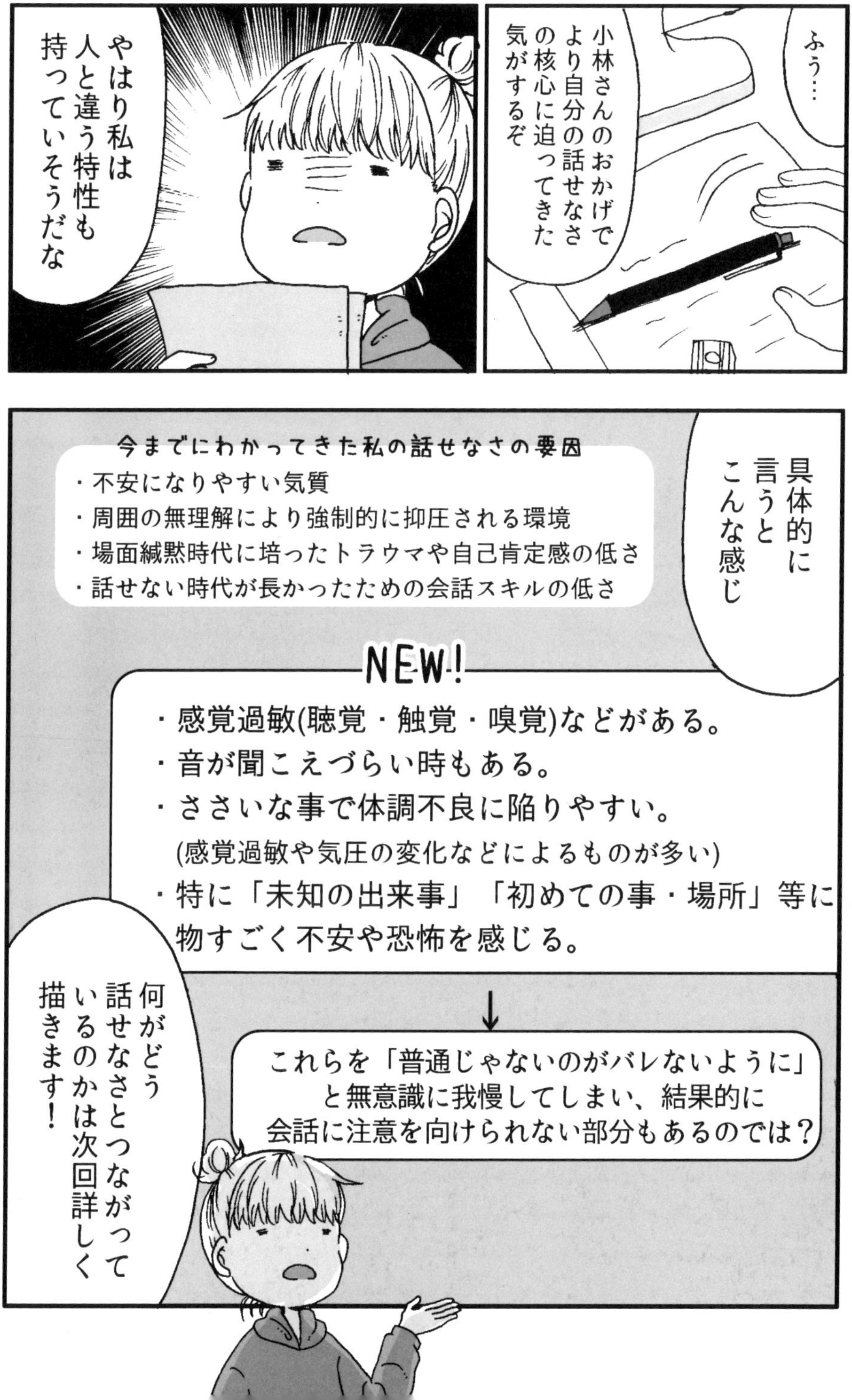
ふう…
小林さんのおかげでより自分の話せなさの核心に迫ってきた気がするぞ
やはり私は人と違う特性も持っていそうだな
具体的に言うとこんな感じ
今までにわかってきた私の話せなさの要因
・不安になりやすい気質
・周囲の無理解により強制的に抑圧される環境
・場面緘黙時代に培ったトラウマや自己肯定感の低さ
・話せない時代が長かったための会話スキルの低さ
NEW!
・感覚過敏(聴覚・触覚・嗅覚)などがある。
・音が聞こえづらい時もある。
・ささいな事で体調不良に陥りやすい。
(感覚過敏や気圧の変化などによるものが多い)
・特に「未知の出来事」「初めての事・場所」等に物すごく不安や恐怖を感じる。
↓
これらを「普通じゃないのがバレないように」と無意識に我慢してしまい、結果的に会話に注意を向けられない部分もあるのでは？
何がどう話せなさとつながっているのかは次回詳しく描きます！

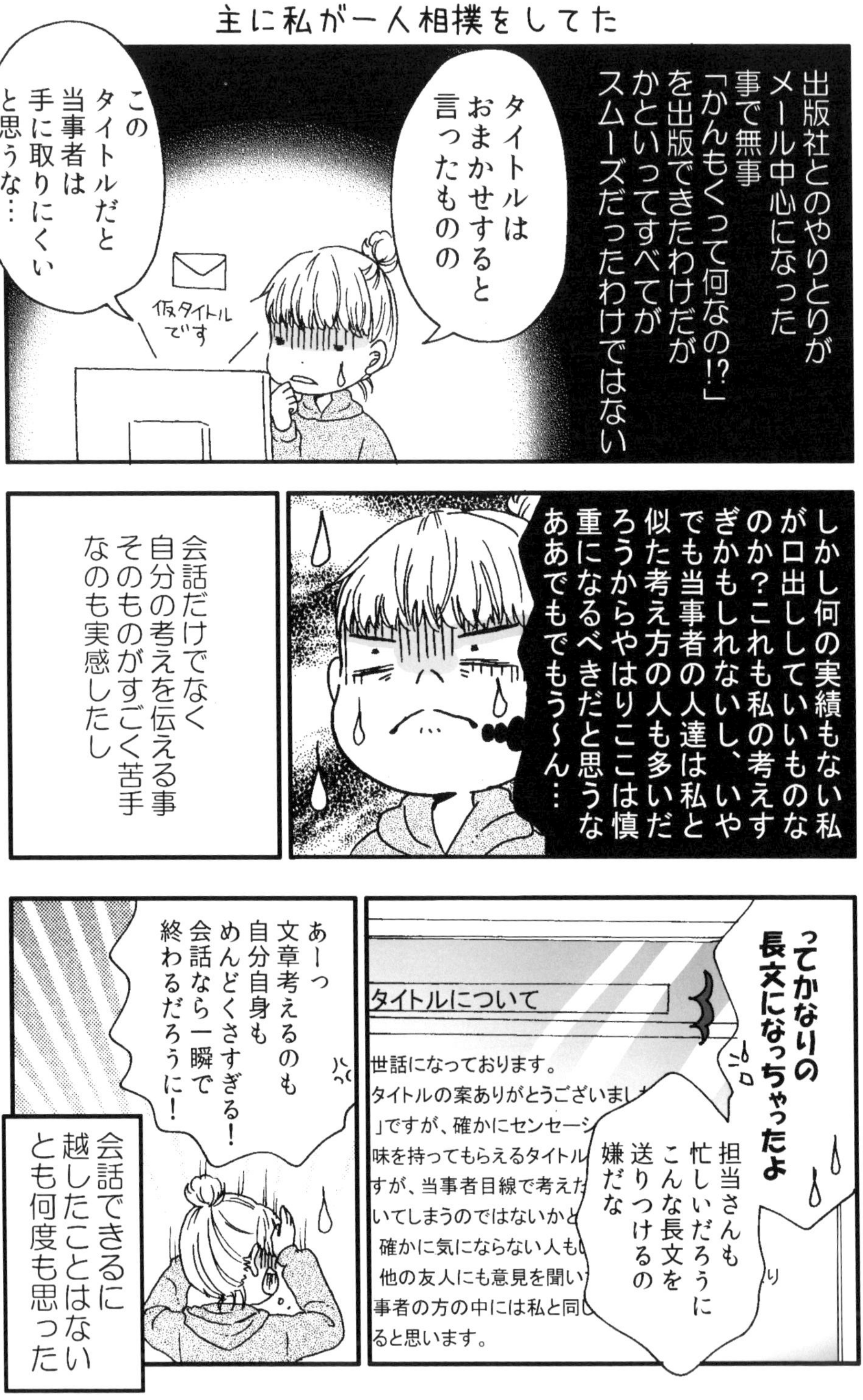
主に私が一人相撲をしてた
出版社とのやりとりがメール中心になった事で無事「かんもくって何なの!?」を出版できたわけだがかといってすべてがスムーズだったわけではない
タイトルはおまかせすると言ったものの
仮タイトルです
このタイトルだと当事者は手に取りにくいと思うな…
しかし何の実績もない私が口出ししていいものなのか？これも私の考えすぎかもしれないし、いやでも当事者の人達は私と似た考え方の人も多いだろうからやはりここは慎重になるべきだと思うなああでもでもう～ん…
会話だけでなく自分の考えを伝える事そのものがすごく苦手なのも実感したし
ってかなりの長文になっちゃったよ
担当さんも忙しいだろうにこんな長文を送りつけるの嫌だな
タイトルについて
世話になっております。
タイトルの案ありがとうございまし
」ですが、確かにセンセーシ
味を持ってもらえるタイトル
すが、当事者目線で考えた
いてしまうのではないかと
確かに気にならない人も
他の友人にも意見を聞い
事者の方の中には私と同じ
ると思います。
あーっ文章考えるのも自分自身もめんどくさすぎる！会話なら一瞬で終わるだろうに！
ハァ
会話できるに越したことはないとも何度も思った

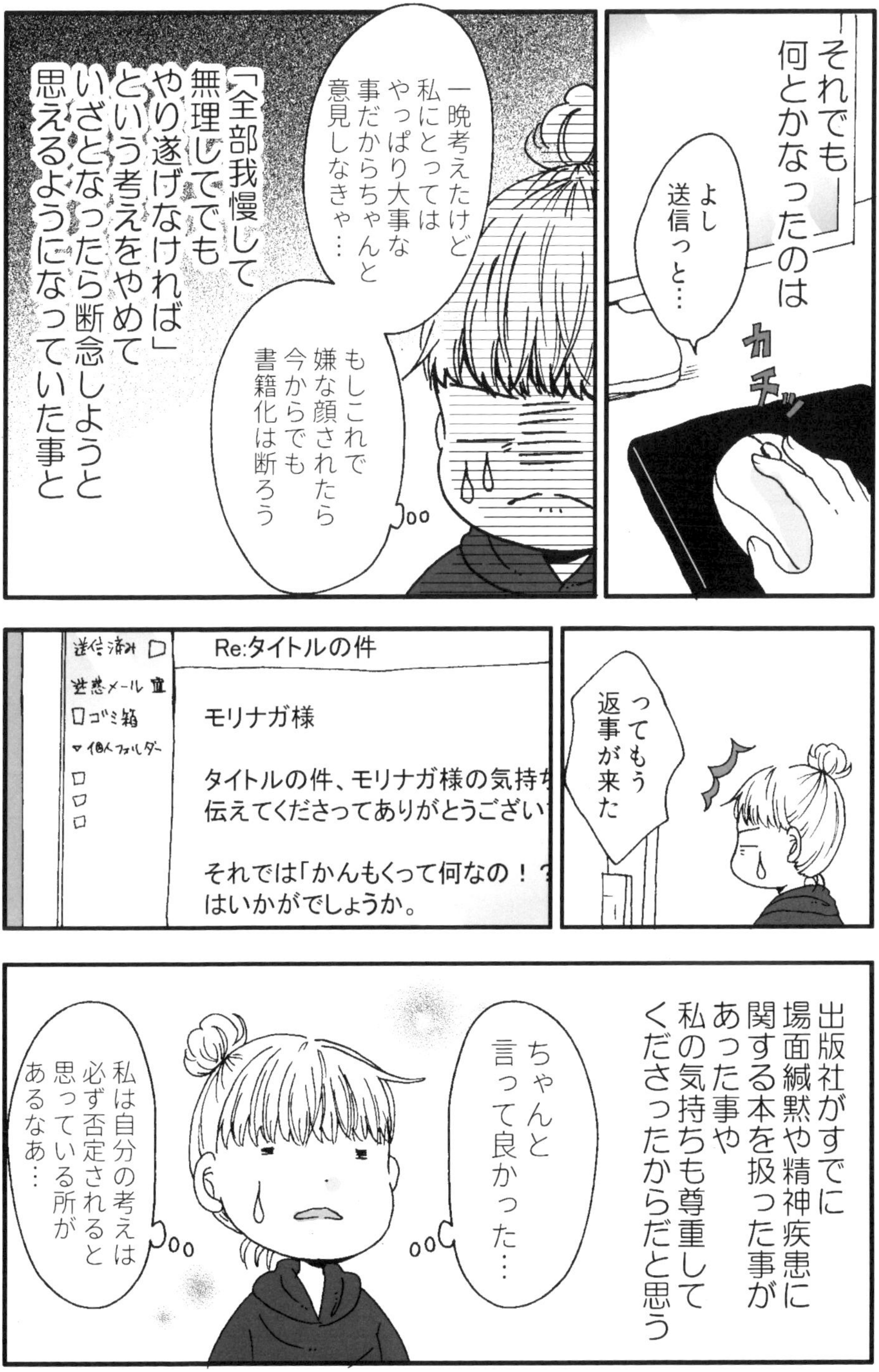

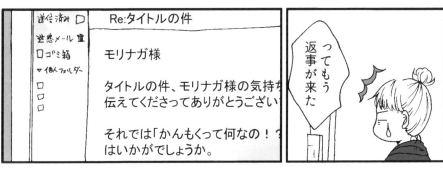

それでも何とかなったのは
よし送信っと…
カチッ
一晩考えたけど私にとってはやっぱり大事な事だからちゃんと意見しなきゃ…
もしこれで嫌な顔されたら今からでも書籍化は断ろう
「全部我慢してでもやり遂げなければ」という考えをやめていざとなったら断念しようと思えるようになっていた事と
ってもう返事が来た
送信済み
迷惑メール
ゴミ箱
個人フォルダー
Re:タイトルの件
モリナガ様
タイトルの件、モリナガ様の気持
伝えてくださってありがとうござい
それでは「かんもくって何なの！
はいかがでしょうか。
出版社がすでに場面緘黙や精神疾患に関する本を扱った事があった事や私の気持ちも尊重してくださったからだと思う
ちゃんと言って良かった…
私は自分の考えは必ず否定されると思っている所があるなあ…

第9話：「普通にならなければ」との闘い

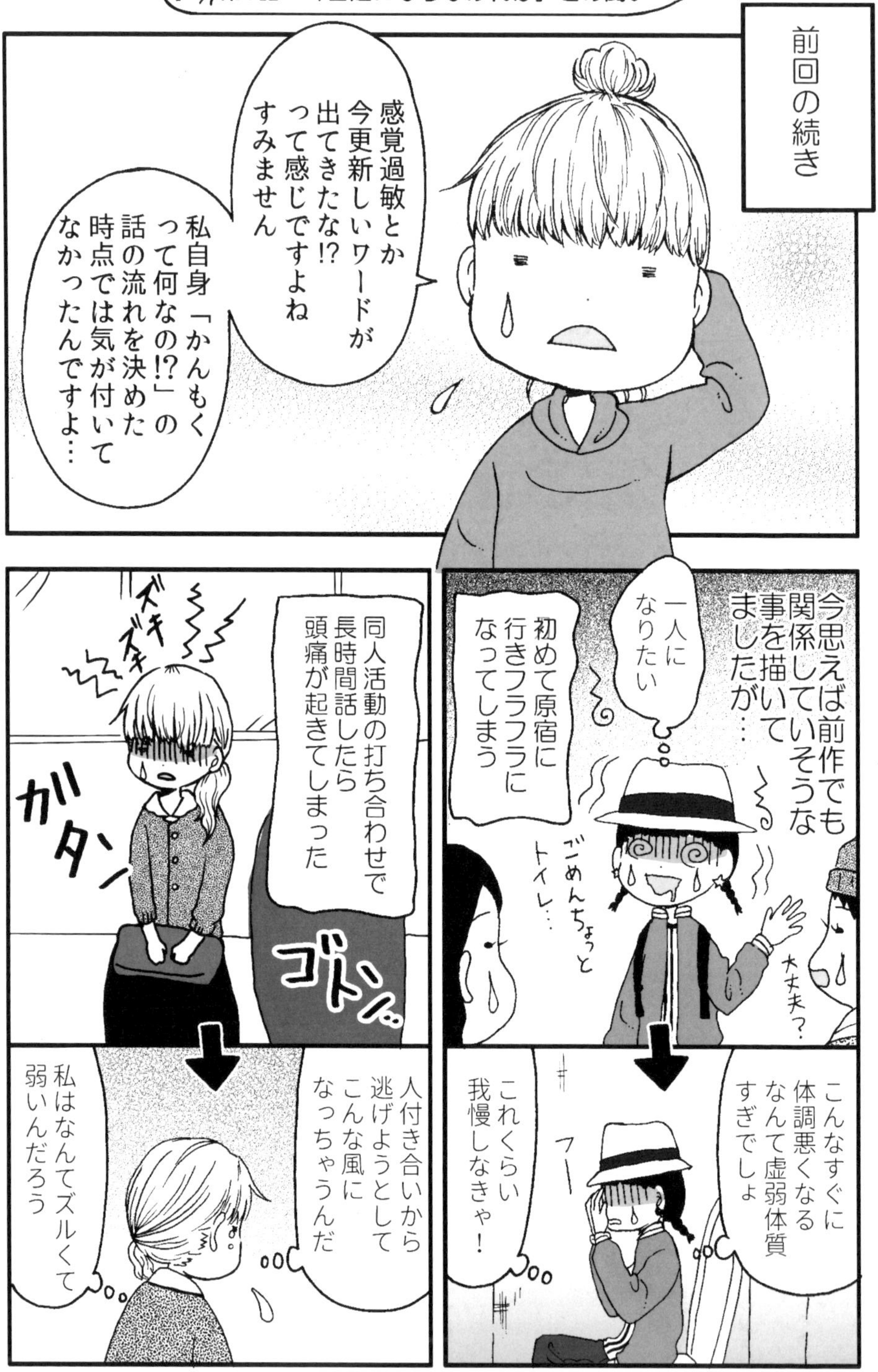

前回の続き
感覚過敏とか今更新しいワードが出てきたな!?って感じですよね すみません
私自身「かんもくって何なの!?」の話の流れを決めた時点では気が付いてなかったんですよ…
今思えば前作でも関係していそうな事を描いてましたが…
一人になりたい
初めて原宿に行きフラフラになってしまう
ごめんちょっとトイレ…
大丈夫？
ズキズキ
同人活動の打ち合わせで長時間話したら頭痛が起きてしまった
ガタン
ゴトン
こんなすぐに体調悪くなるなんて虚弱体質すぎでしょ
これくらい我慢しなきゃ！
フー
人付き合いから逃げようとしてこんな風になっちゃうんだ
私はなんてズルくて弱いんだろう

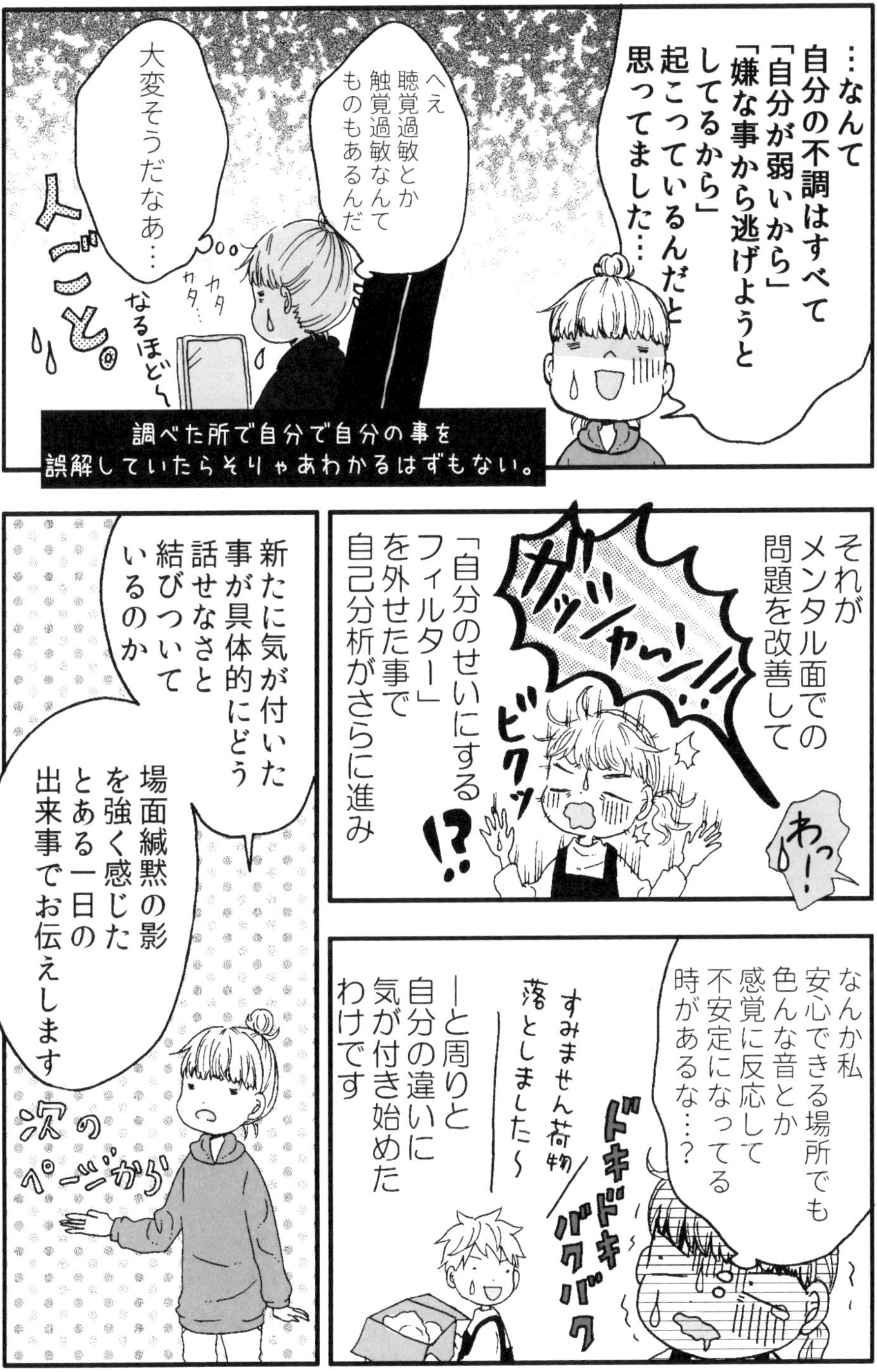
…なんて自分の不調はすべて「自分が弱いから」「嫌な事から逃げようとしてるから」起こっているんだと思ってました…
へえ聴覚過敏とか触覚過敏なんてものもあるんだ
大変そうだなあ…
カタカタ…
なるほど～
ゴン
調べた所で自分で自分の事を誤解していたらそりゃあわかるはずもない。
それがメンタル面での問題を改善して
「自分のせいにするフィルター」を外せた事で自己分析がさらに進み
ガッシャーン!!!
わっ!
ビクッ
!?
なんか私安心できる場所でも色んな音とか感覚に反応して不安定になってる時があるな…?
すみません荷物落としました～
ドキドキバクバク
―と周りと自分の違いに気が付き始めたわけです
新たに気が付いた事が具体的にどう話せなさと結びついているのか
場面緘黙の影を強く感じたとある一日の出来事でお伝えします
次のページから

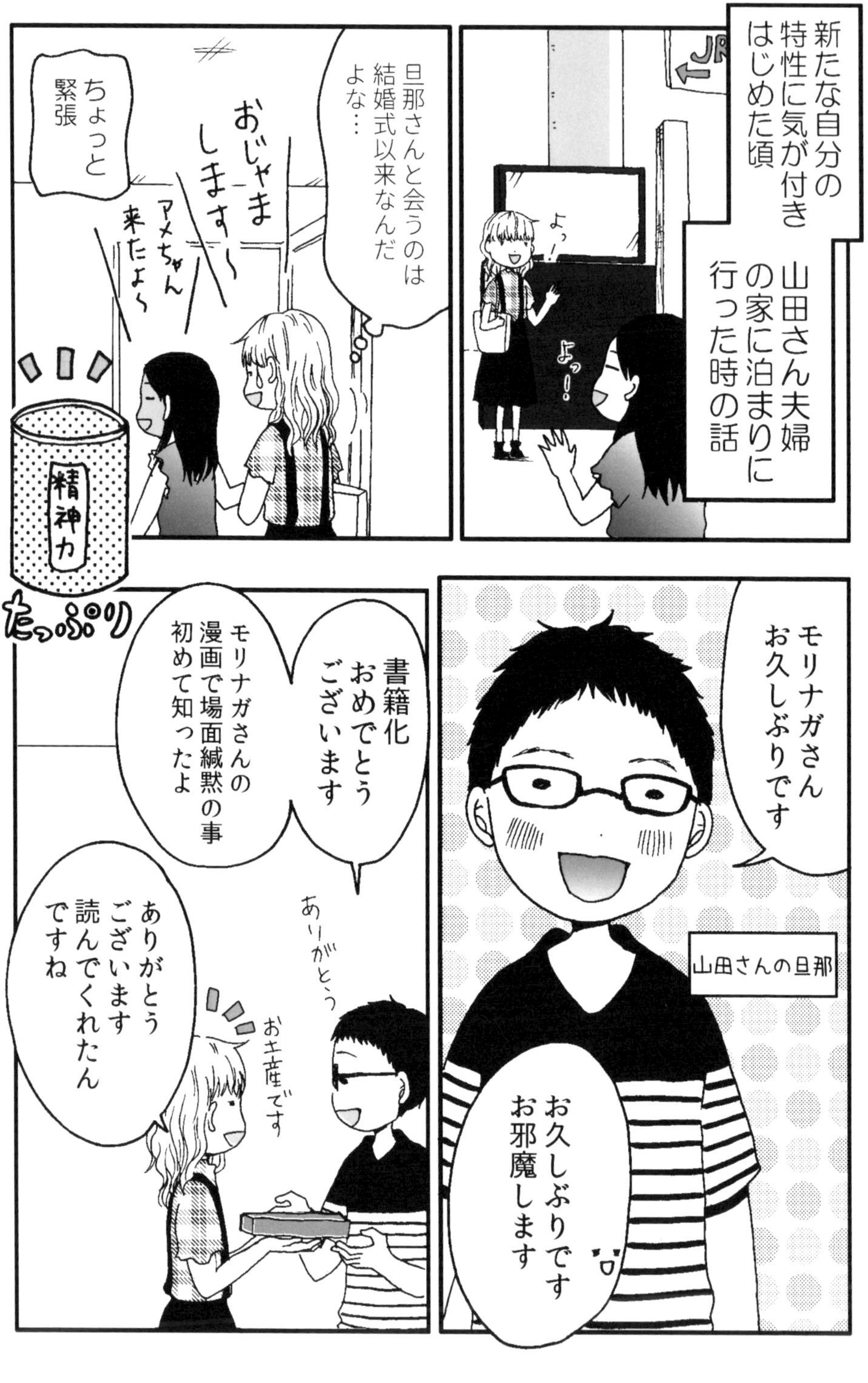
新たな自分の特性に気が付きはじめた頃
山田さん夫婦の家に泊まりに行った時の話
よっ！
よっ！
旦那さんと会うのは結婚式以来なんだよな…
おじゃまします～
アメちゃん来たよ～
ちょっと緊張
精神力
たっぷり
モリナガさんお久しぶりです
山田さんの旦那
お久しぶりですお邪魔します
書籍化おめでとうございます
モリナガさんの漫画で場面緘黙の事初めて知ったよ
ありがとう
お土産です
ありがとうございます読んでくれたんですね

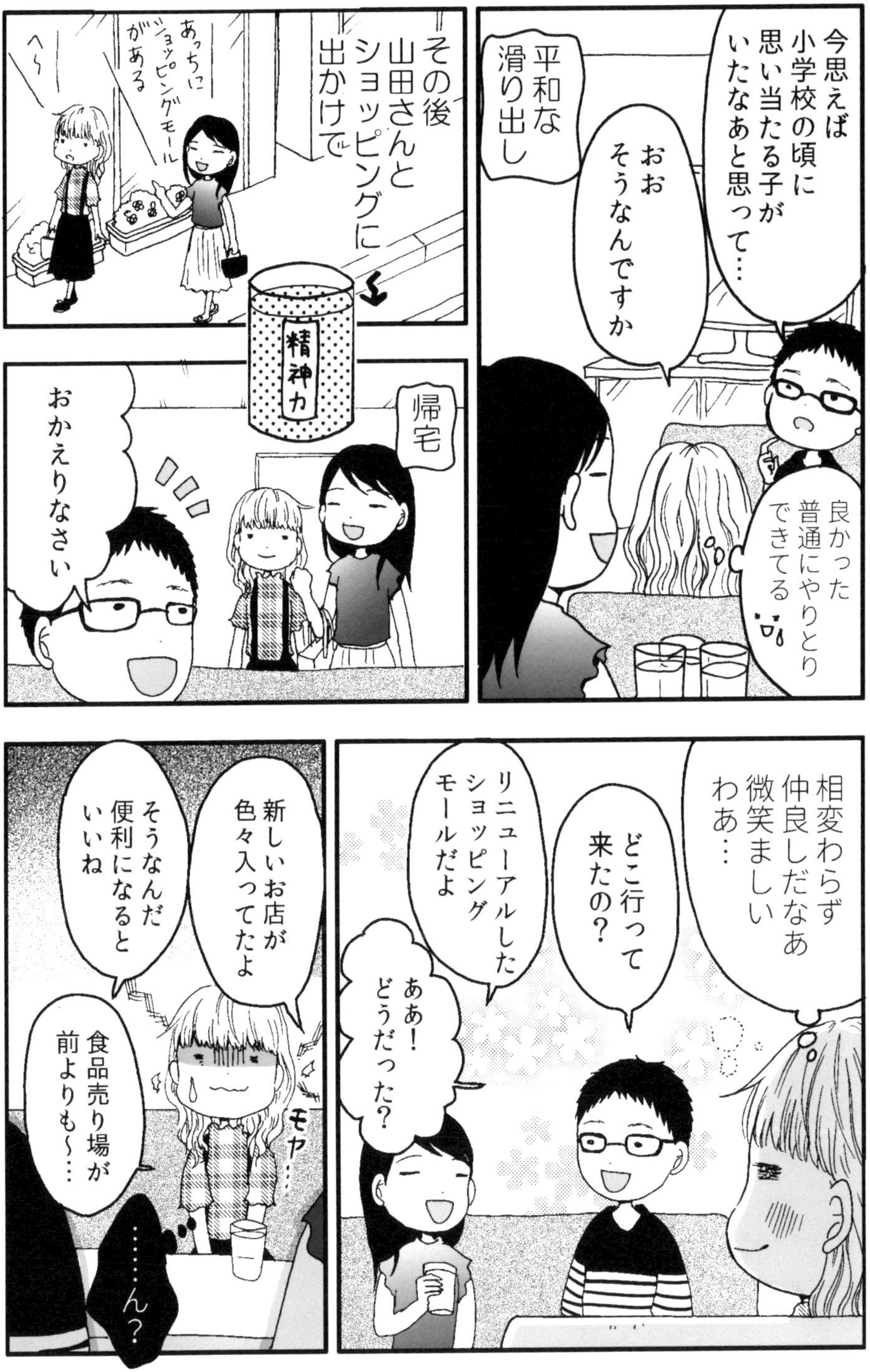

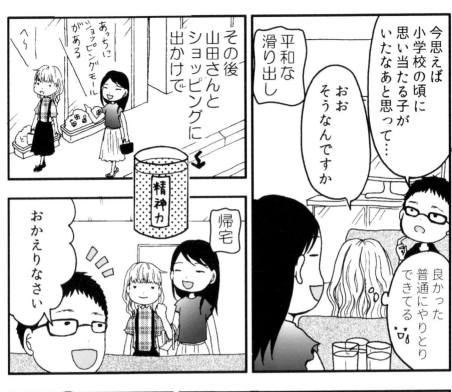

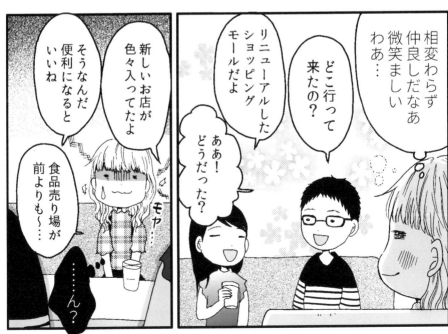

今思えば
小学校の頃に
思い当たる子が
いたなあと思って…
平和な
滑り出し
おお
そうなんですか
良かった
普通にやりとり
できてる
その後
山田さんと
ショッピングに
出かけて
あっちに
ショッピングモール
がある
へ～
精神力
帰宅
おかえりなさい
相変わらず
仲良しだなあ
微笑ましい
わあ…
どこ行って
来たの?
リニューアルした
ショッピング
モールだよ
ああ!
どうだった?
新しいお店が
色々入ってたよ
そうなんだ
便利になると
いいね
食品売り場が
前よりも～…
モヤ…
……ん?

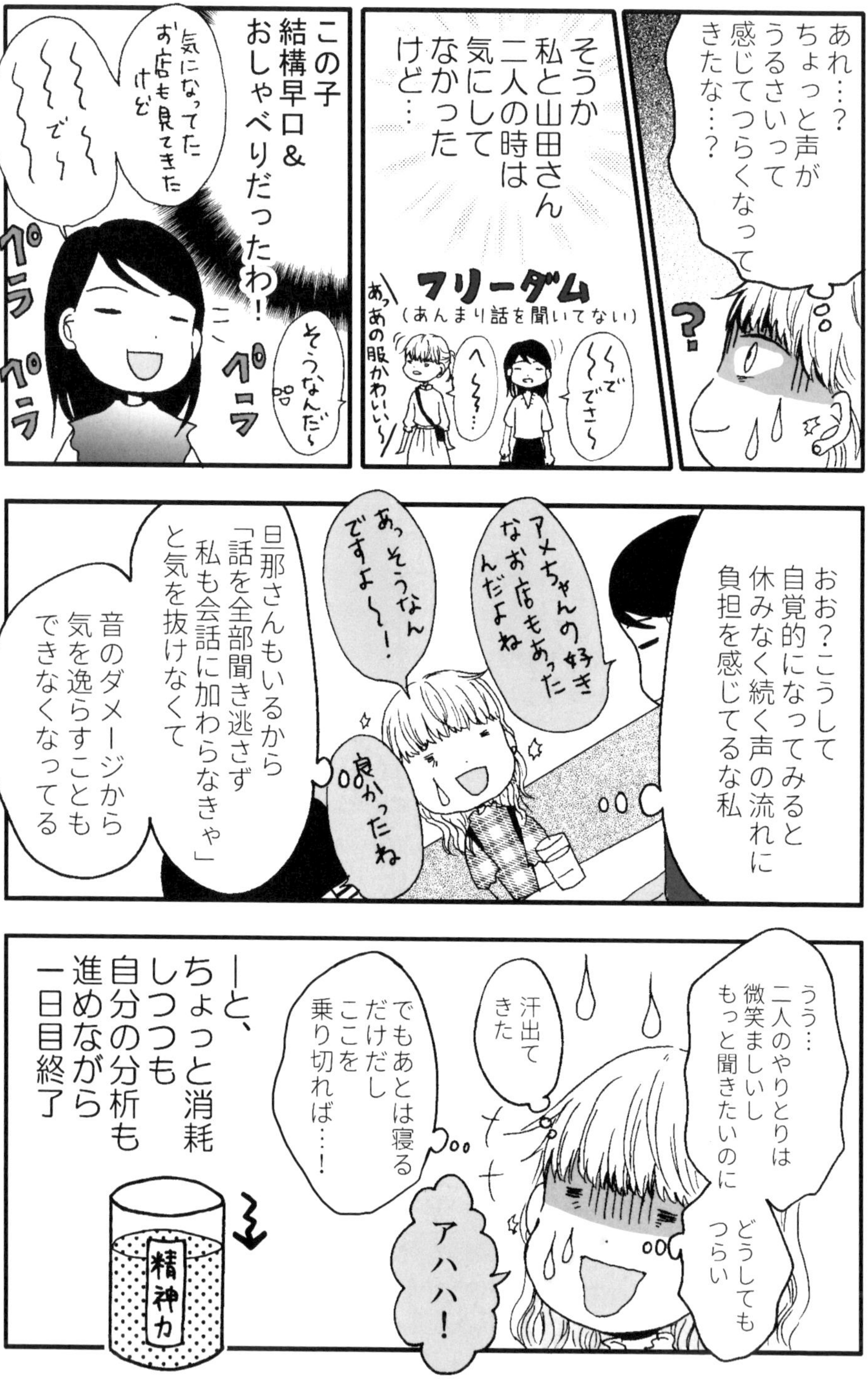
あれ…？ちょっと声がうるさいって感じてつらくなってきたな…？
？
そうか私と山田さん二人の時は気にしてなかったけど…
フリーダム（あんまり話を聞いてない）
〜で でさ〜
へ〜〜…
あっあの服かわいい〜
この子結構早口＆おしゃべりだったわ！
気になってたお店も見てきたけど
〜〜で〜〜
そうなんだ〜
ペラペラ
ペラ
おお？こうして自覚的になってみると休みなく続く声の流れに負担を感じてるな私
アメちゃんの好きなお店もあったんだよね
あっそうなんですよ〜！
良かったね
旦那さんもいるから「話を全部聞き逃さず私も会話に加わらなきゃ」と気を抜けなくて
音のダメージから気を逸らすこともできなくなってる
うう…二人のやりとりは微笑ましいしもっと聞きたいのに
どうしてもつらい
汗出てきた
でもあとは寝るだけだしここを乗り切れば…！
アハハ！
―と、ちょっと消耗しつつも自分の分析も進めながら一日目終了
精神力

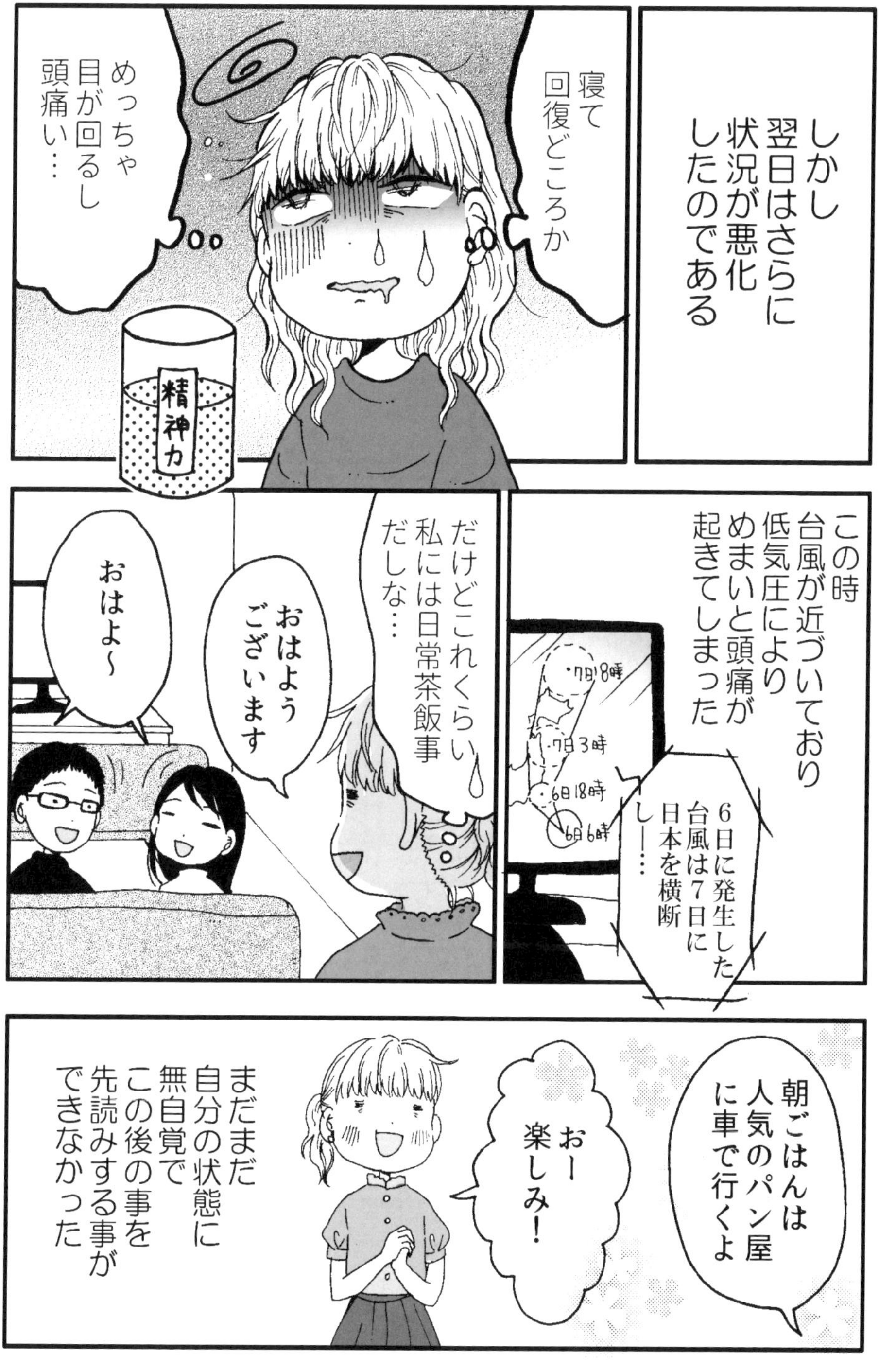
しかし翌日はさらに状況が悪化したのである
寝て回復どころか
めっちゃ目が回るし頭痛い…
精神力
この時台風が近づいており低気圧によりめまいと頭痛が起きてしまった
6日に発生した台風は7日に日本を横断し――…
7日18時
7日3時
6日18時
6日6時
だけどこれくらい私には日常茶飯事だしな…
おはようございます
おはよ~
朝ごはんは人気のパン屋に車で行くよ
おー楽しみ!
まだまだ自分の状態に無自覚でこの後の事を先読みする事ができなかった

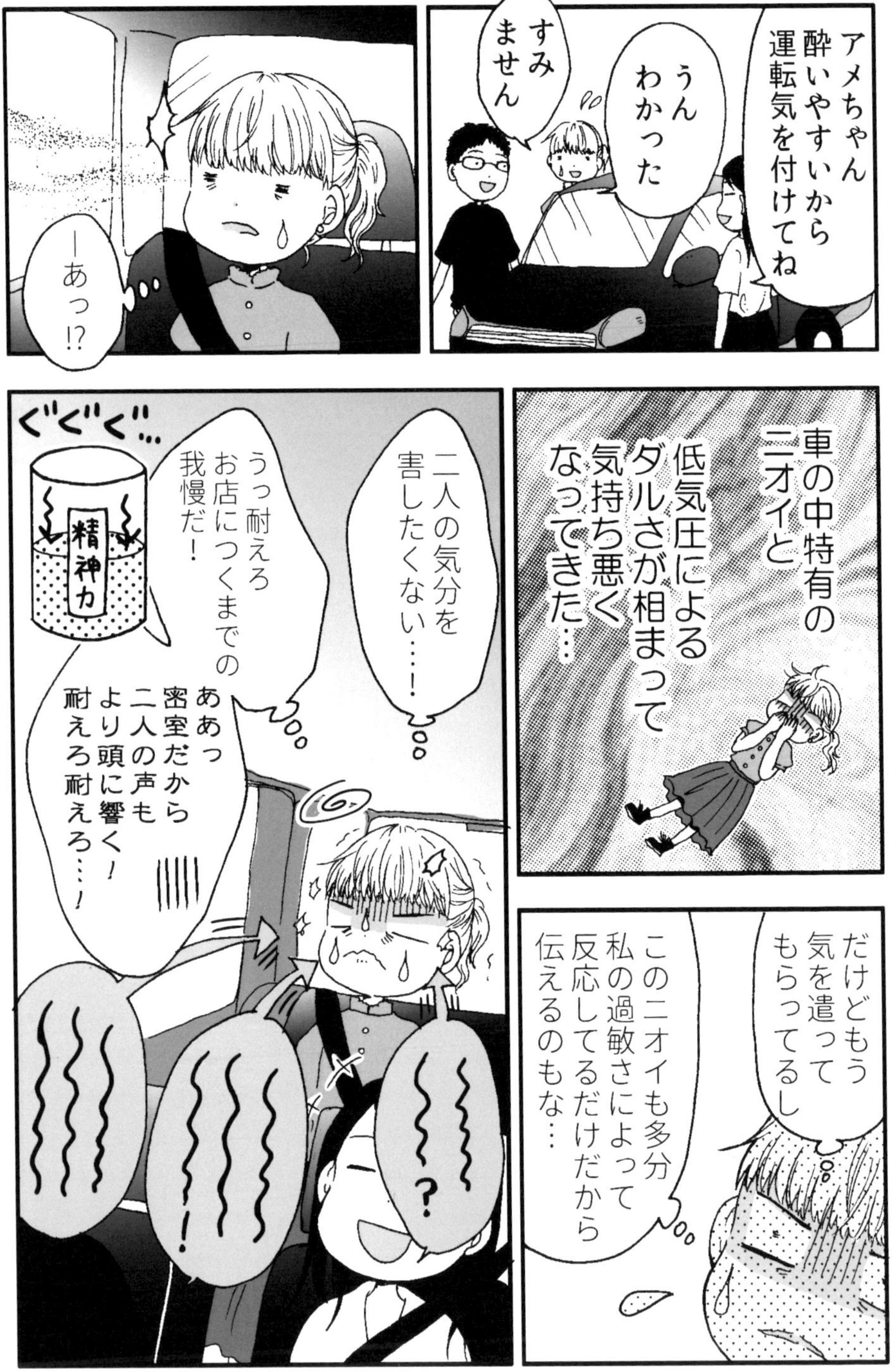
アメちゃん酔いやすいから運転気を付けてね
うんわかった
すみません
―あっ!?
車の中特有のニオイと
低気圧によるダルさが相まって気持ち悪くなってきた…
二人の気分を害したくない…!
うっ耐えろお店につくまでの我慢だ!
ぐ゛ぐ゛ぐ゛…
精神力
ああっ密室だから二人の声もより頭に響く!耐えろ耐えろ…!
?
!
だけどもう気を遣ってもらってるし
このニオイも多分私の過敏さによって反応してるだけだから伝えるのもな…

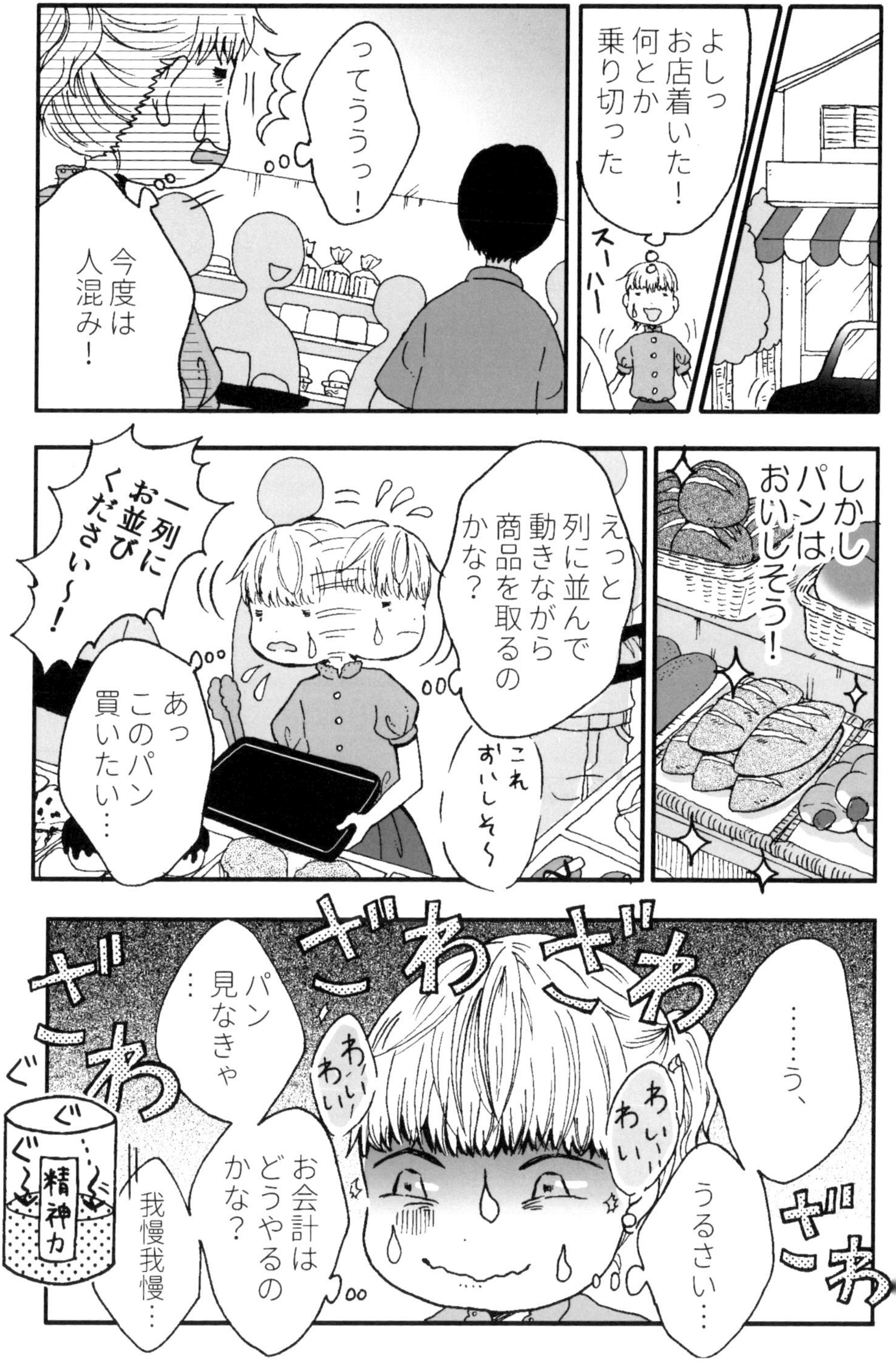

よしっ
お店着いた!
何とか
乗り切った
スーハー
ってううっ!
今度は
人混み!
しかし
パンは
おいしそう!
えっと
列に並んで
動きながら
商品を取るの
かな?
これ
おいしそ~
一列に
お並び
ください~!
あっ
このパン
買いたい…
ざわざわ
ざわ
ざわ
……う、
わいわい
わいわい
パン
見なきゃ
…
うるさい…
お会計は
どうやるの
かな?
我慢我慢…
精神力
ぐぐぐ

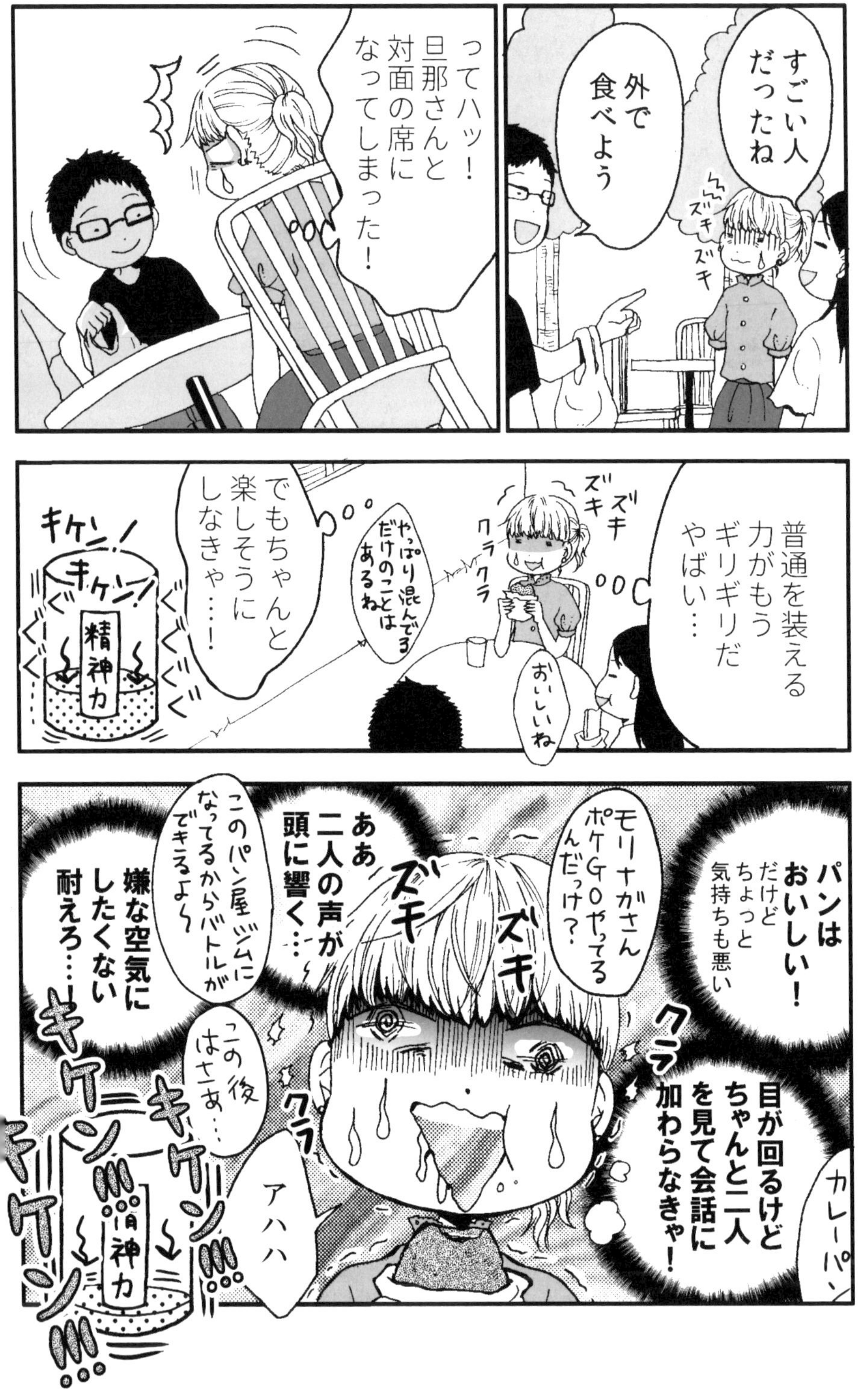
すごい人だったね
外で食べよう
ズキズキ
ってハッ！旦那さんと対面の席になってしまった！
普通を装える力がもうギリギリだやばい…
ズキズキ
クラクラ
やっぱり混んでるだけのことはあるね
おいしいね
でもちゃんと楽しそうにしなきゃ…！
キケン！
キケン！
精神力
ぐぐぐぐ
パンはおいしい！
だけどちょっと気持ちも悪い
モリナガさんポケGOやってるんだっけ？
ズキ
ズキ
ああ二人の声が頭に響く…
このパン屋ジムになってるからバトルができるよ～
嫌な空気にしたくない耐えろ…！
クラ
クラ
目が回るけどちゃんと二人を見て会話に加わらなきゃ！
この後はさぁ…
カレーパ
アハハ
キケン
キケン
キケン
精神力

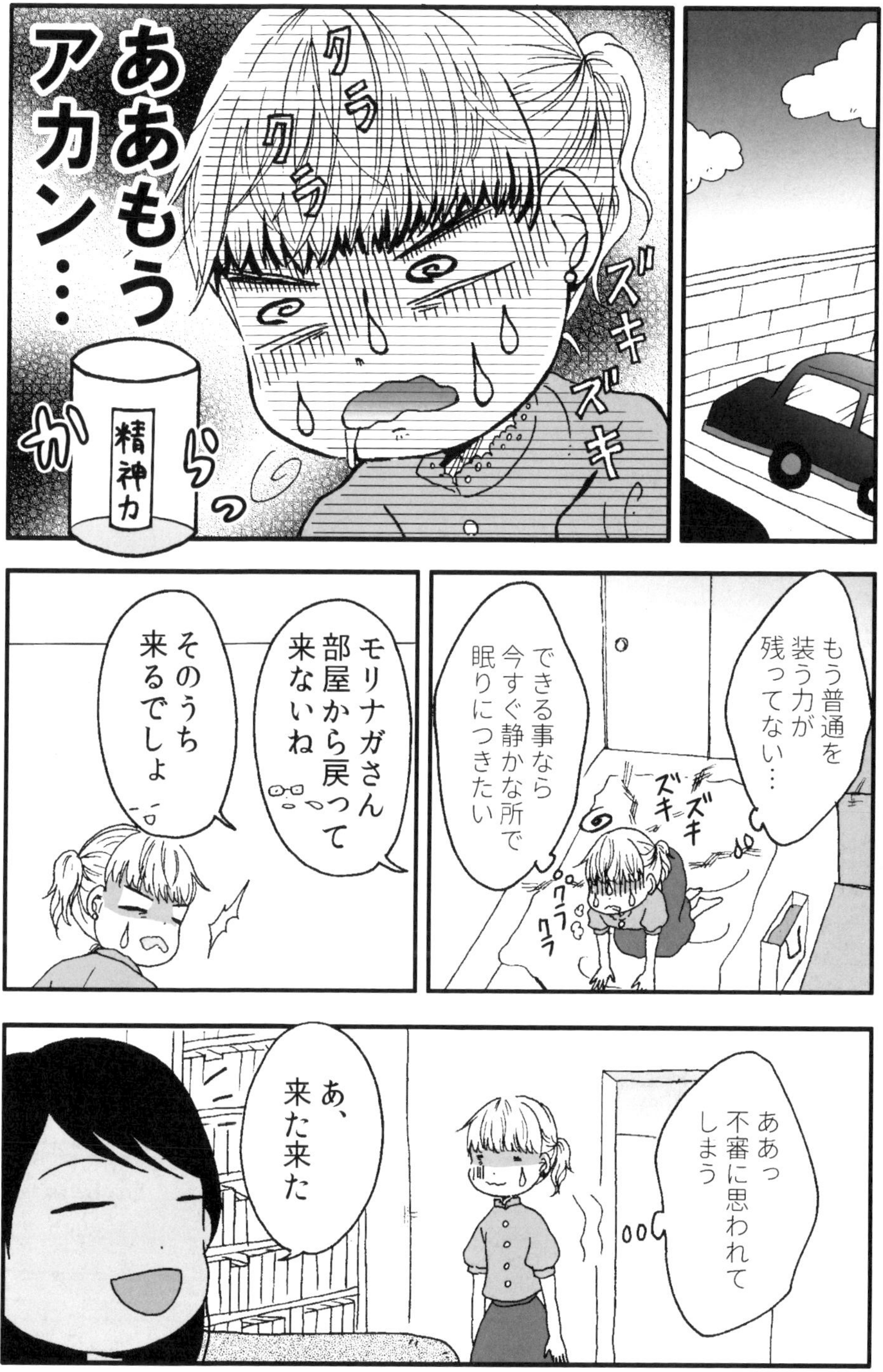

ああもうアカン…
クラクラ
ズキズキ
精神力
から〜
もう普通を装う力が残ってない…
できる事なら今すぐ静かな所で眠りにつきたい
ズキズキ
クラクラ
モリナガさん部屋から戻って来ないね
そのうち来るでしょ
ああっ不審に思われてしまう
あ、来た来た

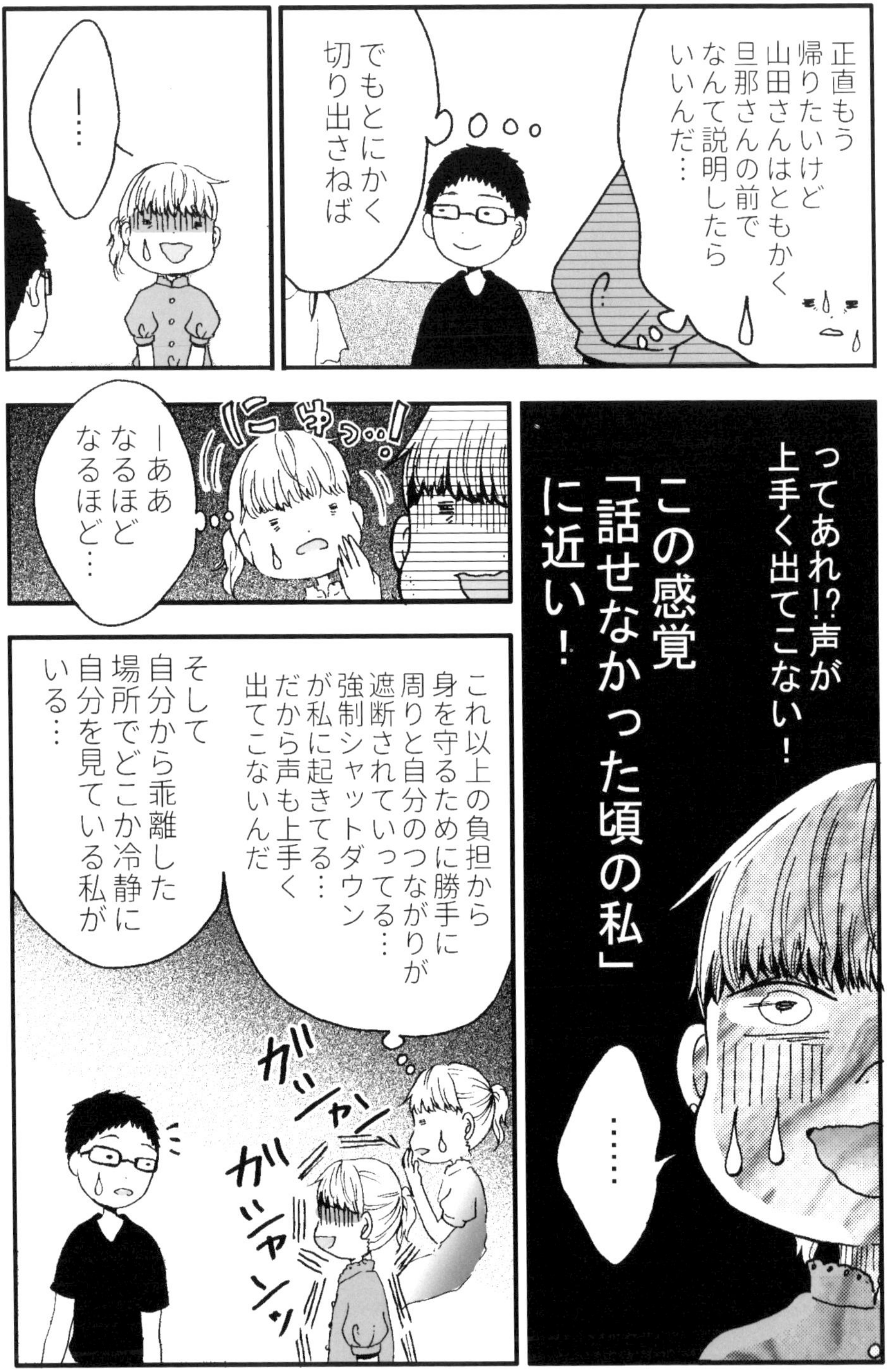

正直もう
帰りたいけど
山田さんはともかく
旦那さんの前で
なんて説明したら
いいんだ…
でもとにかく
切り出さねば
ー…
ってあれ!?声が
上手く出てこない!
この感覚
「話せなかった頃の私」
に近い!
……
ドキュッ…!
ーあぁ
なるほど
なるほど…
これ以上の負担から
身を守るために勝手に
周りと自分のつながりが
遮断されていってる…
強制シャットダウン
が私に起きてる…
だから声も上手く
出てこないんだ
そして
自分から乖離した
場所でどこか冷静に
自分を見ている私が
いる…
ガシャン
ガシャンッ

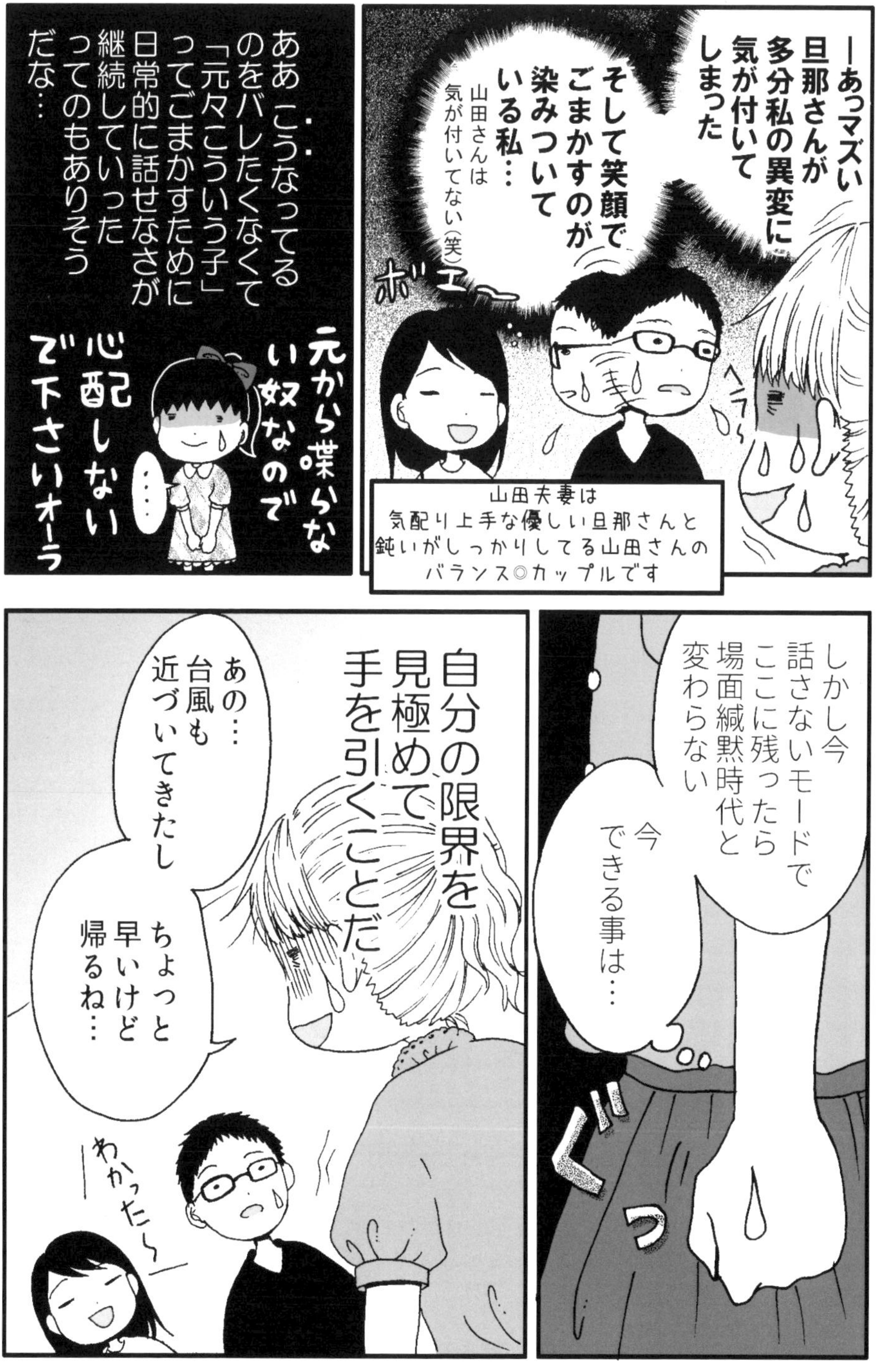
—あっマズい
旦那さんが
多分私の異変に
気が付いて
しまった
そして笑顔で
ごまかすのが
染みついて
いる私…
山田さんは
気が付いてない(笑)
ポエ〜〜
ヘラ〜
山田夫妻は
気配り上手な優しい旦那さんと
鈍いがしっかりしてる山田さんの
バランス◎カップルです
ああ…こうなってる
のをバレたくなくて
「元々こういう子」
ってごまかすために
日常的に話せなさが
継続していった
ってのもありそう
だな…
元から喋らな
い奴なので
心配しない
で下さいオーラ
…
しかし今
話さないモードで
ここに残ったら
場面緘黙時代と
変わらない
今
できる事は…
ぐっ
自分の限界を
見極めて
手を引くことだ
あの…
台風も
近づいてきたし
ちょっと
早いけど
帰るね…
わかった〜

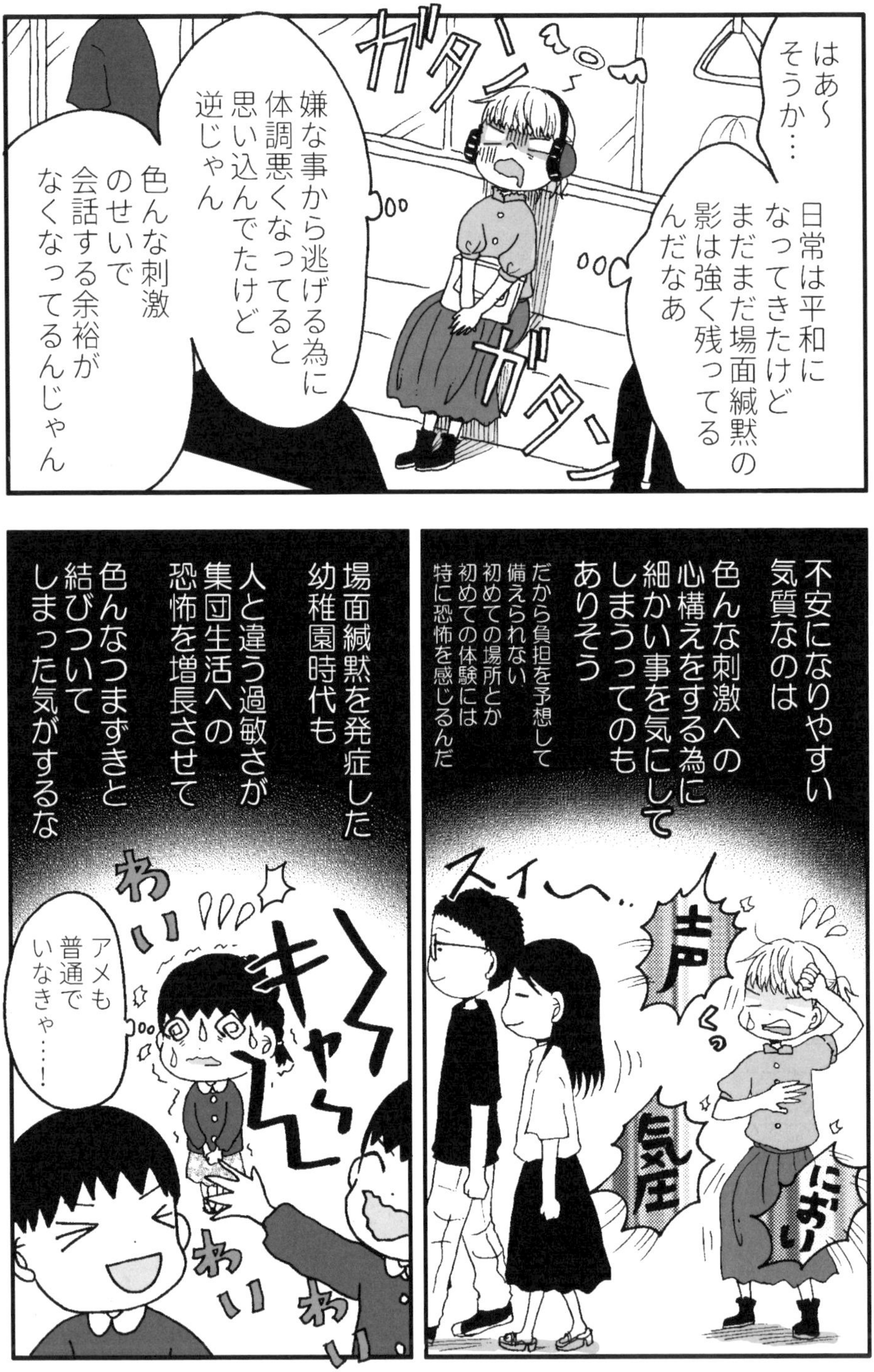

はあ〜
そうか…
日常は平和になってきたけどまだまだ場面緘黙の影は強く残ってるんだなあ
ガタン
ガタン
嫌な事から逃げる為に体調悪くなってると思い込んでたけど逆じゃん
色んな刺激のせいで会話する余裕がなくなってるんじゃん
不安になりやすい気質なのは色んな刺激への心構えをする為に細かい事を気にしてしまうってのもありそう
だから負担を予想して備えられない、初めての場所とか初めての体験には特に恐怖を感じるんだ
スイ〜…
声
気圧
におい
場面緘黙を発症した幼稚園時代も
人と違う過敏さが集団生活への恐怖を増長させて色んなつまずきと結びついてしまった気がするな
わい
キャ〜
アメも普通でいなきゃ…!
わい
わい

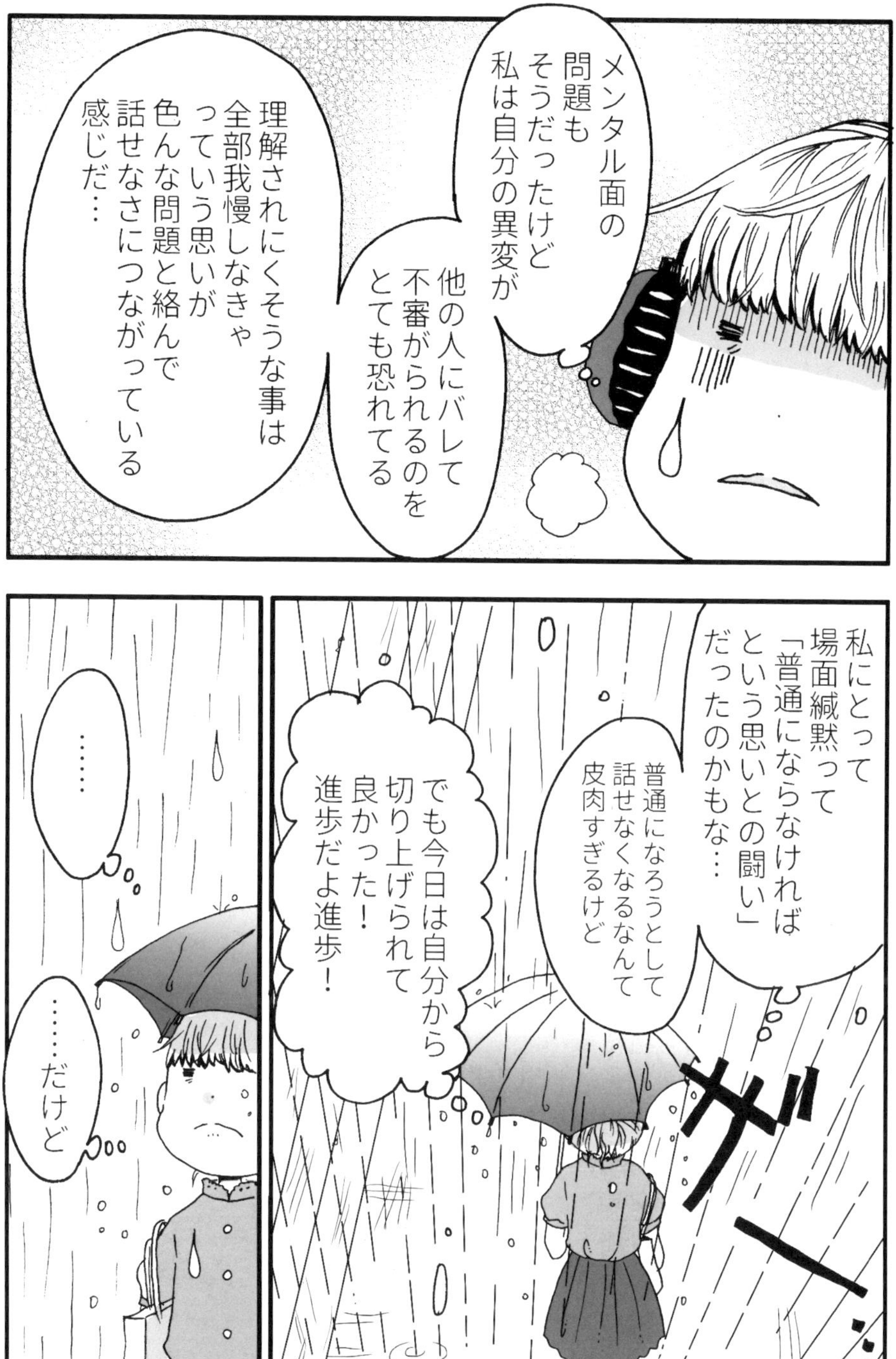

メンタル面の問題もそうだったけど私は自分の異変が
他の人にバレて不審がられるのをとても恐れてる
理解されにくそうな事は全部我慢しなきゃっていう思いが色んな問題と絡んで話せなさにつながっている感じだ…
私にとって場面緘黙って「普通にならなければという思いとの闘い」だったのかもな…
普通になろうとして話せなくなるなんて皮肉すぎるけど
でも今日は自分から切り上げられて良かった！進歩だよ進歩！
ザー…
……
……だけど

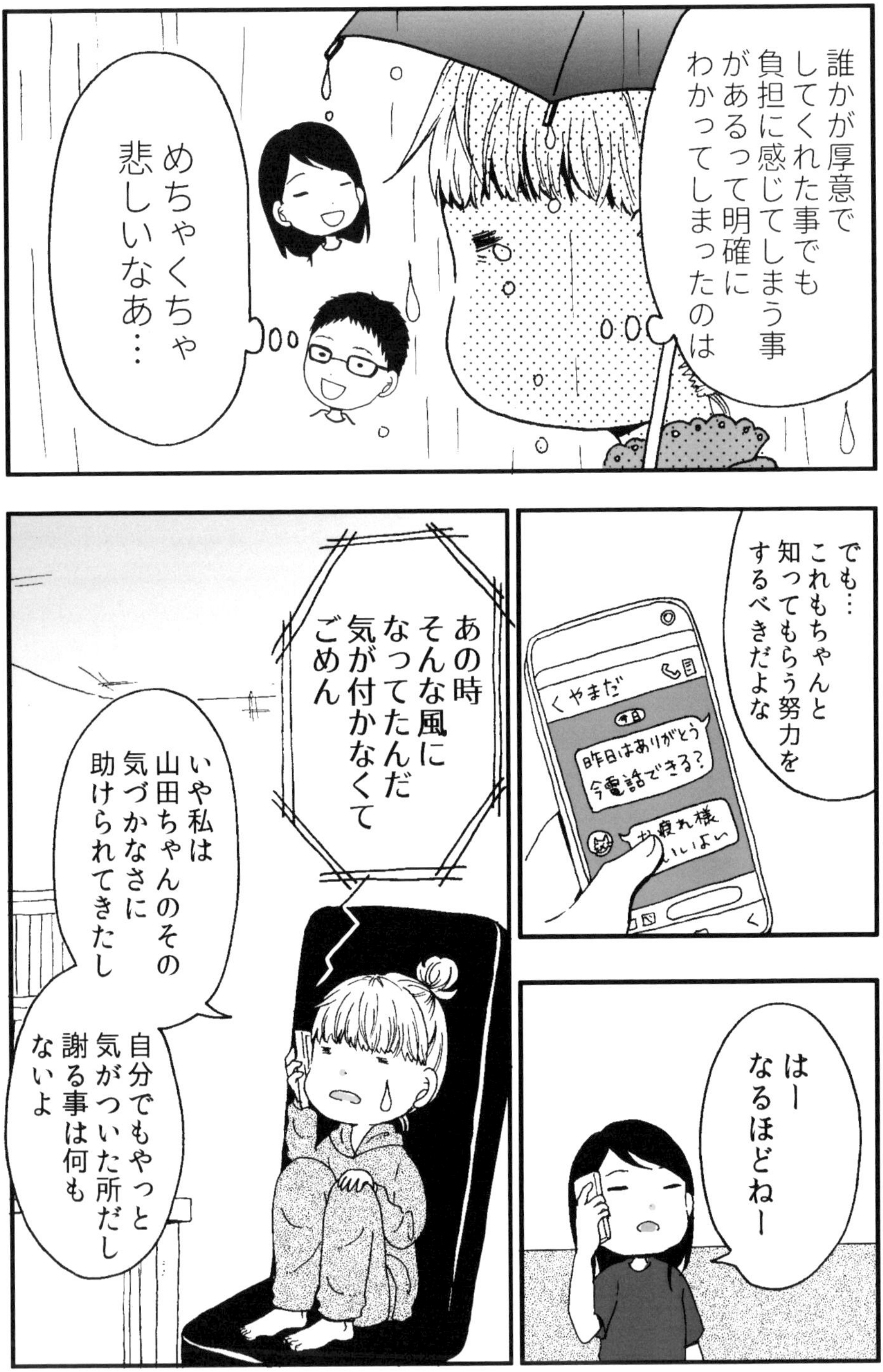
誰かが厚意でしてくれた事でも負担に感じてしまう事があるって明確にわかってしまったのは
めちゃくちゃ悲しいなあ…
でも…これもちゃんと知ってもらう努力をするべきだよな
くやまだ
昨日はありがとう今電話できる?
はーなるほどねー
あの時そんな風になってたんだ気が付かなくてごめん
いや私は山田ちゃんのその気づかなさに助けられてきたし
自分でもやっと気がついた所だし謝る事は何もないよ

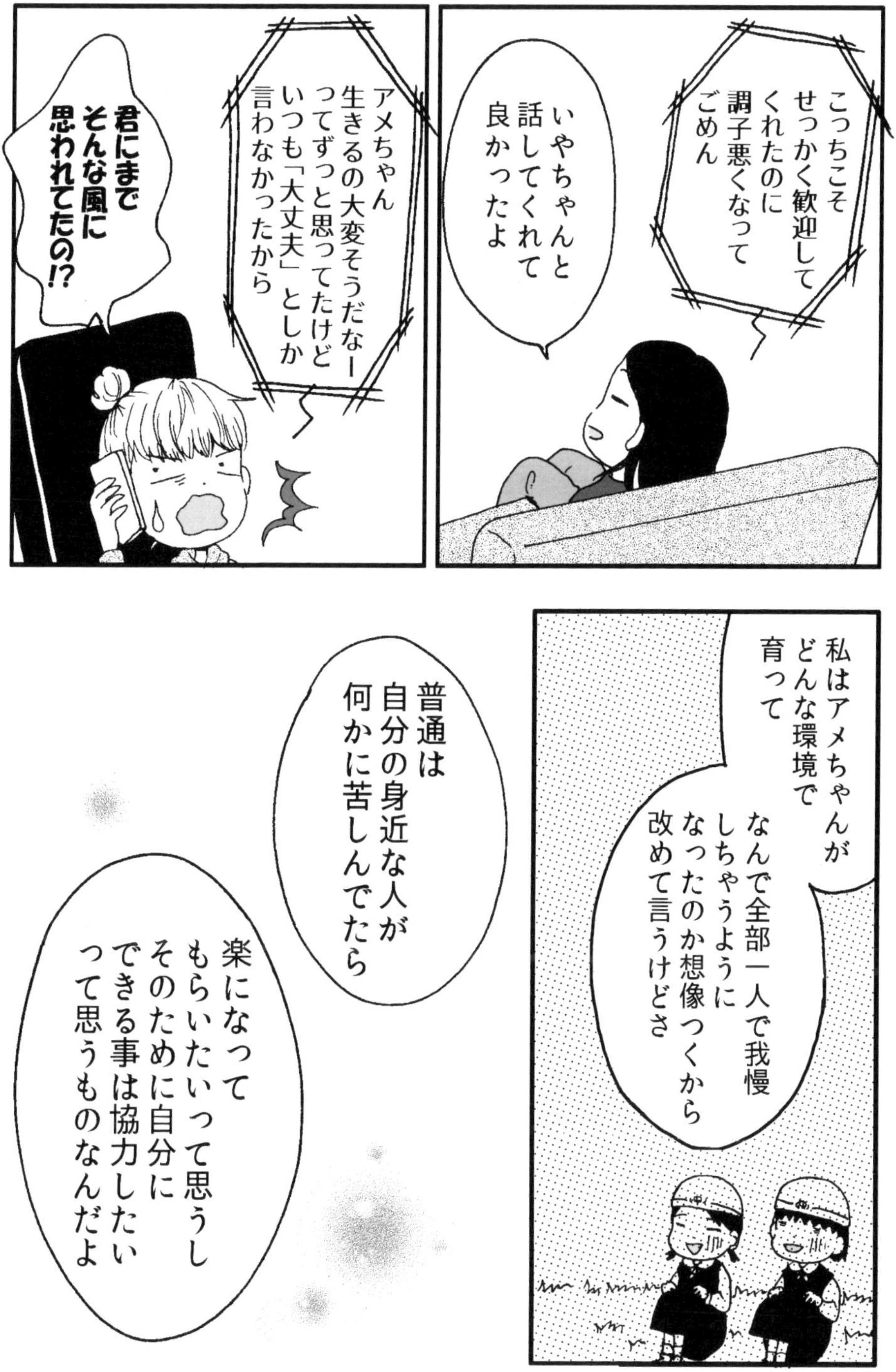
こっちこそせっかく歓迎してくれたのに調子悪くなってごめん
いやちゃんと話してくれて良かったよ
アメちゃん生きるの大変そうだなーってずっと思ってたけどいつも「大丈夫」としか言わなかったから
君にまでそんな風に思われてたの!?
私はアメちゃんがどんな環境で育って
なんで全部一人で我慢しちゃうようになったのか想像つくから改めて言うけどさ
普通は自分の身近な人が何かに苦しんでたら
楽になってもらいたいって思うしそのために自分にできる事は協力したいって思うものなんだよ

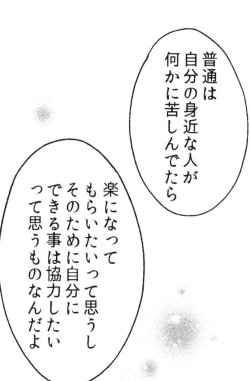

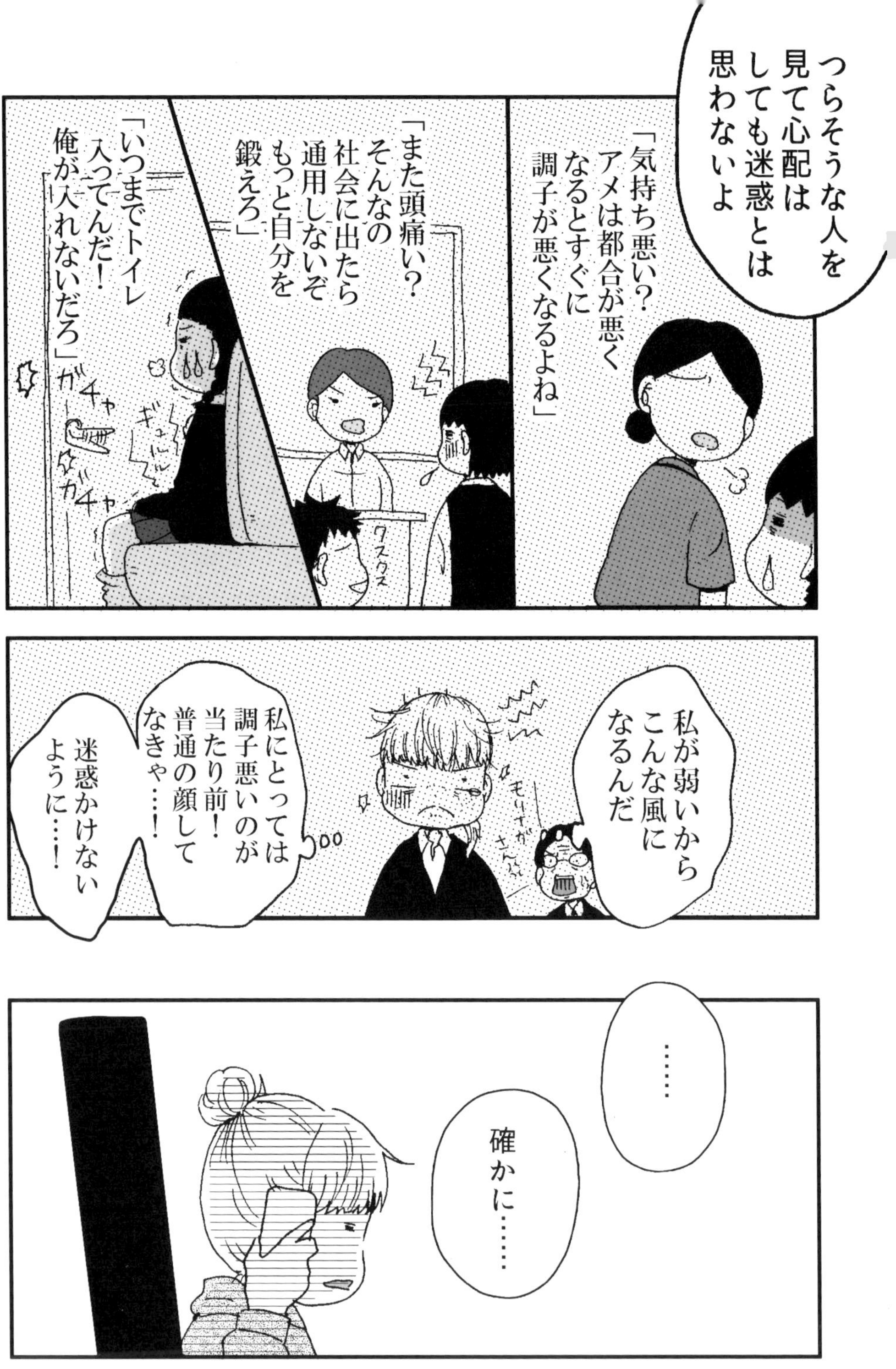
つらそうな人を見ても心配はしても迷惑とは思わないよ
「気持ち悪い？アメは都合が悪くなるとすぐに調子が悪くなるよね」
「また頭痛い？そんなの社会に出たら通用しないぞもっと自分を鍛えろ」
「いつまでトイレ入ってんだ！俺が入れないだろ」
私が弱いからこんな風になるんだ
私にとっては調子悪いのが当たり前！普通の顔してなきゃ…！
迷惑かけないように…！
……
確かに……

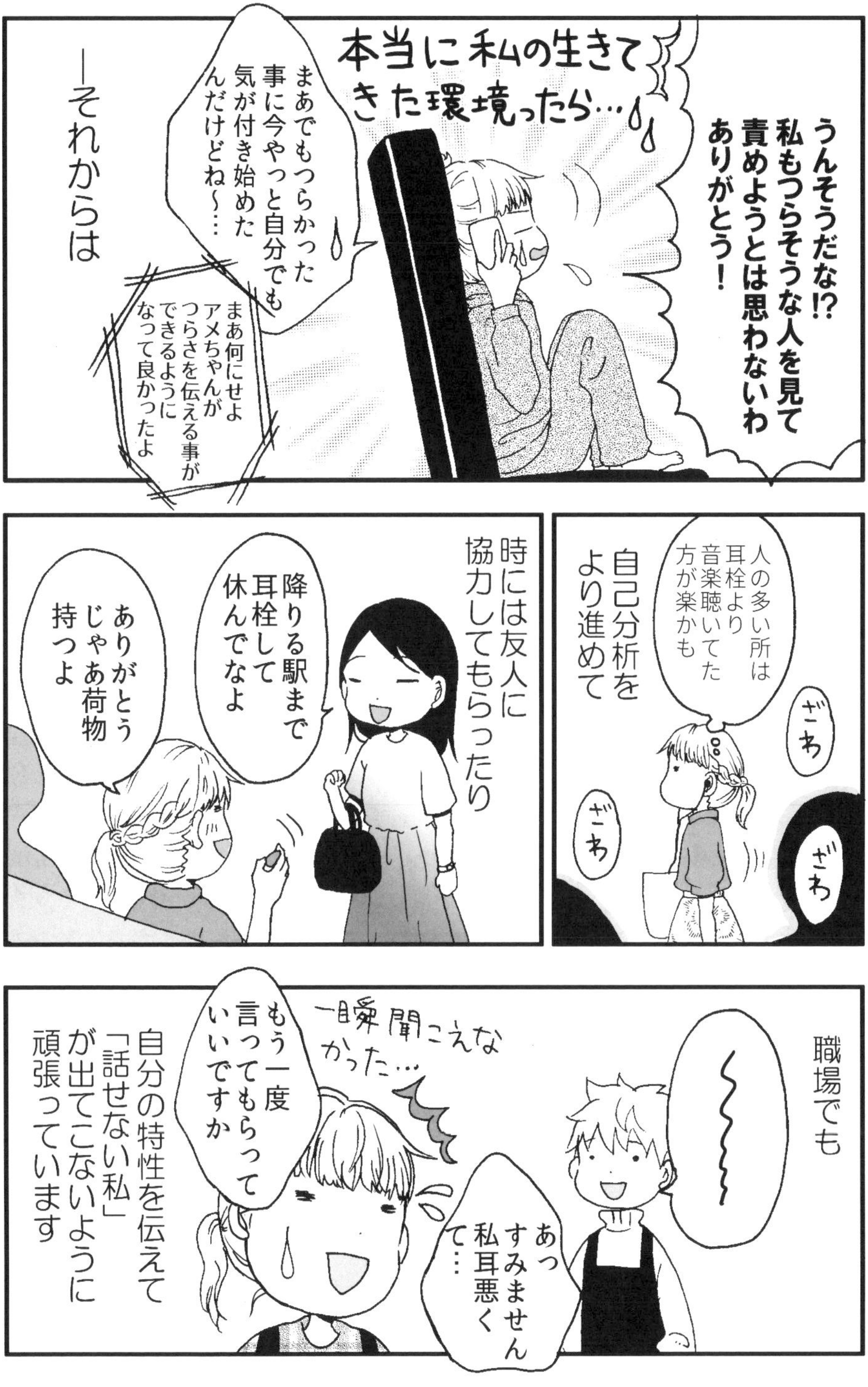
うんそうだな!? 私もつらそうな人を見て責めようとは思わないわ ありがとう！
本当に私の生きてきた環境ったら…
まあでもつらかった事に今やっと自分でも気が付き始めたんだけどね〜…
まあ何にせよアメちゃんがつらさを伝える事ができるようになって良かったよ
—それからは
自己分析をより進めて
人の多い所は耳栓より音楽聴いてた方が楽かも
ざわ
ざわ
ざわ
時には友人に協力してもらったり
降りる駅まで耳栓して休んでなよ
ありがとう じゃあ荷物持つよ
職場でも
〜〜〜
一瞬聞こえなかった…
あっすみません私耳悪くて…
もう一度言ってもらっていいですか
自分の特性を伝えて「話せない私」が出てこないように頑張っています

失敗経験を増やさないためには

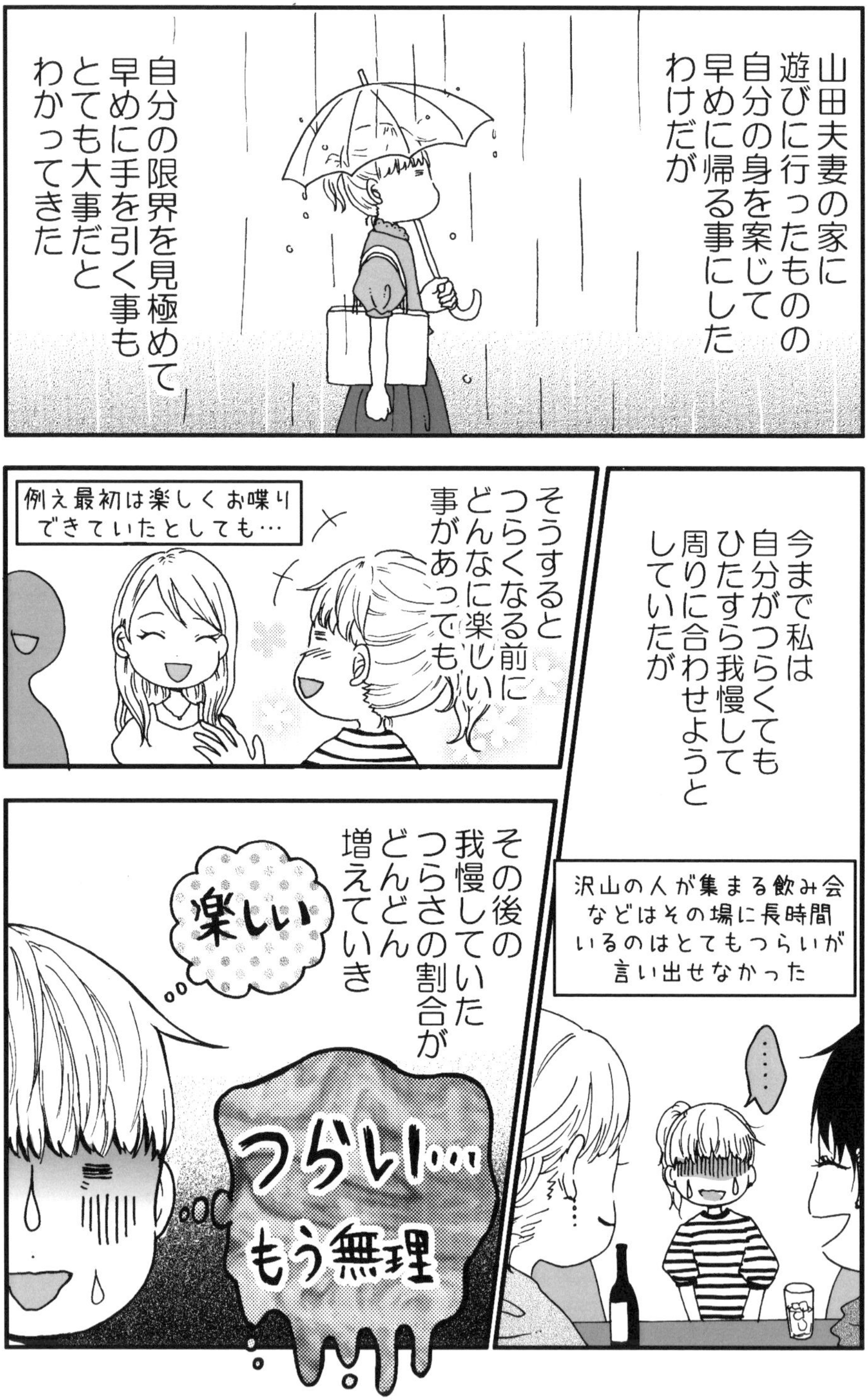

山田夫妻の家に
遊びに行ったものの
自分の身を案じて
早めに帰る事にした
わけだが
自分の限界を見極めて
早めに手を引く事も
とても大事だと
わかってきた
今まで私は
自分がつらくても
ひたすら我慢して
周りに合わせようと
していたが
沢山の人が集まる飲み会
などはその場に長時間
いるのはとてもつらいが
言い出せなかった
……
そうすると
つらくなる前に
どんなに楽しい
事があっても
例え最初は楽しくお喋り
できていたとしても…
その後の
我慢していた
つらさの割合が
どんどん
増えていき
楽しい
つらい…
もう無理

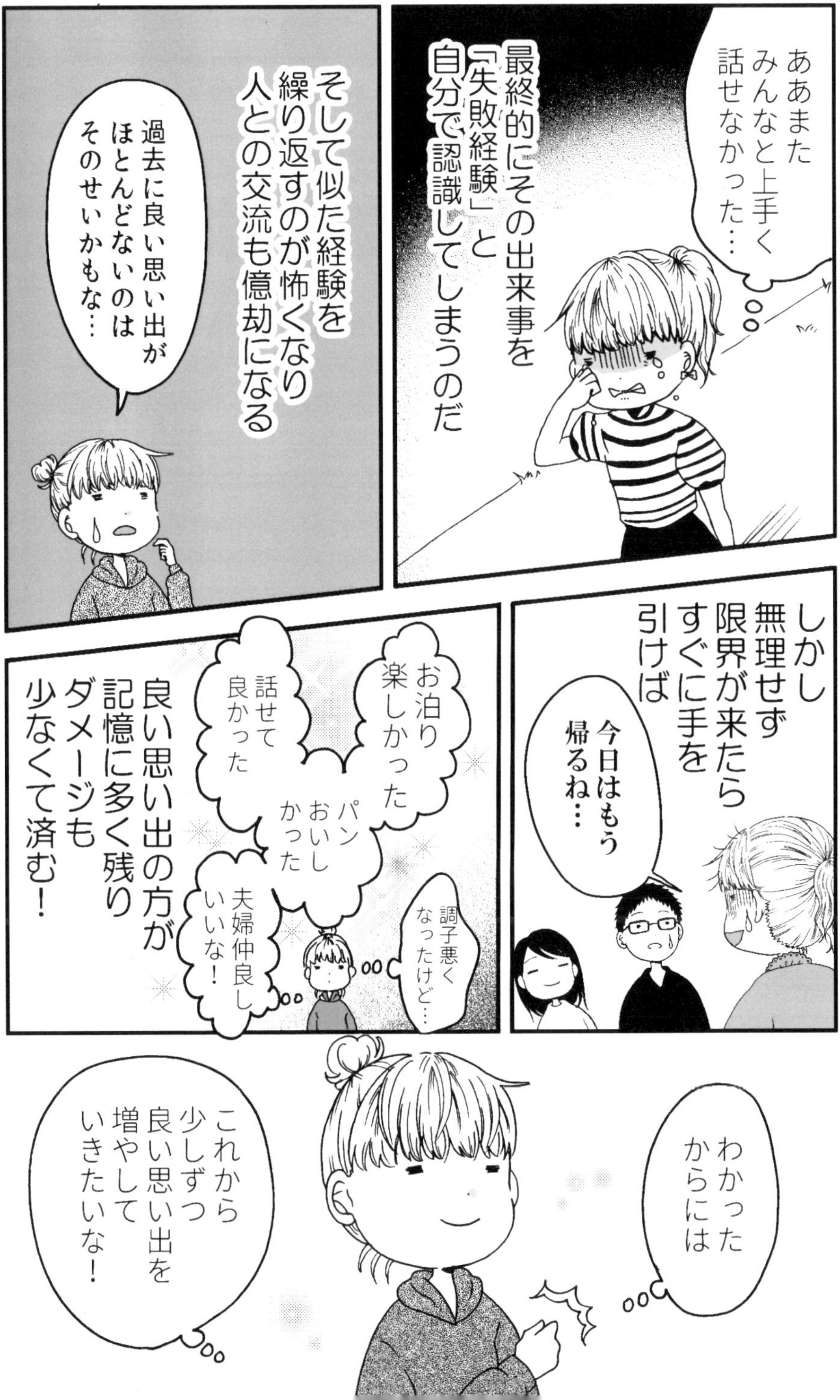
ああまた
みんなと上手く
話せなかった…
最終的にその出来事を
「失敗経験」と
自分で認識してしまうのだ
そして似た経験を
繰り返すのが怖くなり
人との交流も億劫になる
過去に良い思い出が
ほとんどないのは
そのせいかもな…
しかし
無理せず
限界が来たら
すぐに手を
引けば
今日はもう
帰るね…
お泊り
楽しかった
話せて
良かった
パン
おいし
かった
夫婦仲良し
いいな！
調子悪く
なったけど…
良い思い出の方が
記憶に多く残り
ダメージも
少なくて済む！
わかった
からには
これから
少しずつ
良い思い出を
増やして
いきたいな！

私の耳の事

聴覚過敏について

聴覚過敏とは？

大抵の人が充分我慢できる音でも
苦痛を伴う異常な音として
感じてしまう事

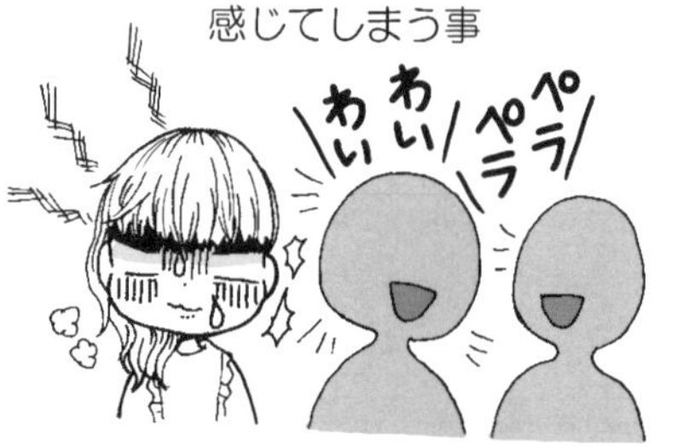

わいわい
ペラペラ

近距離で話し続けられると
しんどい(特に耳の横)
人と話すだけでダメージを受ける為
これも対人恐怖につながっていた

・大きい音
・継続的に
・高い声
(女性・子ども)
・疲れていたり
体調の悪い時

これらの要素が複数絡むほどダメージ率が高くなる

聴覚過敏により阻害されている事は多い

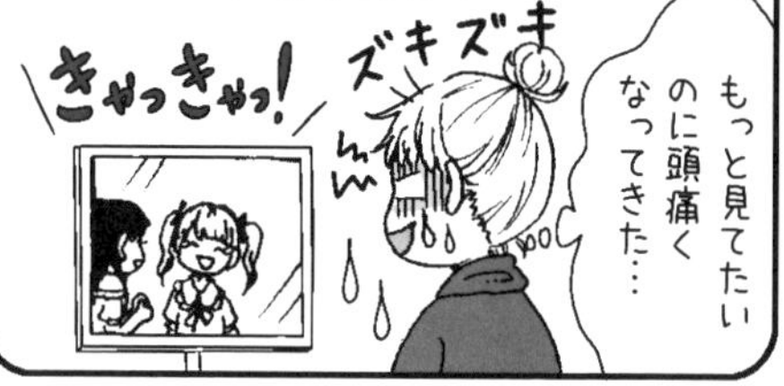

きゃっきゃっ!
ズキズキ
もっと見てたいのに頭痛くなってきた…

対策

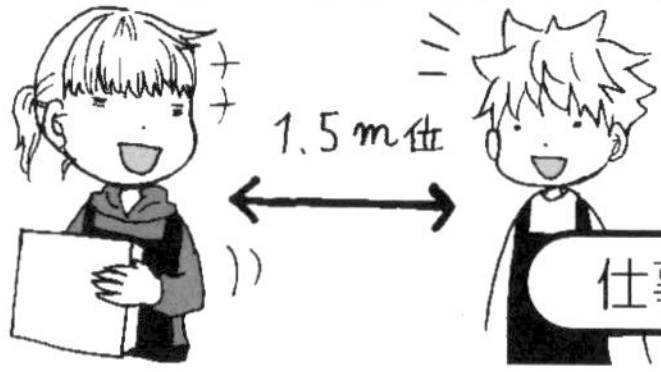

1.5m位

仕事中

少し距離を開けるだけで大分楽になるので
会話中さり気なく作業をしながら
会話相手との距離を調節したりする

外出時

イヤホンと
耳栓を持ち歩く

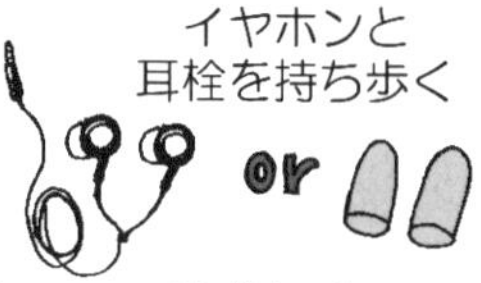

or

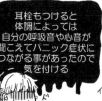

耳栓もつけると
体調によっては
自分の呼吸音や心音が
聞こえてパニック症状に
つながる事があったので
気を付ける

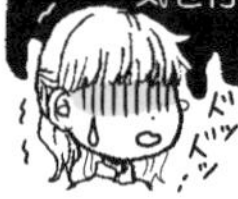

ドッドッ

イヤーマフは頭が締め付けられて
頭痛が起きがちなので最近は
使っていない

音楽を流してその音に集中するようにしたり
無音で付けて周囲の雑音を小さくしたり使い分ける

食事中など騒がしい場から逃げられない場合

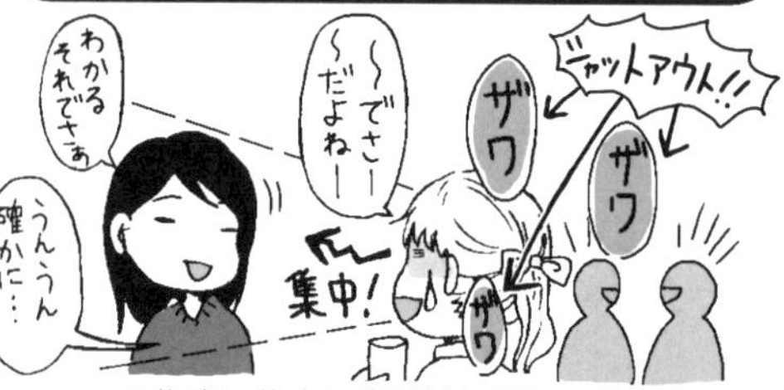

わかるそれでさぁ
〜でさー〜だよねー
うんうん確かに…
ザワ
ザワ
ザワ
シャットアウト!!
集中!

一つの物事に集中し意識的に周りの雑音を
シャットアウトできるようにする
(会話をとにかく続けるなど)

↓

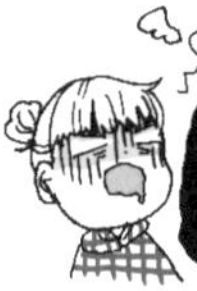

しかしその後の疲れが凄まじいので
やはりできるだけ騒がしい場は
避けたい

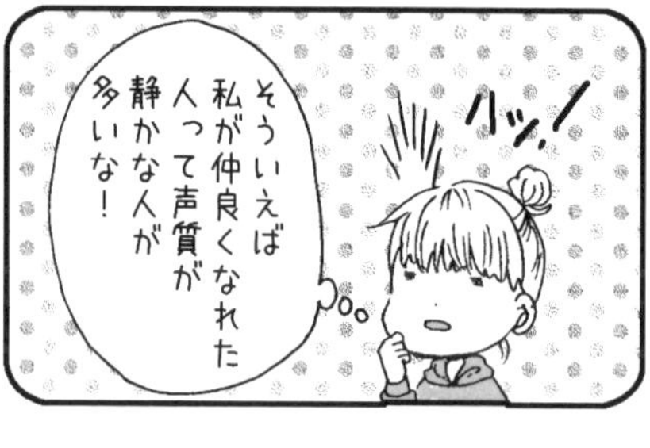

ハッ!
そういえば私が仲良くなれた人って声質が静かな人が多いな!

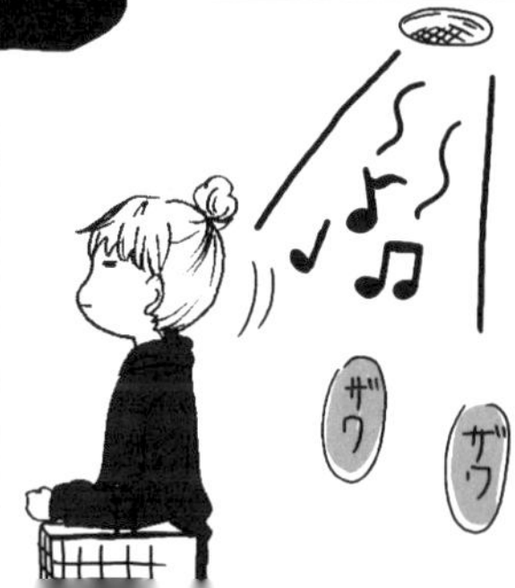

ザワ
ザワ

音があった方が楽な場合もある

スーパーなどの店内
BGMは他の不規則な
雑音をシャットアウト
してくれるので
あった方が楽

対策

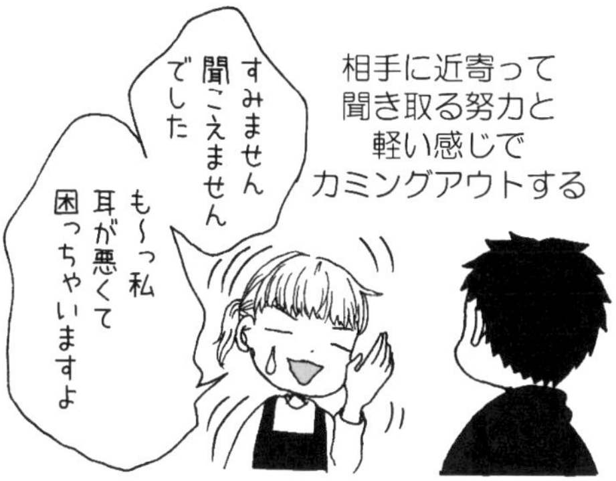
すみません
聞こえません
でした
も〜っ私
耳が悪くて
困っちゃいますよ

相手に近寄って
聞き取る努力と
軽い感じで
カミングアウトする

↓

次第に私が聞き取れていなさそうな時は
説明しなくても周りの人も
言い直してくれるようになった

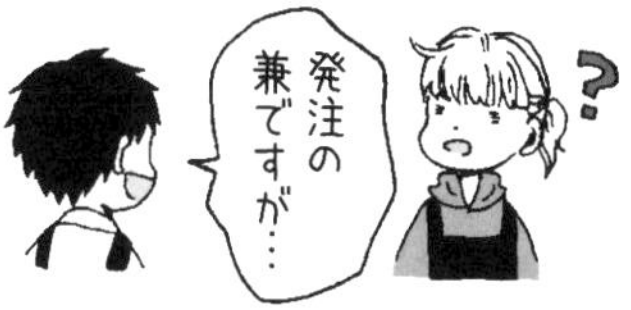
発注の
兼ですが…
？

時々なんだか調子が悪くて
滅茶苦茶聞こえづらくなる時もある
頑張っても聞き取れない時は…

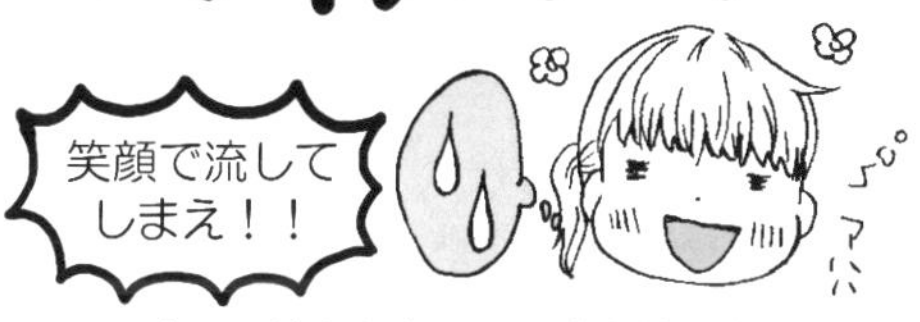
笑顔で流して
しまえ！！

↑不可抗力な事に罪悪感を持つと
話す事に苦手意識が増してしまう
ぼんやりした人だと思われてしまったりするが
その方が楽だと最近思えるようになった
※もちろん重要な事はちゃんと聞き返す

自分の苦手な事は自己申告して
しまった方が自分も周りも楽。
それは逃げではない。
それが許されない環境からは
できるだけ距離を置こう。

逆に音が聞こえない時もある

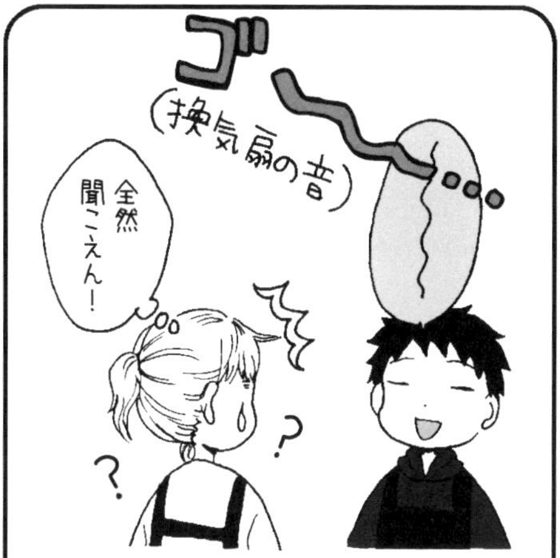
ゴ〜
(換気扇の音)
全然
聞こえん！
？
？

側で他の音が鳴っていると
会話が聞き取れなくなる事がある

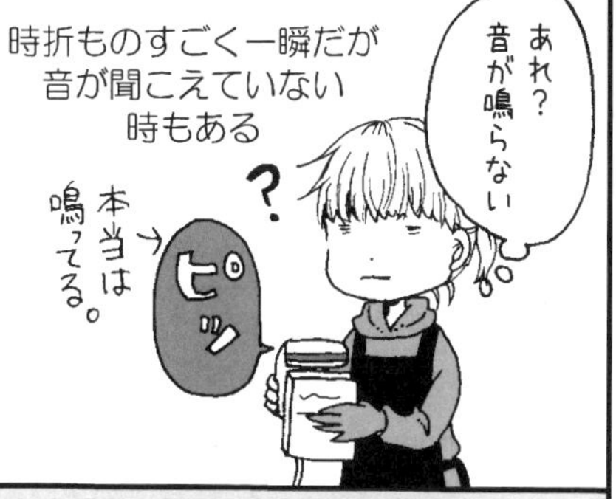
時折ものすごく一瞬だが
音が聞こえていない
時もある
あれ？
音が鳴らない
本当は
鳴ってる。
ピッ
？

このように普通の聴力検査では
引っかからない形で支障が
出ていたので、長い間気が付く
事ができなかった。
(コミュ力が低いせいだと思っていた)
似た感覚に心当たりのある人は
「APD」というワードを
調べてみてください。

人には耳が悪い・聞こえづらいと
説明しているけど、
自分的には音を処理する機能が
バグっているという感覚。

その他の事

触覚過敏とファッション

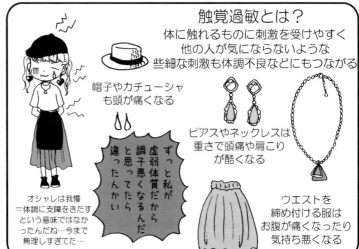

触覚過敏とは？

体に触れるものに刺激を受けやすく
他の人が気にならないような
些細な刺激も体調不良などにもつながる

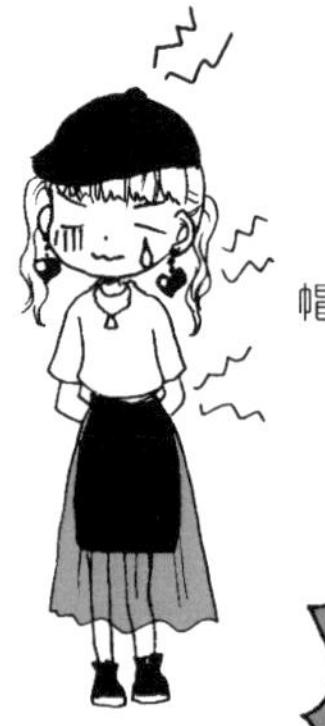

ずっと私が
虚弱体質だから
調子悪くなるんだ
と思ってたら
違ったんかい

オシャレは我慢
=体調に支障をきたす
という意味ではなか
ったんだね…今まで
無理しすぎてた…

帽子やカチューシャ
も頭が痛くなる

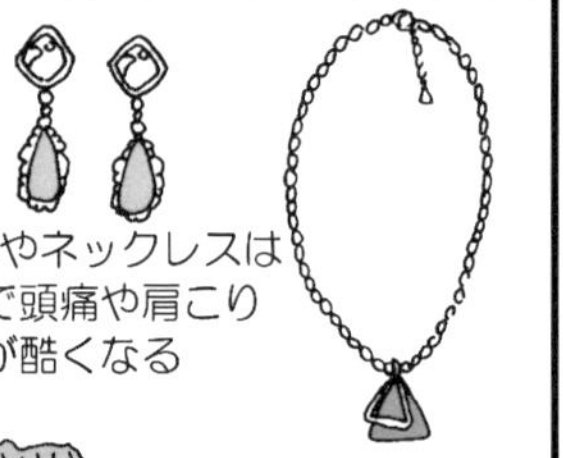

ピアスやネックレスは
重さで頭痛や肩こり
が酷くなる

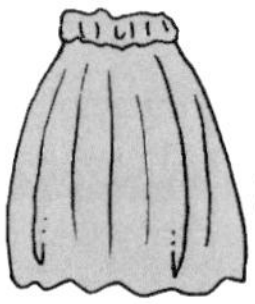

ウエストを
締め付ける服は
お腹が痛くなったり
気持ち悪くなる

対策

ふわっとしたワンピース
など締め付けの少ない
服を着る

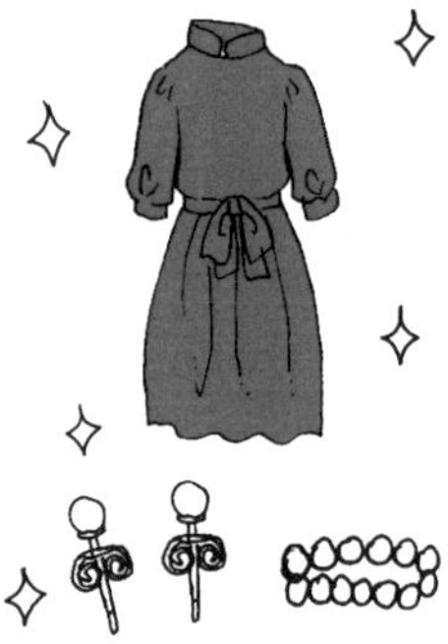

負担の少ない小ぶりな
ピアスを持ち歩いて
疲れたら付け替える

アクセはブレスレットが
一番無理なく身に
付けられる

感覚の過敏さや耳の問題など、
自分の体なんでこんなに
面倒くさいの!?(怒)とうんざり
する事もたくさんあるけど、訳も
わからず生きづらかった頃と
違い対処を考えられるように
なった事で自分の生きやすい
環境を作りやすくなりました。

そして負荷の少ない環境に
いられるようになってから、
人とのコミュニケーションが
とても取りやすくなりました。

場面緘黙も「話さなくても良い
環境を作る」のではなく、
「負荷を減らし話しやすい
環境を作る」事を意識するのも
大事なのでは…？と最近考えて
います。

天候にも注意

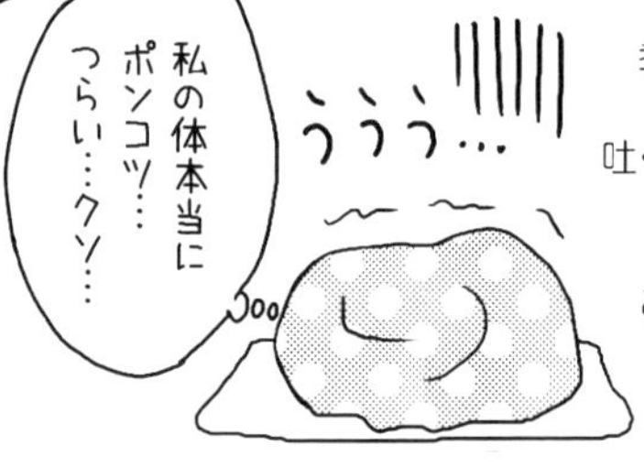

私の体本当に
ポンコツ…
つらい…クソ…
ううう…

季節の変わり目や
気圧の変化で
吐くほど酷い片頭痛が
定期的に起きる

こうなったらもう
ひたすら耐える
しかない

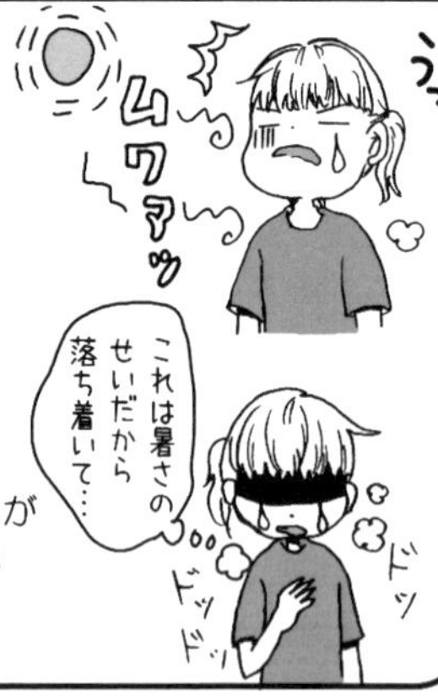

ムワァッ
うっ
これは暑さの
せいだから
落ち着いて…
ドッドッ
ドッ

夏場の蒸し暑くて息苦しく
感じる時も注意

息苦しさがパニック症状に
陥る時の息の詰まる感覚と
似ていて、パニックの
引き金になりかねないと
感じる事があった

天候による不調は対策のしようが
ないが、なるべく無理のない
生活を心がけたい

第10話：伝える事を諦めない

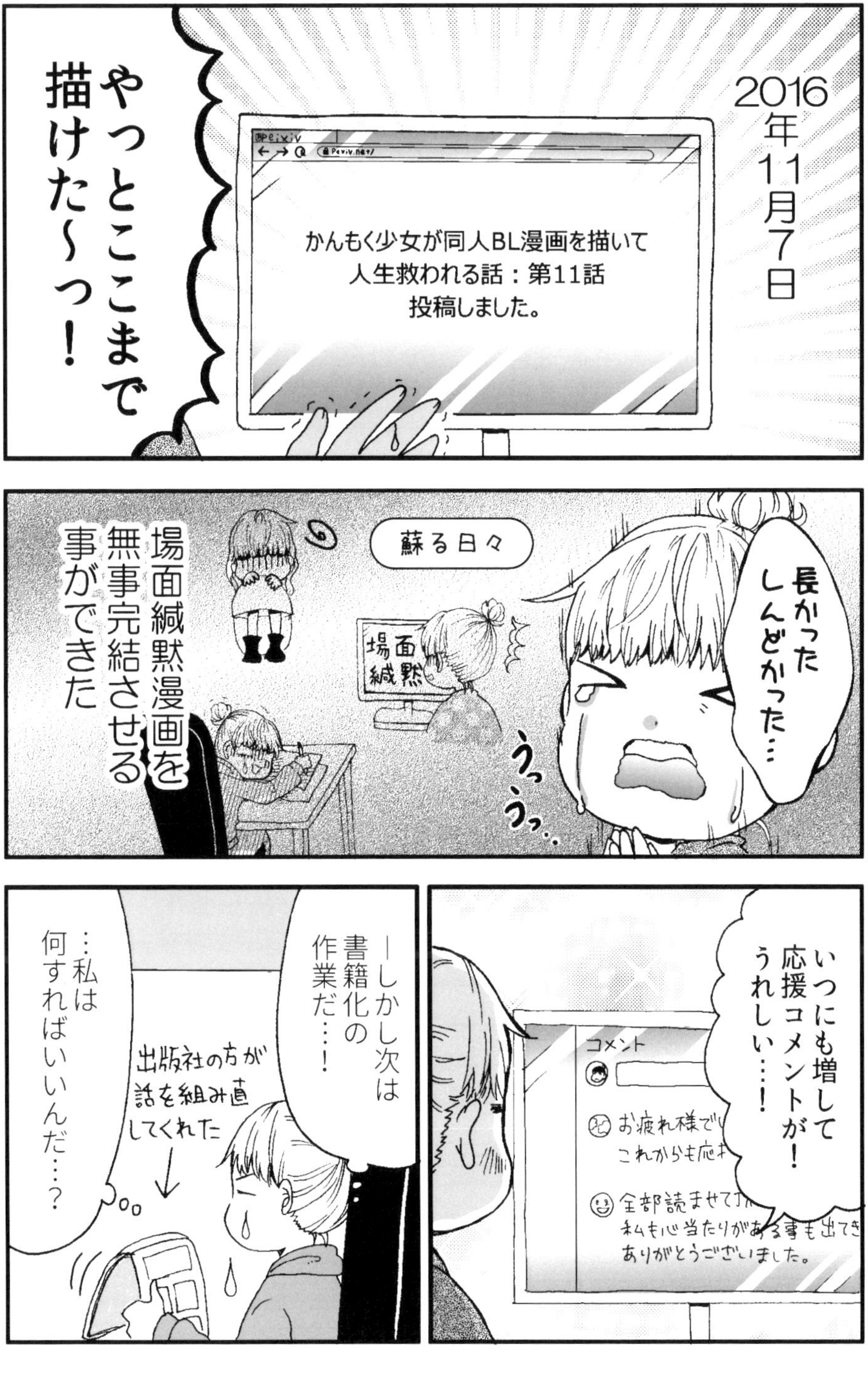

2016年11月7日
かんもく少女が同人BL漫画を描いて
人生救われる話：第11話
投稿しました。
やっとここまで描けた〜っ！
長かった しんどかった…
うっうっ…
蘇る日々
場面緘黙
場面緘黙漫画を無事完結させる事ができた
いつにも増して応援コメントが！ うれしい…！
コメント
お疲れ様でし
これからも応
全部読ませて
私も心当たりがある事も出てき
ありがとうございました。
―しかし次は書籍化の作業だ…！
出版社の方が話を組み直してくれた
…私は何すればいいんだ…？

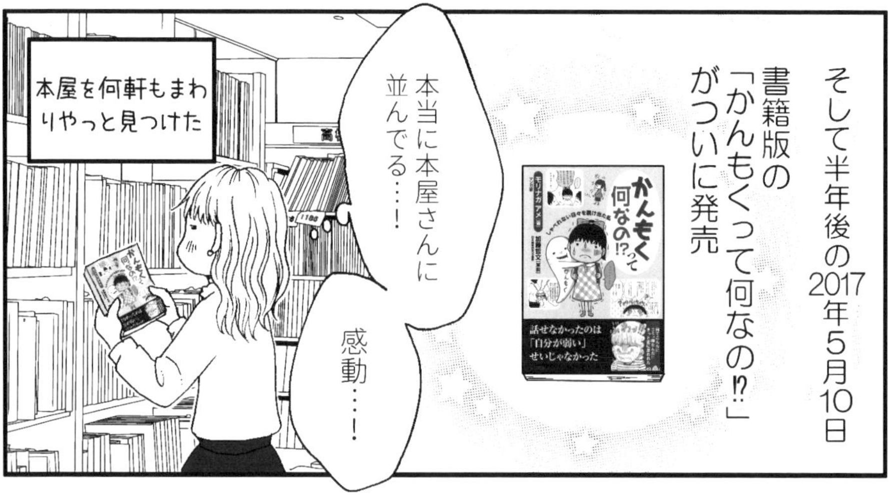
そして半年後の2017年5月10日
書籍版の「かんもくって何なの!?」がついに発売
かんもくって何なの!?
話せなかったのは「自分が弱い」せいじゃなかった
本当に本屋さんに並んでる…!
感動…!
本屋を何軒もまわりやっと見つけた

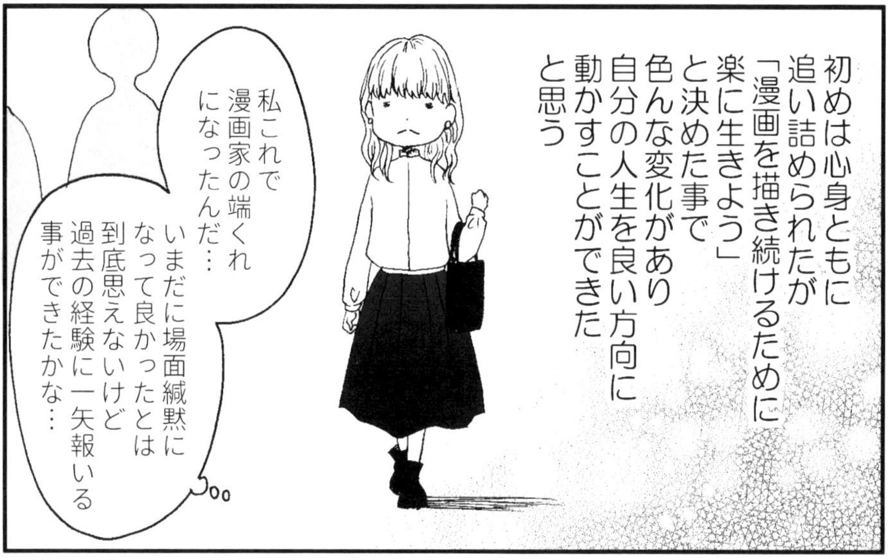
初めは心身ともに追い詰められたが「漫画を描き続けるために楽に生きよう」と決めた事で色んな変化があり自分の人生を良い方向に動かすことができたと思う
私これで漫画家の端くれになったんだ…
いまだに場面緘黙になって良かったとは到底思えないけど過去の経験に一矢報いる事ができたかな…

でもやっぱり
現実は
「めでたし
めでたし」
で終わりではなく
その先も
続いていくのだ

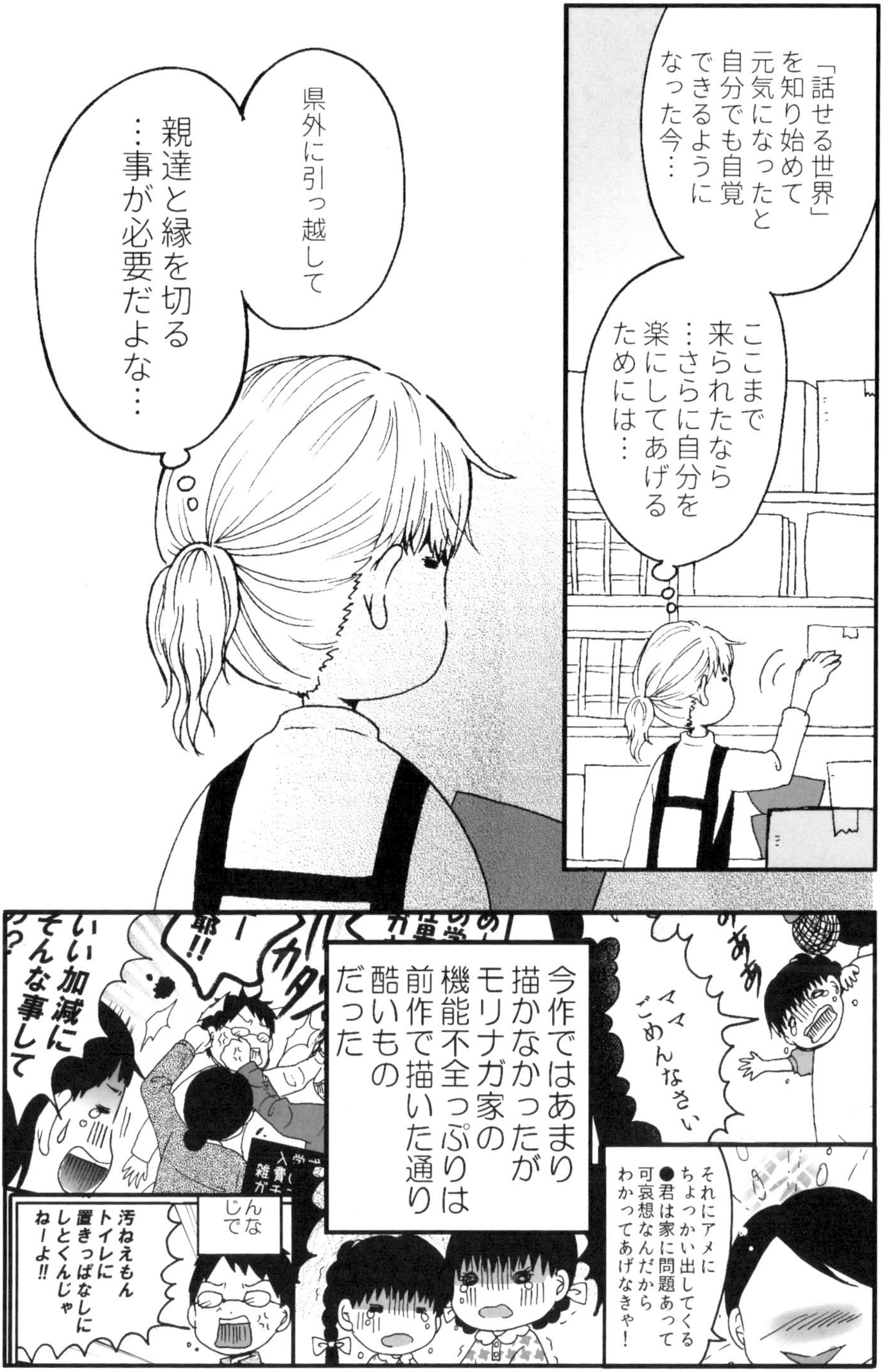

「話せる世界」を知り始めて元気になったと自分でも自覚できるようになった今…
ここまで来られたなら…さらに自分を楽にしてあげるためには…
県外に引っ越して
親達と縁を切る…事が必要だよな…
ママごめんなさい
それにアメにちょっかい出してくる●君は家に問題あって可哀想なんだからわかってあげなきゃ!
今作ではあまり描かなかったがモリナガ家の機能不全っぷりは前作で描いた通り酷いものだった
いい加減にそんな事して
汚ねえもんトイレに置きっぱなしにしとくんじゃねーよ!!

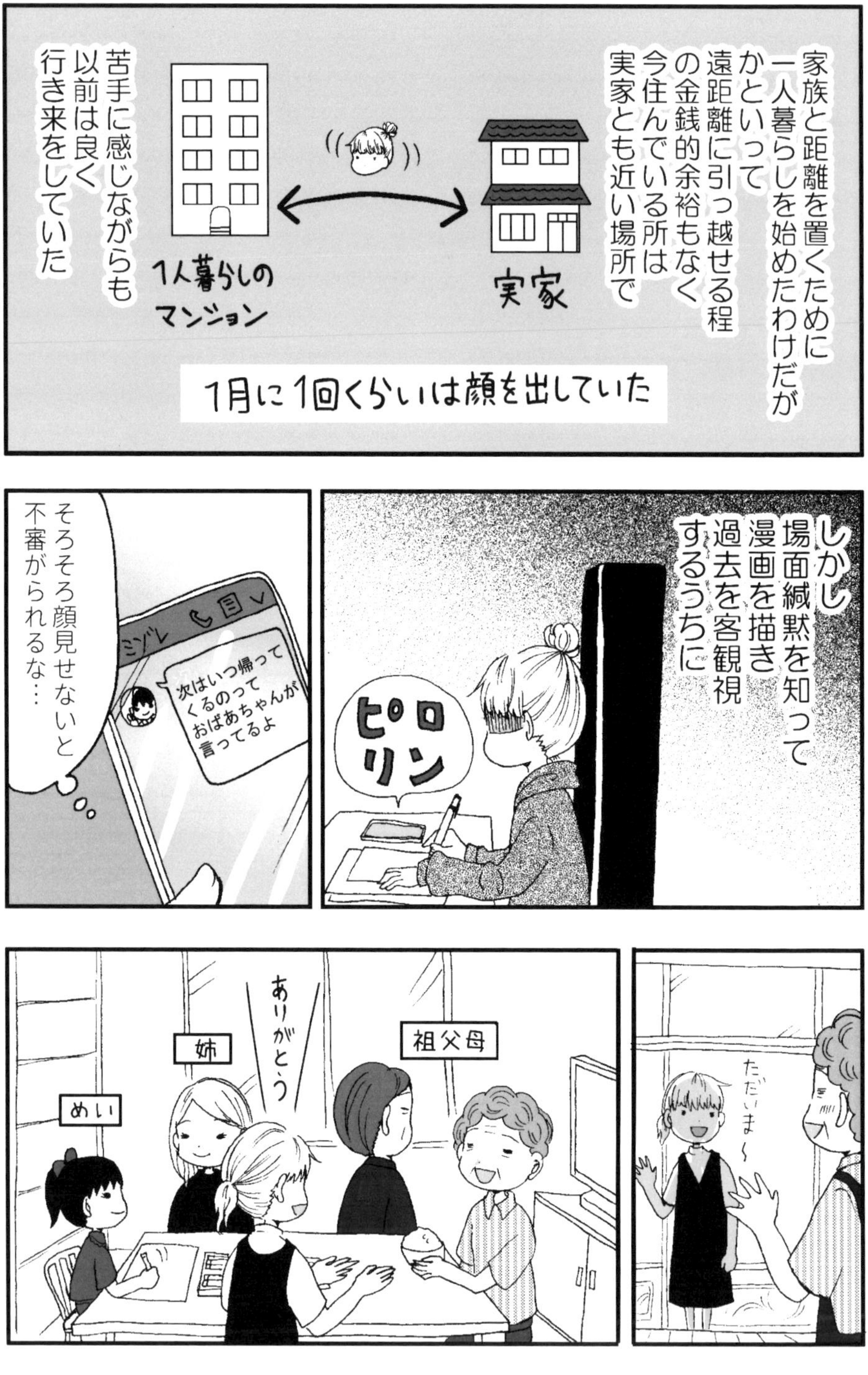

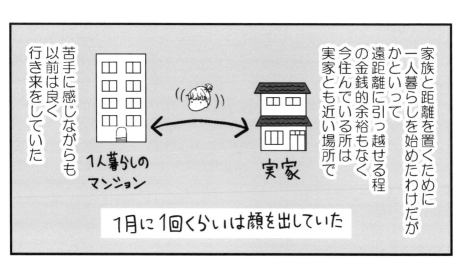

家族と距離を置くために一人暮らしを始めたわけだが
かといって
遠距離に引っ越せる程の金銭的余裕もなく
今住んでいる所は実家とも近い場所で
実家
1人暮らしのマンション
苦手に感じながらも以前は良く行き来をしていた
1月に1回くらいは顔を出していた
しかし場面緘黙を知って漫画を描き過去を客観視するうちに
ピロリン
次はいつ帰ってくるのっておばあちゃんが言ってるよ
そろそろ顔見せないと不審がられるな…
ただいま～
祖父母
ありがとう
姉
めい

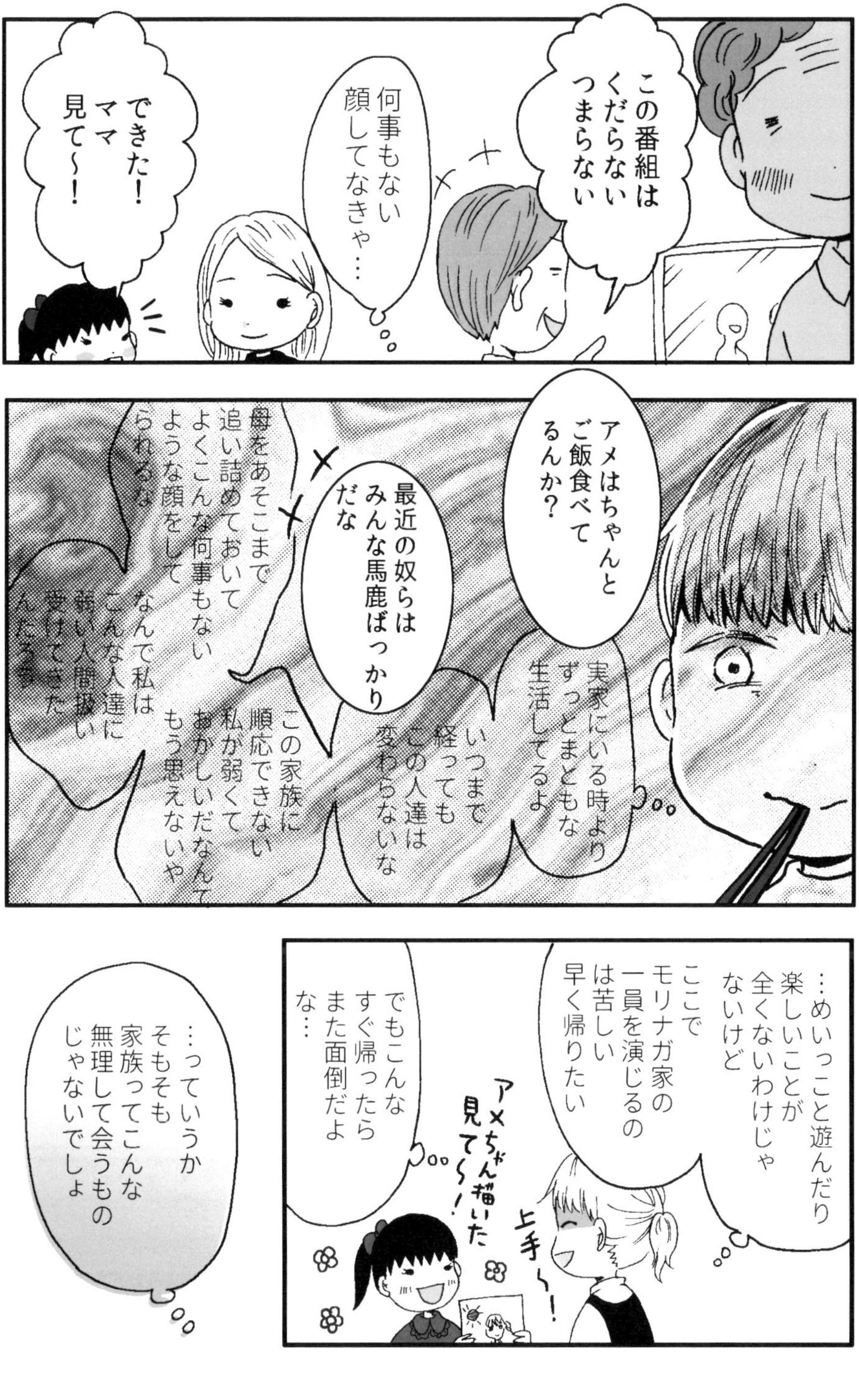
この番組はくだらないつまらない
何事もない顔してなきゃ…
できた！ママ見て〜！
アメはちゃんとご飯食べてるんか？
最近の奴らはみんな馬鹿ばっかりだな
実家にいる時よりずっとまともな生活してるよ
いつまで経ってもこの人達は変わらないな
この家族に順応できない私が弱くておかしいだなんてもう思えないや
母をあそこまで追い詰めておいてよくこんな何事もないような顔をしてられるな
なんで私はこんな人達に酷い人間扱い受けてきたんだろう
…めいっこと遊んだり楽しいことが全くないわけじゃないけど
ここでモリナガ家の一員を演じるのは苦しい早く帰りたい
アメちゃん描いた見てて〜！
上手〜〜！
でもこんなすぐ帰ったらまた面倒だよな…
…っていうかそもそも家族ってこんな無理して会うものじゃないでしょ

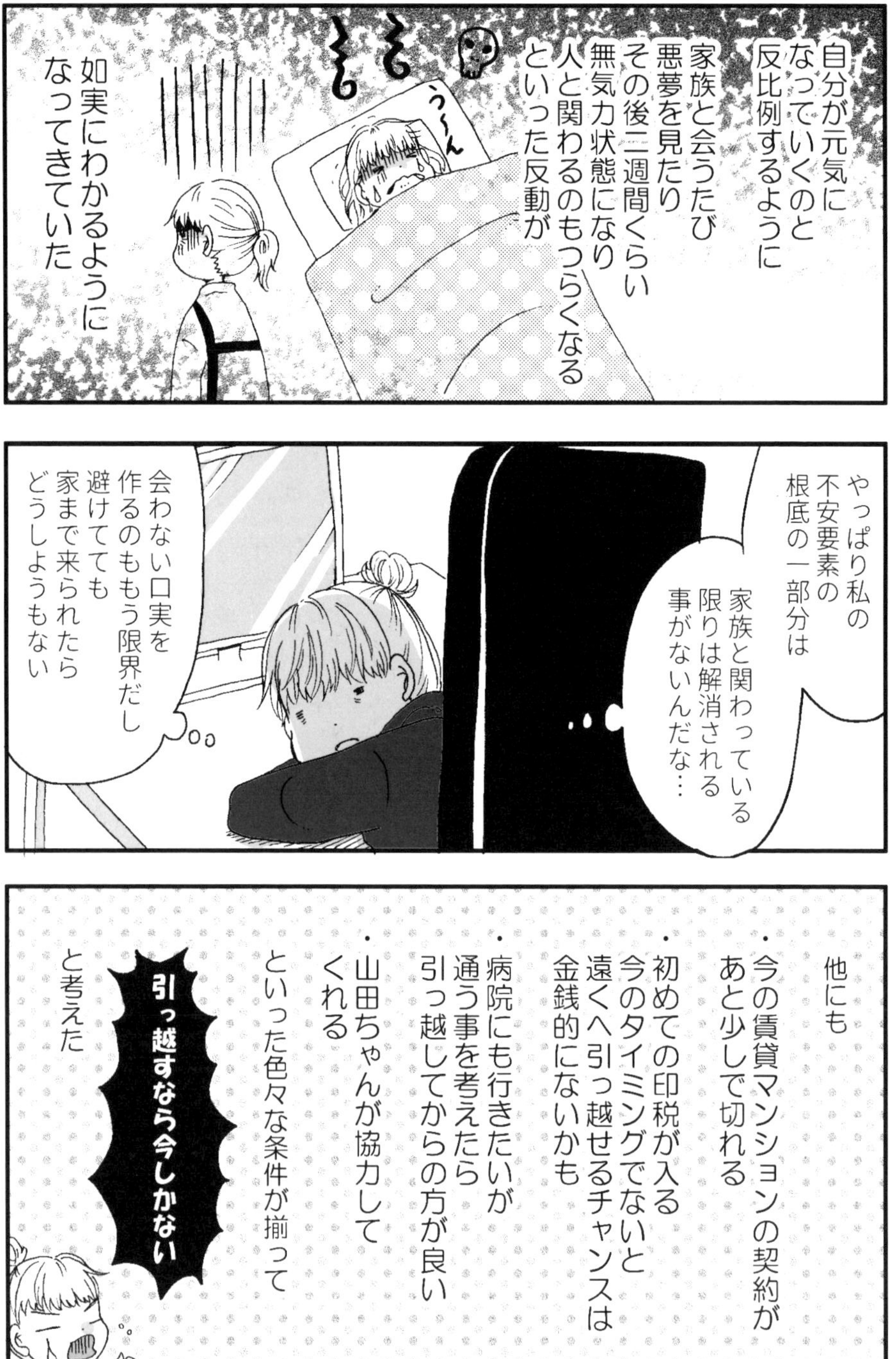
自分が元気になっていくのと反比例するように
家族と会うたび悪夢を見たりその後二週間くらい無気力状態になり人と関わるのもつらくなるといった反動が
うーん
如実にわかるようになってきていた
やっぱり私の不安要素の根底の一部分は
家族と関わっている限りは解消される事がないんだな…
会わない口実を作るのももう限界だし避けてても家まで来られたらどうしようもない
他にも
・今の賃貸マンションの契約があと少しで切れる
・初めての印税が入る今のタイミングでないと遠くへ引っ越せるチャンスは金銭的にないかも
・病院にも行きたいが通う事を考えたら引っ越してからの方が良い
・山田ちゃんが協力してくれる
といった色々な条件が揃って
引っ越すなら今しかない
と考えた

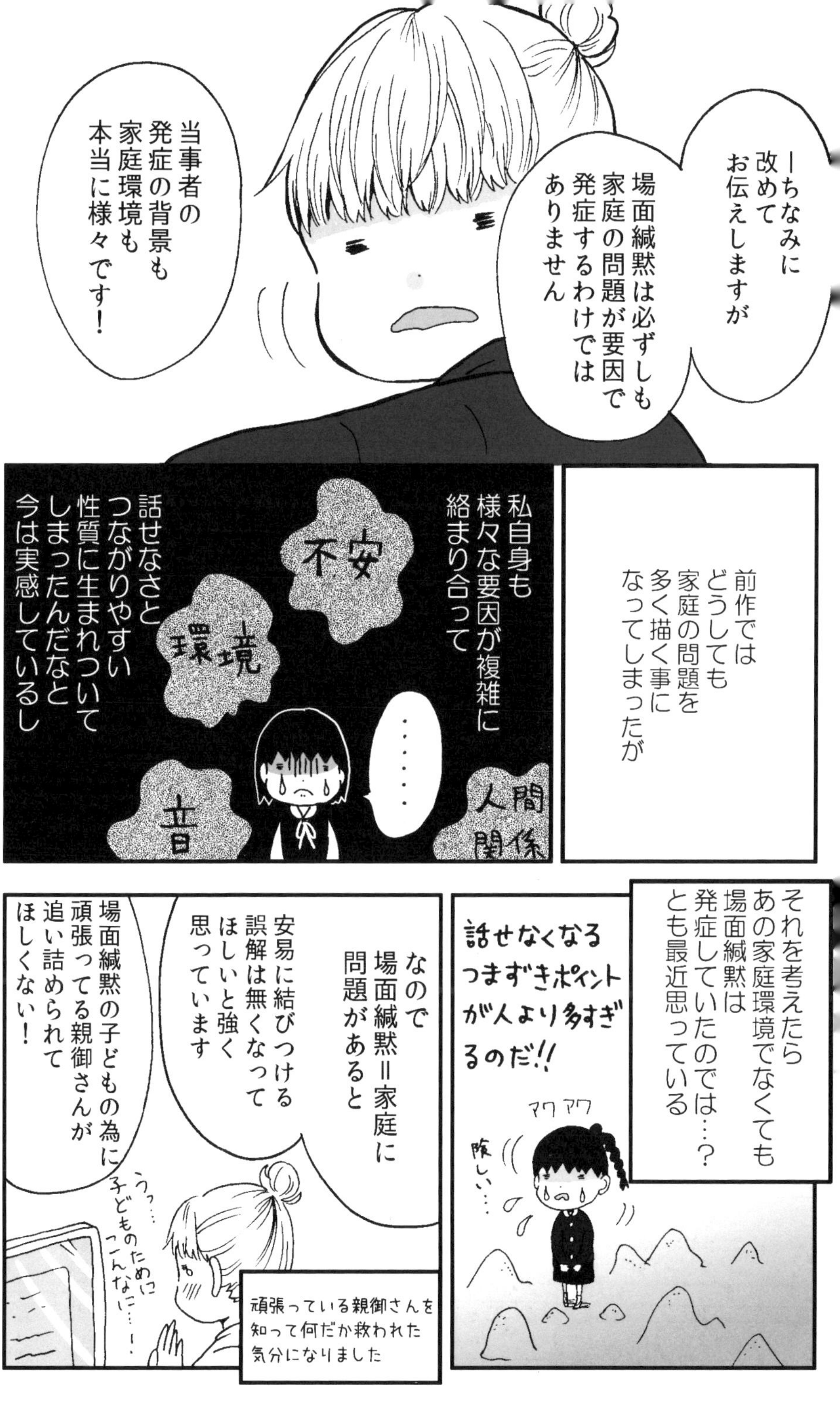
ーちなみに改めてお伝えしますが
場面緘黙は必ずしも家庭の問題が要因で発症するわけではありません
当事者の発症の背景も家庭環境も本当に様々です！
前作ではどうしても家庭の問題を多く描く事になってしまったが
私自身も様々な要因が複雑に絡まり合って
不安
環境
人間関係
音
……
話せなさとつながりやすい性質に生まれついてしまったんだなと今は実感しているし
それを考えたらあの家庭環境でなくても場面緘黙は発症していたのでは…？とも最近思っている
話せなくなるつまずきポイントが人より多すぎるのだ!!
アワアワ
険しい…
なので場面緘黙＝家庭に問題があると
安易に結びつける誤解は無くなってほしいと強く思っています
場面緘黙の子どもの為に頑張ってる親御さんが追い詰められてほしくない！
うっ…子どものためにこんなに…！
頑張っている親御さんを知って何だか救われた気分になりました

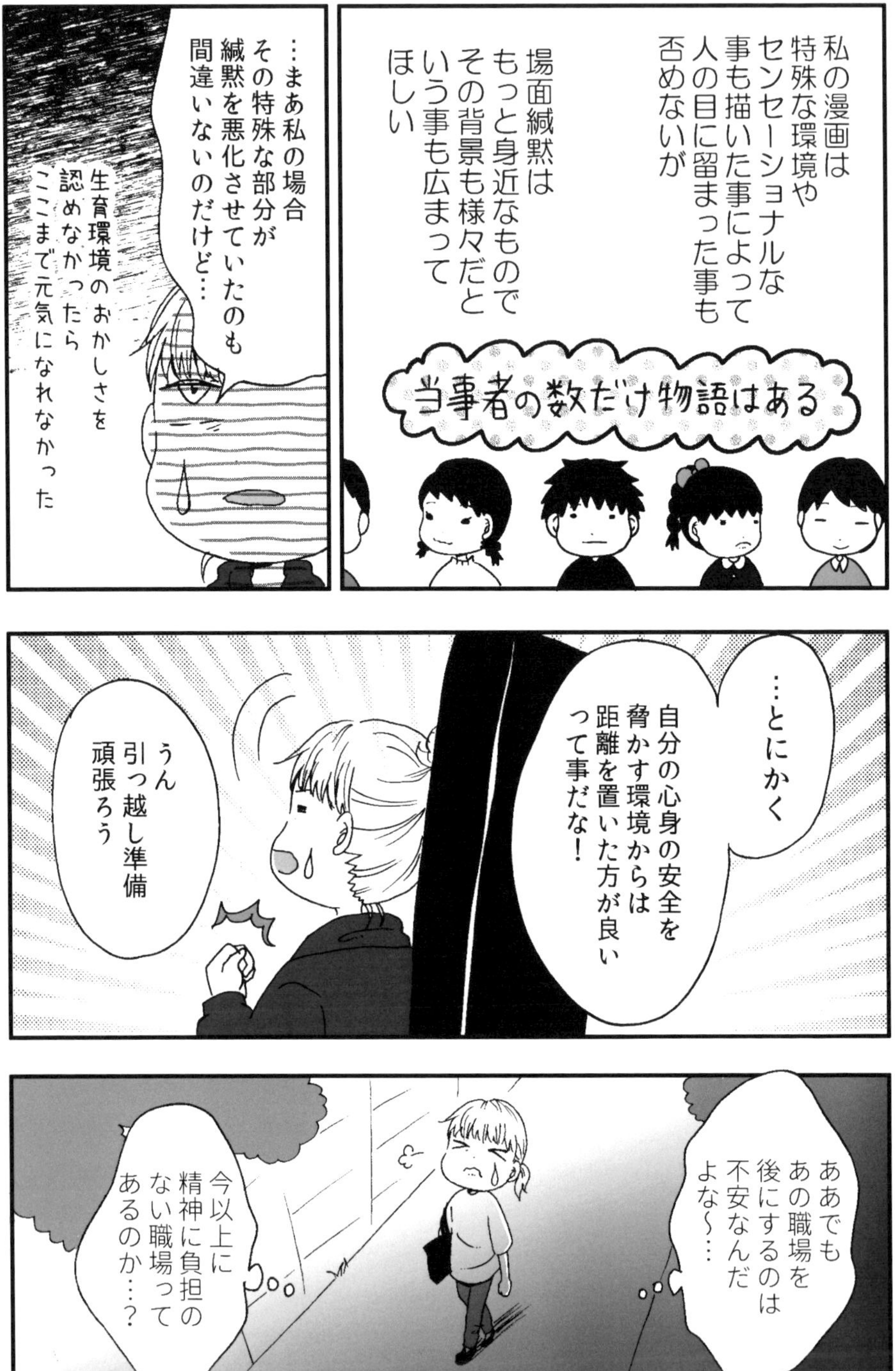

私の漫画は特殊な環境やセンセーショナルな事も描いた事によって人の目に留まった事も否めないが
場面緘黙はもっと身近なものでその背景も様々だという事も広まってほしい
当事者の数だけ物語はある
…まあ私の場合その特殊な部分が緘黙を悪化させていたのも間違いないのだけど…
生育環境のおかしさを認めなかったらここまで元気になれなかった
…とにかく
自分の心身の安全を脅かす環境からは距離を置いた方が良いって事だな！
うん引っ越し準備頑張ろう
ああでもあの職場を後にするのは不安なんだよな～…
今以上に精神に負担のない職場ってあるのか…？

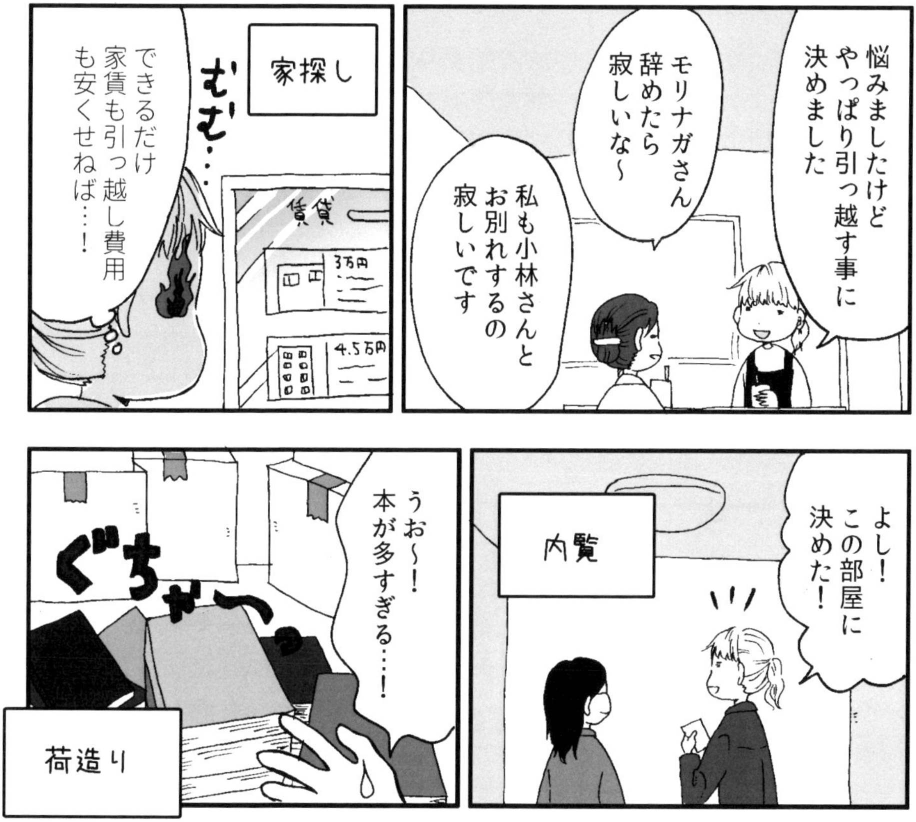
悩みましたけど やっぱり引っ越す事に 決めました
モリナガさん 辞めたら 寂しいな～
私も小林さんと お別れするの 寂しいです
家探し
むむ…
賃貸
できるだけ 家賃も引っ越し費用 も安くせねば…!
内覧
よし! この部屋に 決めた!
荷造り
うお～! 本が多すぎる…!
ぐちゃ～っ

そして翌年、2018年2月、職場最後の日―…

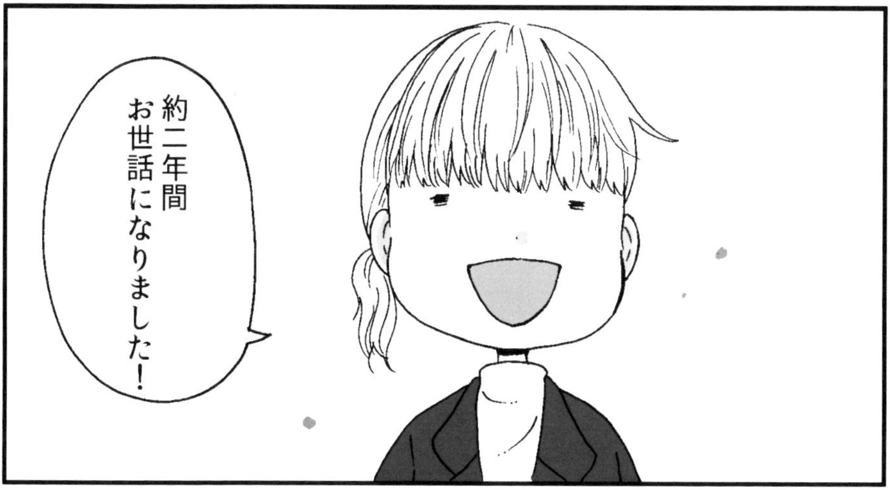
約二年間 お世話になりました!

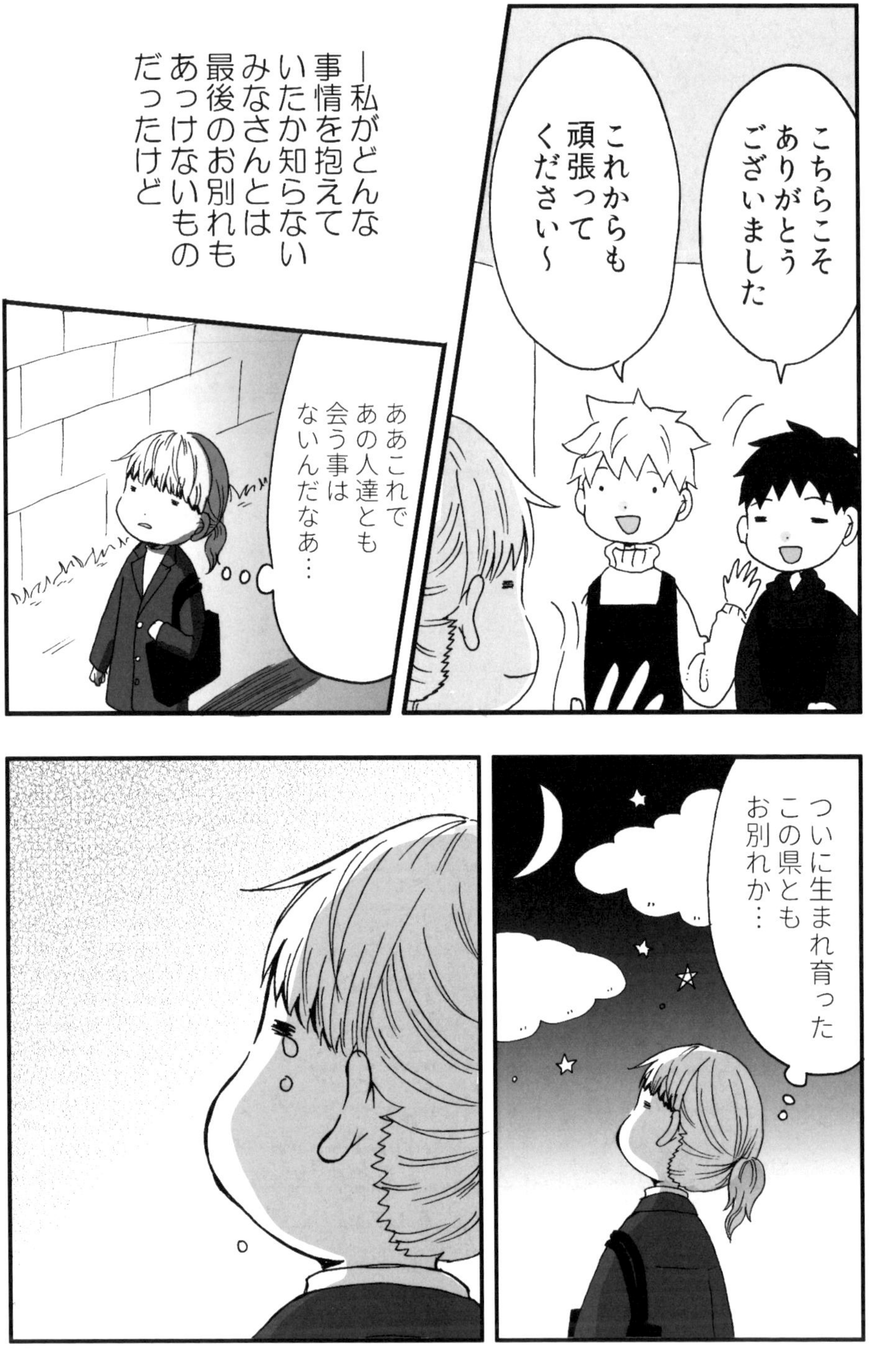
こちらこそありがとうございました
これからも頑張ってくださいー
―私がどんな事情を抱えていたか知らないみなさんとは最後のお別れもあっけないものだったけど
ああこれであの人達とも会う事はないんだなあ…
ついに生まれ育ったこの県ともお別れか…

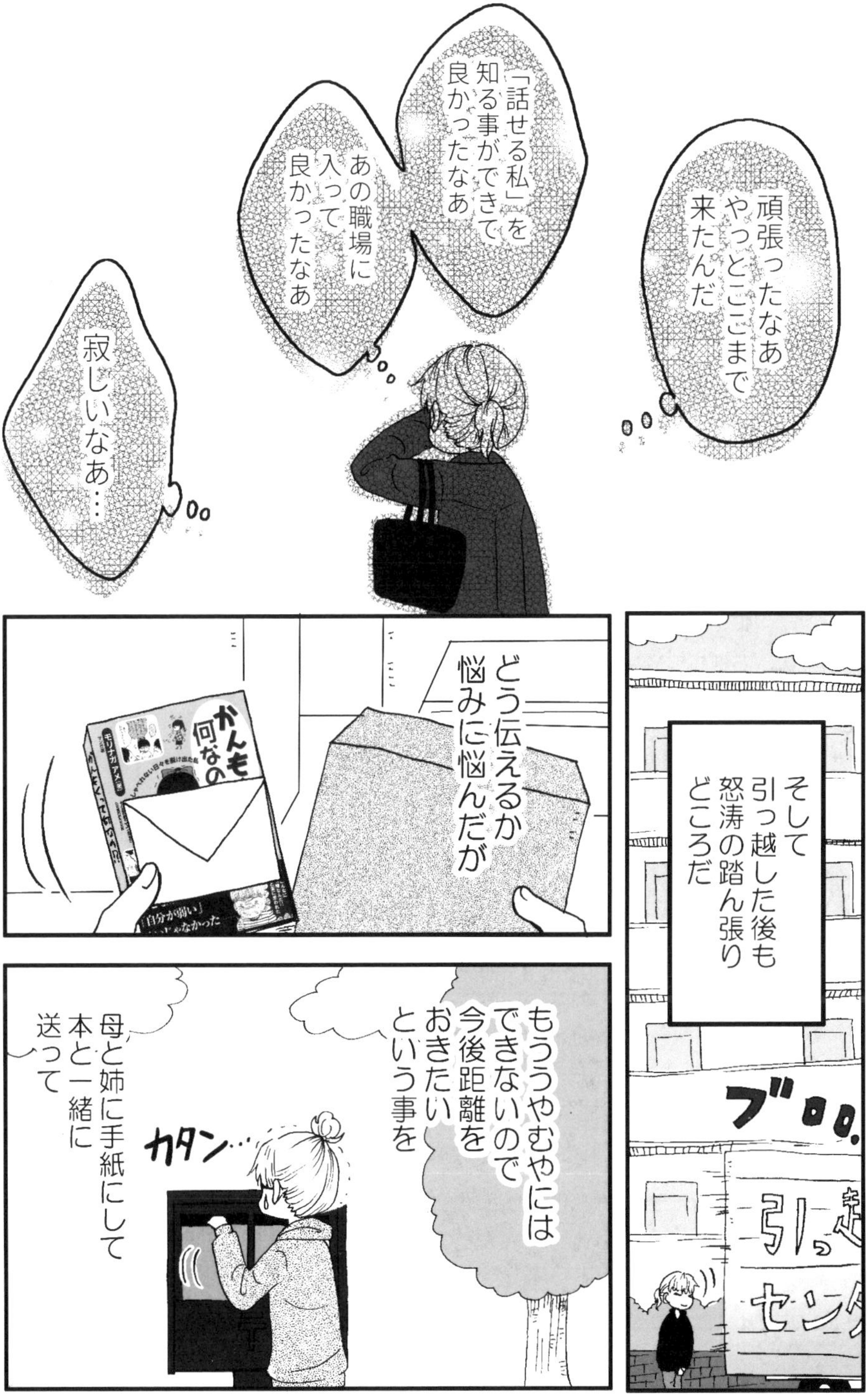
頑張ったなあ
やっとここまで
来たんだ
「話せる私」を
知る事ができて
良かったなあ
あの職場に
入って
良かったなあ
寂しいなあ…
そして
引っ越した後も
怒涛の踏ん張りどころだ
どう伝えるか
悩みに悩んだが
もうやむやには
できないので
今後距離を
おきたい
という事を
母と姉に手紙にして
本と一緒に
送って
カタン…

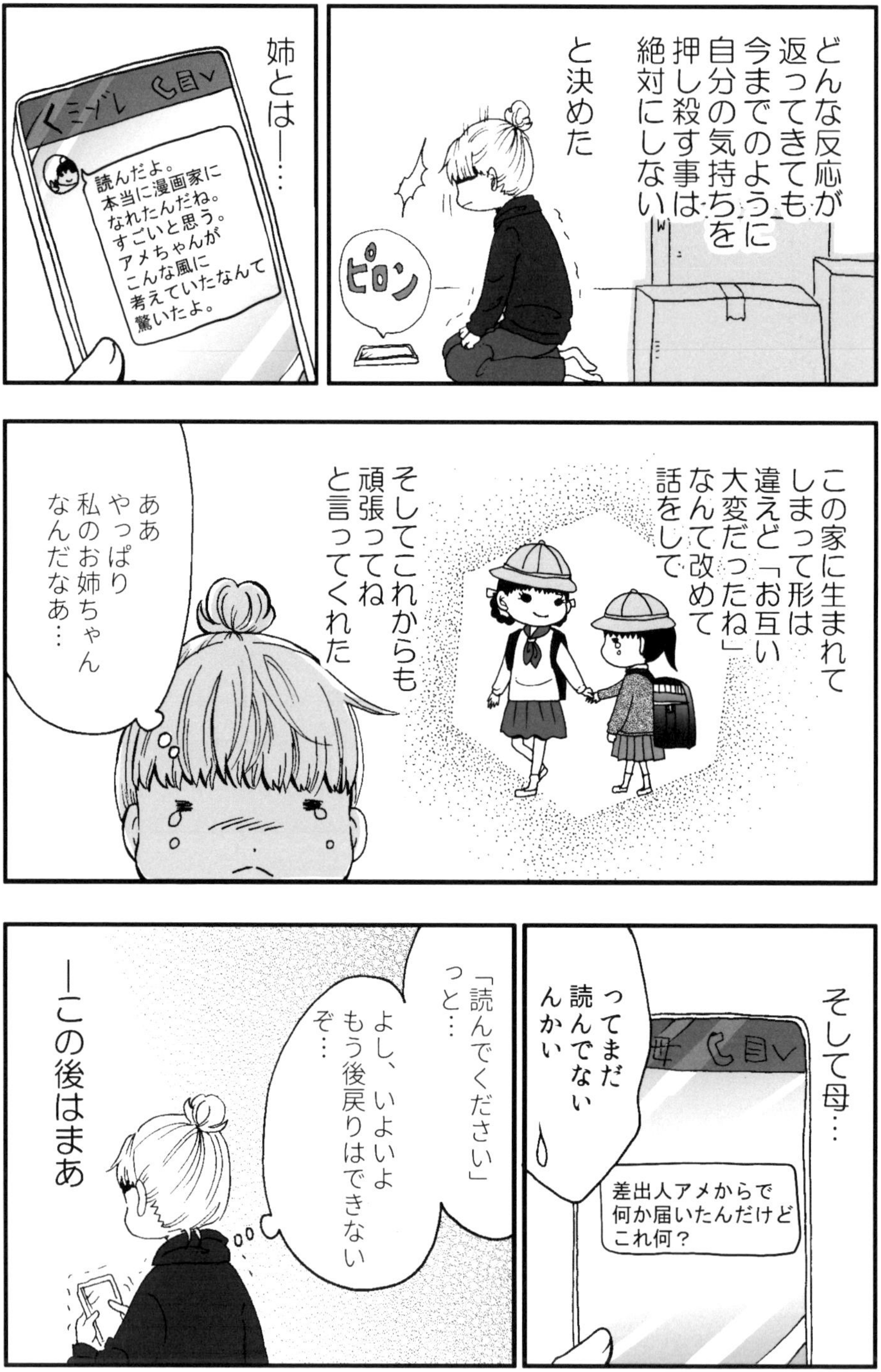
どんな反応が
返ってきても
今までのように
自分の気持ちを
押し殺す事は
絶対にしない
と決めた
ピロン
姉とは――…
読んだよ。
本当に漫画家に
なれたんだね。
すごいと思う。
アメちゃんが
こんな風に
考えていたなんて
驚いたよ。
この家に生まれて
しまって形は
違えど「お互い
大変だったね」
なんて改めて
話をして
そしてこれからも
頑張ってね
と言ってくれた
ああ
やっぱり
私のお姉ちゃん
なんだなあ…
そして母…
ってまだ
読んでない
んかい
母
差出人アメからで
何か届いたんだけど
これ何？
「読んでください」
っと…
よし、いよいよ
もう後戻りはできない
ぞ…
―この後はまあ

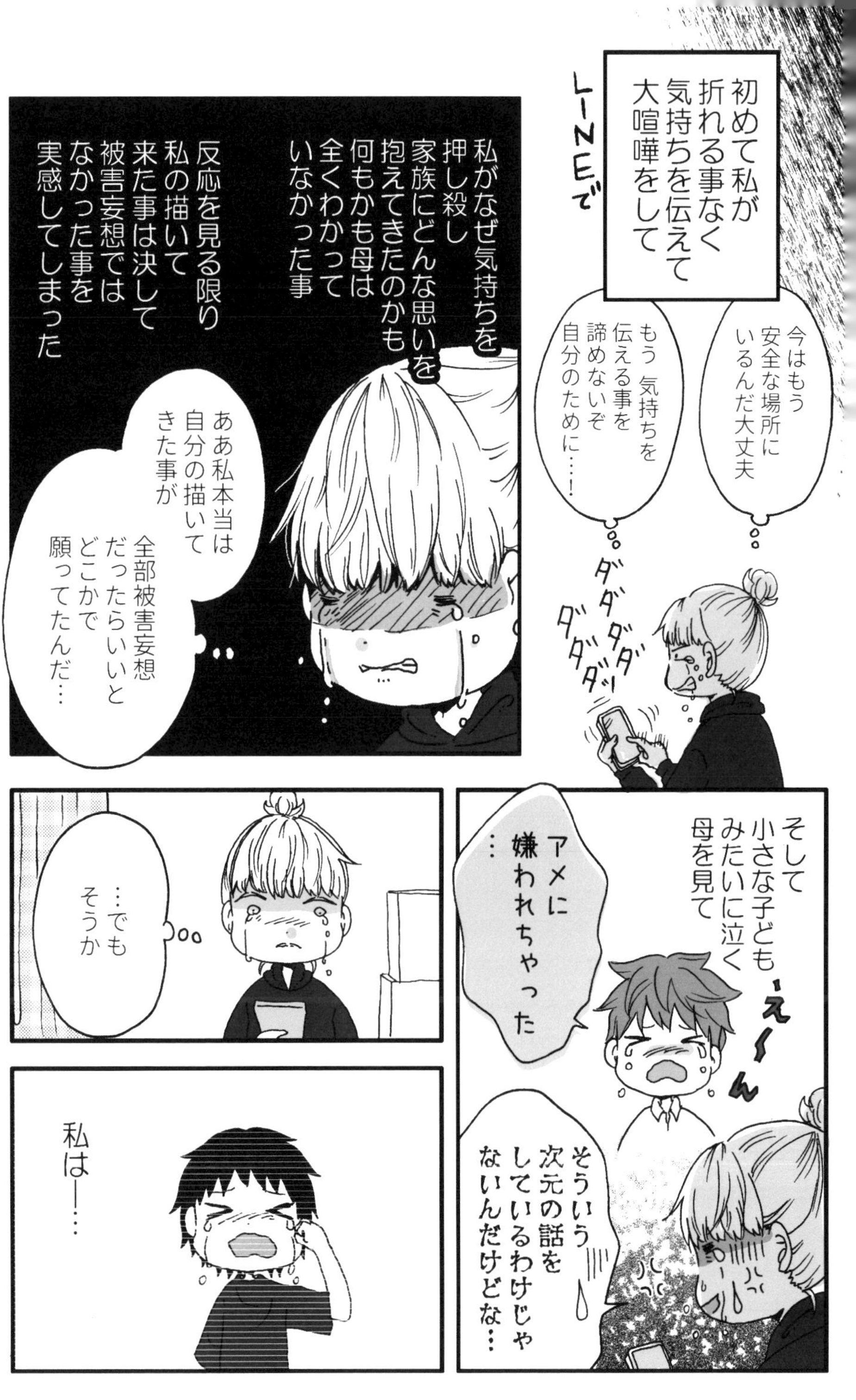
初めて私が折れる事なく気持ちを伝えて大喧嘩をして
LINEで
今はもう安全な場所にいるんだ大丈夫
もう 気持ちを伝える事を諦めないぞ自分のために…!
ダダダダダダダッ
私がなぜ気持ちを押し殺し家族にどんな思いを抱えてきたのかも何もかも母は全くわかっていなかった事
反応を見る限り私の描いて来た事は決して被害妄想ではなかった事を実感してしまった
ああ私本当は自分の描いてきた事が
全部被害妄想だったらいいとどこかで願ってたんだ…
そして小さな子どもみたいに泣く母を見て
えーん
アメに嫌われちゃった…
そういう次元の話をしているわけじゃないんだけどな…
…でもそうか
私は——…

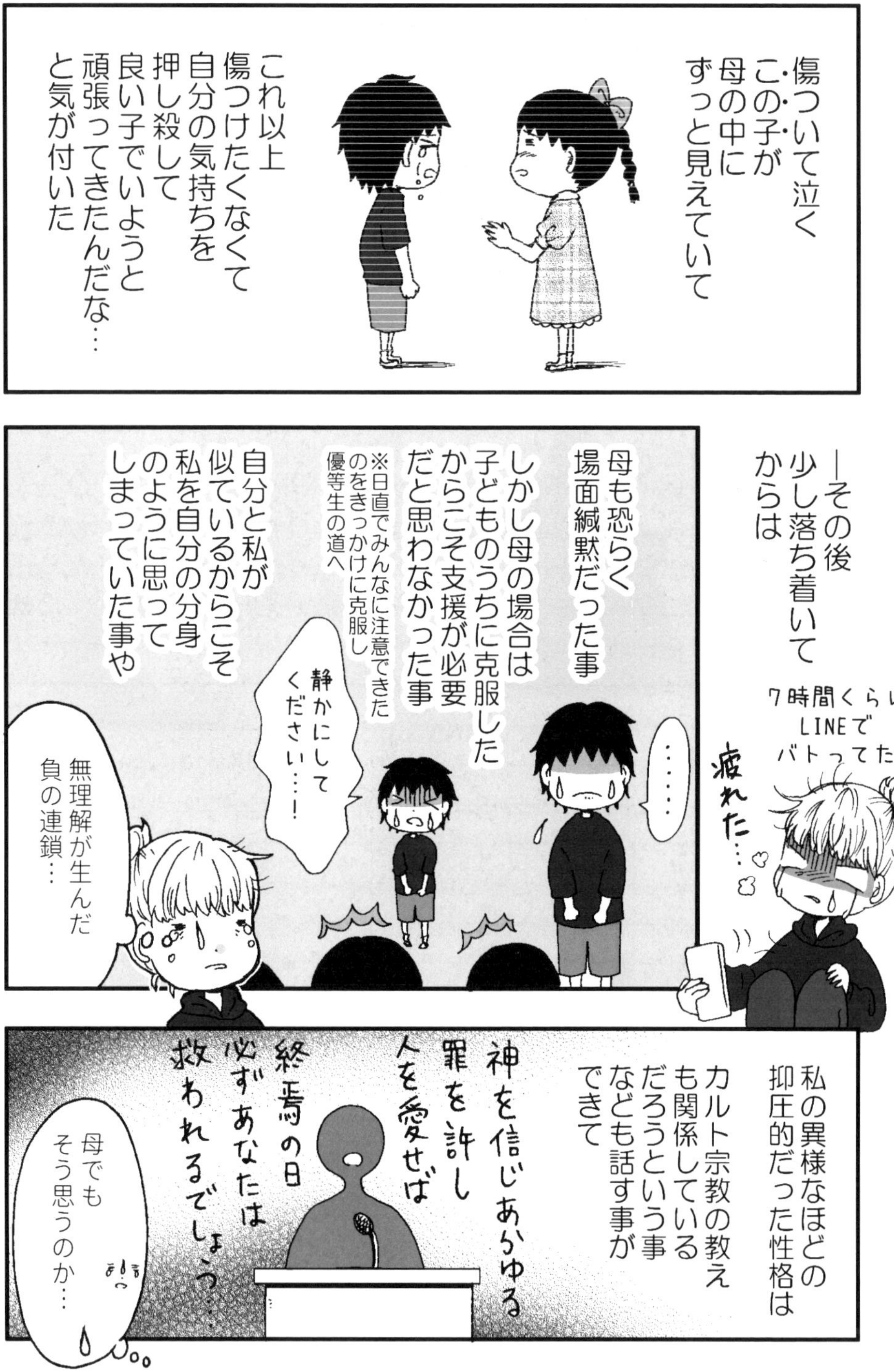
傷ついて泣く
この子が
母の中に
ずっと見えていて
これ以上
傷つけたくなくて
自分の気持ちを
押し殺して
良い子でいようと
頑張ってきたんだな…
と気が付いた
―その後
少し落ち着いて
からは
7時間くらい
LINEで
バトってた
疲れた…
母も恐らく
場面緘黙だった事
しかし母の場合は
子どものうちに克服した
からこそ支援が必要
だと思わなかった事
※日直でみんなに注意できた
のをきっかけに克服し
優等生の道へ
……
静かにして
ください…!
自分と私が
似ているからこそ
私を自分の分身
のように思って
しまっていた事や
無理解が生んだ
負の連鎖…
私の異様なほどの
抑圧的だった性格は
カルト宗教の教え
も関係している
だろうという事
なども話す事が
できて
神を信じあらゆる
罪を許し
人を愛せば
終焉の日
必ずあなたは
救われるでしょう…
母でも
そう思うのか…

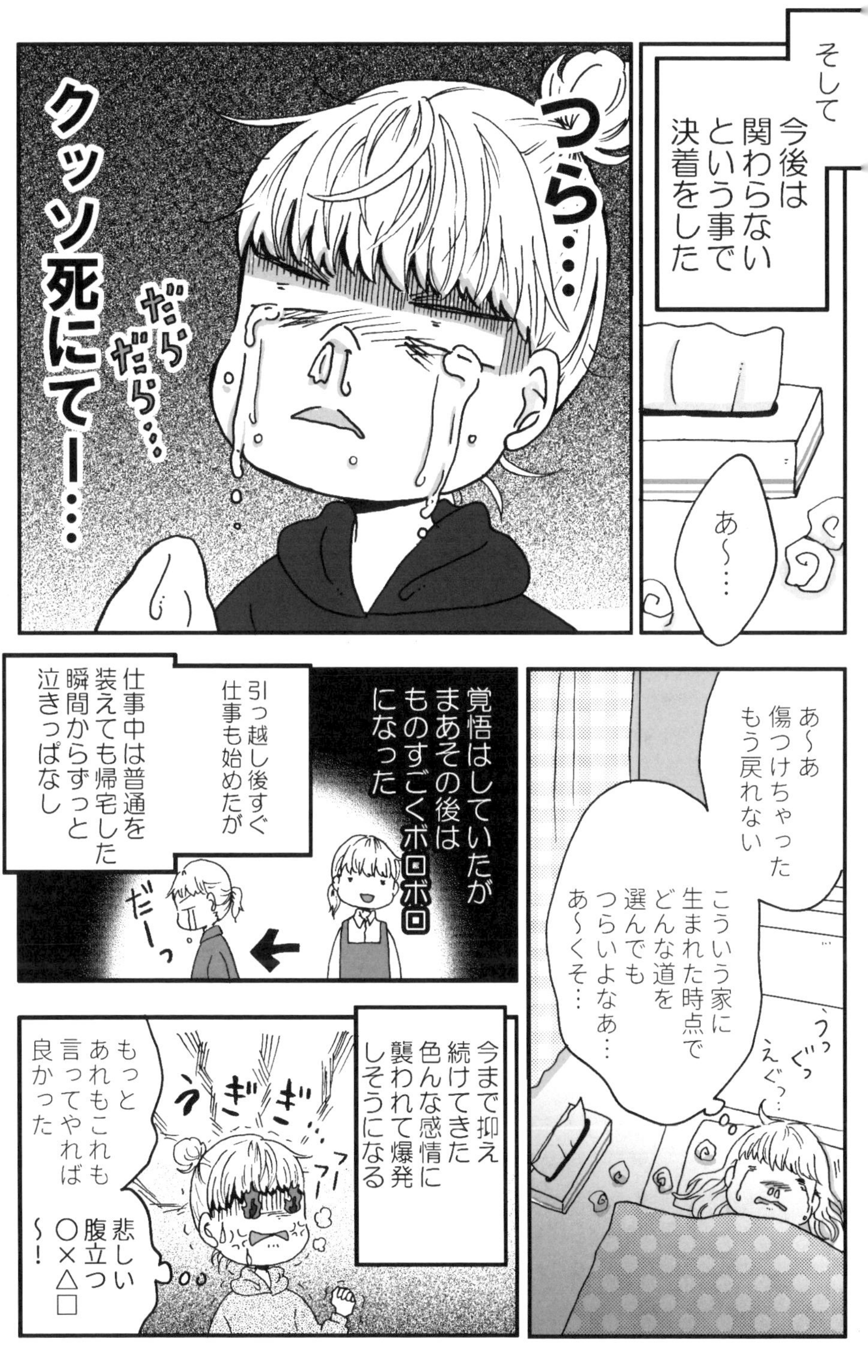
そして
今後は関わらないという事で決着をした
あ〜……
つら…
だらだら…
クッソ死にてー…
あ〜あ
傷つけちゃった
もう戻れない
こういう家に生まれた時点でどんな道を選んでもつらいよなあ
あ〜くそ…
うっぐっ
えぐっ…
覚悟はしていたが
まあその後はものすごくボロボロになった
引っ越し後すぐ仕事も始めたが
仕事中は普通を装えても帰宅した瞬間からずっと泣きっぱなし
だーっ
今まで抑え続けてきた色んな感情に襲われて爆発しそうになる
うぎぎ…
フー
もっとあれもこれも言ってやれば良かった
悲しい
腹立つ
○×△□
〜!

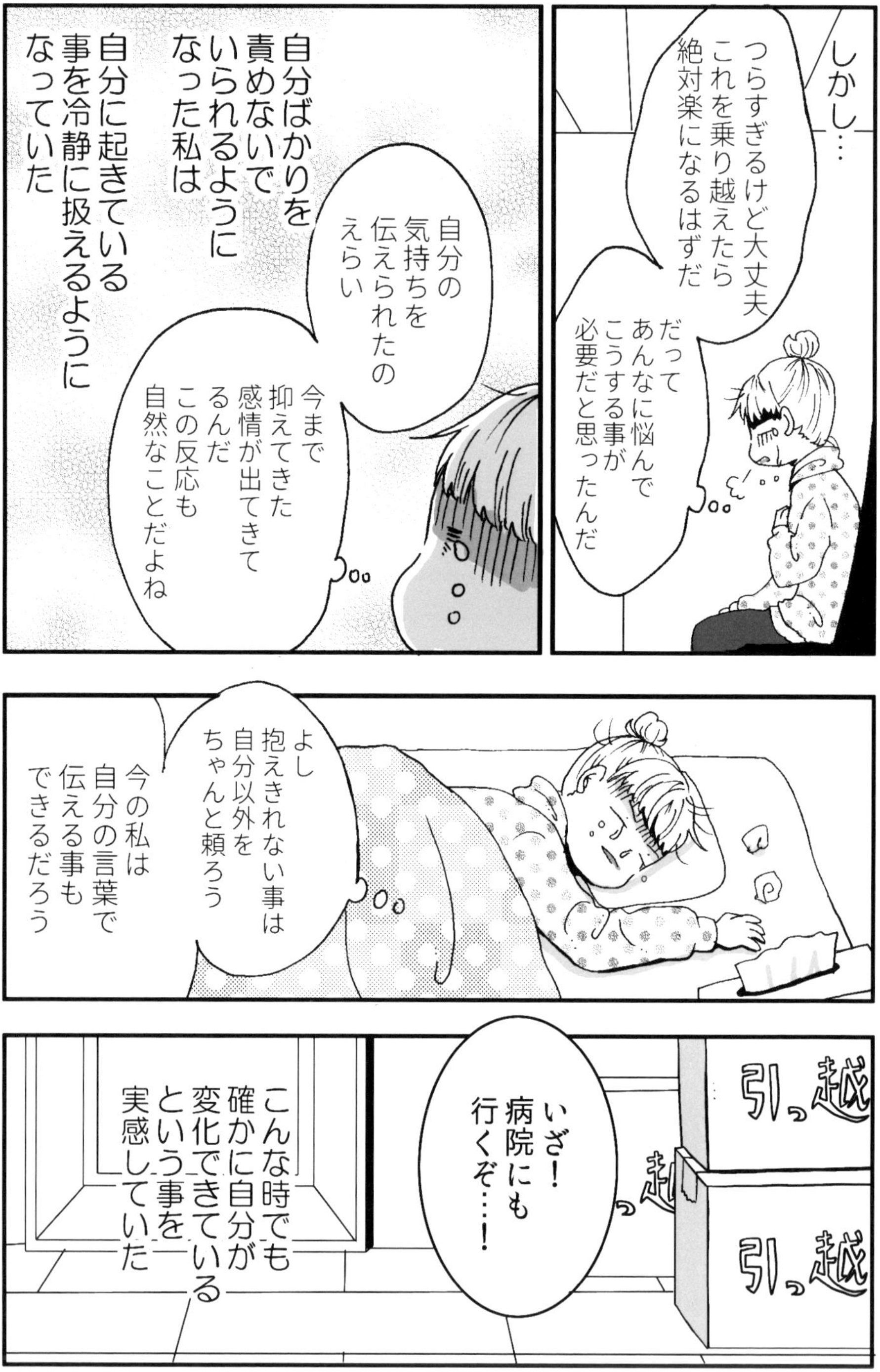
しかし…
つらすぎるけど大丈夫
これを乗り越えたら
絶対楽になるはずだ
だって
あんなに悩んで
こうする事が
必要だと思ったんだ
自分ばかりを
責めないで
いられるように
なった私は
自分に起きている
事を冷静に扱えるように
なっていた
自分の
気持ちを
伝えられたの
えらい
今まで
抑えてきた
感情が出てきて
るんだ
この反応も
自然なことだよね
よし
抱えきれない事は
自分以外を
ちゃんと頼ろう
今の私は
自分の言葉で
伝える事も
できるだろう
いざ！
病院にも
行くぞ…！
引っ越
引っ越
こんな時でも
確かに自分が
変化できている
という事を
実感していた

教えて高木先生⑥

負の連鎖を断ち切る

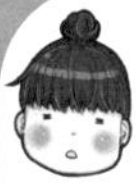

私と母は自らに対して抑圧的で不安を感じやすい気質はよく似ており、母も小さな頃は話せない子だったそうです。しかし母の場合は早い段階で話せるようになりました。そのため場面緘黙に治療や支援が必要だとは思わず、私の話せなさも甘えや弱さが原因だと思っていたようです。また、母が抑圧的で周囲に助けを求められなかった事は、家庭内の負の連鎖にもつながってしまいました。

親子で場面緘黙というケースはよくある事なのでしょうか？悲しい出来事を繰り返さないために、今後どうしていく事が必要だと思いますか？

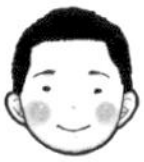

親子やきょうだいで、場面緘黙というケースは、わりとよくあります。これは場面緘黙が遺伝するからではなく、その背景にある気質や性質が似ているからだと言えるでしょう。「姉が場面緘黙で、妹は社交不安」というように異なる形で現れるケースもあります。

親子で場面緘黙ということ自体は、**「負の連鎖」ではなく、あくまで親子だから似ているという範囲内**だと考えてよいでしょう。

場面緘黙の経験者や当事者で、現在「親になっている」人のほとんどが、子どもの頃に場面緘黙改善のための治療や支援を受けていません。先生の関わりが上手だったとか、友だちに恵まれたという人もいるでしょうが、多くは「自然に治った」か「自分の努力で治した」のではないかと思います。

そうすると、親が自らの経験から「自分はこうだった」という方法を学んでしまい、それを子どもに当てはめてしまうことはあり得ます。それがどのような方法であれ、症状や問題には個人差があるので、そのまま他の人に当てはめることはできません。

私は、**家族以外の支援者が早期に気づき、家庭と連携していくこと**が一番だと思います。児童虐待のように主に家庭内で起こる問題とは異なり、場面緘黙は家庭以外で生じるものなので、支援者による発見は比較的容易です。

早期発見から早期支援につなげられるように、乳幼児健診で子どもに関わる保健師や、幼稚園・保育園・小中学校の先生などに場面緘黙の事をよく知ってもらう事が大切だと考えています。

第11話：病院に行こう！

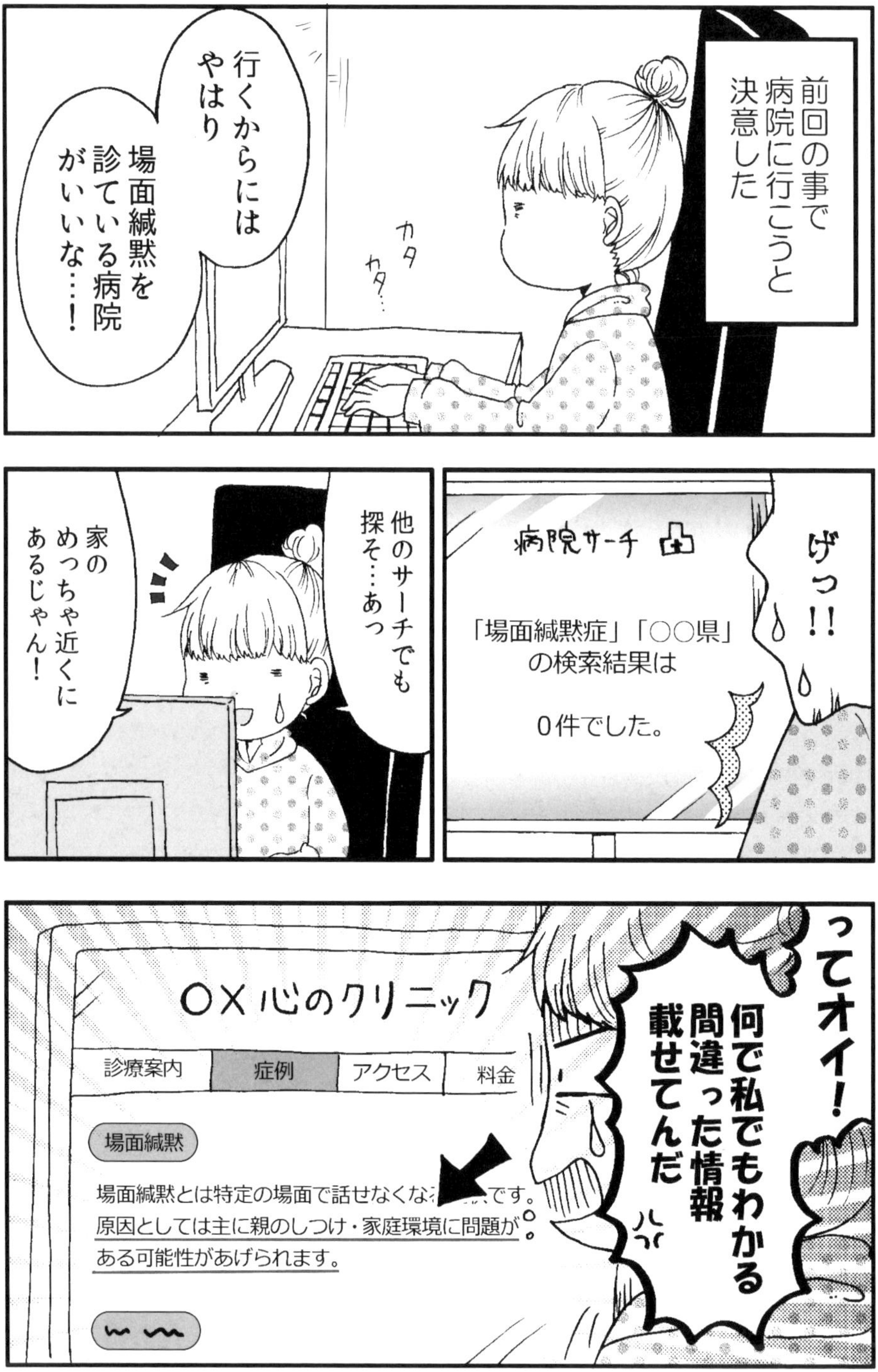
前回の事で病院に行こうと決意した
カタカタ…
行くからにはやはり場面緘黙を診ている病院がいいな…！
病院サーチ
「場面緘黙症」「○○県」の検索結果は
0件でした。
げっ!!
他のサーチでも探そ…あっ
家のめっちゃ近くにあるじゃん！
○×心のクリニック
診療案内
症例
アクセス
料金
場面緘黙
場面緘黙とは特定の場面で話せなくな
です。
原因としては主に親のしつけ・家庭環境に問題がある可能性があげられます。
ってオイ！
何で私でもわかる間違った情報載せてんだ

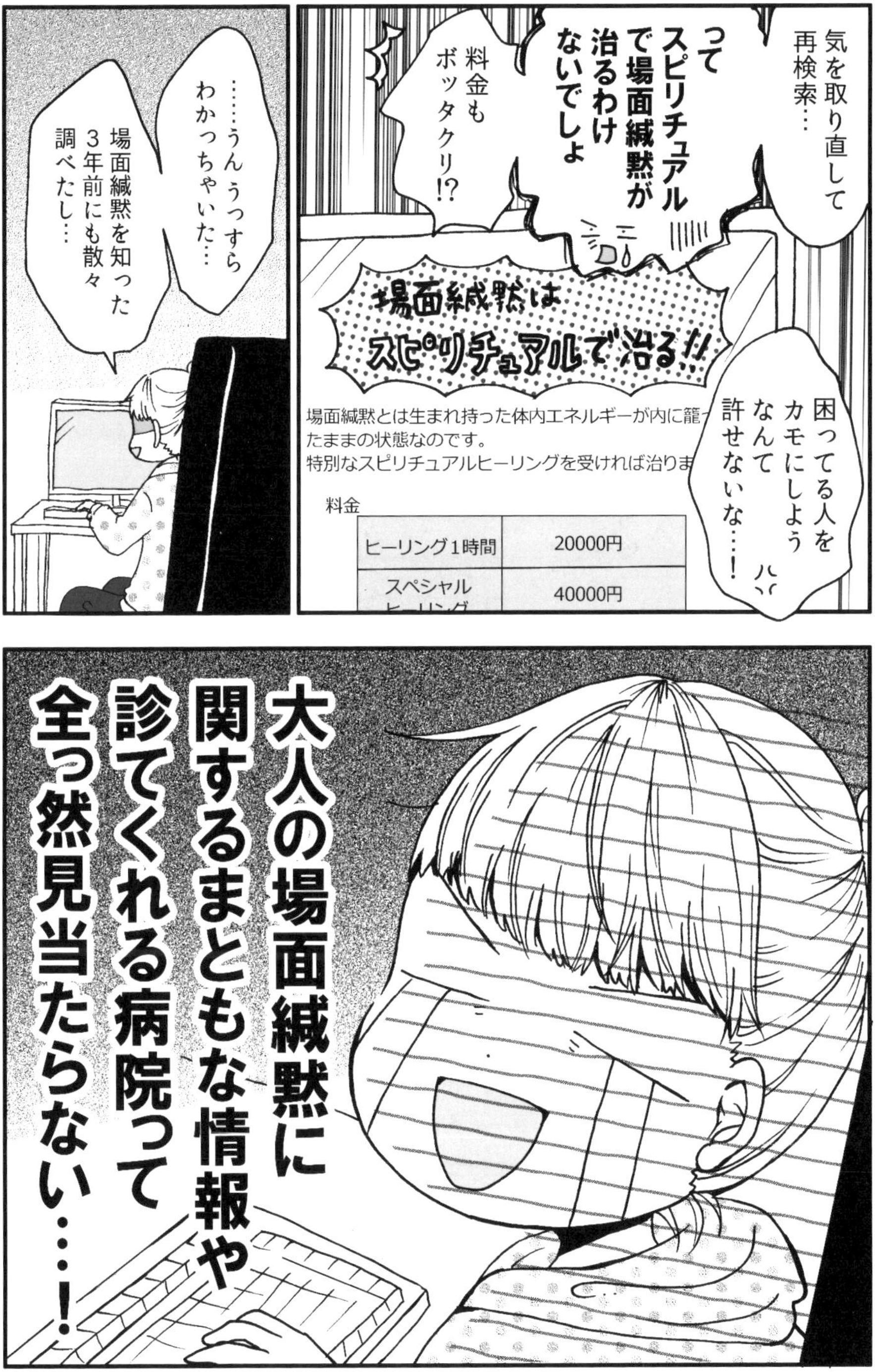
気を取り直して再検索…
ってスピリチュアルで場面緘黙が治るわけないでしょ
料金もボッタクリ!?
場面緘黙はスピリチュアルで治る!!
場面緘黙とは生まれ持った体内エネルギーが内に籠
たままの状態なのです。
特別なスピリチュアルヒーリングを受ければ治りま
料金
ヒーリング1時間 20000円
スペシャル 40000円
困ってる人をカモにしようなんて許せないな…!
……うんうっすらわかっちゃいた…
場面緘黙を知った3年前にも散々調べたし…
大人の場面緘黙に関するまともな情報や診てくれる病院って全っ然見当たらない…!

(※2018年時点での話。しかしこの話を描くにあたり改めて検索してみたけど2020年2月現在もそこまでは変化なさそう…)

なんで大人の場面緘黙について情報がないの？

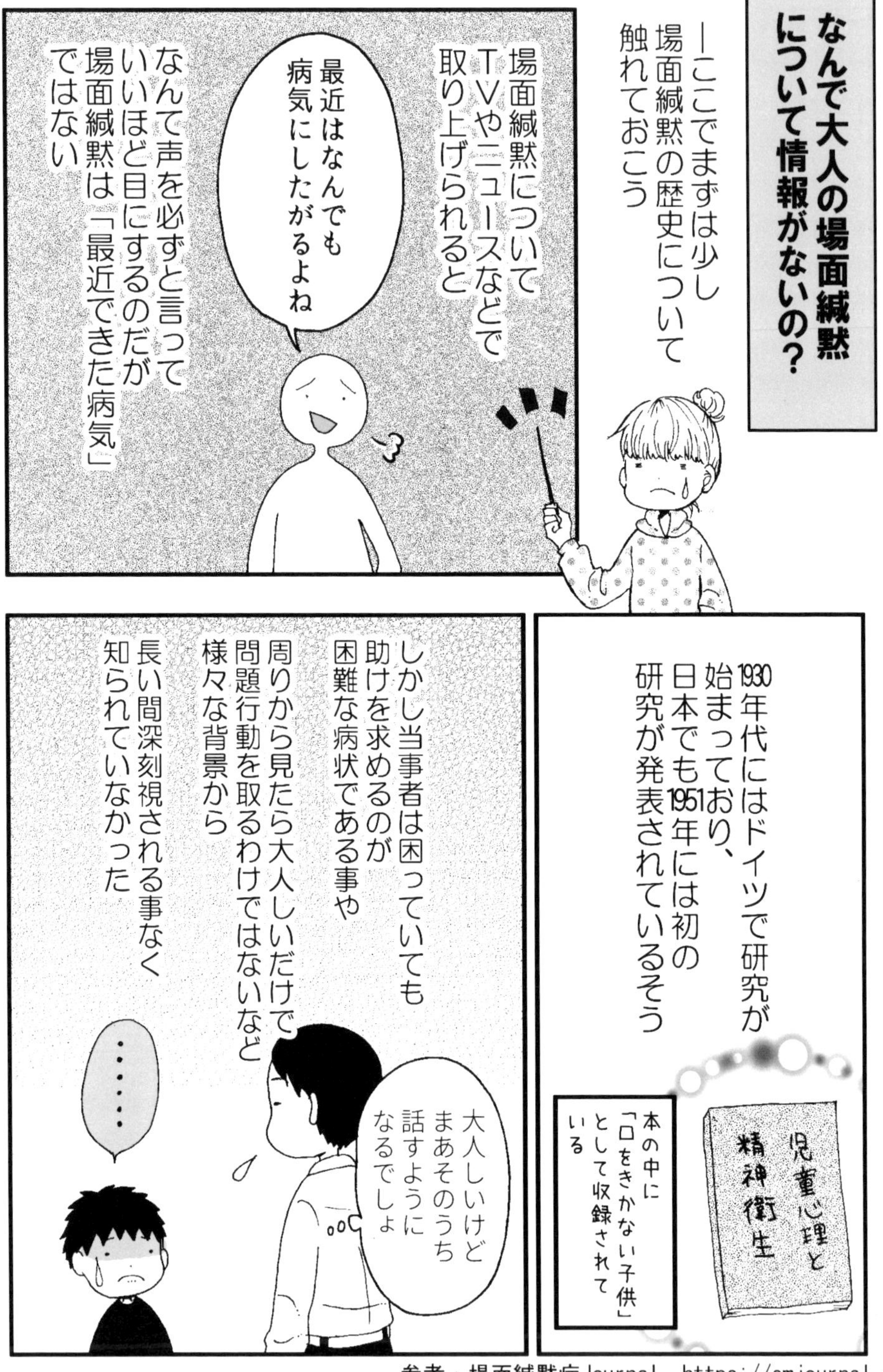

—ここでまずは少し場面緘黙の歴史について触れておこう
場面緘黙についてTVやニュースなどで取り上げられると
最近はなんでも病気にしたがるよね
なんて声を必ずと言っていいほど目にするのだが場面緘黙は「最近できた病気」ではない
1930年代にはドイツで研究が始まっており、日本でも1951年には初の研究が発表されているそう
児童心理と精神衛生
本の中に「口をきかない子供」として収録されている
しかし当事者は困っていても助けを求めるのが困難な病状である事や周りから見たら大人しいだけで問題行動を取るわけではないなど様々な背景から長い間深刻視される事なく知られていなかった
大人しいけどまあそのうち話すようになるでしょ
……

参考：場面緘黙症Journal　https://smjournal.com/
「緘黙」の歴史〜緘黙は「新しい病気」ではない
https://smjournal.com/kanmoku_kiso_whatsm.html

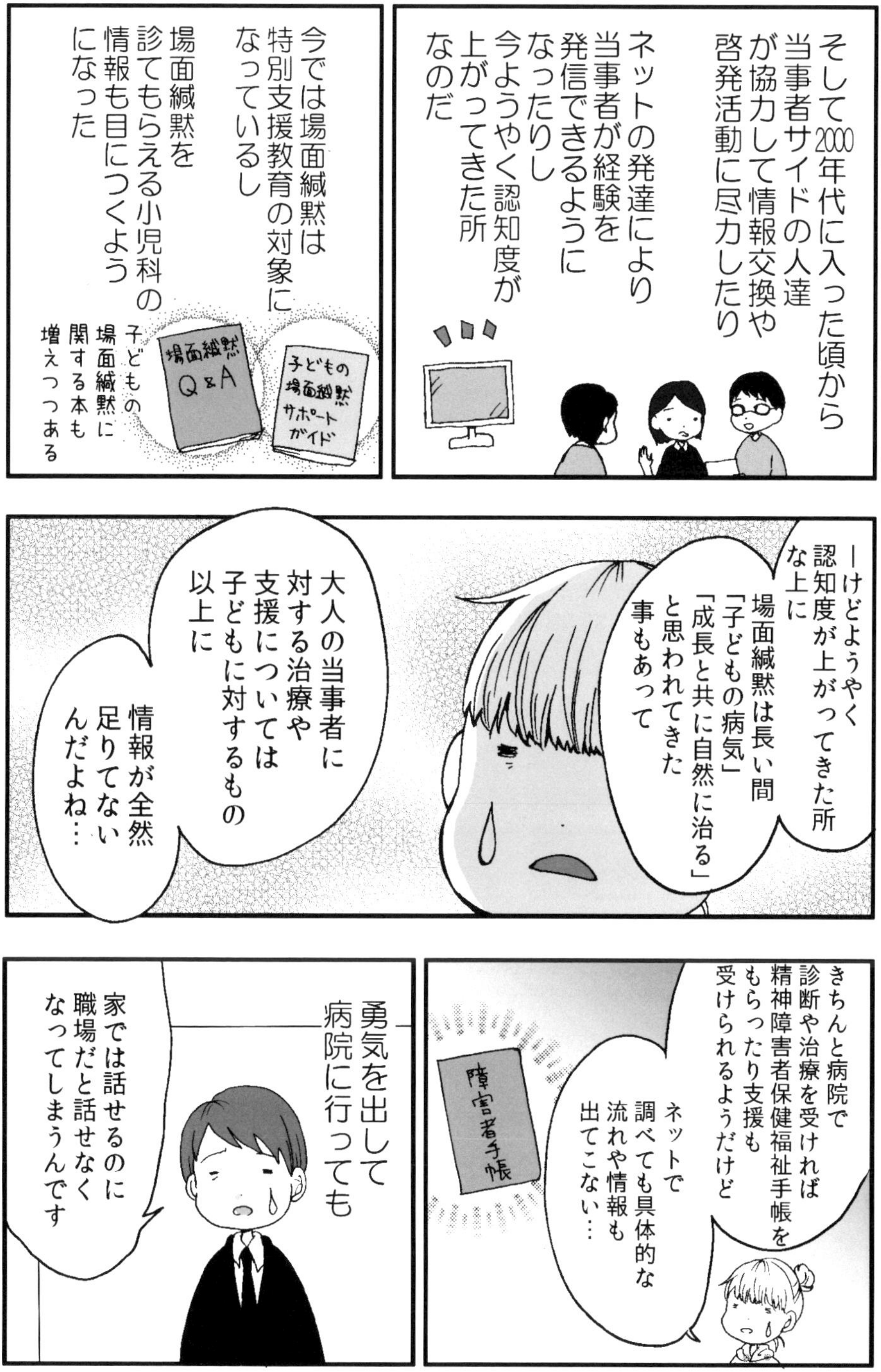
そして2000年代に入った頃から当事者サイドの人達が協力して情報交換や啓発活動に尽力したり
ネットの発達により当事者が経験を発信できるようになったりし今ようやく認知度が上がってきた所なのだ
今では場面緘黙は特別支援教育の対象になっているし
場面緘黙を診てもらえる小児科の情報も目につくようになった
場面緘黙Q&A
子どもの場面緘黙サポートガイド
子どもの場面緘黙に関する本も増えつつある
―けどようやく認知度が上がってきた所な上に
場面緘黙は長い間「子どもの病気」「成長と共に自然に治る」と思われてきた事もあって
大人の当事者に対する治療や支援については子どもに対するもの以上に
情報が全然足りてないんだよね…
きちんと病院で診断や治療を受ければ精神障害者保健福祉手帳をもらったり支援も受けられるようだけど
ネットで調べても具体的な流れや情報も出てこない…
障害者手帳
勇気を出して病院に行っても
家では話せるのに職場だと話せなくなってしまうんです

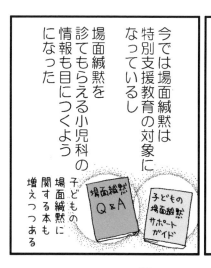

※まだ調査や情報がないだけで大人になってから発症したり状況が悪化する人もいます。

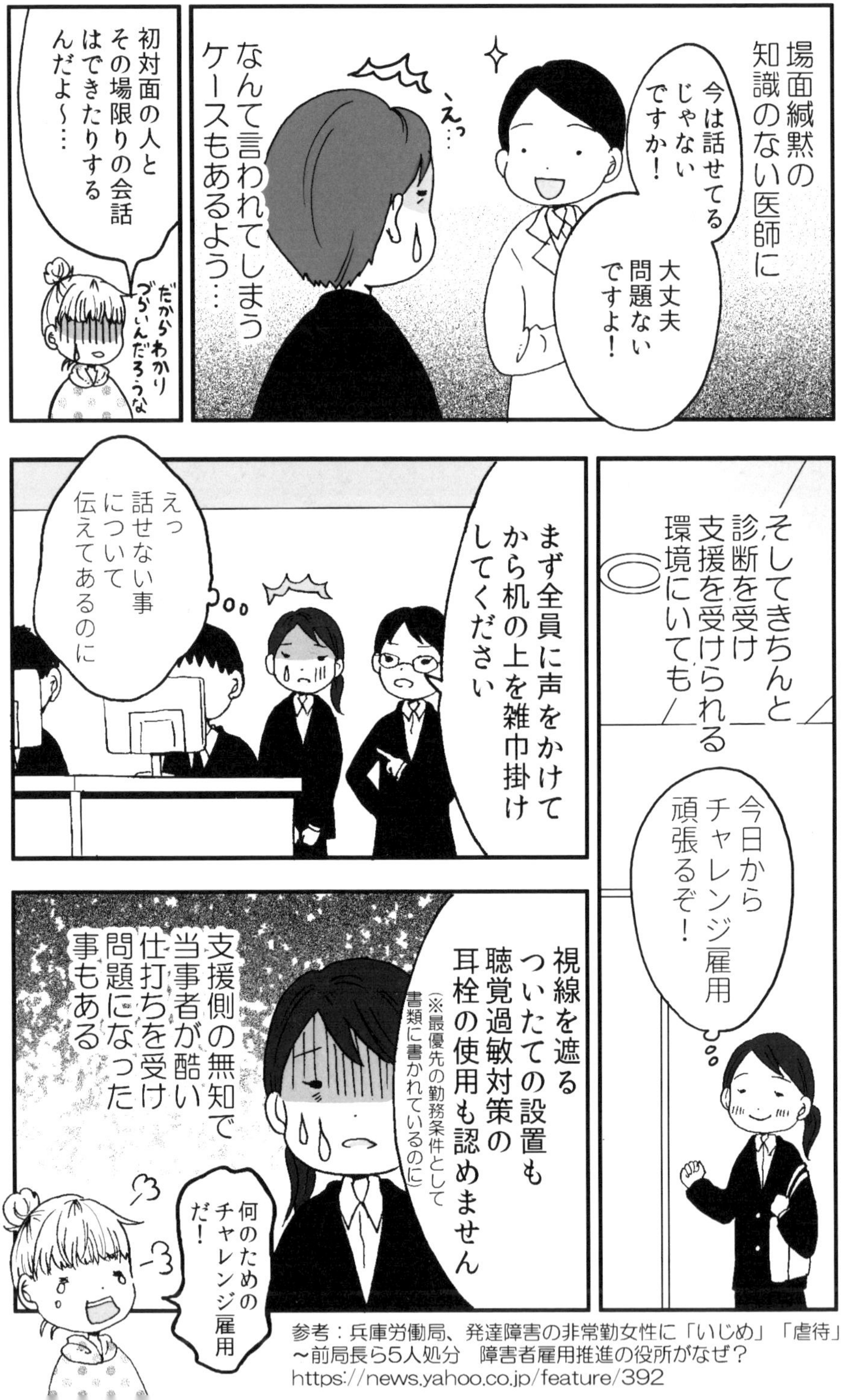
場面緘黙の知識のない医師に
今は話せてるじゃないですか!
大丈夫問題ないですよ!
えっ…
なんて言われてしまうケースもあるよう…
初対面の人とその場限りの会話はできたりするんだよ～…
だからわかりづらいんだろうな
そしてきちんと診断を受け支援を受けられる環境にいても
今日からチャレンジ雇用頑張るぞ!
まず全員に声をかけてから机の上を雑巾掛けしてください
えっ話せない事について伝えてあるのに
視線を遮るついたての設置も聴覚過敏対策の耳栓の使用も認めません
(※最優先の勤務条件として書類に書かれているのに)
支援側の無知で当事者が酷い仕打ちを受け問題になった事もある
何のためのチャレンジ雇用だ!

参考：兵庫労働局、発達障害の非常勤女性に「いじめ」「虐待」～前局長ら5人処分　障害者雇用推進の役所がなぜ?
https://news.yahoo.co.jp/feature/392

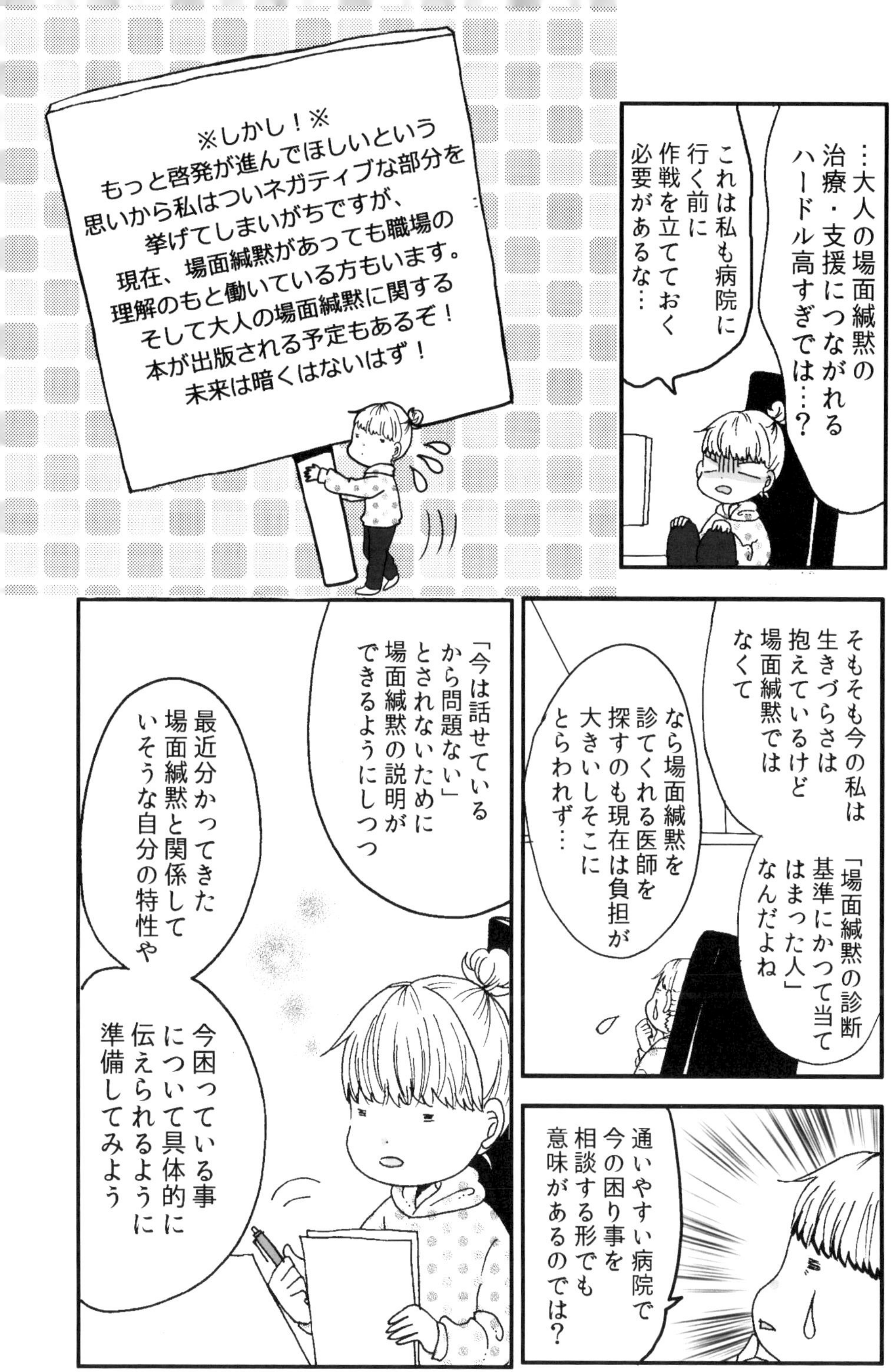
…大人の場面緘黙の治療・支援につながれるハードル高すぎでは…？
これは私も病院に行く前に作戦を立てておく必要があるな…
※しかし！※
もっと啓発が進んでほしいという思いから私はついネガティブな部分を挙げてしまいがちですが、現在、場面緘黙があっても職場の理解のもと働いている方もいます。そして大人の場面緘黙に関する本が出版される予定もあるぞ！未来は暗くはないはず！
そもそも今の私は生きづらさは抱えているけど場面緘黙ではなくて
「場面緘黙の診断基準にかつて当てはまった人」なんだよね
なら場面緘黙を診てくれる医師を探すのも現在は負担が大きいしそこにとらわれず…
通いやすい病院で今の困り事を相談する形でも意味があるのでは？
「今は話せているから問題ない」とされないために場面緘黙の説明ができるようにしつつ
最近分かってきた場面緘黙と関係していそうな自分の特性や
今困っている事について具体的に伝えられるように準備してみよう

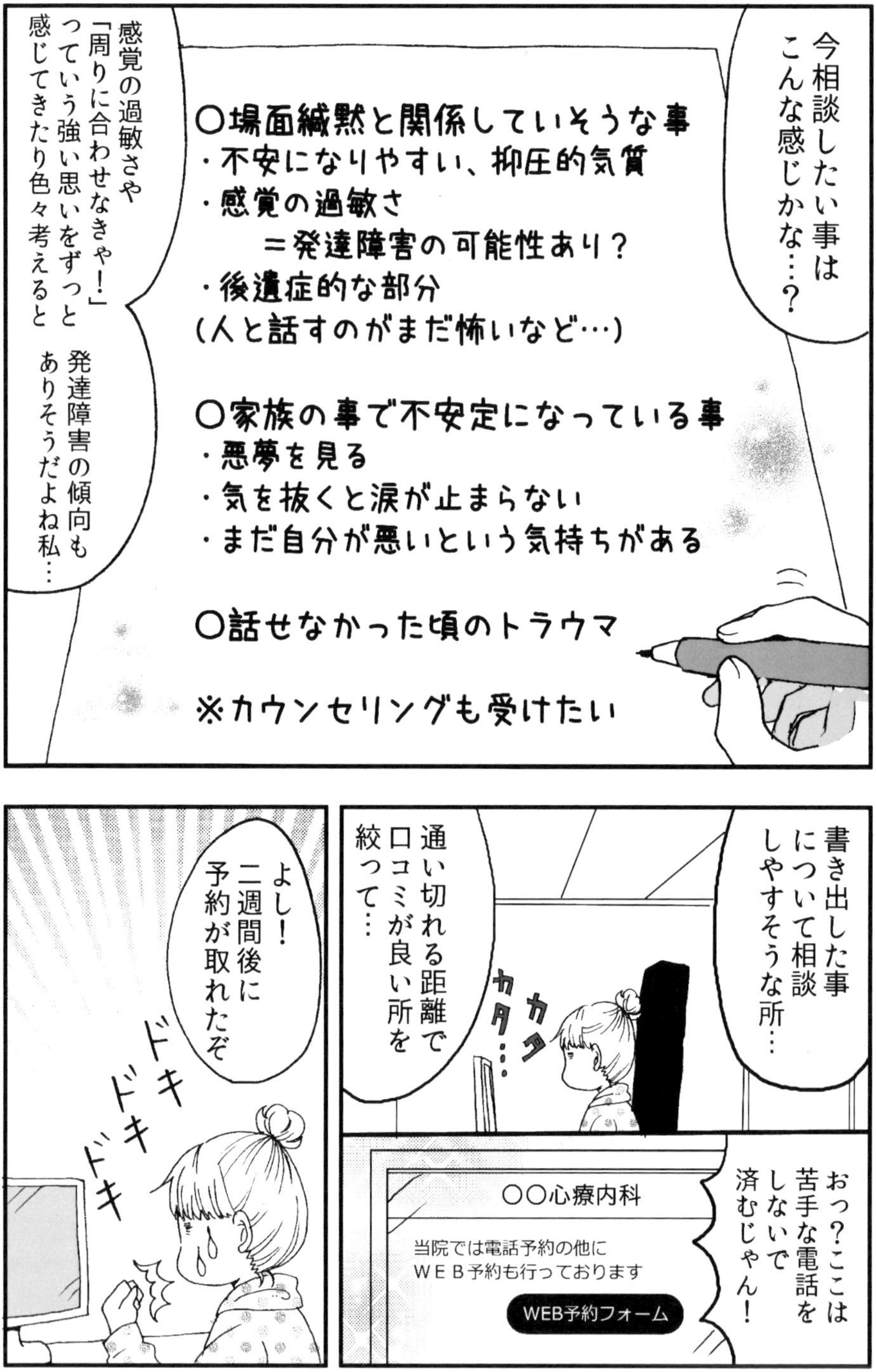
今相談したい事はこんな感じかな…？
○場面緘黙と関係していそうな事
・不安になりやすい、抑圧的気質
・感覚の過敏さ
＝発達障害の可能性あり？
・後遺症的な部分
(人と話すのがまだ怖いなど…)
○家族の事で不安定になっている事
・悪夢を見る
・気を抜くと涙が止まらない
・まだ自分が悪いという気持ちがある
○話せなかった頃のトラウマ
※カウンセリングも受けたい
感覚の過敏さや「周りに合わせなきゃ！」っていう強い思いをずっと感じてきたり色々考えると
発達障害の傾向もありそうだよね私…
書き出した事について相談しやすそうな所…
通い切れる距離で口コミが良い所を絞って…
カタカタ…
○○心療内科
当院では電話予約の他に
ＷＥＢ予約も行っております
WEB予約フォーム
おっ？ここは苦手な電話をしないで済むじゃん！
よし！二週間後に予約が取れたぞ
ドキドキドキ

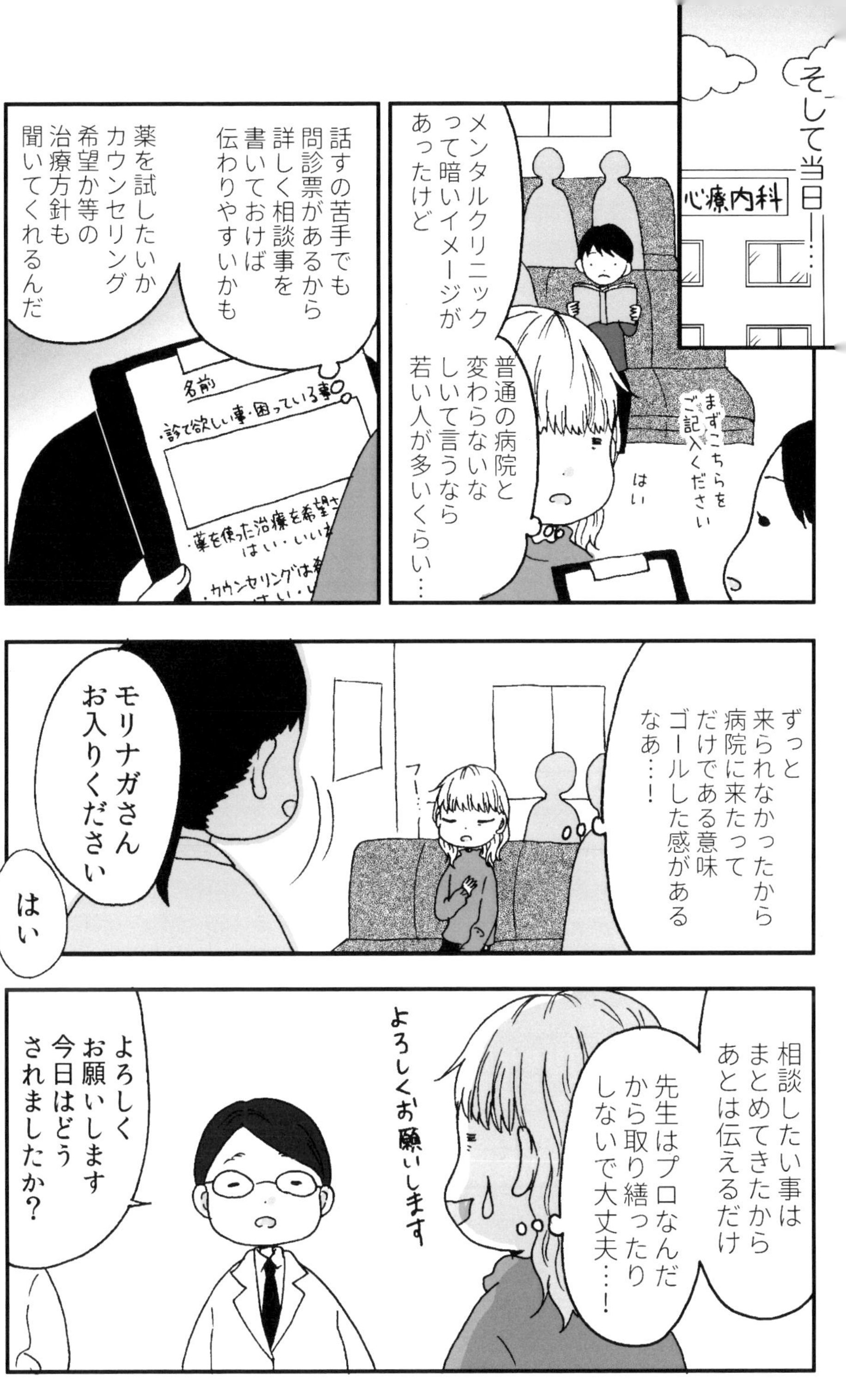

そして当日——……
心療内科
メンタルクリニックって暗いイメージがあったけど
まずこちらをご記入ください
はい
普通の病院と変わらないなしいて言うなら若い人が多いくらい…
話すの苦手でも問診票があるから詳しく相談事を書いておけば伝わりやすいかも
名前
・診て欲しい事・困っている事
薬を試したいかカウンセリング希望か等の治療方針も聞いてくれるんだ
ずっと来られなかったから病院に来たってだけである意味ゴールした感があるなあ…！
フー…
モリナガさんお入りください
はい
相談したい事はまとめてきたからあとは伝えるだけ
先生はプロなんだから取り繕ったりしないで大丈夫…！
よろしくお願いします
よろしくお願いします今日はどうされましたか？

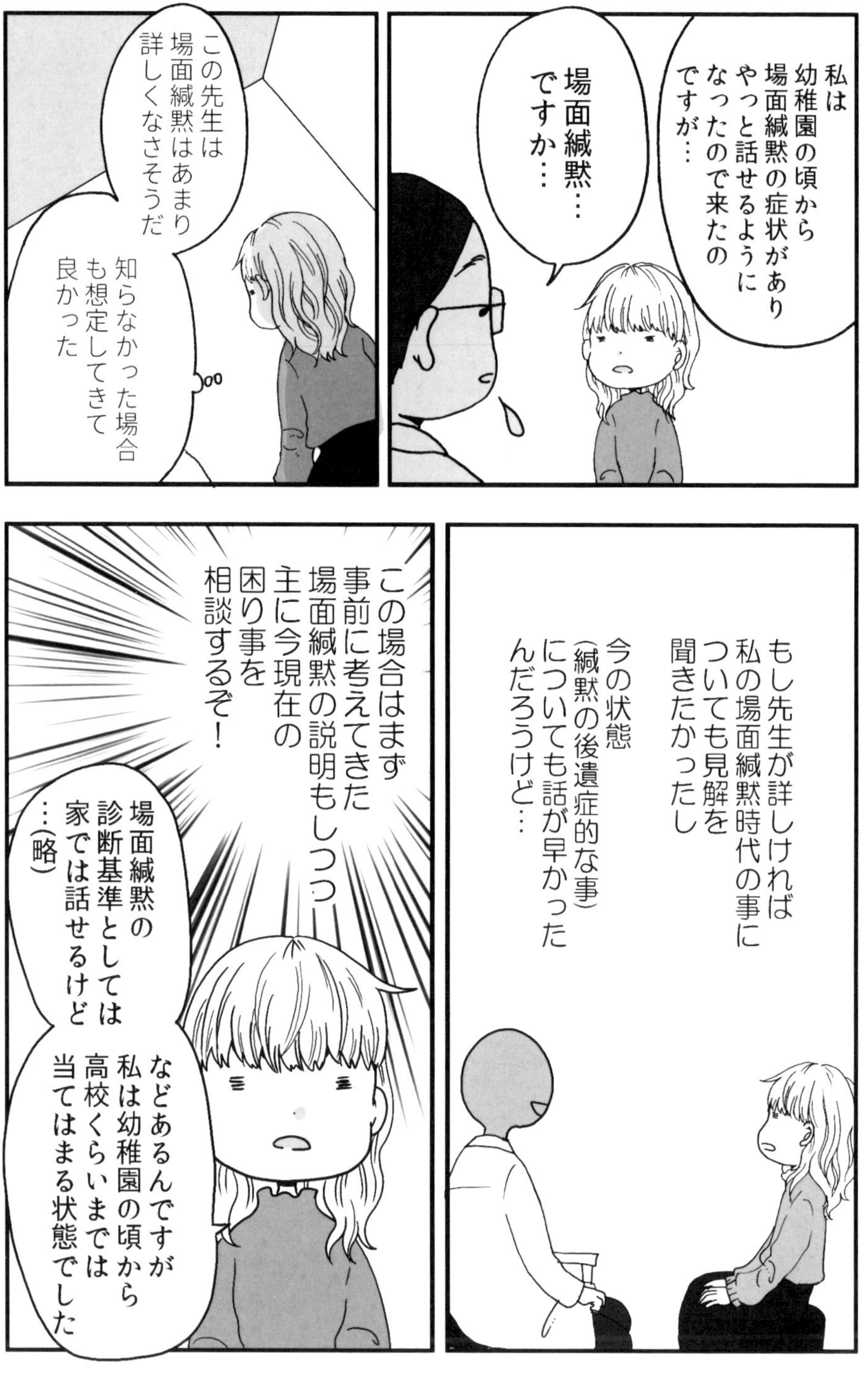
私は幼稚園の頃から場面緘黙の症状がありやっと話せるようになったので来たのですが…
場面緘黙…ですか…
この先生は場面緘黙はあまり詳しくなさそうだ
知らなかった場合も想定してきて良かった
もし先生が詳しければ私の場面緘黙時代の事についても見解を聞きたかったし
今の状態(緘黙の後遺症的な事)についても話が早かったんだろうけど…
この場合はまず事前に考えてきた場面緘黙の説明もしつつ主に今現在の困り事を相談するぞ!
場面緘黙の診断基準としては家では話せるけど…(略)
などあるんですが私は幼稚園の頃から高校くらいまでは当てはまる状態でした

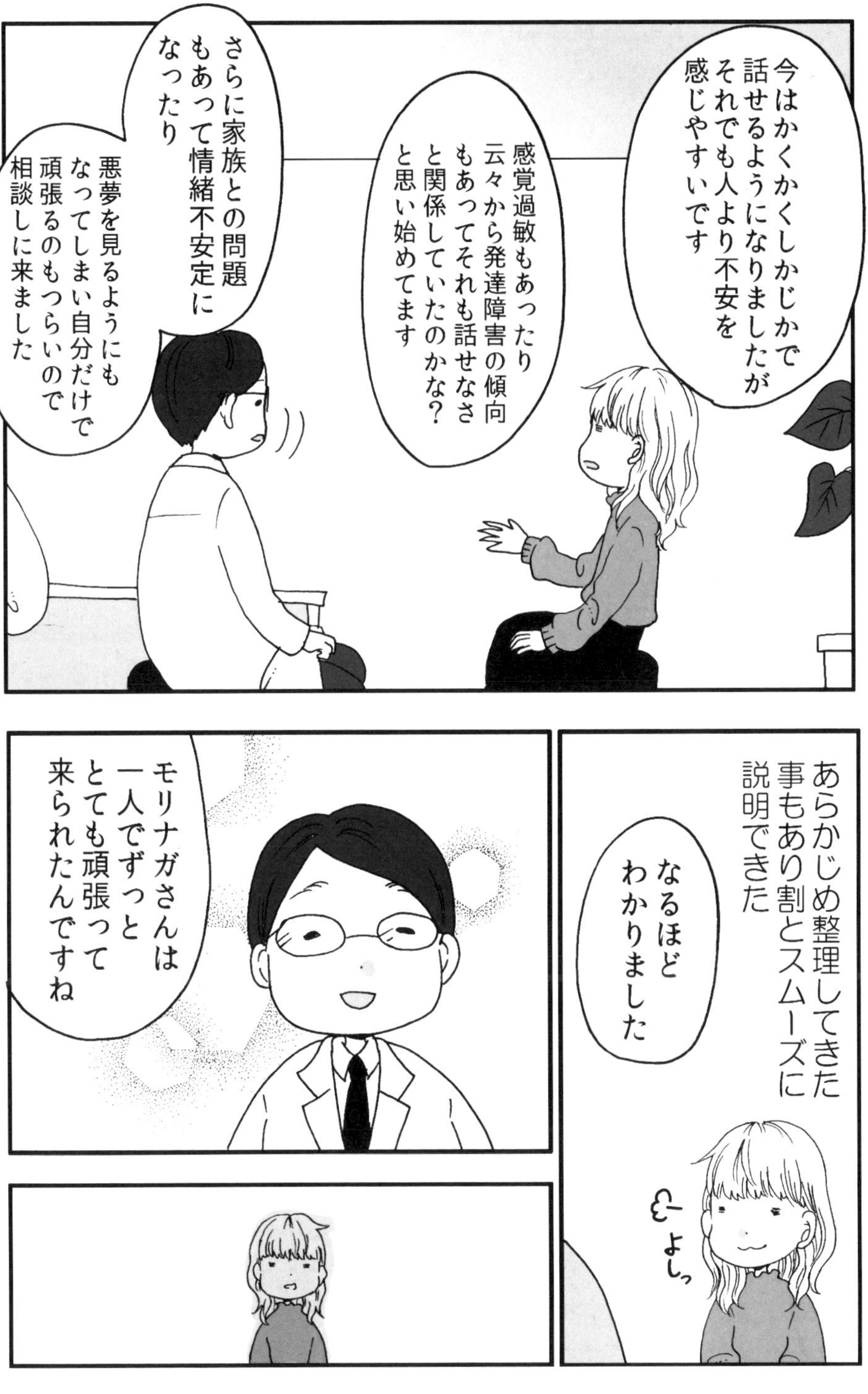
今はかくかくしかじかで
話せるようになりましたが
それでも人より不安を
感じやすいです
感覚過敏もあったり
云々から発達障害の傾向
もあってそれも話せなさ
と関係していたのかな？
と思い始めてます
さらに家族との問題
もあって情緒不安定に
なったり
悪夢を見るようにも
なってしまい自分だけで
頑張るのもつらいので
相談しに来ました
あらかじめ整理してきた
事もあり割とスムーズに
説明できた
なるほど
わかりました
よしっ
モリナガさんは
一人でずっと
とても頑張って
来られたんですね

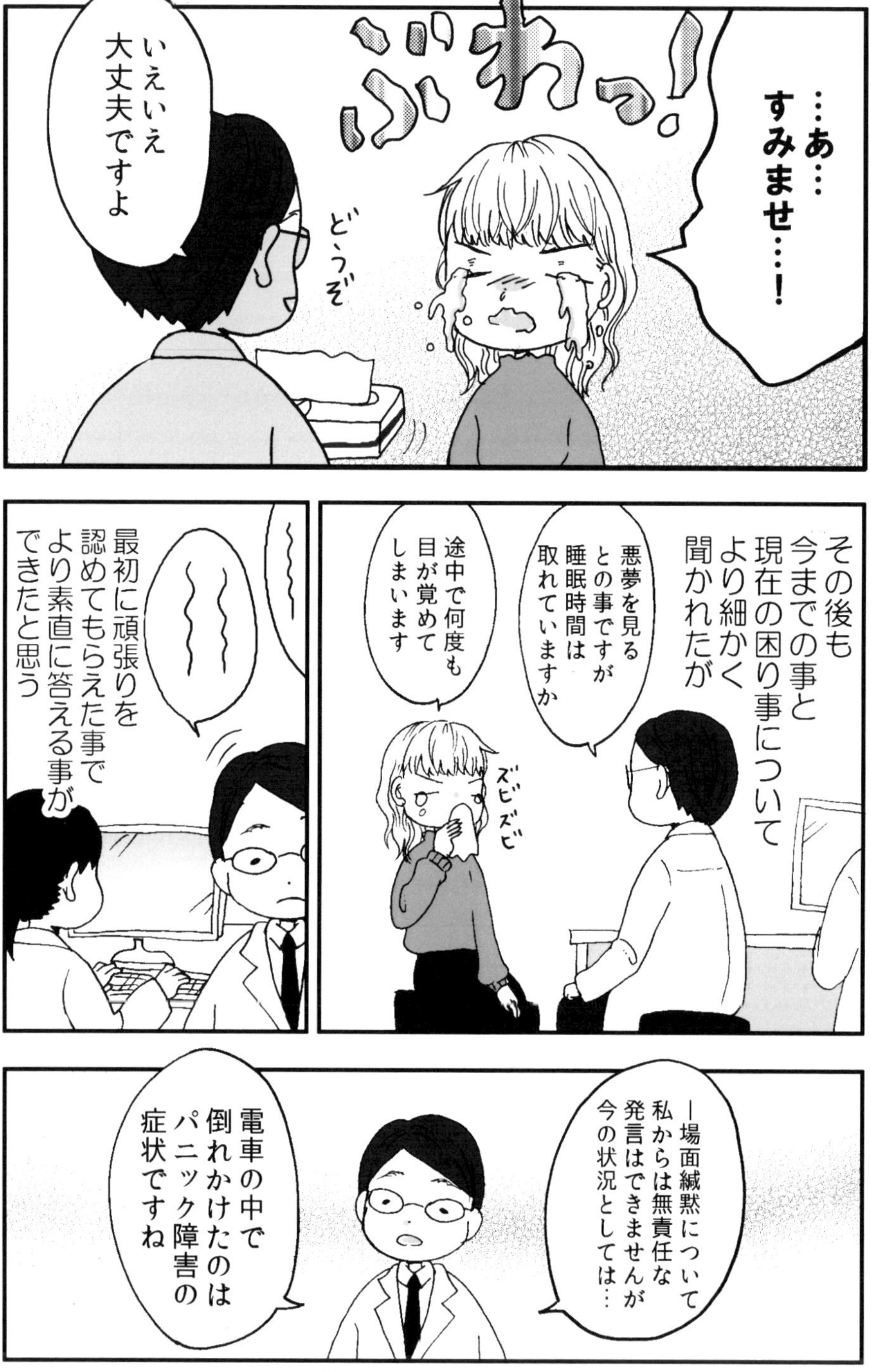
…あ…
すみませ…！
ぶわっ！
どうぞ
いえいえ
大丈夫ですよ
その後も今までの事と現在の困り事についてより細かく聞かれたが
悪夢を見るとの事ですが睡眠時間は取れていますか
途中で何度も目が覚めてしまいます
ズビズビ
最初に頑張りを認めてもらえた事でより素直に答える事ができたと思う
―場面緘黙については私からは無責任な発言はできませんが今の状況としては…
電車の中で倒れかけたのはパニック障害の症状ですね

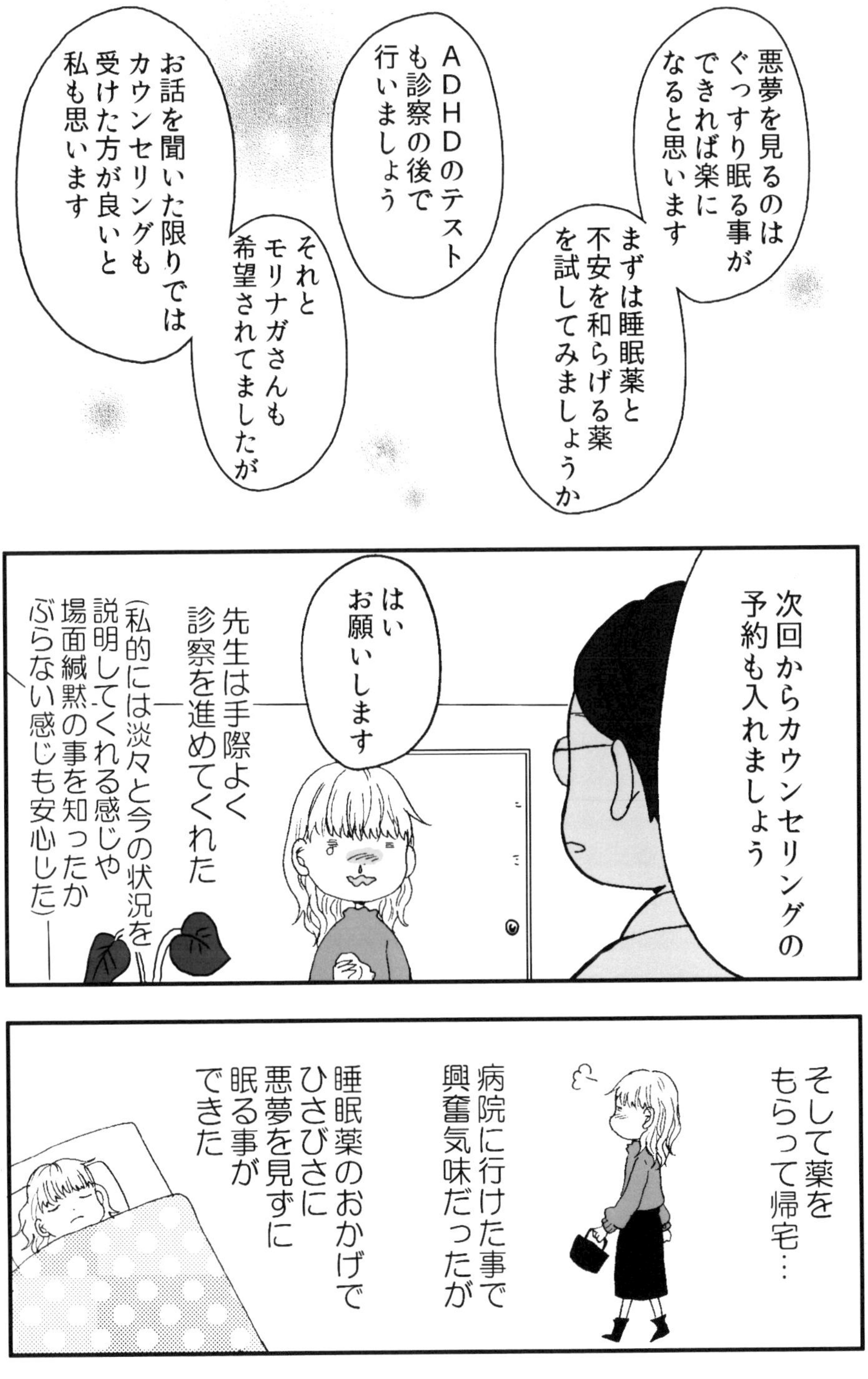

悪夢を見るのはぐっすり眠る事ができれば楽になると思います
まずは睡眠薬と不安を和らげる薬を試してみましょうか
ADHDのテストも診察の後で行いましょう
それとモリナガさんも希望されてましたが
お話を聞いた限りではカウンセリングも受けた方が良いと私も思います
次回からカウンセリングの予約も入れましょう
はいお願いします
先生は手際よく診察を進めてくれた
(私的には淡々と今の状況を説明してくれる感じや場面緘黙の事を知ったかぶらない感じも安心した)
そして薬をもらって帰宅…
病院に行けた事で興奮気味だったが
睡眠薬のおかげでひさびさに悪夢を見ずに眠る事ができた

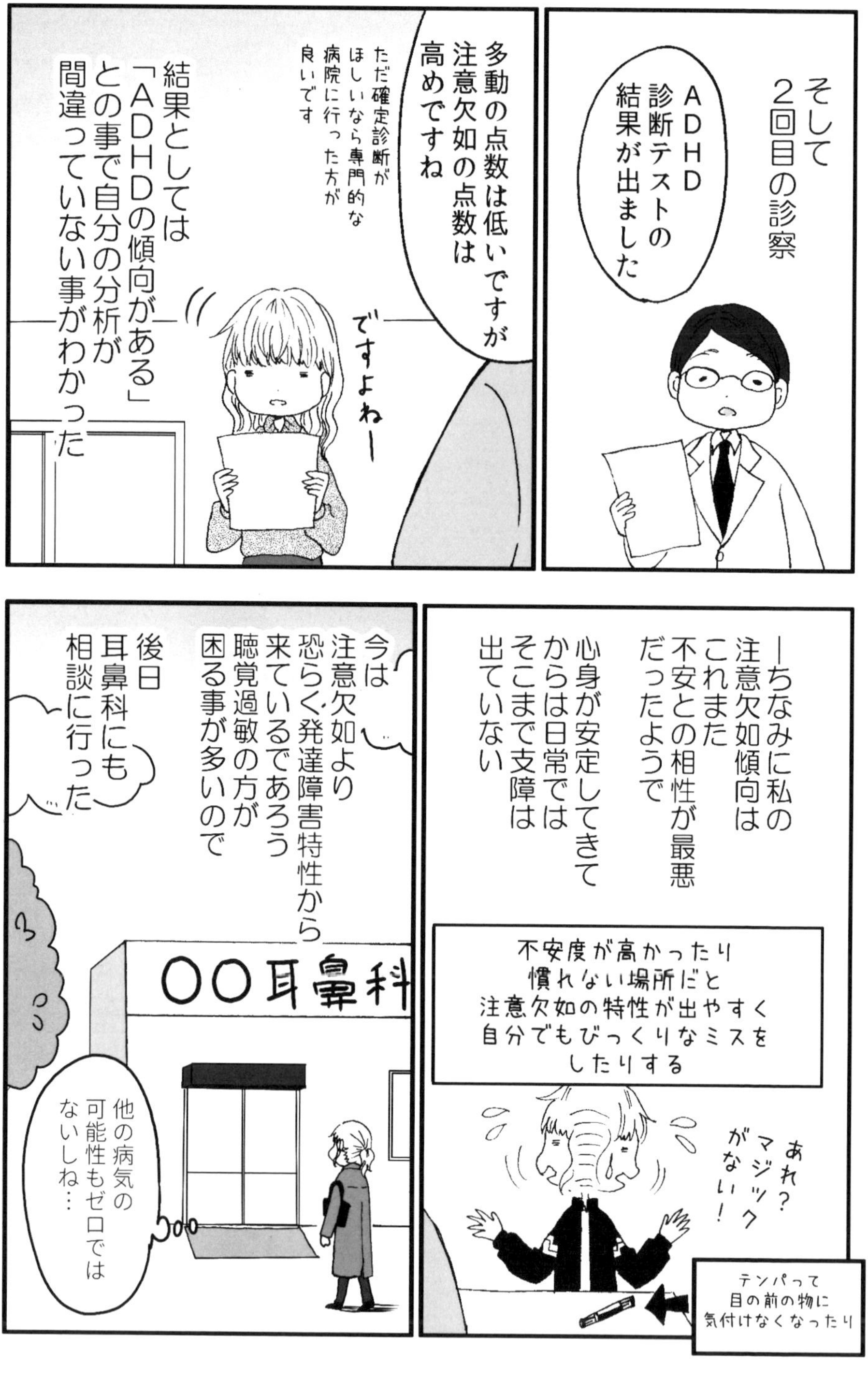
そして2回目の診察
ADHD診断テストの結果が出ました
多動の点数は低いですが注意欠如の点数は高めですね
ただ確定診断がほしいなら専門的な病院に行った方が良いです
ですよねー
結果としては「ADHDの傾向がある」との事で自分の分析が間違っていない事がわかった
ーちなみに私の注意欠如傾向はこれまた不安との相性が最悪だったようで
心身が安定してきてからは日常ではそこまで支障は出ていない
不安度が高かったり慣れない場所だと注意欠如の特性が出やすく自分でもびっくりなミスをしたりする
あれ？マジックがない！
テンパって目の前の物に気付けなくなったり
今は注意欠如より恐らく発達障害特性から来ているであろう聴覚過敏の方が困る事が多いので
後日耳鼻科にも相談に行った
○○耳鼻科
他の病気の可能性もゼロではないしね…

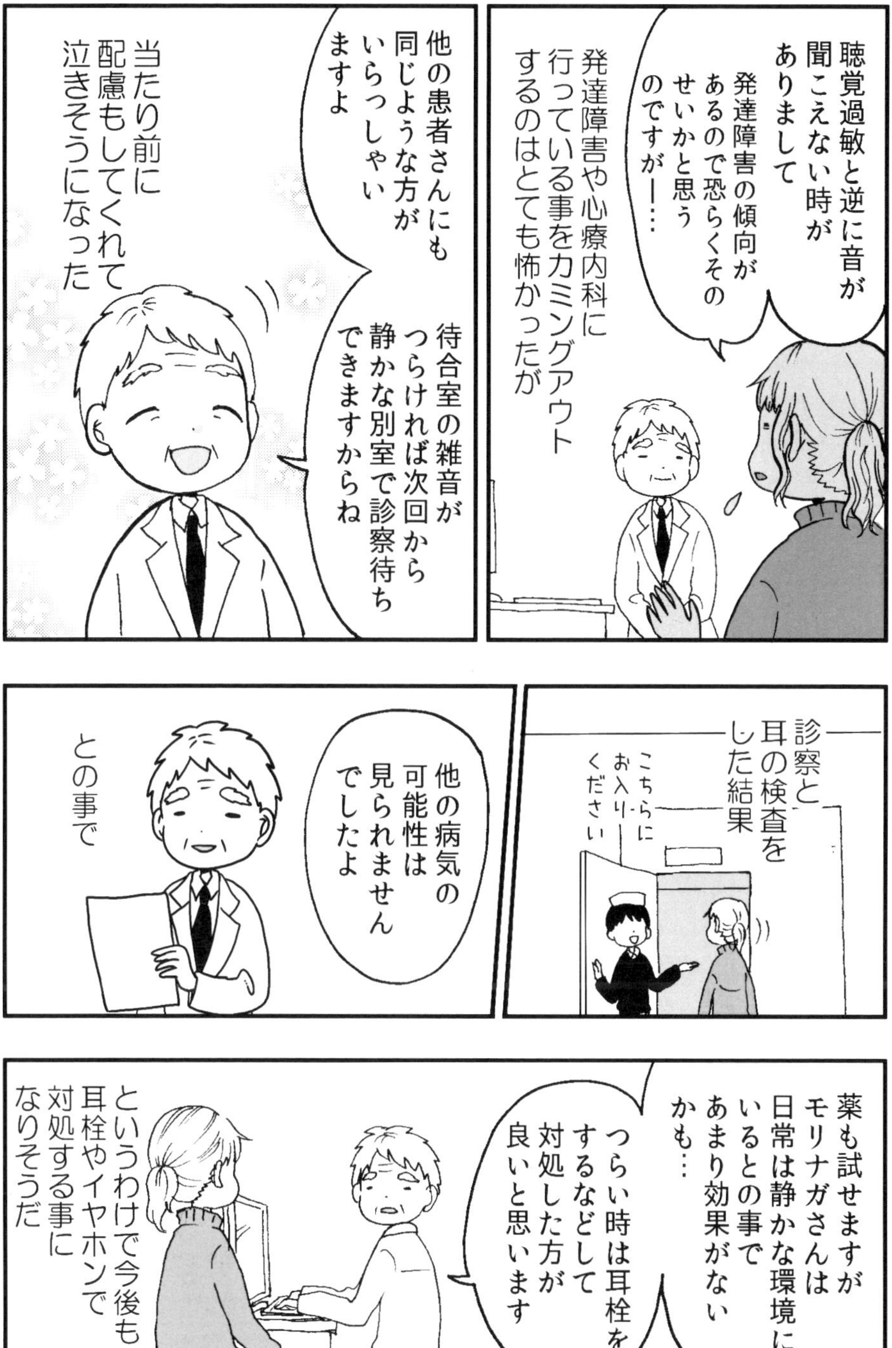
聴覚過敏と逆に音が聞こえない時がありまして
発達障害の傾向があるので恐らくそのせいかと思うのですがー…
発達障害や心療内科に行っている事をカミングアウトするのはとても怖かったが
他の患者さんにも同じような方がいらっしゃいますよ
待合室の雑音がつらければ次回から静かな別室で診察待ちできますからね
当たり前に配慮もしてくれて泣きそうになった
診察と耳の検査をした結果
こちらにお入りください
他の病気の可能性は見られませんでしたよ
との事で
薬も試せますがモリナガさんは日常は静かな環境にいるとの事であまり効果がないかも…
つらい時は耳栓をするなどして対処した方が良いと思います
というわけで今後も耳栓やイヤホンで対処する事になりそうだ

※ここでは日常語として「発達障害」と呼んでいますが、正確には場面緘黙も発達障害者支援法で定義される「発達障害」に該当しています。

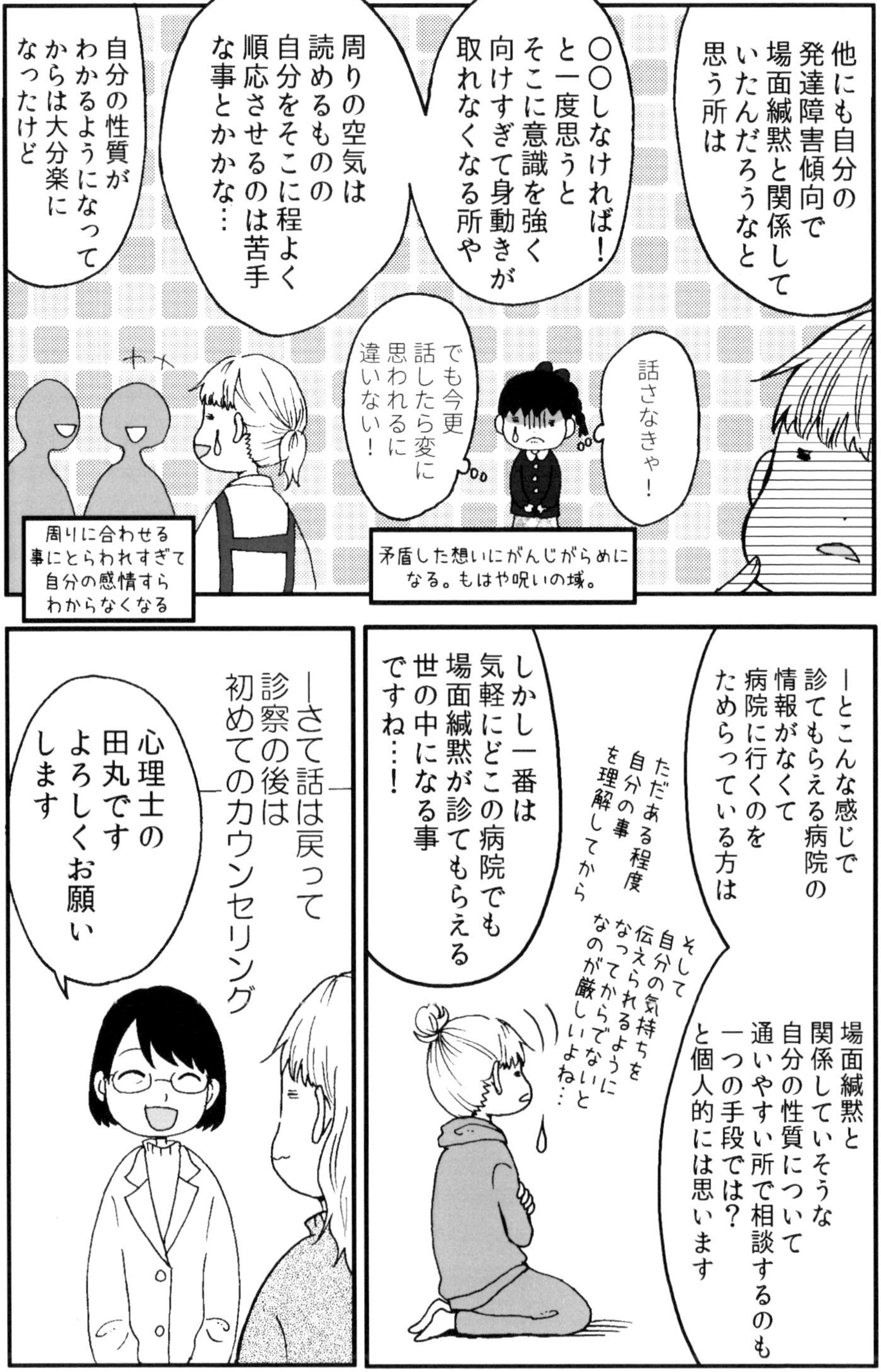

他にも自分の発達障害傾向で場面緘黙と関係していたんだろうなと思う所は
○○しなければ！と一度思うとそこに意識を強く向けすぎて身動きが取れなくなる所や
周りの空気は読めるものの自分をそこに程よく順応させるのは苦手な事とかかな…
自分の性質がわかるようになってからは大分楽になったけど
話さなきゃ！
でも今更話したら変に思われるに違いない！
矛盾した想いにがんじがらめになる。もはや呪いの域。
周りに合わせる事にとらわれすぎて自分の感情すらわからなくなる
—とこんな感じで診てもらえる病院の情報がなくて病院に行くのをためらっている方は
ただある程度自分の事を理解してから
しかし一番は気軽にどこの病院でも場面緘黙が診てもらえる世の中になる事ですね…！
場面緘黙と関係していそうな自分の性質について通いやすい所で相談するのも一つの手段では？と個人的には思います
そして自分の気持ちを伝えられるようになってからでないとなのが厳しいよね…
—さて話は戻って診察の後は初めてのカウンセリング—
心理士の田丸ですよろしくお願いします

教えて高木先生⑦

話せなさの要因

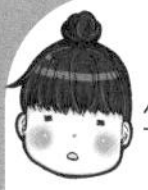

私の場面緘黙は、「様々な出来事が、話せなさとつながりやすい性質」に生まれついてしまったがゆえのものだと今は感じています。

そして「様々な出来事の要因」を一つ一つ紐解いていくうちに、発達障害傾向・感覚過敏なども場面緘黙と関係していたのでは？　と気付きました。発達障害や感覚過敏の特性が場面緘黙の要因となるケースもあるのでしょうか？　場面緘黙の当事者が持っている特性に何か共通するものはありますか？

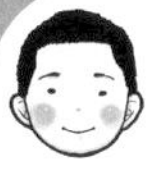

「話せなさとつながりやすい性質」というのは、場面緘黙を理解するのによい表現だと思います。**決定的な原因があるのではなく、様々な要素が「話せない」という状態に関わっている**ということですね。

多くの場面緘黙の人に、人や環境に対して不安を感じやすい行動抑制的な気質があると考えられています。これ自体は病気や障害ではなく、「性格のタイプ」のようなものだと考えてください。

併存症として代表的なものは「不安症」です。場面緘黙自体も不安症に分類されていますが、社交不安や分離不安などの不安症を併せ持つ人はかなり多いと言われています。

また、発達障害の中でも「自閉スペクトラム症（ASD）」の併存は多いことが知られています。最近では場面緘黙の人の６割以上に自閉スペクトラム症の併存があったという報告もあります。ただ調査対象によって大きく異なるため、正確な割合は分かりません。

自閉スペクトラム症は「心の理論の障害」とも言われるように、他者の意図理解の苦手さがその中核にあります。一方、場面緘黙の人の中には「人の気持ちに敏感すぎる」「意図を深読みしすぎてしまう」という人もいます。自閉スペクトラム症との関係はまだ十分に分かっているとは言えません。

聴覚の問題についてはまだ研究が少ないですが、中耳や内耳の機能との関連を指摘している論文もあります。他にも言語能力や知的能力の問題など関連する要因は多いですが、これらについては他の書籍などを参照していただく方がよいでしょう。

また、「様々な出来事」という部分も大事です。**病気や障害というと本人の「内側の問題」に注目してしまいがちですが、このような「外側の問題」にも目を向けることはとても大切です。**

第12話：カウンセリングを受けよう

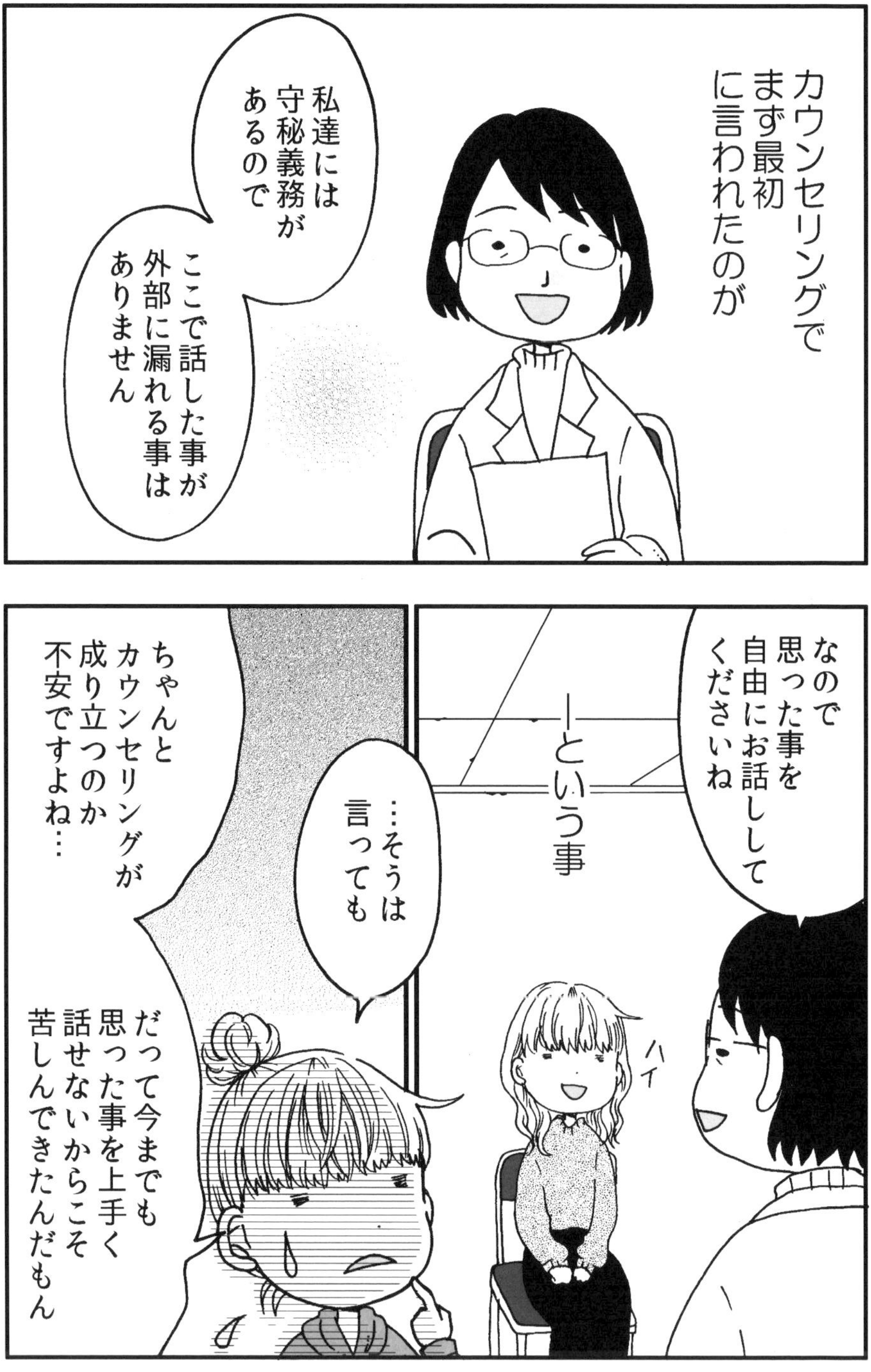
カウンセリングでまず最初に言われたのが
私達には守秘義務があるので
ここで話した事が外部に漏れる事はありません
なので思った事を自由にお話ししてくださいね
―という事
ハイ
…そうは言っても
ちゃんとカウンセリングが成り立つのか不安ですよね…
だって今までも思った事を上手く話せないからこそ苦しんできたんだもん

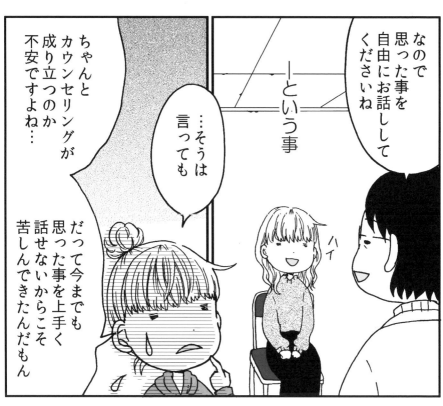

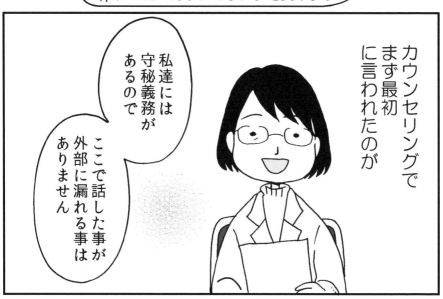

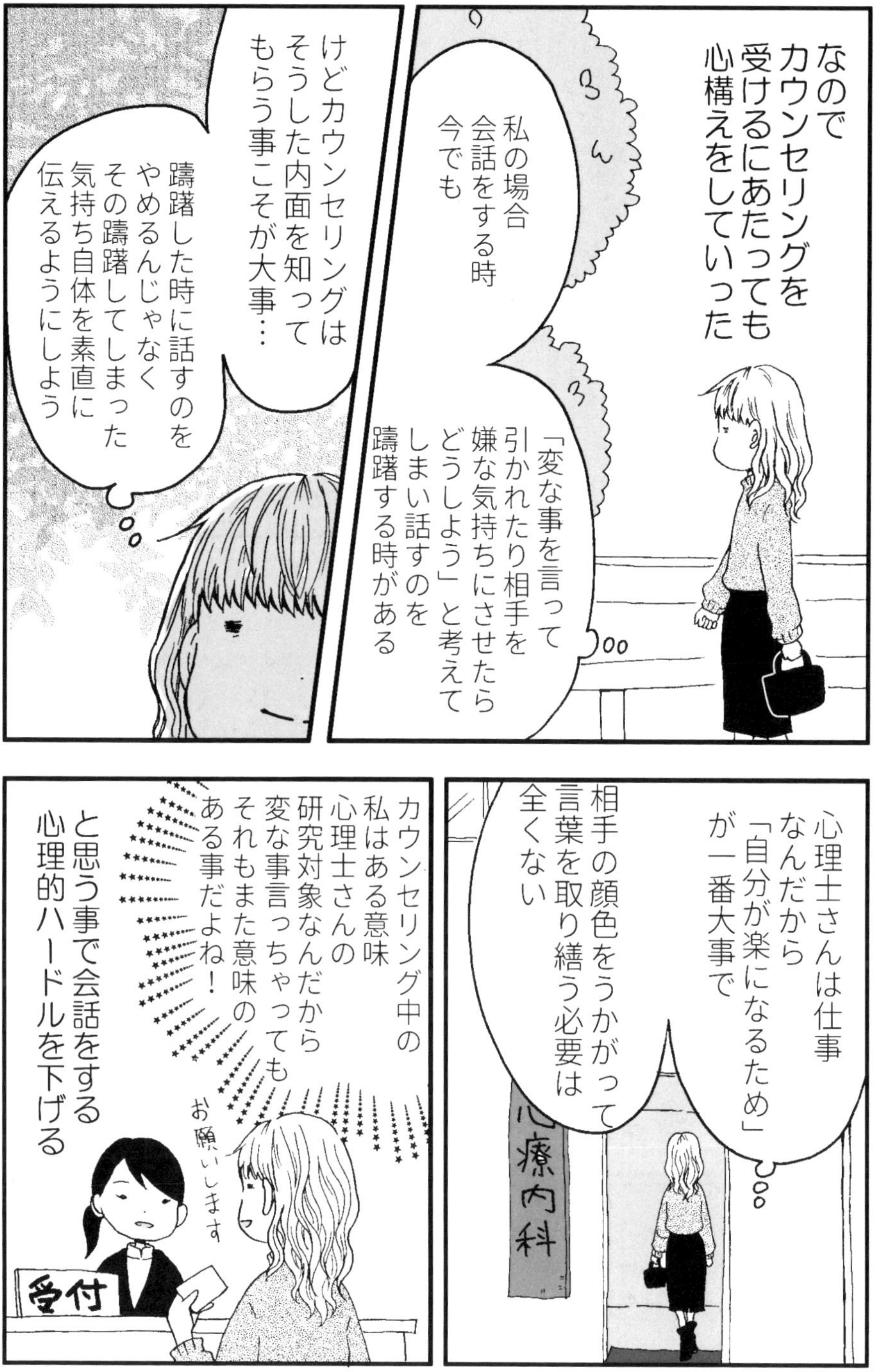
なので
カウンセリングを
受けるにあたっても
心構えをしていった
私の場合
会話をする時
今でも
「変な事を言って
引かれたり相手を
嫌な気持ちにさせたら
どうしよう」と考えて
しまい話すのを
躊躇する時がある
けどカウンセリングは
そうした内面を知って
もらう事こそが大事…
躊躇した時に話すのを
やめるんじゃなく
その躊躇してしまった
気持ち自体を素直に
伝えるようにしよう
心理士さんは仕事
なんだから
「自分が楽になるため」
が一番大事で
相手の顔色をうかがって
言葉を取り繕う必要は
全くない
心療内科
カウンセリング中の
私はある意味
心理士さんの
研究対象なんだから
変な事言っちゃっても
それもまた意味の
ある事だよね！
お願いします
受付
と思う事で会話をする
心理的ハードルを下げる

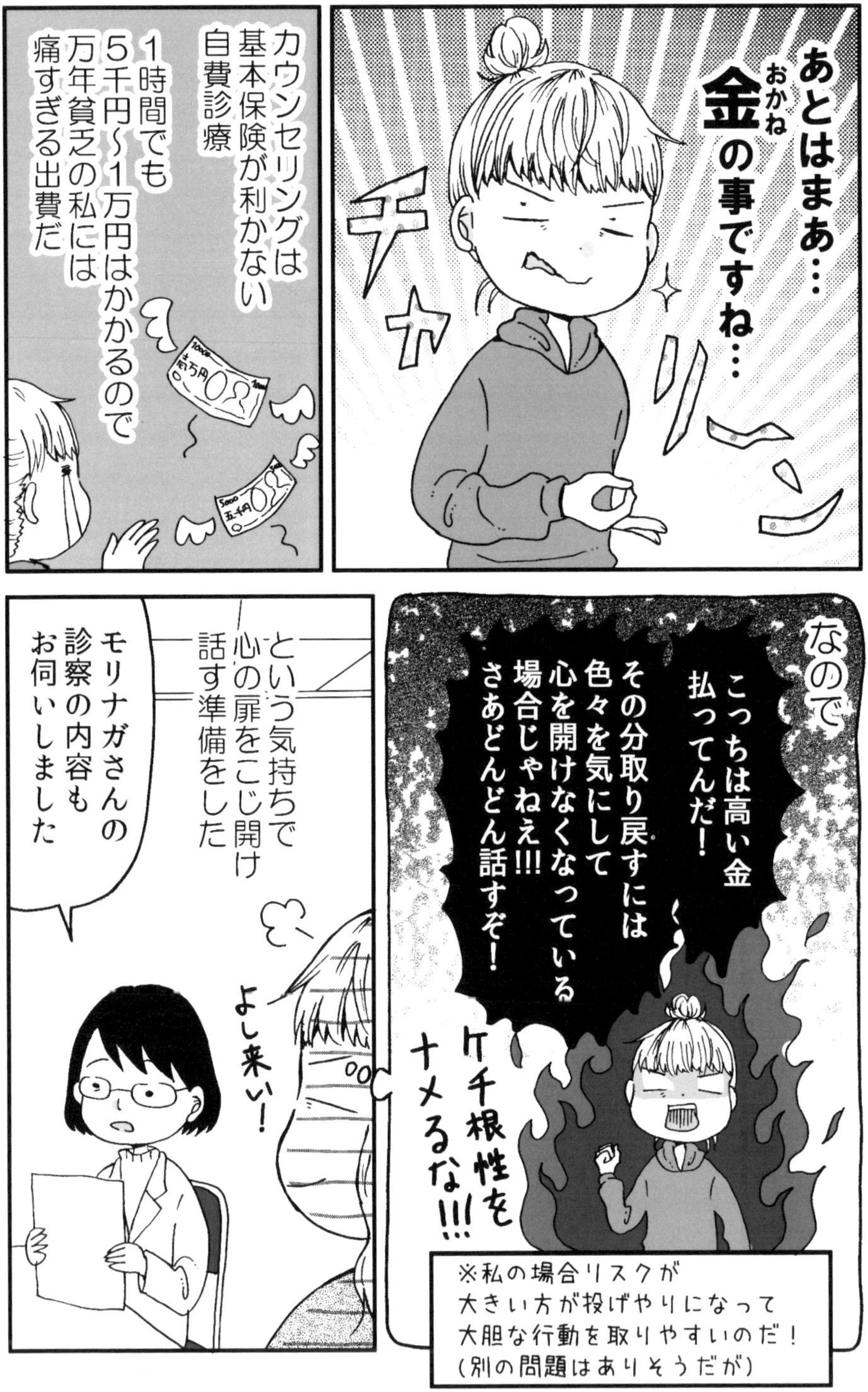

あとはまあ…
金《おかね》の事ですね…
チャリーン
カウンセリングは基本保険が利かない自費診療
1時間でも5千円〜1万円はかかるので
万年貧乏の私には痛すぎる出費だ
なので
こっちは高い金払ってんだ!
その分取り戻すには色々を気にして心を開けなくなっている場合じゃねえ!!!
さあどんどん話すぞ!
ケチ根性をナメるな!!!
※私の場合リスクが大きい方が投げやりになって大胆な行動を取りやすいのだ!
(別の問題はありそうだが)
という気持ちで心の扉をこじ開け話す準備をした
よし来い!
モリナガさんの診察の内容もお伺いしました

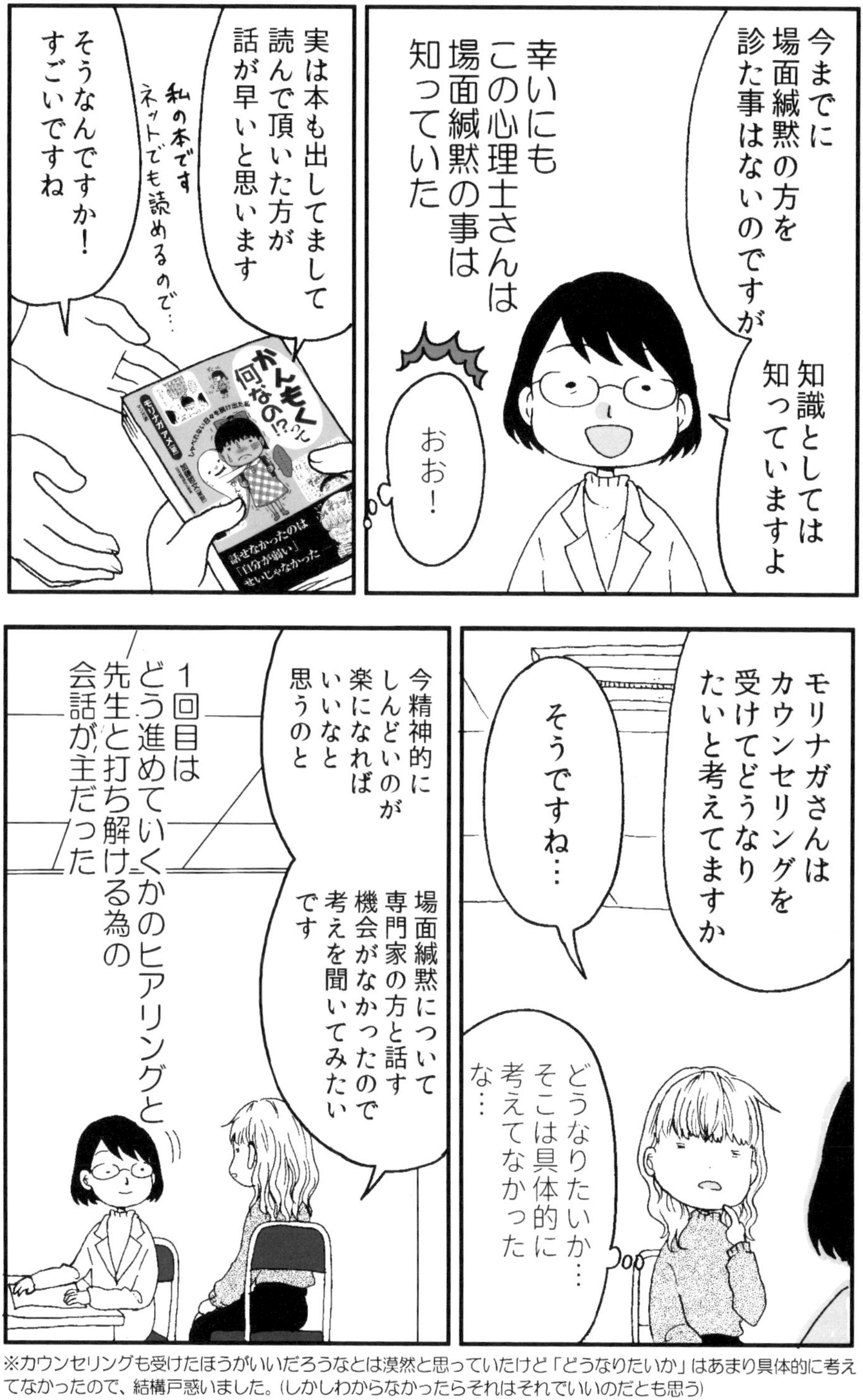
今までに場面緘黙の方を診た事はないのですが
知識としては知っていますよ
幸いにもこの心理士さんは場面緘黙の事は知っていた
おお!
実は本も出してまして読んで頂いた方が話が早いと思います
私の本です ネットでも読めるので…
かんもくって何なの!?
話せなかったのは「自分が弱い」せいじゃなかった
そうなんですか! すごいですね
モリナガさんはカウンセリングを受けてどうなりたいと考えてますか
そうですね…
どうなりたいか…そこは具体的に考えてなかったな…
今精神的にしんどいのが楽になればいいなと思うのと
場面緘黙について専門家の方と話す機会がなかったので考えを聞いてみたいです
1回目はどう進めていくかのヒアリングと先生と打ち解ける為の会話が主だった

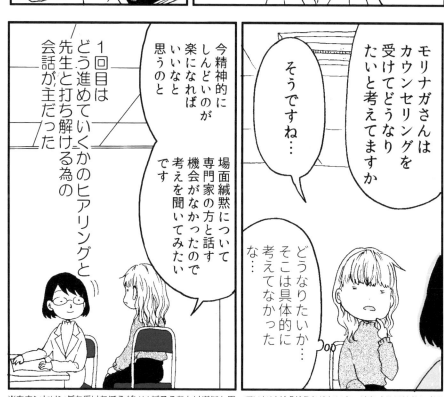

※カウンセリングも受けたほうがいいだろうなとは漠然と思っていたけど「どうなりたいか」はあまり具体的に考えてなかったので、結構戸惑いました。(しかしわからなかったらそれはそれでいいのだとも思う)

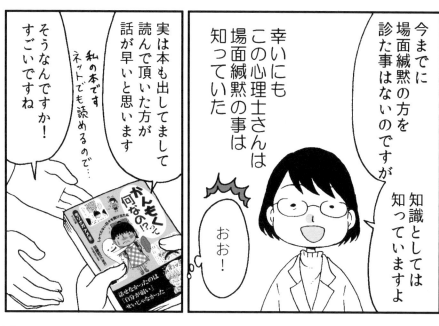

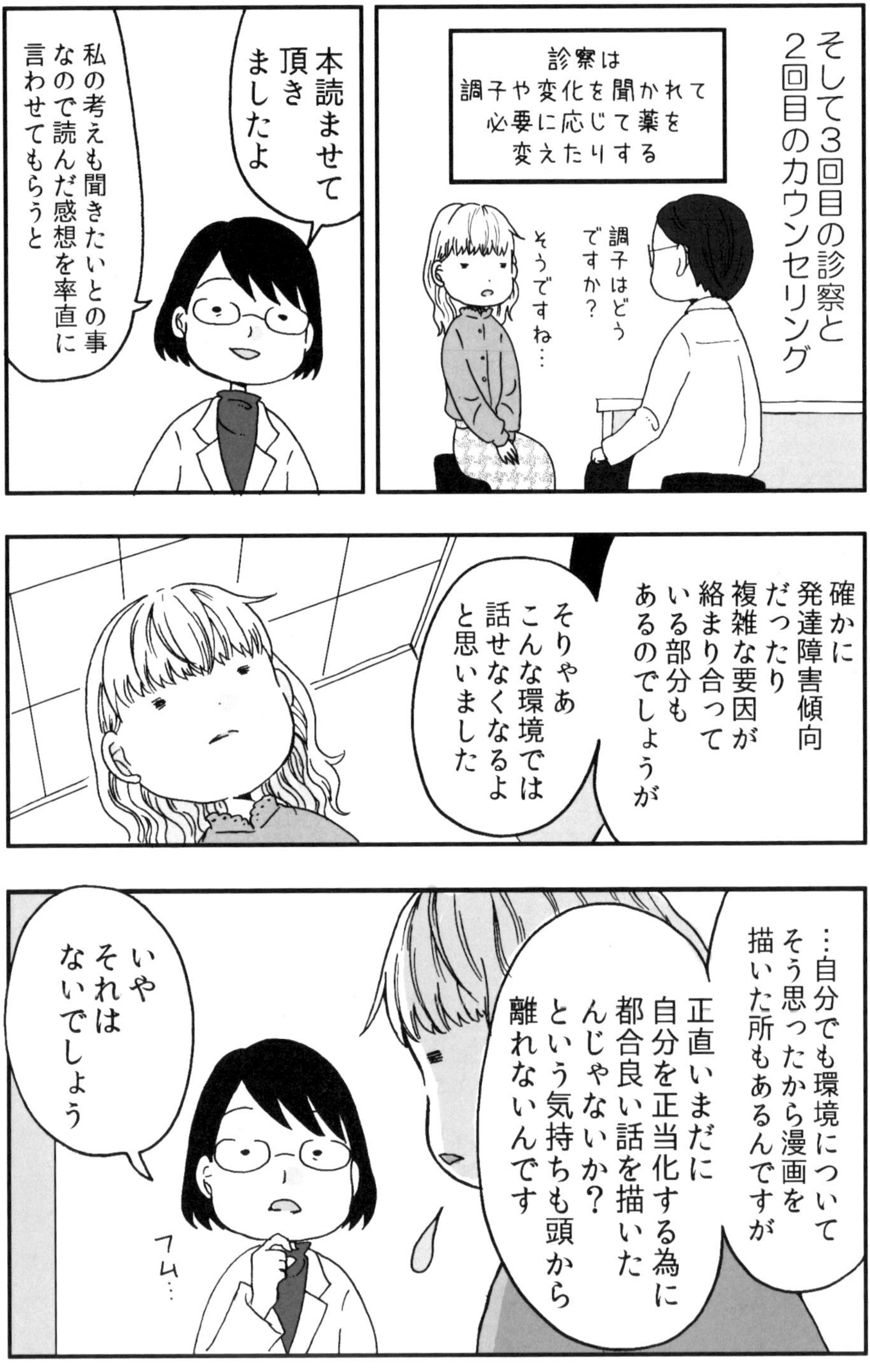
そして3回目の診察と2回目のカウンセリング
診察は調子や変化を聞かれて必要に応じて薬を変えたりする
調子はどうですか?
そうですね…
本読ませて頂きましたよ
私の考えも聞きたいとの事なので読んだ感想を率直に言わせてもらうと
確かに発達障害傾向だったり複雑な要因が絡まり合っている部分もあるのでしょうが
そりゃあこんな環境では話せなくなるよと思いました
…自分でも環境についてそう思ったから漫画を描いた所もあるんですが
正直いまだに自分を正当化する為に都合良い話を描いたんじゃないか?という気持ちも頭から離れないんです
いやそれはないでしょう
フム…

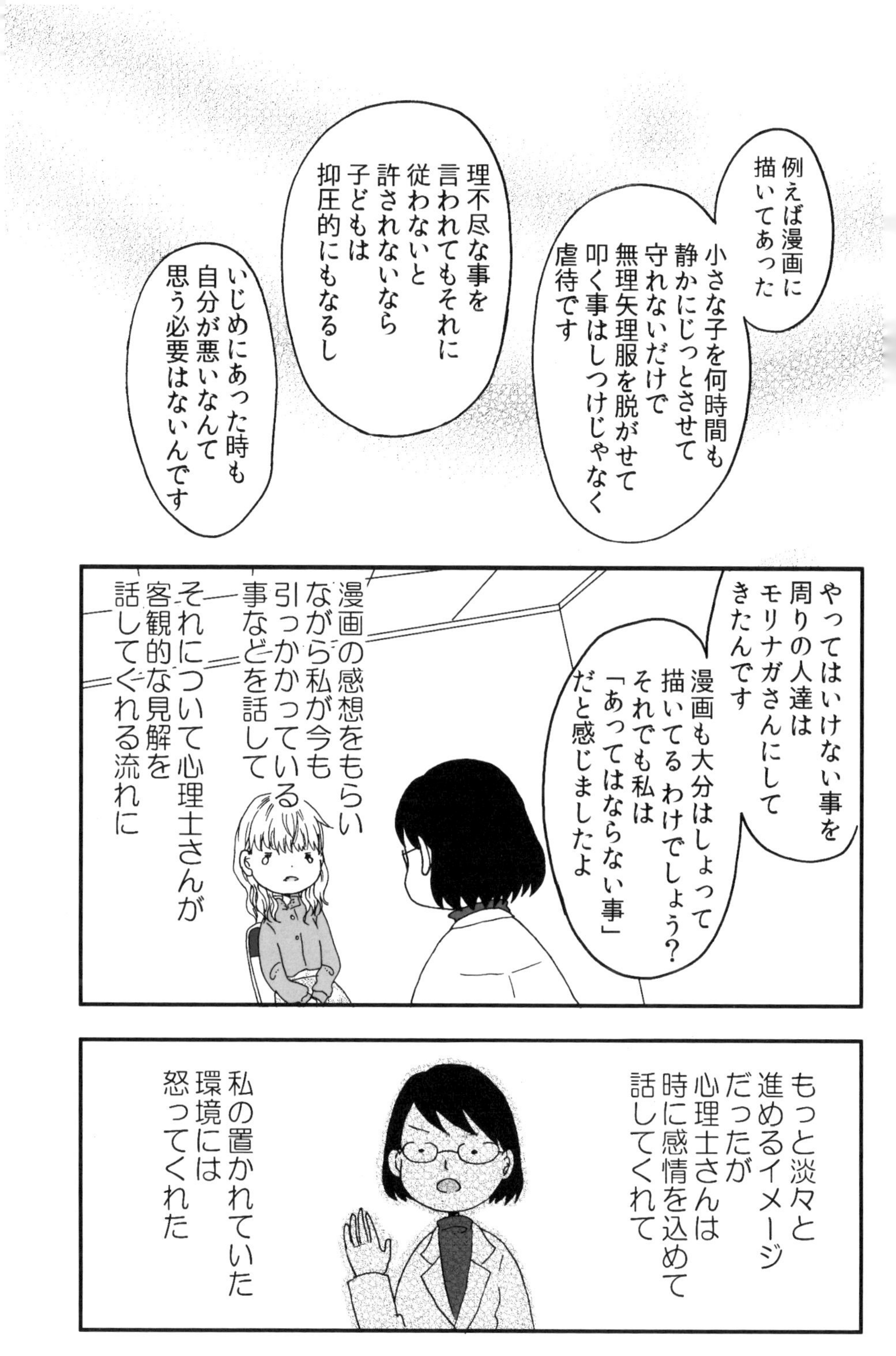
例えば漫画に描いてあった
小さな子を何時間も静かにじっとさせて守れないだけで無理矢理服を脱がせて叩く事はしつけじゃなく虐待です
理不尽な事を言われてもそれに従わないと許されないなら子どもは抑圧的にもなるし
いじめにあった時も自分が悪いなんて思う必要はないんです
やってはいけない事を周りの人達はモリナガさんにしてきたんです
漫画も大分はしょって描いてるわけでしょう？それでも私は「あってはならない事」だと感じましたよ
漫画の感想をもらいながら私が今も引っかかっている事などを話して
それについて心理士さんが客観的な見解を話してくれる流れに
もっと淡々と進めるイメージだったが心理士さんは時に感情を込めて話してくれて
私の置かれていた環境には怒ってくれた

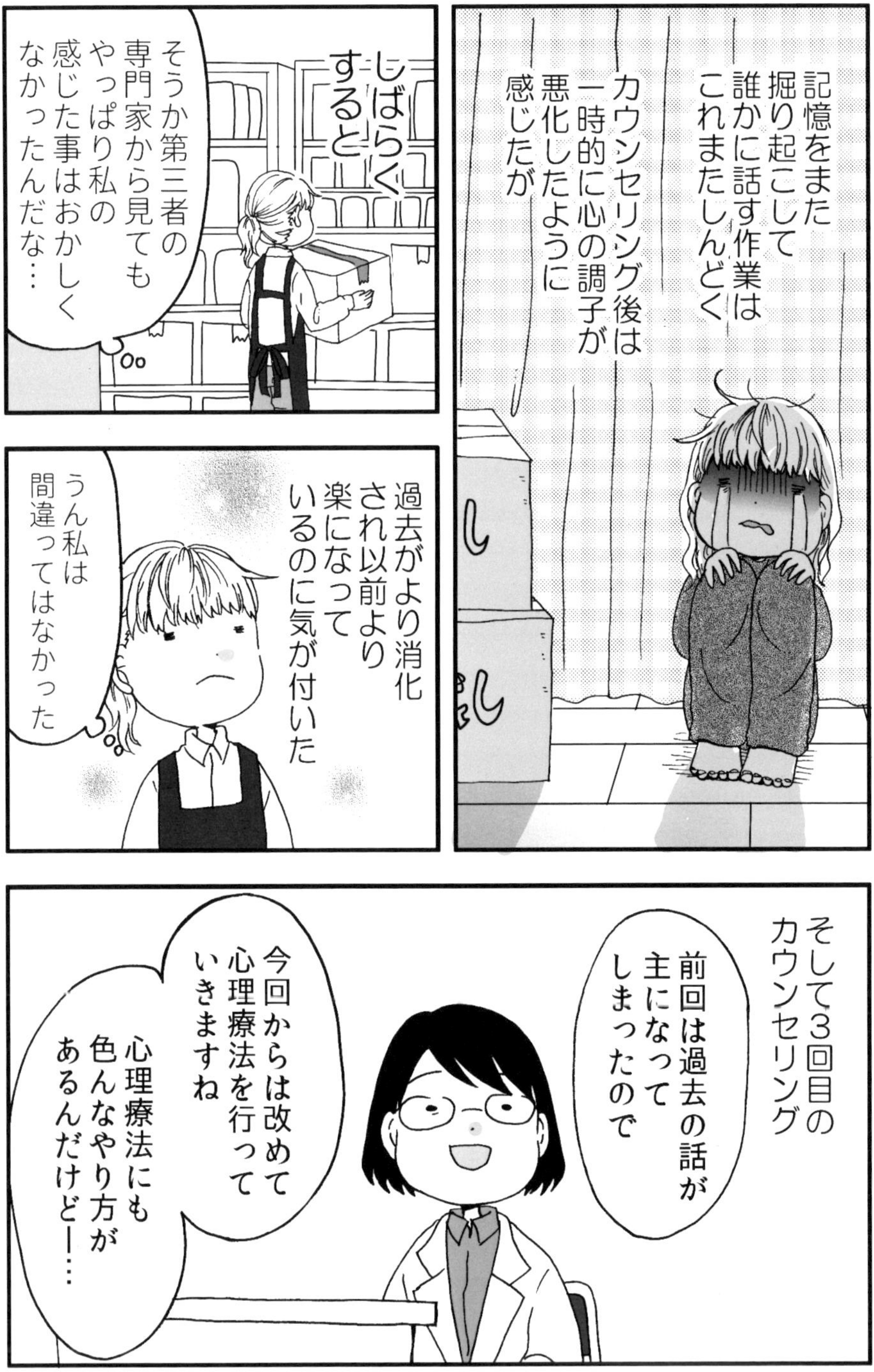
記憶をまた掘り起こして誰かに話す作業はこれまたしんどく
カウンセリング後は一時的に心の調子が悪化したように感じたが
しばらくすると
そうか第三者の専門家から見てもやっぱり私の感じた事はおかしくなかったんだな…
過去がより消化され以前より楽になっているのに気が付いた
うん私は間違ってはなかった
そして3回目のカウンセリング
前回は過去の話が主になってしまったので
今回からは改めて心理療法を行っていきますね
心理療法にも色んなやり方があるんだけどー…

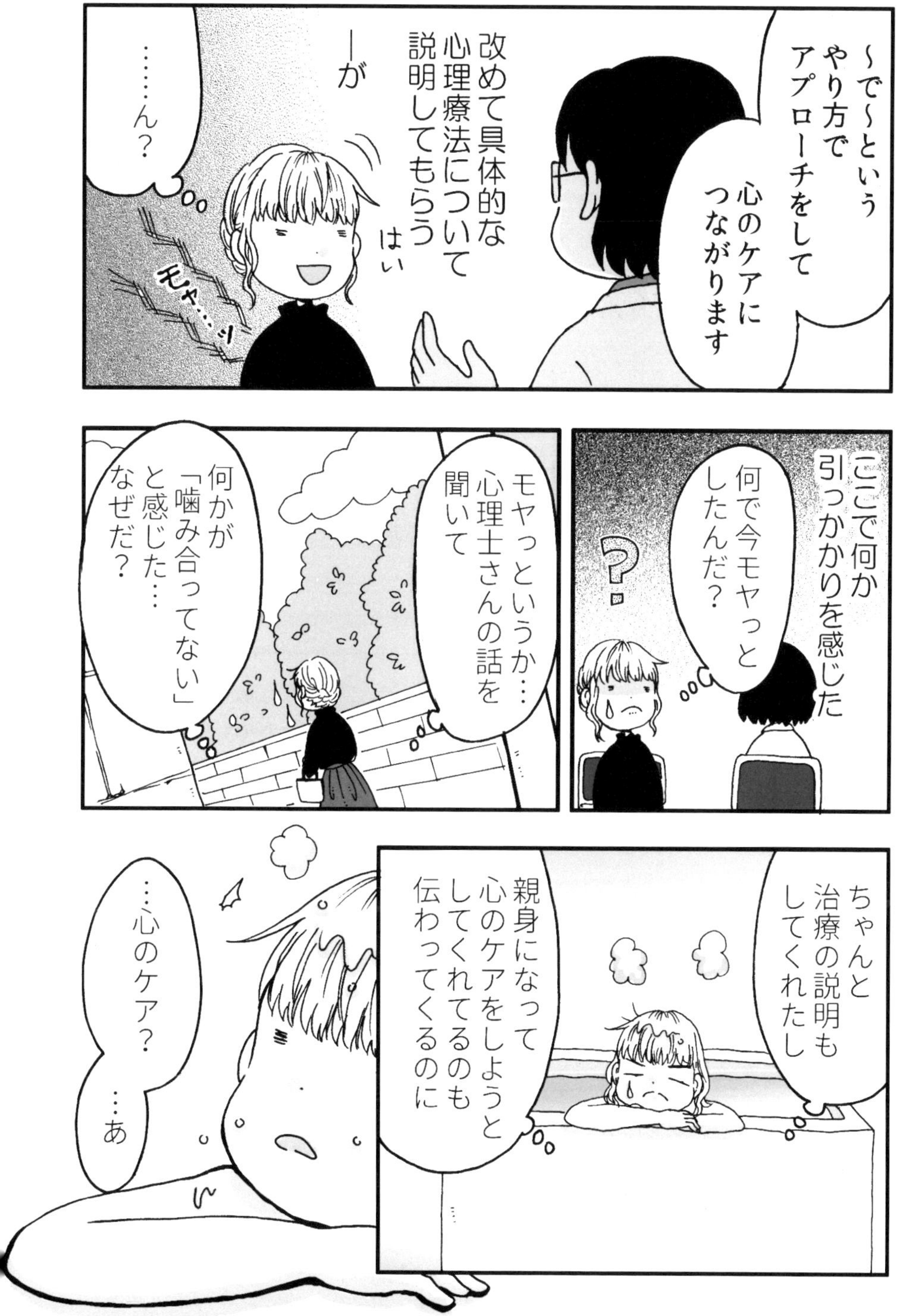
〜で〜という
やり方で
アプローチをして
心のケアに
つながります
改めて具体的な
心理療法について
説明してもらう
はい
—が
……ん？
モヤ…ッ
ここで何か
引っかかりを感じた
何で今モヤっと
したんだ？
？
モヤっというか…
心理士さんの話を
聞いて
何かが
「噛み合ってない」
と感じた…
なぜだ？
ちゃんと
治療の説明も
してくれたし
親身になって
心のケアをしようと
してくれてるのも
伝わってくるのに
…心のケア？
…あ

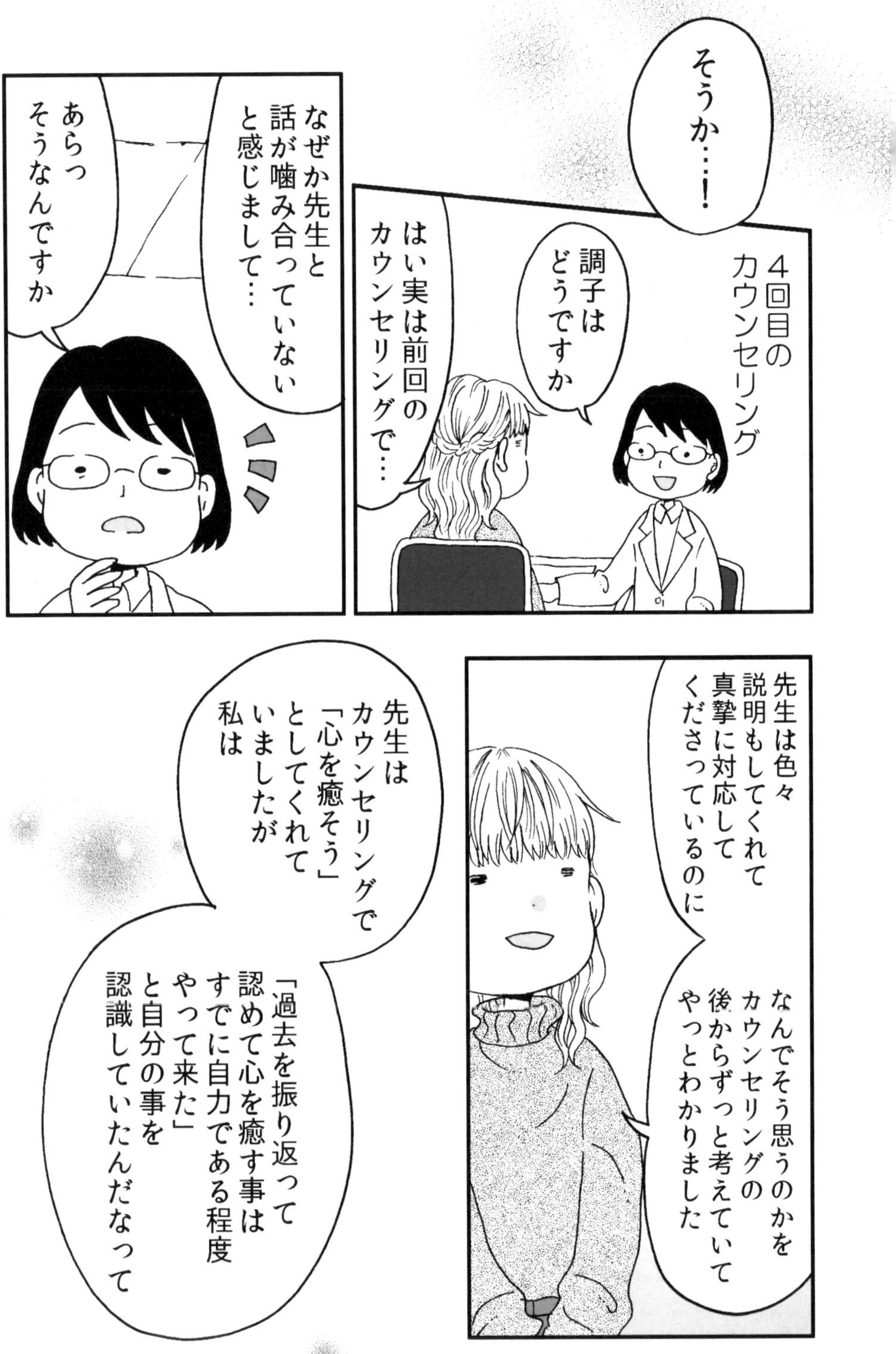
そうか…！
4回目のカウンセリング
調子はどうですか
はい実は前回のカウンセリングで…
なぜか先生と話が噛み合っていないと感じまして…
あらっそうなんですか
先生は色々説明もしてくれて真摯に対応してくださっているのに
なんでそう思うのかをカウンセリングの後からずっと考えていてやっとわかりました
先生はカウンセリングで「心を癒そう」としてくれていましたが私は
「過去を振り返って認めて心を癒す事はすでに自力である程度やって来た」と自分の事を認識していたんだなって

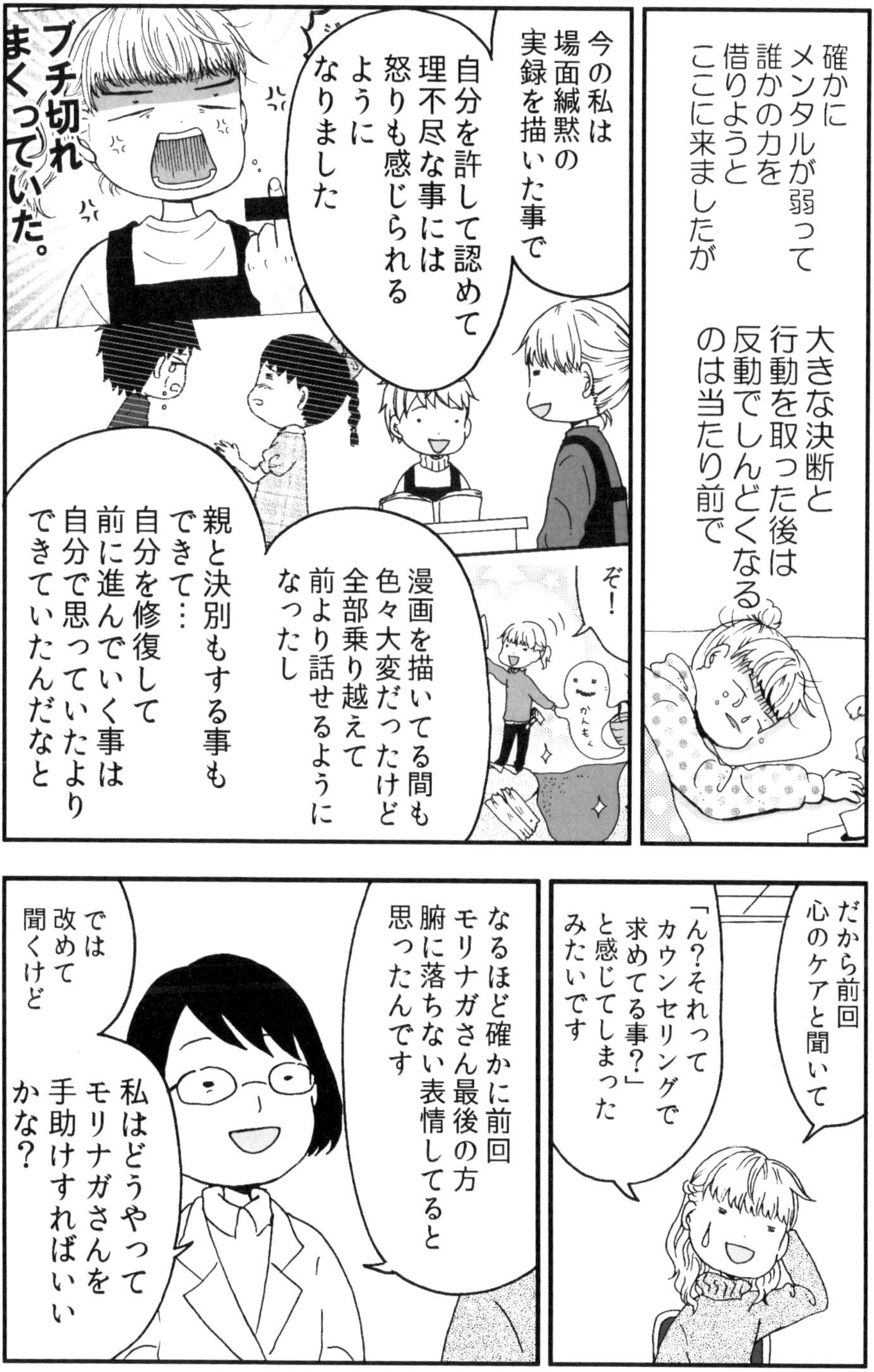
確かにメンタルが弱って誰かの力を借りようとここに来ましたが
大きな決断と行動を取った後は反動でしんどくなるのは当たり前で
今の私は場面緘黙の実録を描いた事で
自分を許して認めて理不尽な事には怒りも感じられるようになりました
ブチ切れまくっていた。
ぞ!
かんもく
漫画を描いてる間も色々大変だったけど全部乗り越えて前より話せるようになったし
親と決別もする事もできて…自分を修復して前に進んでいく事は自分で思っていたよりできていたんだなと
だから前回心のケアと聞いて
「ん?それってカウンセリングで求めてる事?」と感じてしまったみたいです
なるほど確かに前回モリナガさん最後の方腑に落ちない表情してると思ったんです
では改めて聞くけど
私はどうやってモリナガさんを手助けすればいいかな?

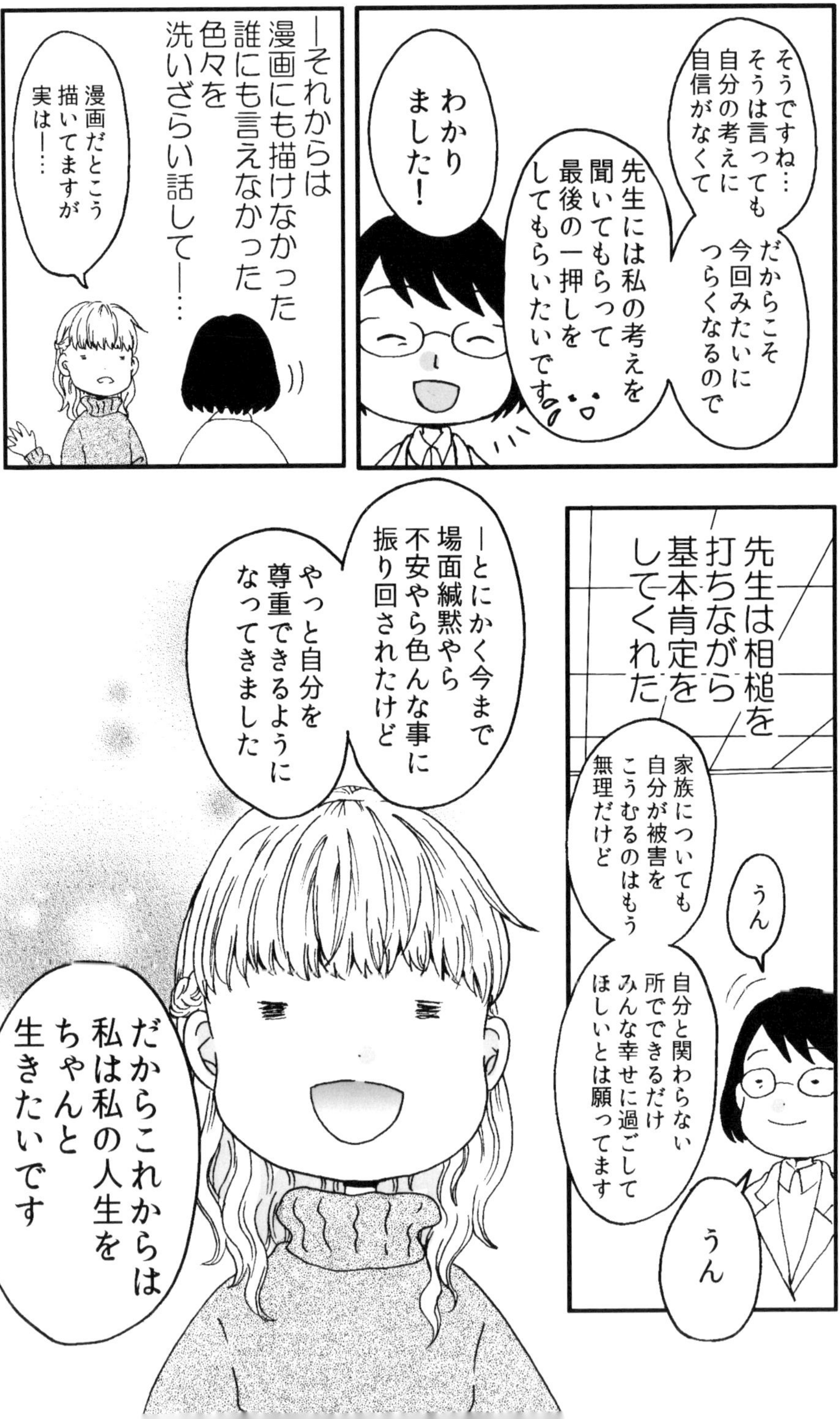
そうですね…そうは言っても自分の考えに自信がなくて
だからこそ今回みたいにつらくなるので
先生には私の考えを聞いてもらって最後の一押しをしてもらいたいです
わかりました!
―それからは漫画にも描けなかった誰にも言えなかった色々を洗いざらい話して―…
漫画だとこう描いてますが実は―…
先生は相槌を打ちながら基本肯定をしてくれた
家族についても自分が被害をこうむるのはもう無理だけど
うん
自分と関わらない所でできるだけみんな幸せに過ごしてほしいとは願ってます
うん
―とにかく今まで場面緘黙やら不安やら色んな事に振り回されたけど
やっと自分を尊重できるようになってきました
だからこれからは私は私の人生をちゃんと生きたいです

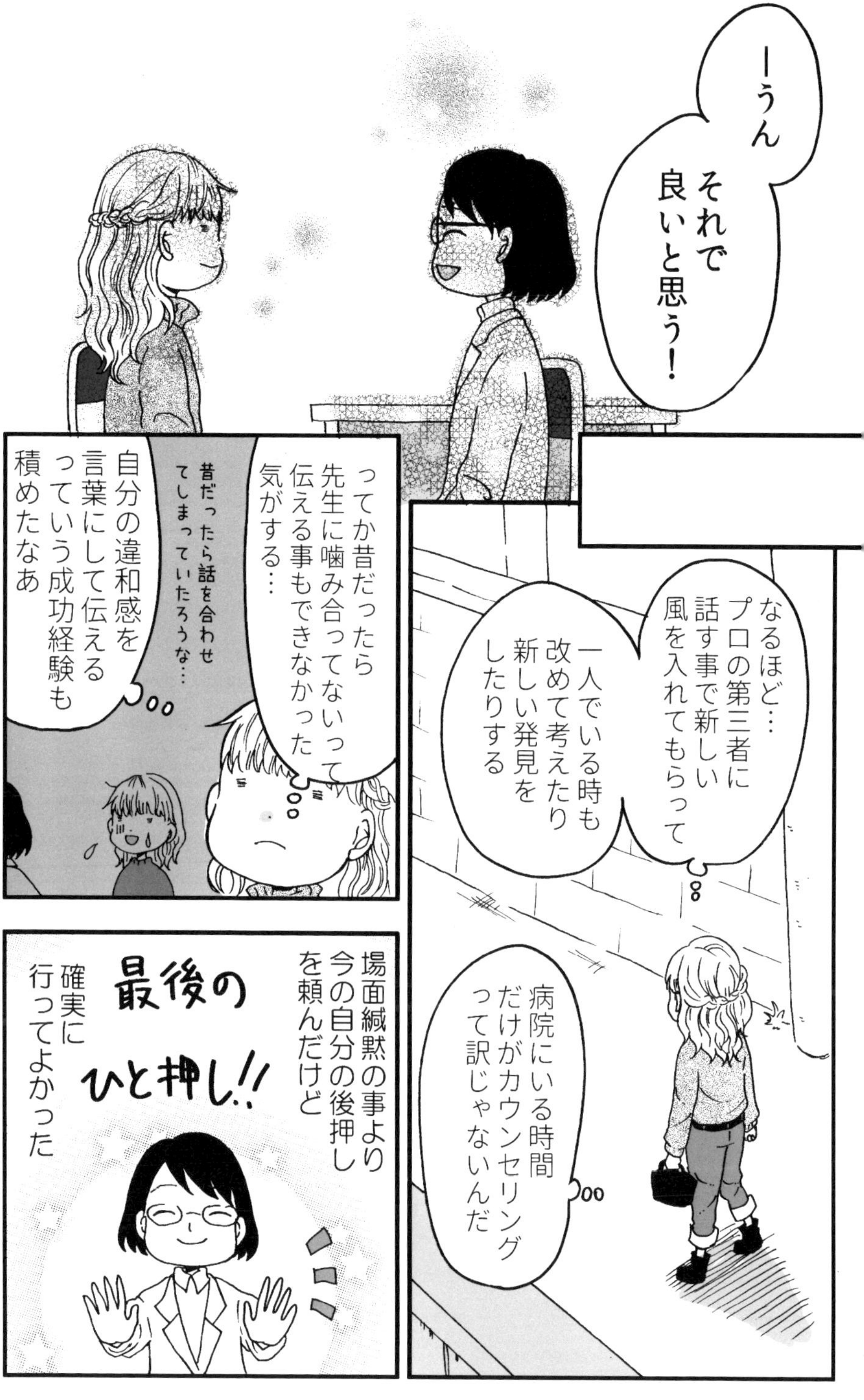
ーうん
それで良いと思う！
なるほど…プロの第三者に話す事で新しい風を入れてもらって
一人でいる時も改めて考えたり新しい発見をしたりする
病院にいる時間だけがカウンセリングって訳じゃないんだ
ってか昔だったら先生に噛み合ってないって伝える事もできなかった気がする…
昔だったら話を合わせてしまっていたろうな…
自分の違和感を言葉にして伝えるっていう成功経験も積めたなあ
場面緘黙の事より今の自分の後押しを頼んだけど
最後のひと押し!!
確実に行ってよかった

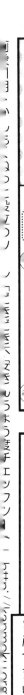

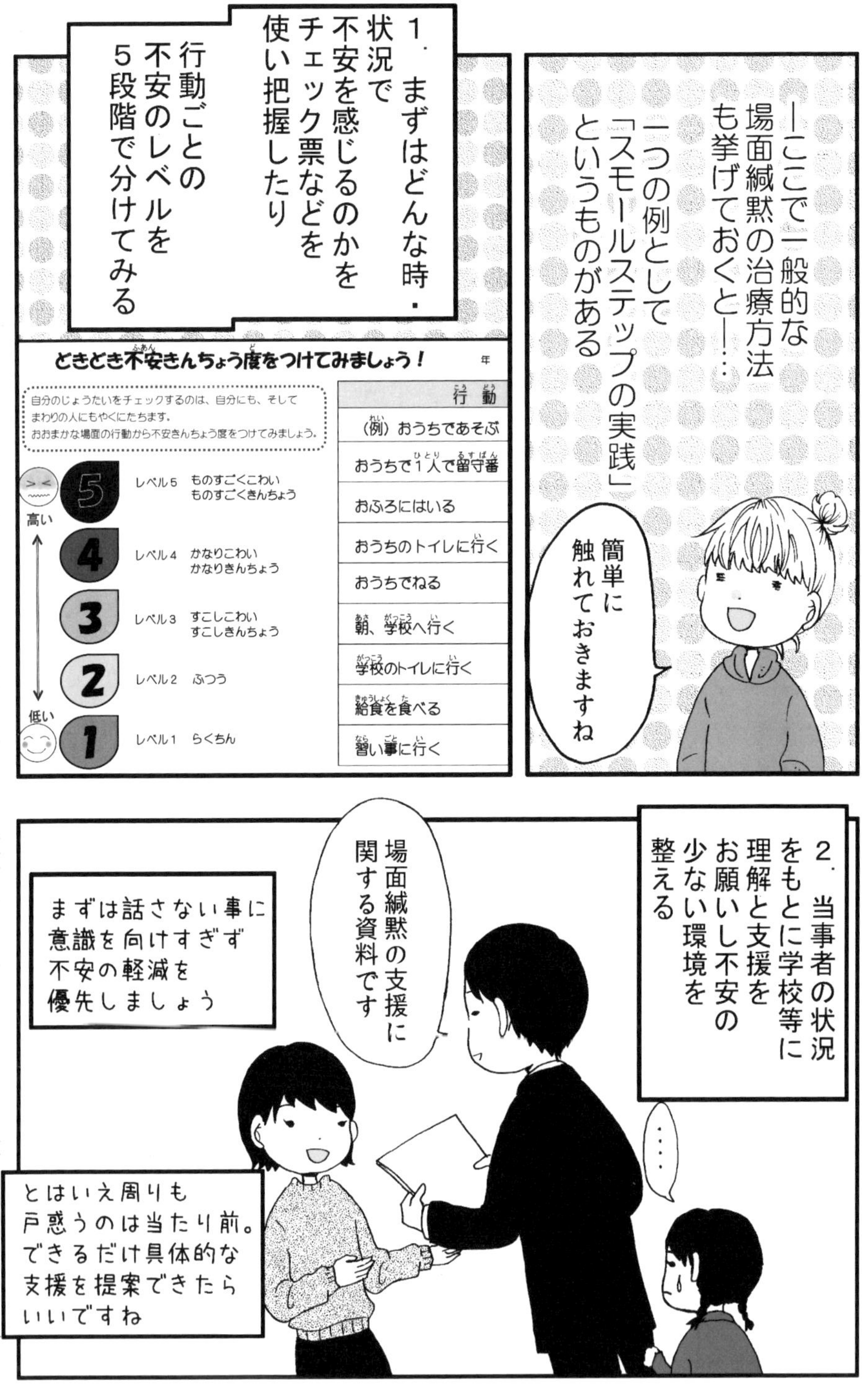
―ここで一般的な場面緘黙の治療方法も挙げておくと―…
一つの例として「スモールステップの実践」というものがある
簡単に触れておきますね
1. まずはどんな時・状況で不安を感じるのかをチェック票などを使い把握したり
行動ごとの不安のレベルを5段階で分けてみる
どきどき不安《ふあん》きんちょう度《ど》をつけてみましょう！
年
自分のじょうたいをチェックするのは、自分にも、そして
まわりの人にもやくにたちます。
おおまかな場面の行動から不安きんちょう度をつけてみましょう。
高い
5 レベル5 ものすごくこわい ものすごくきんちょう
4 レベル4 かなりこわい かなりきんちょう
3 レベル3 すこしこわい すこしきんちょう
2 レベル2 ふつう
1 レベル1 らくちん
低い
行《こう》動《どう》
(例《れい》)おうちであそぶ
おうちで1人《ひとり》で留守番《るすばん》
おふろにはいる
おうちのトイレに行《い》く
おうちでねる
朝《あさ》、学校《がっこう》へ行《い》く
学校《がっこう》のトイレに行《い》く
給食《きゅうしょく》を食《た》べる
習《なら》い事《ごと》に行《い》く
2. 当事者の状況をもとに学校等に理解と支援をお願いし不安の少ない環境を整える
場面緘黙の支援に関する資料です
まずは話さない事に意識を向けすぎず不安の軽減を優先しましょう
……
とはいえ周りも戸惑うのは当たり前。できるだけ具体的な支援を提案できたらいいですね

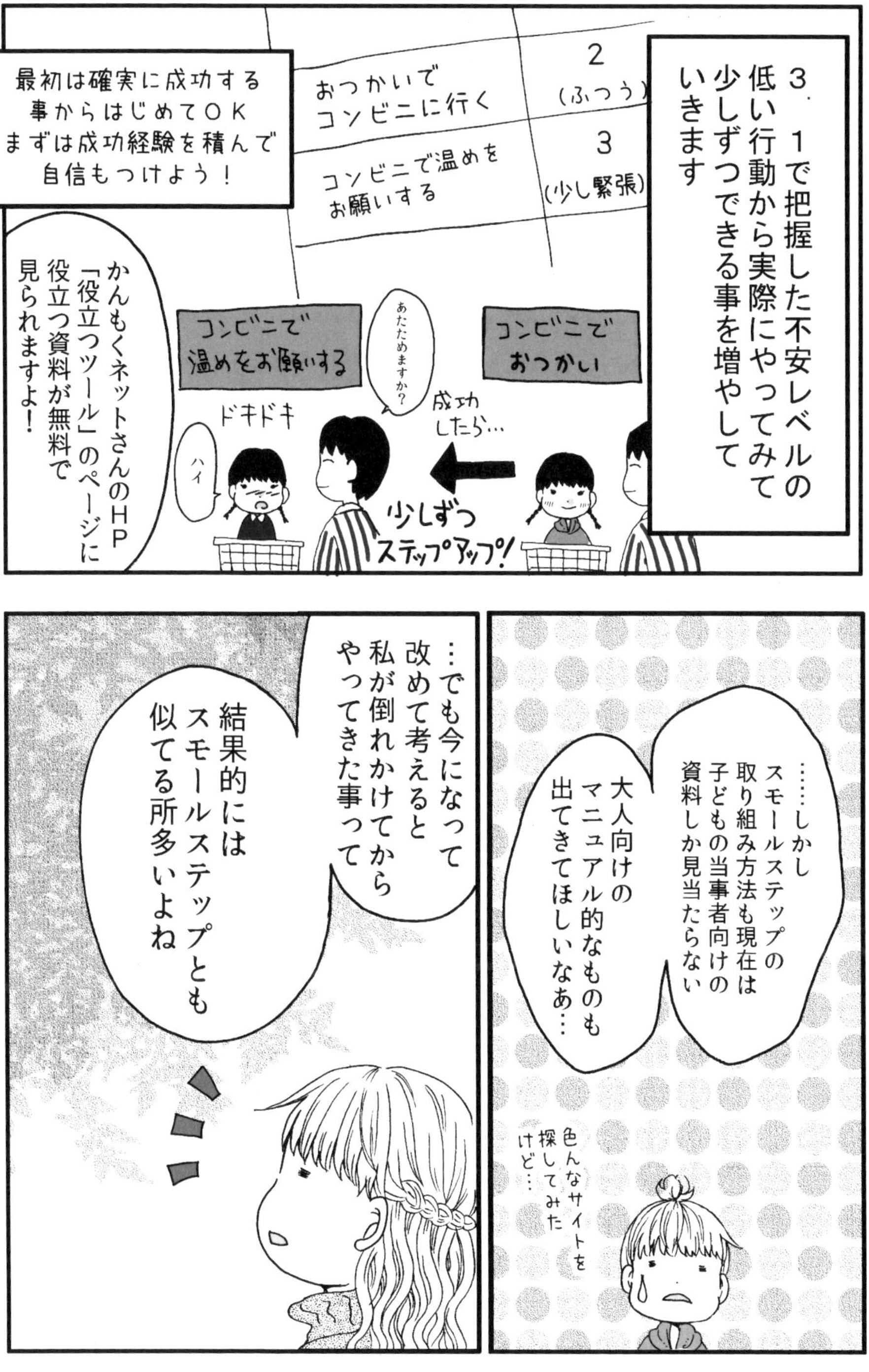

3．1で把握した不安レベルの低い行動から実際にやってみて少しずつできる事を増やしていきます
おつかいでコンビニに行く
2
（ふつう）
コンビニで温めをお願いする
3
（少し緊張）
最初は確実に成功する事からはじめてOK
まずは成功経験を積んで自信もつけよう！
コンビニでおつかい
成功したら…
コンビニで温めをお願いする
あたためますか？
ドキドキ
ハイ
少しずつステップアップ！
かんもくネットさんのHP「役立つツール」のページに役立つ資料が無料で見られますよ！
……しかしスモールステップの取り組み方法も現在は子どもの当事者向けの資料しか見当たらない
大人向けのマニュアル的なものも出てきてほしいなあ…
色んなサイトを探してみたけど…
…でも今になって改めて考えると私が倒れかけてからやってきた事って
結果的にはスモールステップとも似てる所多いよね

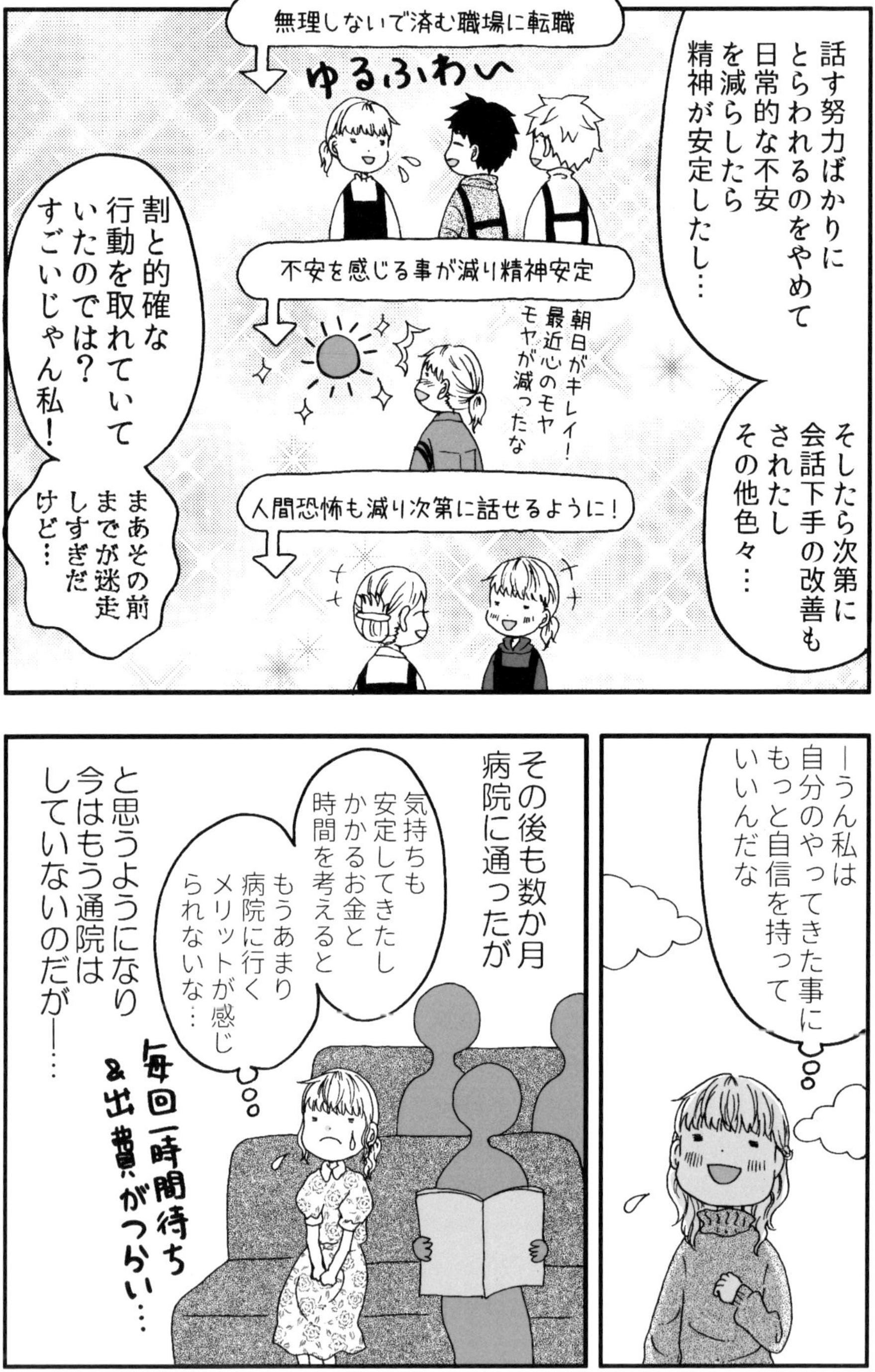
話す努力ばかりにとらわれるのをやめて日常的な不安を減らしたら精神が安定したし…
そしたら次第に会話下手の改善もされたしその他色々…
無理しないで済む職場に転職
ゆるふわい
不安を感じる事が減り精神安定
朝日がキレイ！最近心のモヤモヤが減ったな
人間恐怖も減り次第に話せるように！
割と的確な行動を取れていていたのでは？すごいじゃん私！
まあその前までが迷走しすぎだけど…
ーうん私は自分のやってきた事にもっと自信を持っていいんだな
その後も数か月病院に通ったが
気持ちも安定してきたしかかるお金と時間を考えるともうあまり病院に行くメリットが感じられないな…
毎回一時間待ち&出費がつらい…
と思うようになり今はもう通院はしていないのだが──…

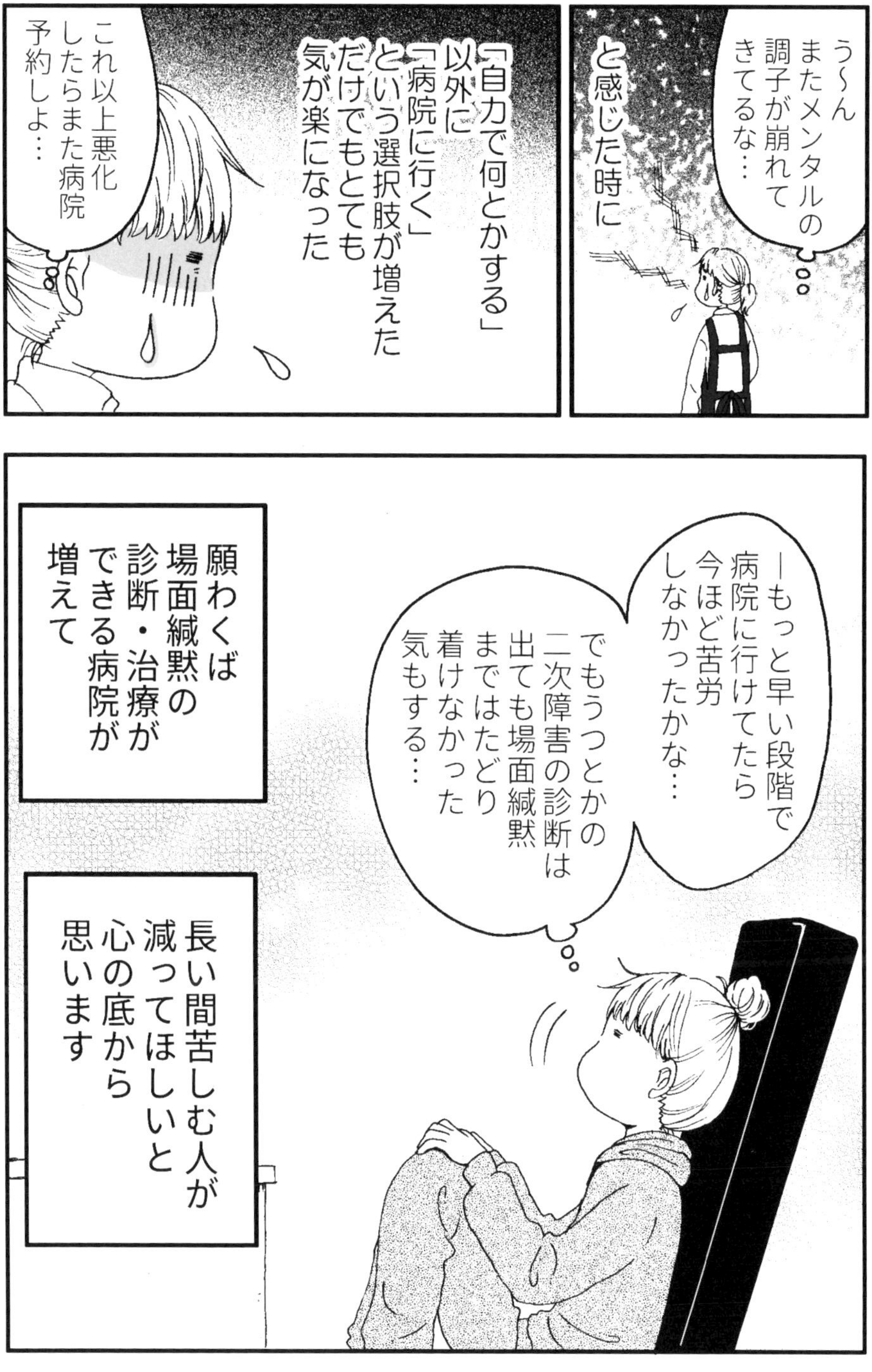
う〜ん
またメンタルの
調子が崩れて
きてるな…
と感じた時に
「自力で何とかする」以外に「病院に行く」という選択肢が増えただけでもとても気が楽になった
これ以上悪化したらまた病院予約しよ…
—もっと早い段階で病院に行けてたら今ほど苦労しなかったかな…
でもうつとかの二次障害の診断は出ても場面緘黙まではたどり着けなかった気もする…
願わくば場面緘黙の診断・治療ができる病院が増えて
長い間苦しむ人が減ってほしいと心の底から思います

教えて高木先生⑧

専門家とつながる

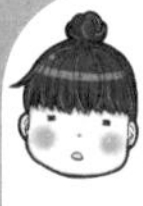

場面緘黙を診てもらえる病院の情報がなかった事や、病院に行けたのが話せるようになってからだった事もあり、今困っている「話せなさ」と関係していそうな事についてを心療内科に相談しました。（この場合、場面緘黙を診てもらえる所がない事、そのため要因についてを相談したいという事も、医師にしっかり伝える事が必要だと思います。）専門機関や支援情報がほとんどない今の状況で、当事者が治療につながれるプロセスはありますか？

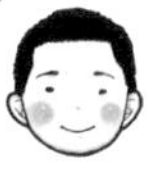

場面緘黙に詳しい機関を増やすには、場面緘黙の当事者がどんどん医療機関にかかる事が一番です。相談、治療のニーズが顕在化すれば、対応する医療機関や専門家も増えていくと思います。

受診をするなら不安症や大人の精神疾患に詳しい、心療内科や精神科がよいでしょう。場面緘黙を専門にしていなくても、しっかりした医師やカウンセラーなら適切な対応が期待できます。

受診する際にあらかじめ準備してほしいことを書いておきます。

①主訴を明確にしておく

たしかに困っているが、何に困っているのかはよく分からない、という人に会うことがあります。また、「コミュニケーションの力を高めたい」のように主訴が漠然としている人もいます。主訴が漠然としていると、対応する側も何をしてよいのかが分かりません。

「職場の同僚に自分から話しかけられるようになりたい」「できないと思ったら断れるようになりたい」のように、解決したい問題を明確にしておくとよいでしょう。主訴が明確なら、解決への道筋を考える手がかりになります。

②生育歴や主なエピソードを１～２枚くらいにまとめておく

診察時間が短い場合、時間をかけて生育歴を聞きとることができません。言葉で話すよりも文字の方が短い時間で多くのことを伝えられます。診察の時に話せるかどうかが不安な人にもオススメの方法です。ただし、文章が多すぎると短い時間で読めなくなるので、多くても２枚くらいに収めた方がよいでしょう。

③隠さず正直に伝える

内緒にしたり、伝えていない事があると、適切な対応を考える事ができなくなります。些細なことならよいのですが、とくに本人が隠したいような事にかぎって、重要な意味をもっている事があります。**人に知られたくないことでも、診察の時はちゃんと伝えるようにしましょう。**

最終話：話せない日々を抜け出た私

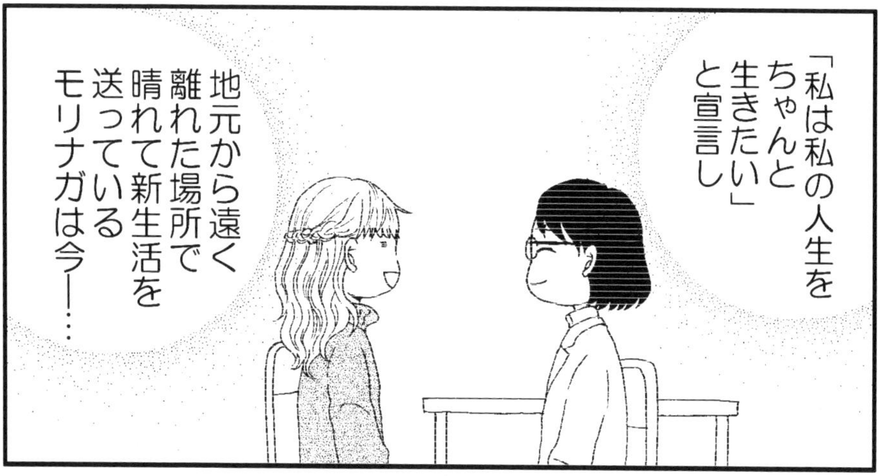
「私は私の人生をちゃんと生きたい」と宣言し
地元から遠く離れた場所で晴れて新生活を送っているモリナガは今ー…

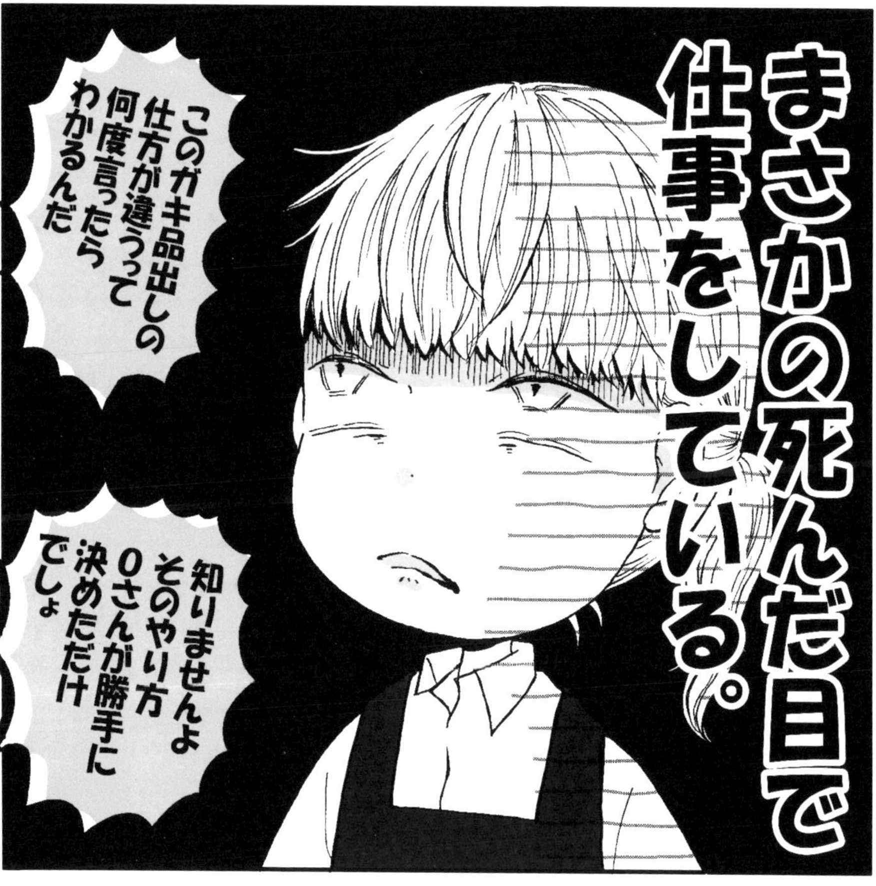
まさかの死んだ目で仕事をしている。
このガキ品出しの仕方が違うって何度言ったらわかるんだ
知りませんよそのやり方0さんが勝手に決めただけでしょ

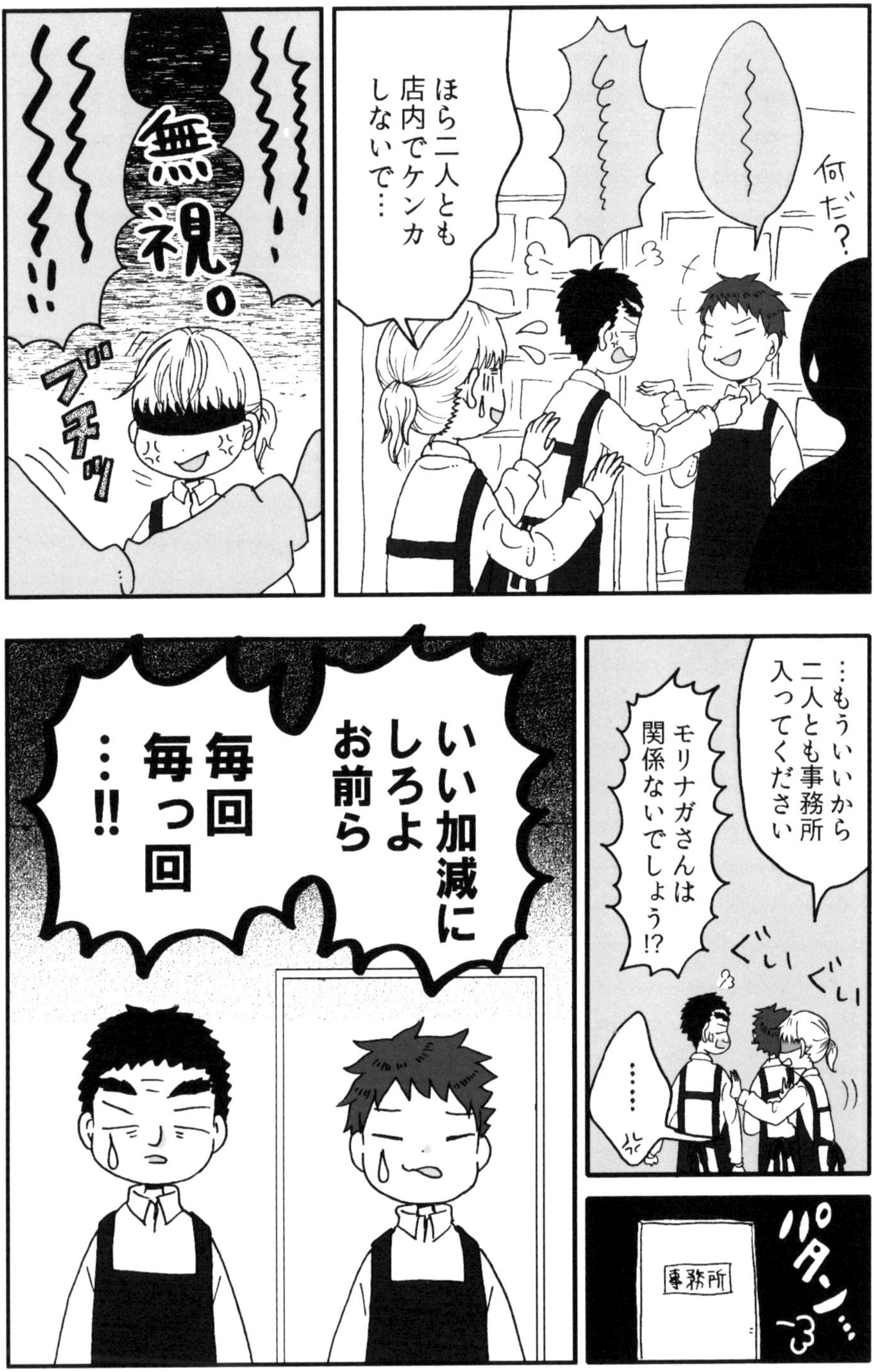

何だ？
ほら二人とも店内でケンカしないで…
無視。
ブチッ
…もういいから二人とも事務所入ってください
モリナガさんは関係ないでしょう!?
ぐいぐい
……
いい加減にしろよお前ら
毎回毎っ回…!!
パタン…
事務所

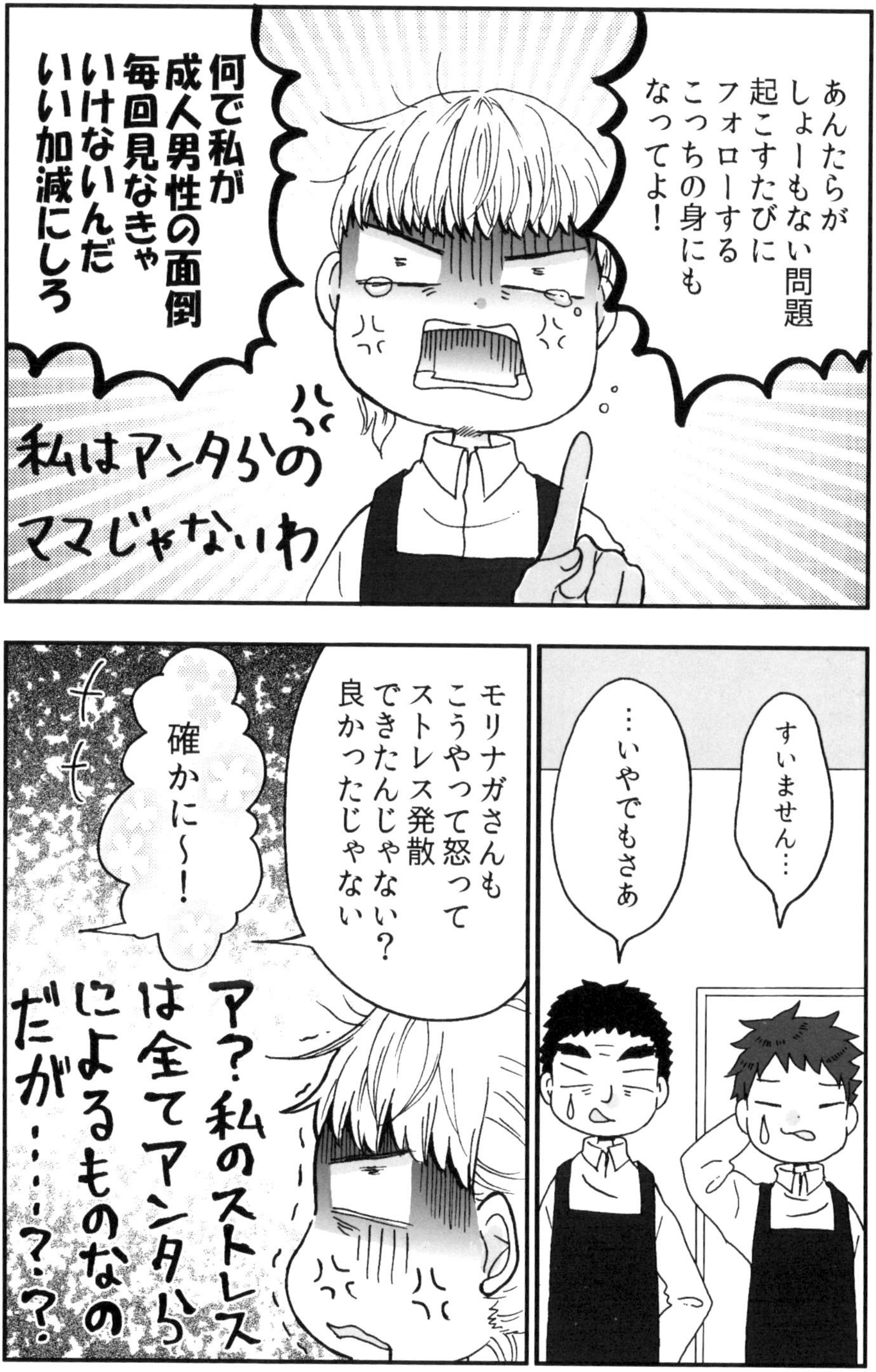
あんたらがしょーもない問題起こすたびにフォローするこっちの身にもなってよ!
何で私が成人男性の面倒毎回見なきゃいけないんだいい加減にしろ
私はアンタらのママじゃないわ
すいません…
…いやでもさぁ
モリナガさんもこうやって怒ってストレス発散できたんじゃない?良かったじゃない
確かに〜!
アァ?私のストレスは全てアンタらによるものなのだが…??

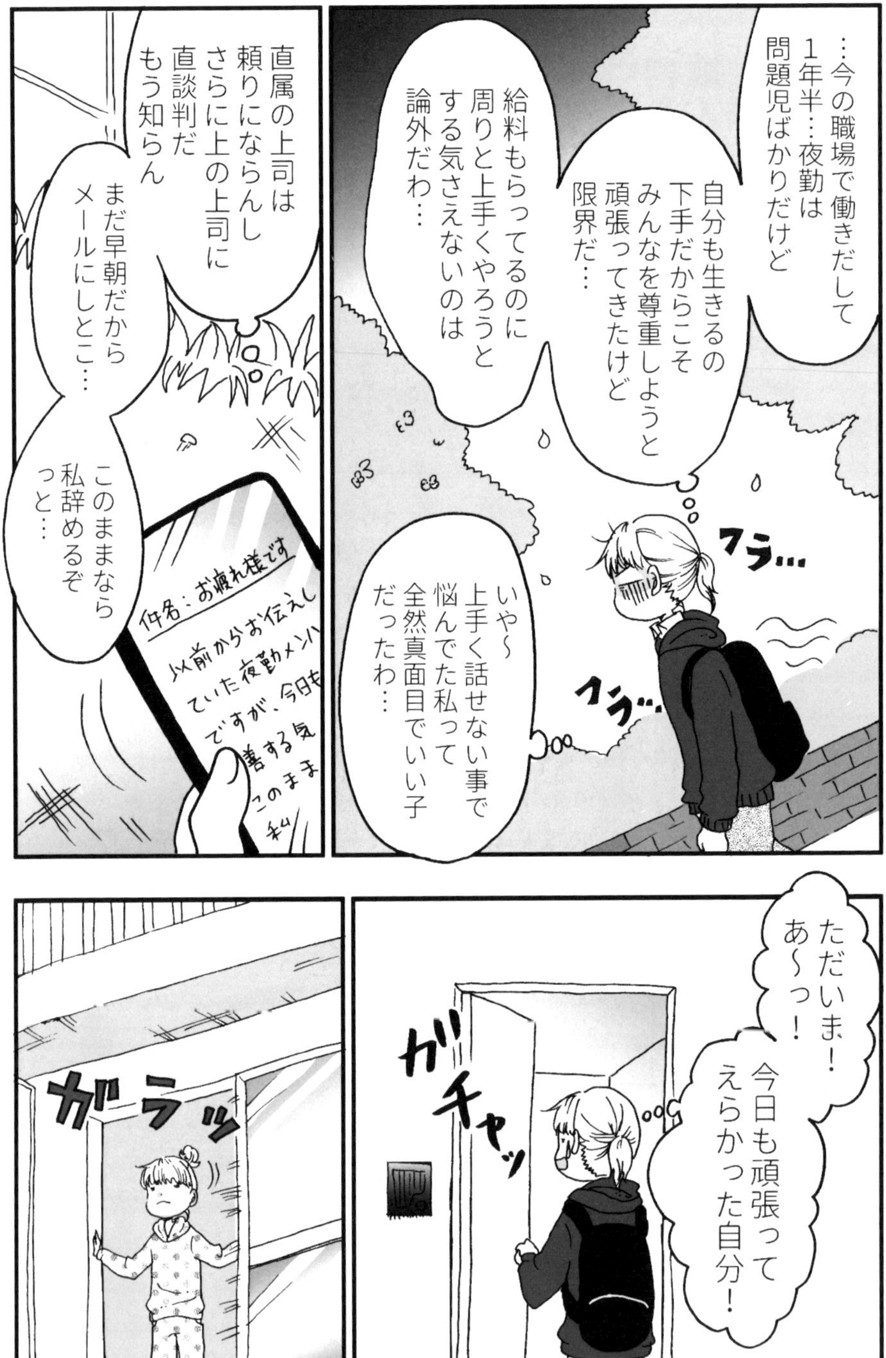
…今の職場で働きだして1年半…夜勤は問題児ばかりだけど
自分も生きるの下手だからこそみんなを尊重しようと頑張ってきたけど限界だ…
給料もらってるのに周りと上手くやろうとする気さえないのは論外だわ…
フラ…
フラ…
いや～上手く話せない事で悩んでた私って全然真面目でいい子だったわ…
直属の上司は頼りにならんしさらに上の上司に直談判だもう知らん
まだ早朝だからメールにしとこ…
このままなら私辞めるぞっと…
件名：お疲れ様です
以前からお伝えし
ていた夜勤メンバ
ですが、今日も
善する気
このまま
私
ただいま！あ～っ！
今日も頑張ってえらかった自分！
ガチャッ
ガラッ

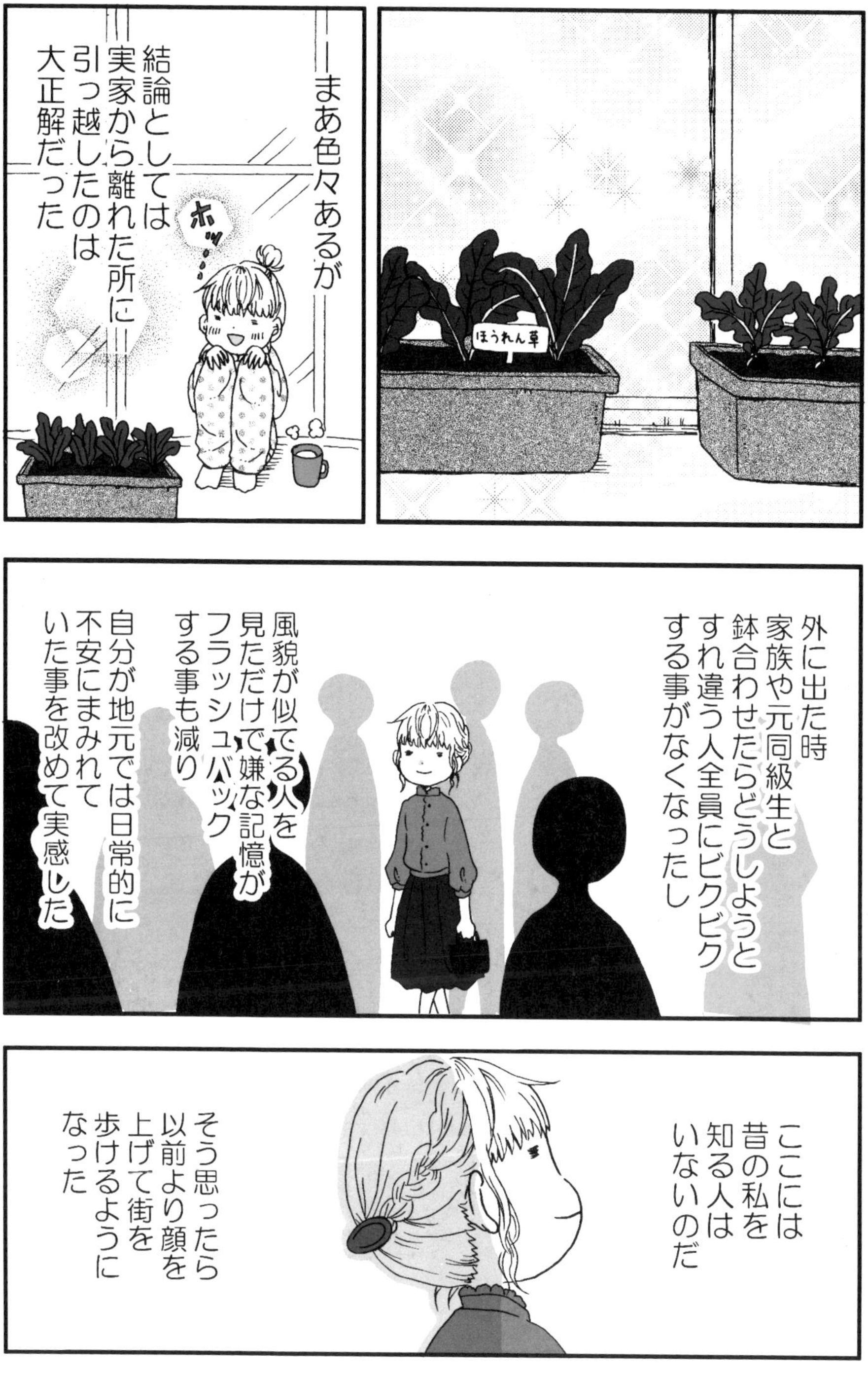
ほうれん草
まあ色々あるが
結論としては実家から離れた所に引っ越したのは大正解だった
ホッ
外に出た時家族や元同級生と鉢合わせたらどうしようとすれ違う人全員にビクビクする事がなくなったし
風貌が似てる人を見ただけで嫌な記憶がフラッシュバックする事も減り
自分が地元では日常的に不安にまみれていた事を改めて実感した
ここには昔の私を知る人はいないのだ
そう思ったら以前より顔を上げて街を歩けるようになった

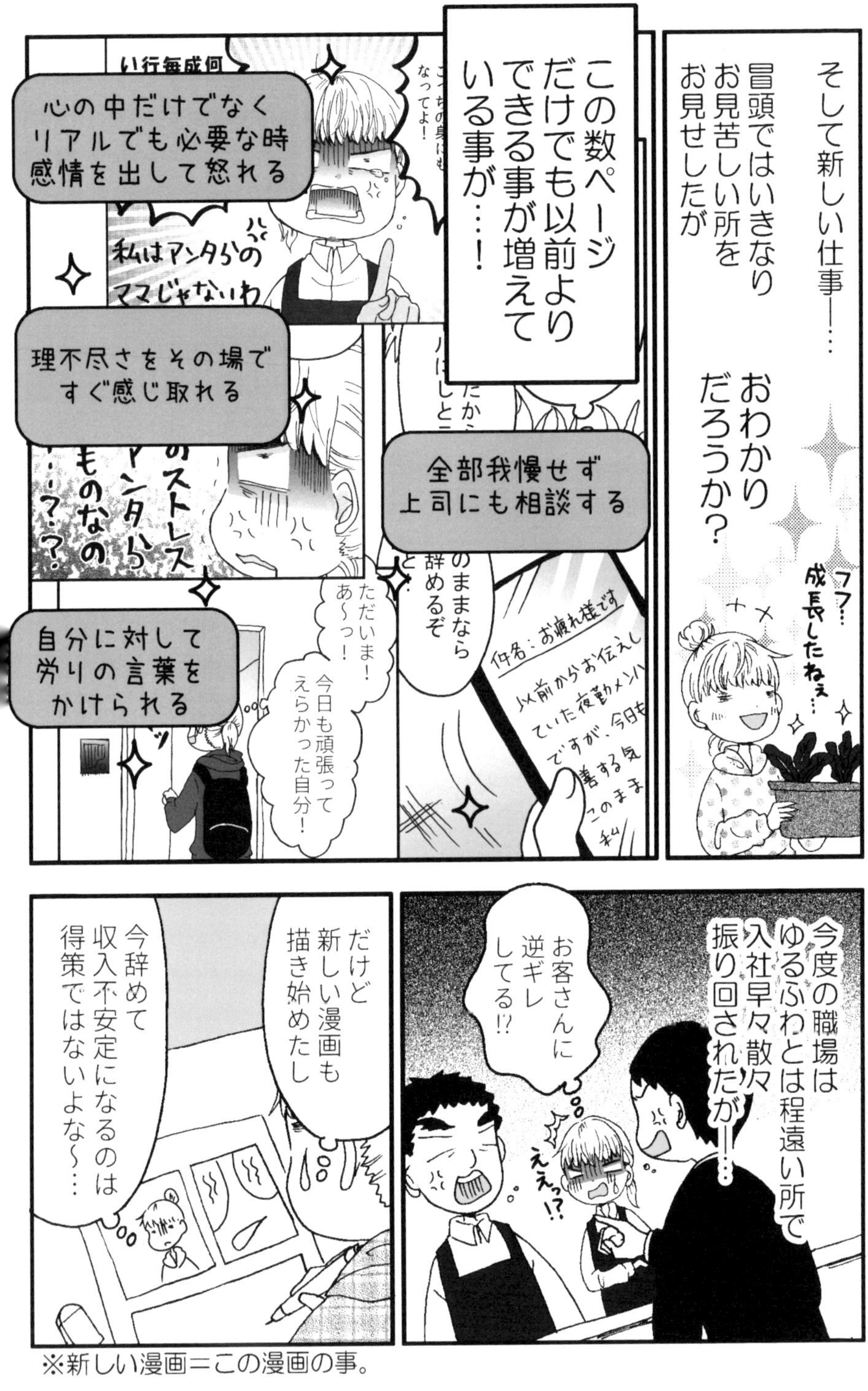

そして新しい仕事――…
冒頭ではいきなりお見苦しい所をお見せしたが
おわかりだろうか？
フフ…成長したねぇ…
この数ページだけでも以前よりできる事が増えている事が…！
心の中だけでなくリアルでも必要な時感情を出して怒れる
私はアンタらのママじゃないわ
理不尽さをその場ですぐ感じ取れる
全部我慢せず上司にも相談する
このままなら辞めるぞ
件名：お疲れ様です
自分に対して労りの言葉をかけられる
ただいま！あ〜っ！
今日も頑張ってえらかった自分！
今度の職場はゆるふわとは程遠い所で入社早々散々振り回されたが――…
お客さんに逆ギレしてる!?
えぇっ!?
だけど新しい漫画も描き始めたし
今辞めて収入不安定になるのは得策ではないよな〜…

※新しい漫画＝この漫画の事。

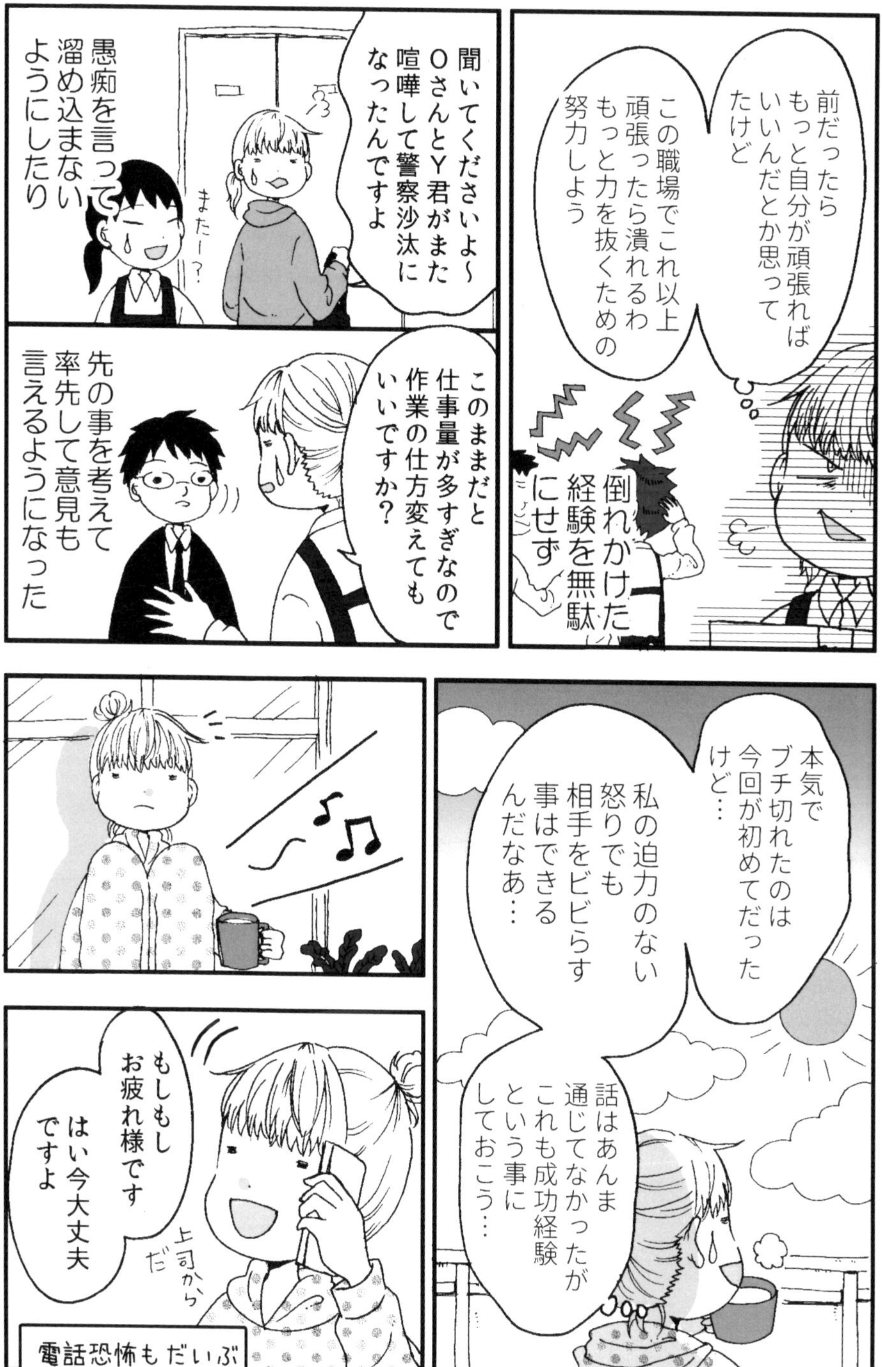
前だったら
もっと自分が頑張れば
いいんだとか思って
たけど
この職場でこれ以上
頑張ったら潰れるわ
もっと力を抜くための
努力しよう
倒れかけた
経験を無駄
にせず
聞いてくださいよ～
Oさんと Y君がまた
喧嘩して警察沙汰に
なったんですよ
またー？
愚痴を言って
溜め込まない
ようにしたり
このままだと
仕事量が多すぎなので
作業の仕方変えても
いいですか？
先の事を考えて
率先して意見も
言えるようになった
本気で
ブチ切れたのは
今回が初めてだった
けど…
私の迫力のない
怒りでも
相手をビビらす
事はできる
んだなあ…
話はあんま
通じてなかったが
これも成功経験
という事に
しておこう…
もしもし
お疲れ様です
はい今大丈夫
ですよ
上司からだ
電話恐怖もだいぶ
改善されたぞ！

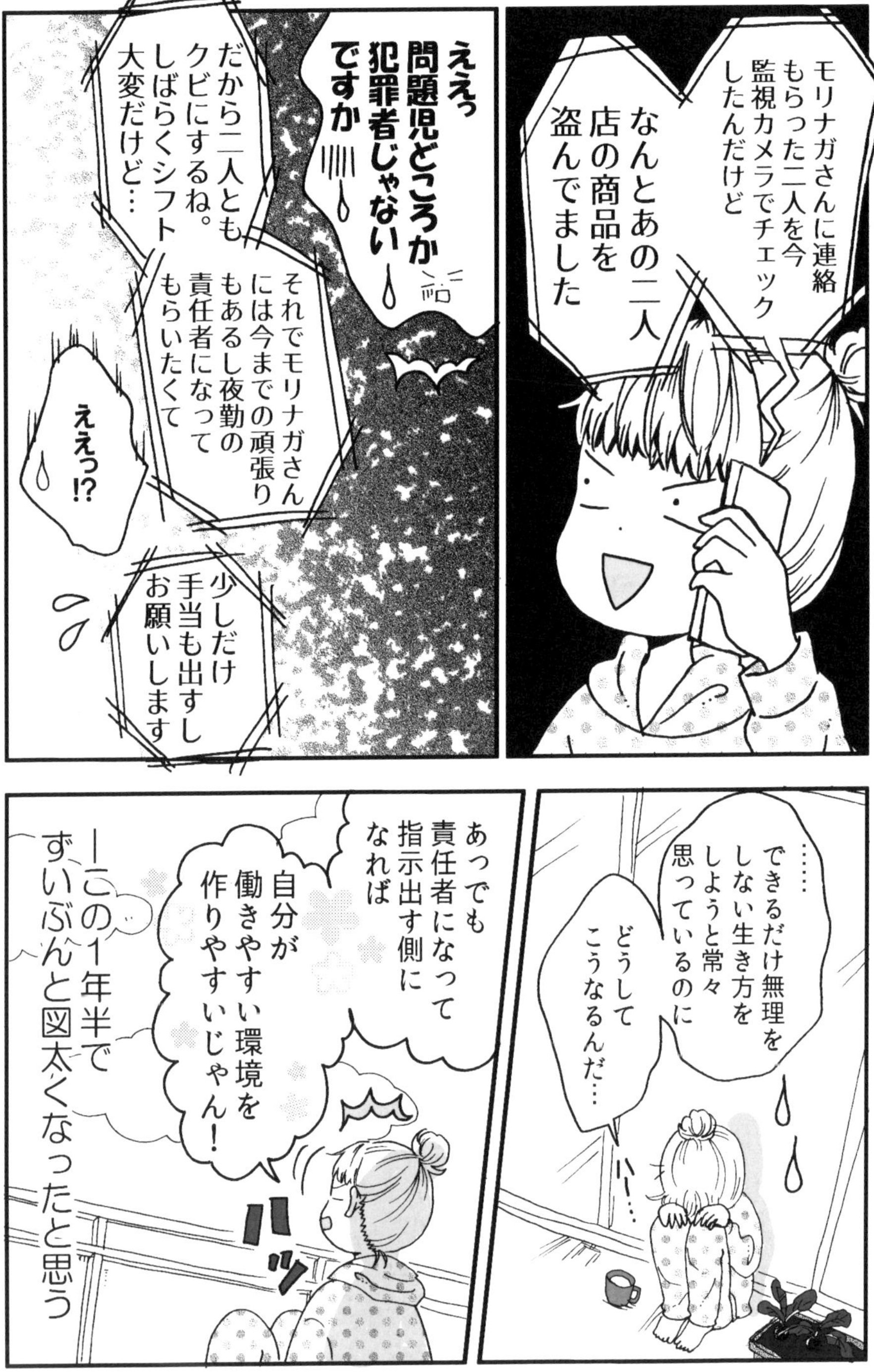
モリナガさんに連絡もらった二人を今監視カメラでチェックしたんだけど
なんとあの二人店の商品を盗んでました
ええっ問題児どころか犯罪者じゃないですか
だから二人ともクビにするね。しばらくシフト大変だけど…
それでモリナガさんには今までの頑張りもあるし夜勤の責任者になってもらいたくて
ええっ!?
少しだけ手当も出すしお願いします
……できるだけ無理をしない生き方をしようと常々思っているのに
どうしてこうなるんだ…
ハー…
あっでも責任者になって指示出す側になれば
自分が働きやすい環境を作りやすいじゃん!
ハッ
―この1年半でずいぶんと図太くなったと思う

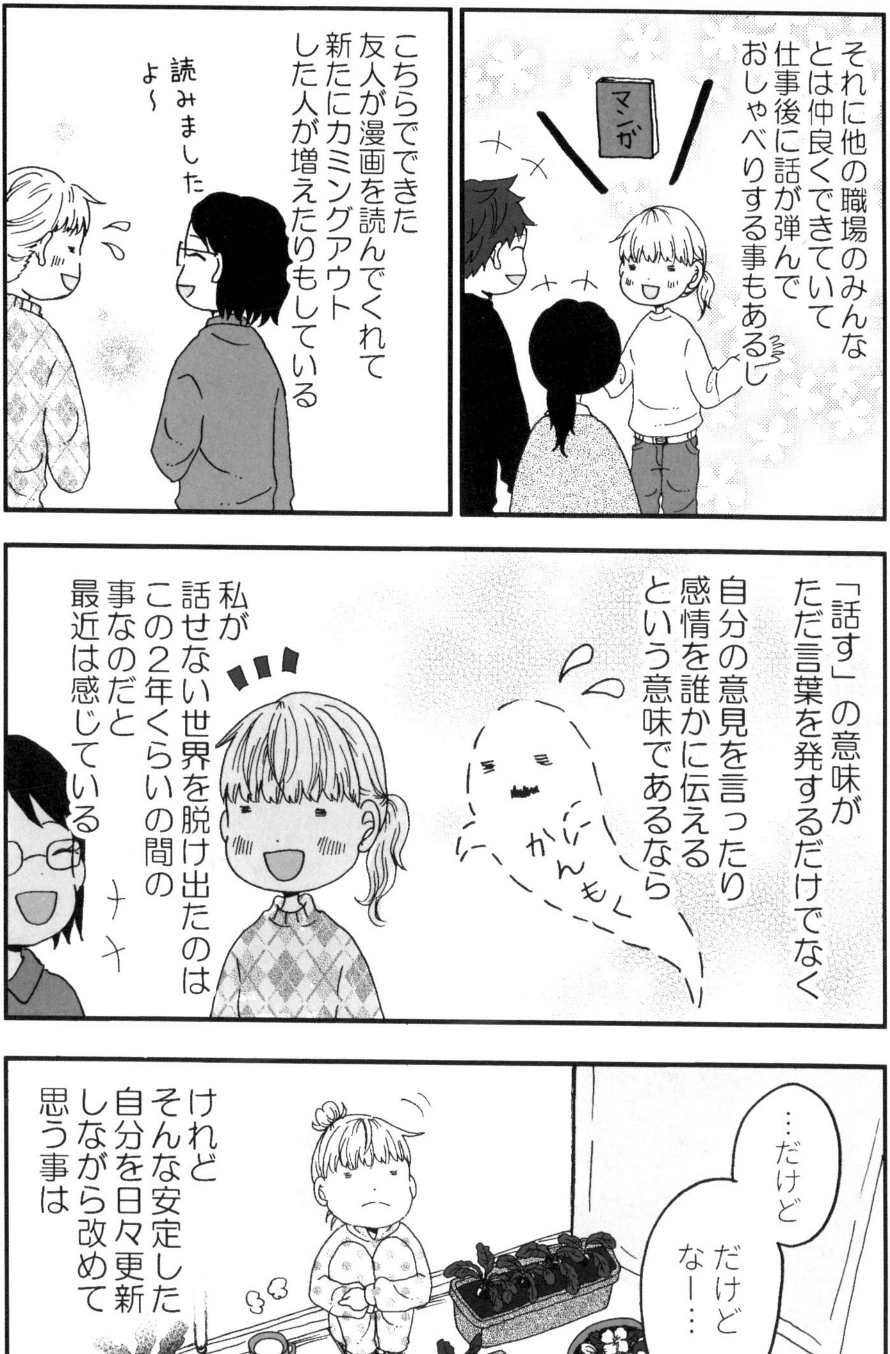
それに他の職場のみんなとは仲良くできていて仕事後に話が弾んでおしゃべりする事もあるし
マンガ
こちらでできた友人が漫画を読んでくれて新たにカミングアウトした人が増えたりもしている
読みましたよ～
「話す」の意味がただ言葉を発するだけでなく自分の意見を言ったり感情を誰かに伝えるという意味であるなら
かんもく
私が話せない世界を脱け出たのはこの2年くらいの間の事なのだと最近は感じている
…だけど
だけどなー…
けれどそんな安定した自分を日々更新しながら改めて思う事は

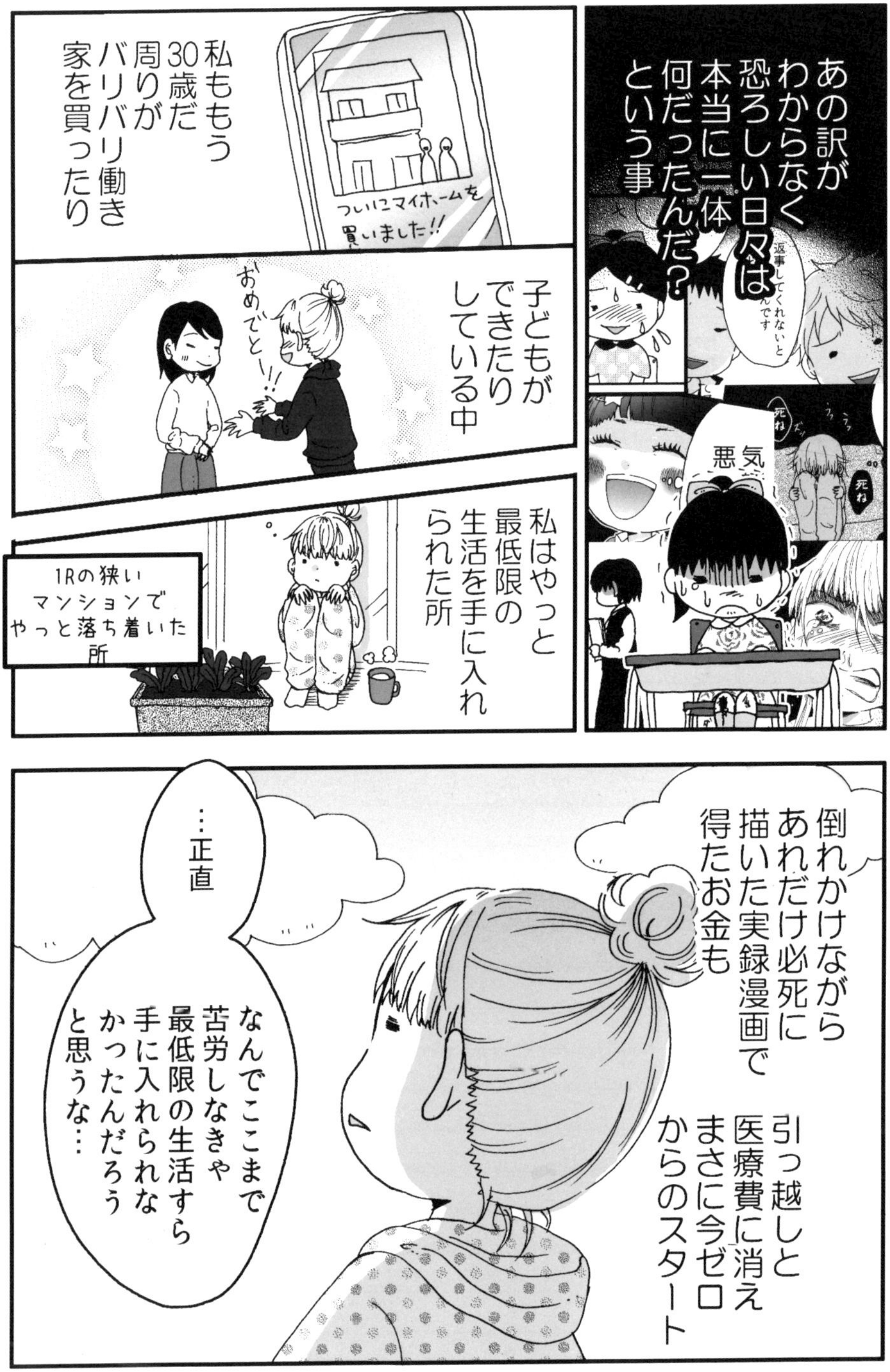
あの訳がわからなく恐ろしい日々は本当に一体何だったんだ？という事
返事してくれないと
んです
死ね
気
悪
死ね
私ももう30歳だ
周りがバリバリ働き家を買ったり
ついにマイホームを買いました!!
子どもができたりしている中
おめでとー!!
私はやっと最低限の生活を手に入れられた所
1Rの狭いマンションでやっと落ち着いた所
倒れかけながらあれだけ必死に描いた実録漫画で得たお金も
引っ越しと医療費に消えまさに今ゼロからのスタート
…正直
なんでここまで苦労しなきゃ最低限の生活すら手に入れられなかったんだろうと思うな…

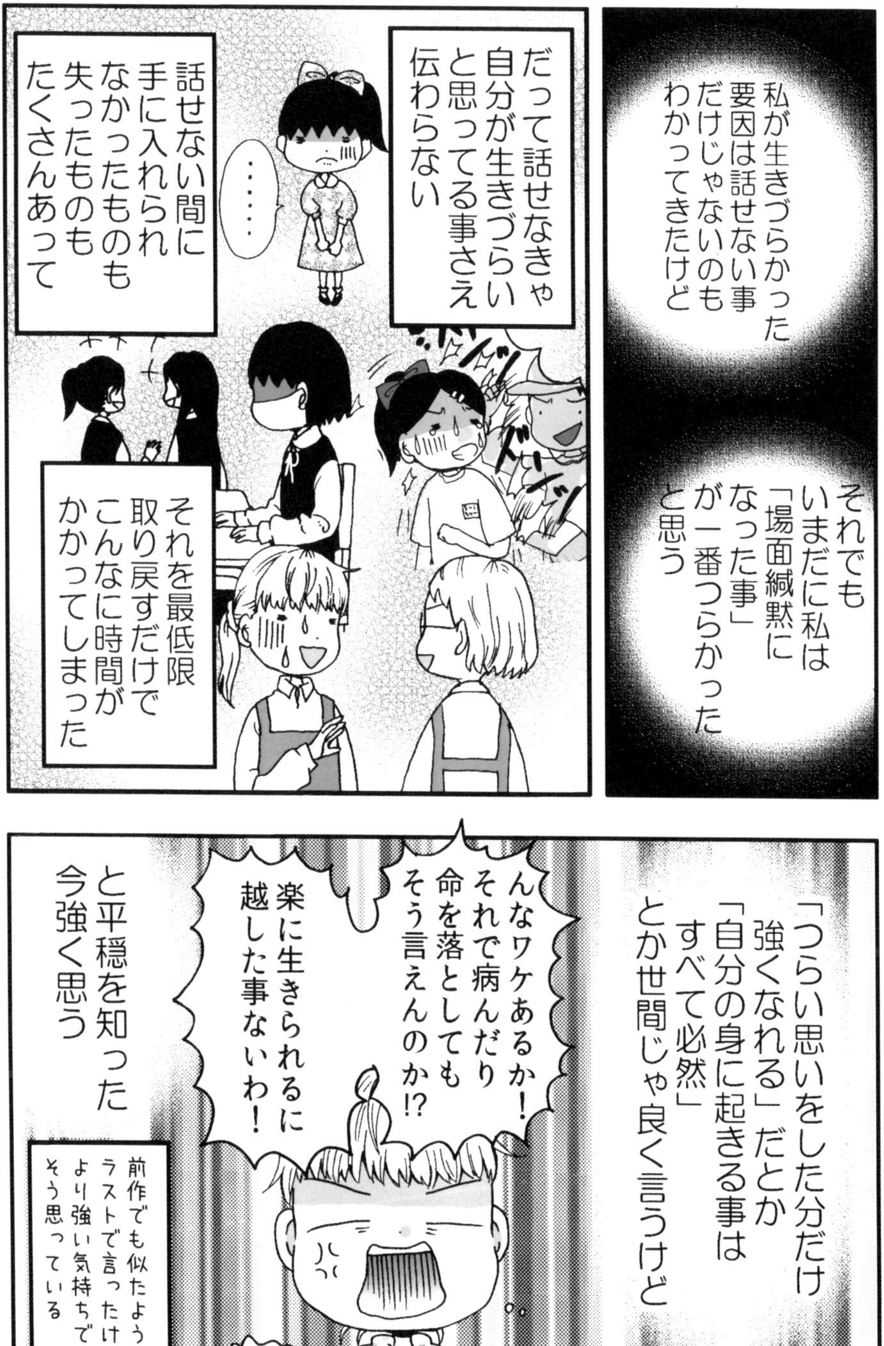
私が生きづらかった要因は話せない事だけじゃないのもわかってきたけど
それでもいまだに私は「場面緘黙になった事」が一番つらかったと思う
だって話せなきゃ自分が生きづらいと思ってる事さえ伝わらない
……
話せない間に手に入れられなかったものも失ったものもたくさんあって
それを最低限取り戻すだけでこんなに時間がかかってしまった
「つらい思いをした分だけ強くなれる」だとか「自分の身に起きる事はすべて必然」とか世間じゃ良く言うけど
んなワケあるか！それで病んだり命を落としてもそう言えんのか!?
楽に生きられるに越した事ないわ！
と平穏を知った今強く思う
前作でも似たような事ラストで言ったけどより強い気持ちでそう思っている

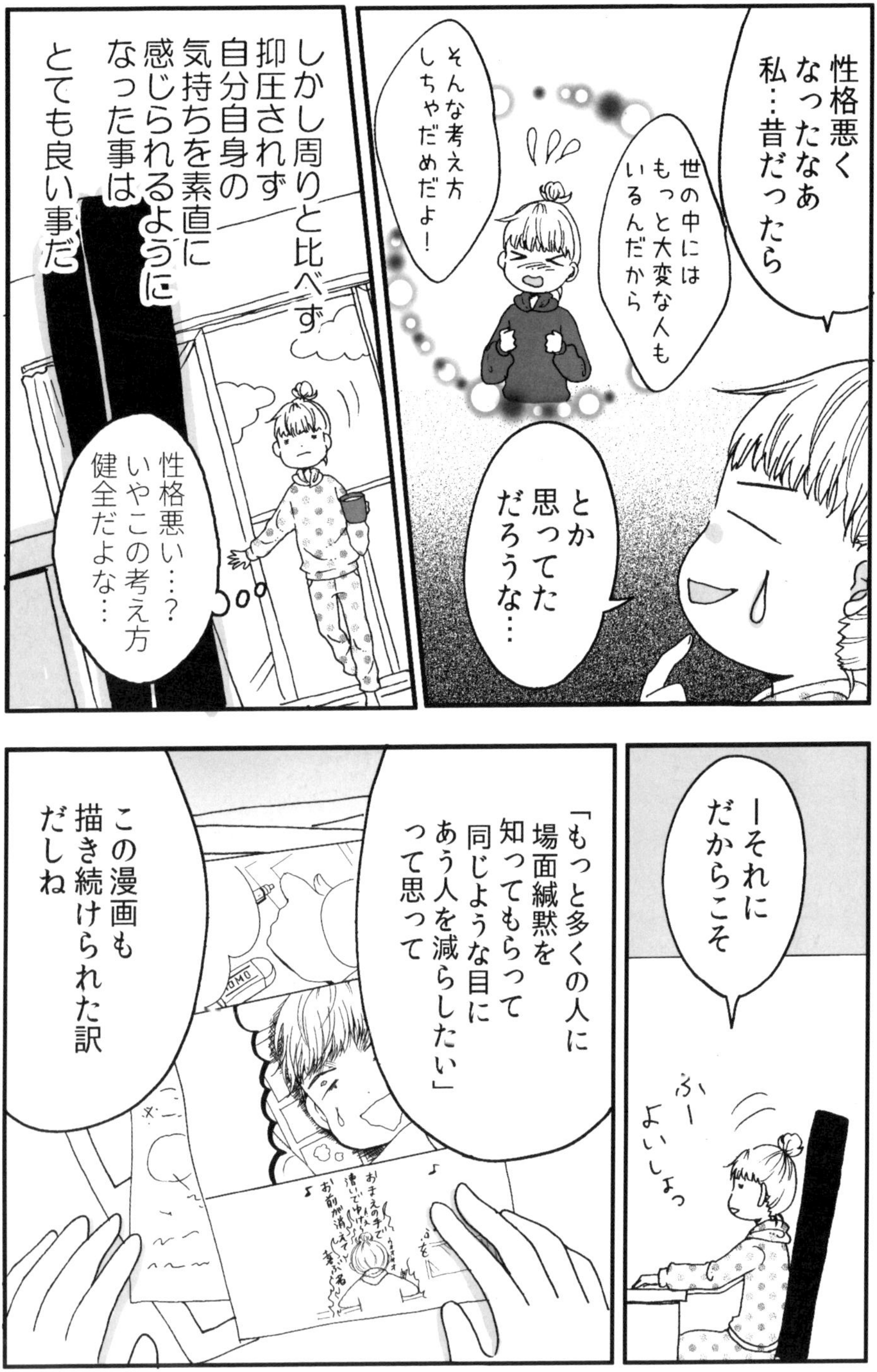
性格悪く なったなあ 私…昔だったら
世の中には もっと大変な人も いるんだから
そんな考え方 しちゃだめだよ!
とか 思ってた だろうな…
しかし周りと比べず 抑圧されず 自分自身の 気持ちを素直に 感じられるように なった事は とても良い事だ
性格悪い…? いやこの考え方 健全だよな…
ーそれに だからこそ
ふー よいしょっ
「もっと多くの人に 場面緘黙を 知ってもらって 同じような目に あう人を減らしたい」 って思って
この漫画も 描き続けられた訳 だしね

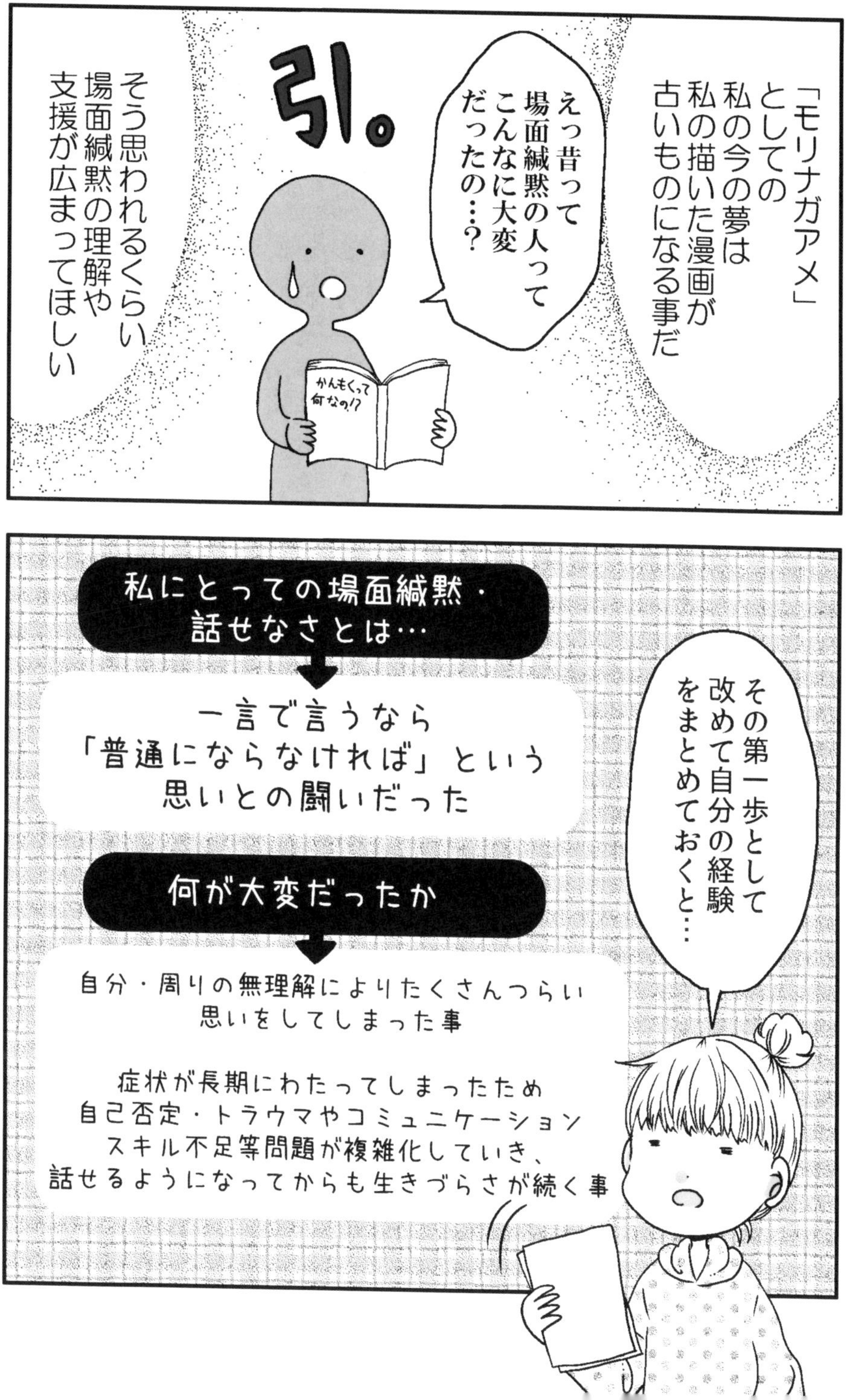
「モリナガアメ」としての私の今の夢は私の描いた漫画が古いものになる事だ
引。
えっ昔って場面緘黙の人ってこんなに大変だったの…？
かんもくって何なの!?
そう思われるくらい場面緘黙の理解や支援が広まってほしい
その第一歩として改めて自分の経験をまとめておくと…
私にとっての場面緘黙・話せなさとは…
一言で言うなら「普通にならなければ」という思いとの闘いだった
何が大変だったか
自分・周りの無理解によりたくさんつらい思いをしてしまった事
症状が長期にわたってしまったため自己否定・トラウマやコミュニケーションスキル不足等問題が複雑化していき、話せるようになってからも生きづらさが続く事生きづらさが軽減していった流れは…

自分が今までつらかった事・大変だった事など
ネガティブな気持ちを否定せず認める

↓

「普通」にとらわれるのをやめる
いったん話せるようになるための無理もやめ、
自分なりの生きやすい環境を整える

↓

不安になりやすい気質を受け入れ
不安を軽減できるように行動・分析をする
自己否定しない努力

↓

環境に慣れたら少しずつ人と話してみる
他の人を観察し、会話術を真似してみる

↓

新たに見えてきた話せなさにつながりやすい
自分の性質(感覚過敏等)も分析・対処法を考える

病院や信頼できる
カウンセラー
に相談してみる
(知識がない医師も
多いのがネック…)

焦らず少しずつ
進んでいく

…といった感じでしょうか

※私がお世話になっているサイト・書籍の情報等はブログ「元かんもく少女は考える」に載せています。

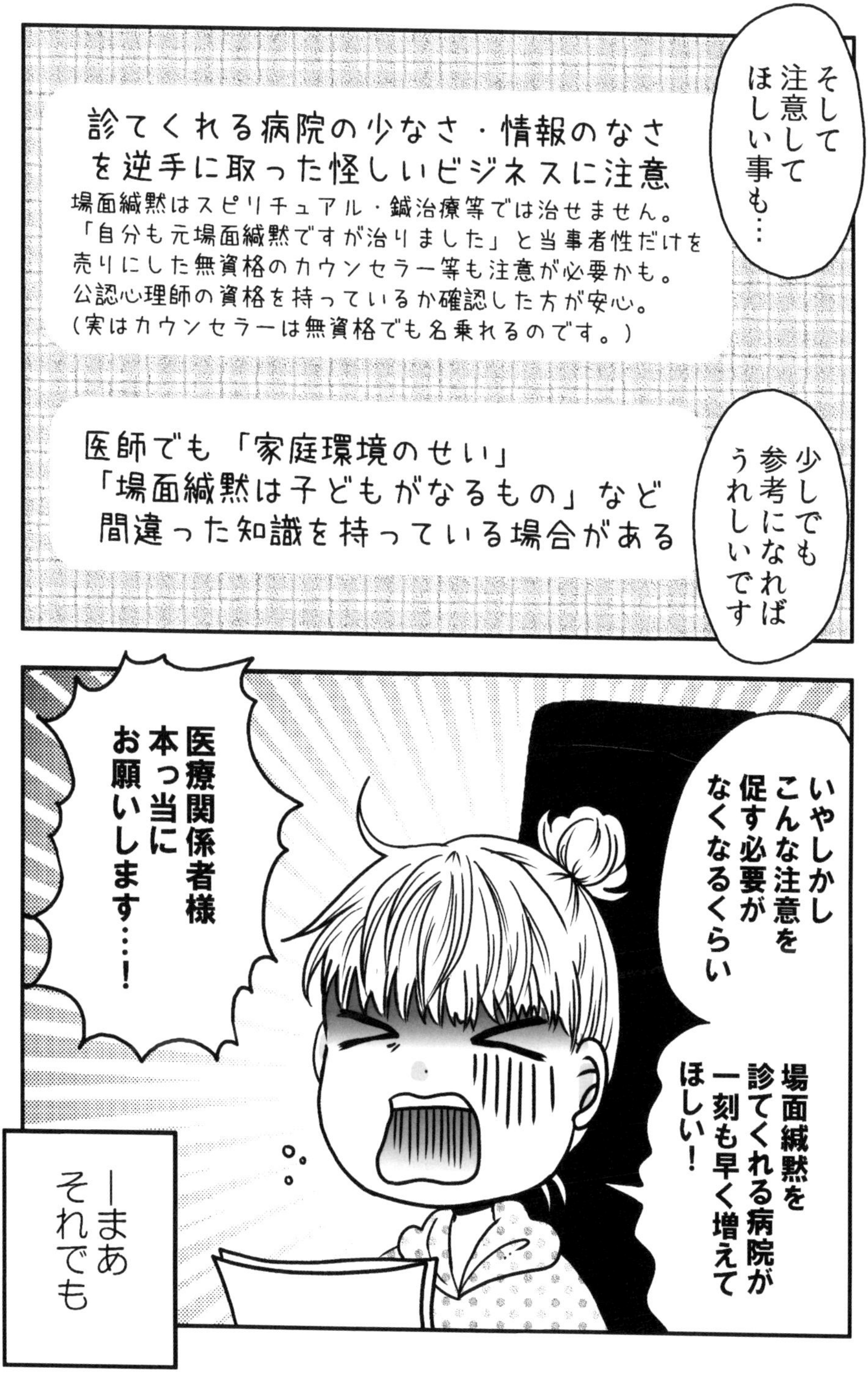
そして注意してほしい事も…
診てくれる病院の少なさ・情報のなさを逆手に取った怪しいビジネスに注意
場面緘黙はスピリチュアル・鍼治療等では治せません。
「自分も元場面緘黙ですが治りました」と当事者性だけを売りにした無資格のカウンセラー等も注意が必要かも。
公認心理師の資格を持っているか確認した方が安心。
(実はカウンセラーは無資格でも名乗れるのです。)
医師でも「家庭環境のせい」「場面緘黙は子どもがなるもの」など間違った知識を持っている場合がある
少しでも参考になればうれしいです
いやしかしこんな注意を促す必要がなくなるくらい
場面緘黙を診てくれる病院が一刻も早く増えてほしい!
医療関係者様本っ当にお願いします…!
―まあそれでも

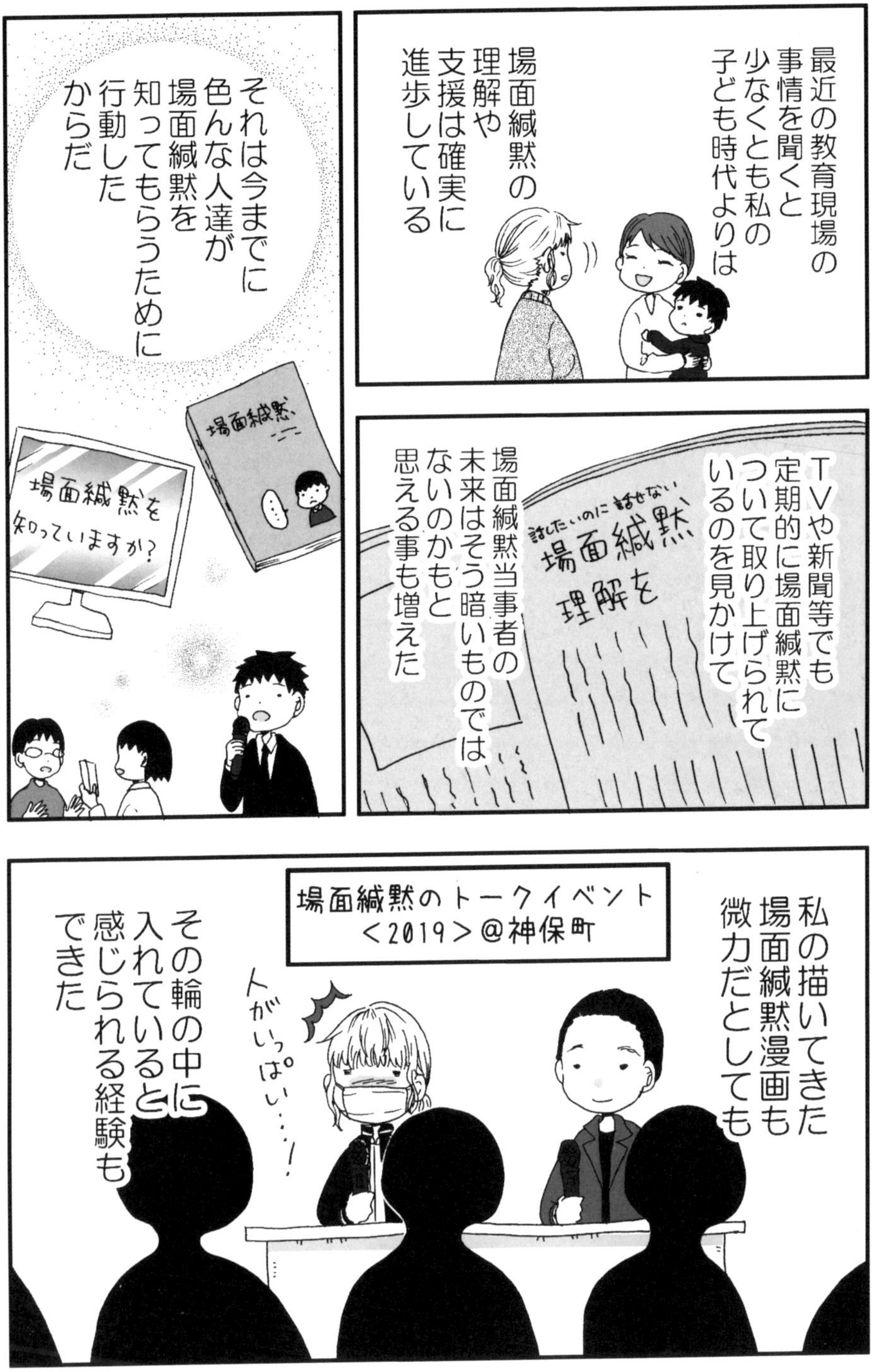

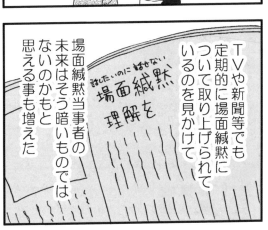

最近の教育現場の事情を聞くと少なくとも私の子ども時代よりは
場面緘黙の理解や支援は確実に進歩している
TVや新聞等でも定期的に場面緘黙について取り上げられているのを見かけて
話したいのに話せない
場面緘黙
理解を
場面緘黙当事者の未来はそう暗いものではないのかもと思える事も増えた
それは今までに色んな人達が場面緘黙を知ってもらうために行動したからだ
場面緘黙
場面緘黙を知っていますか?
私の描いてきた場面緘黙漫画も微力だとしても
場面緘黙のトークイベント
<2019>@神保町
人がいっぱい…!
その輪の中に入れていると感じられる経験もできた

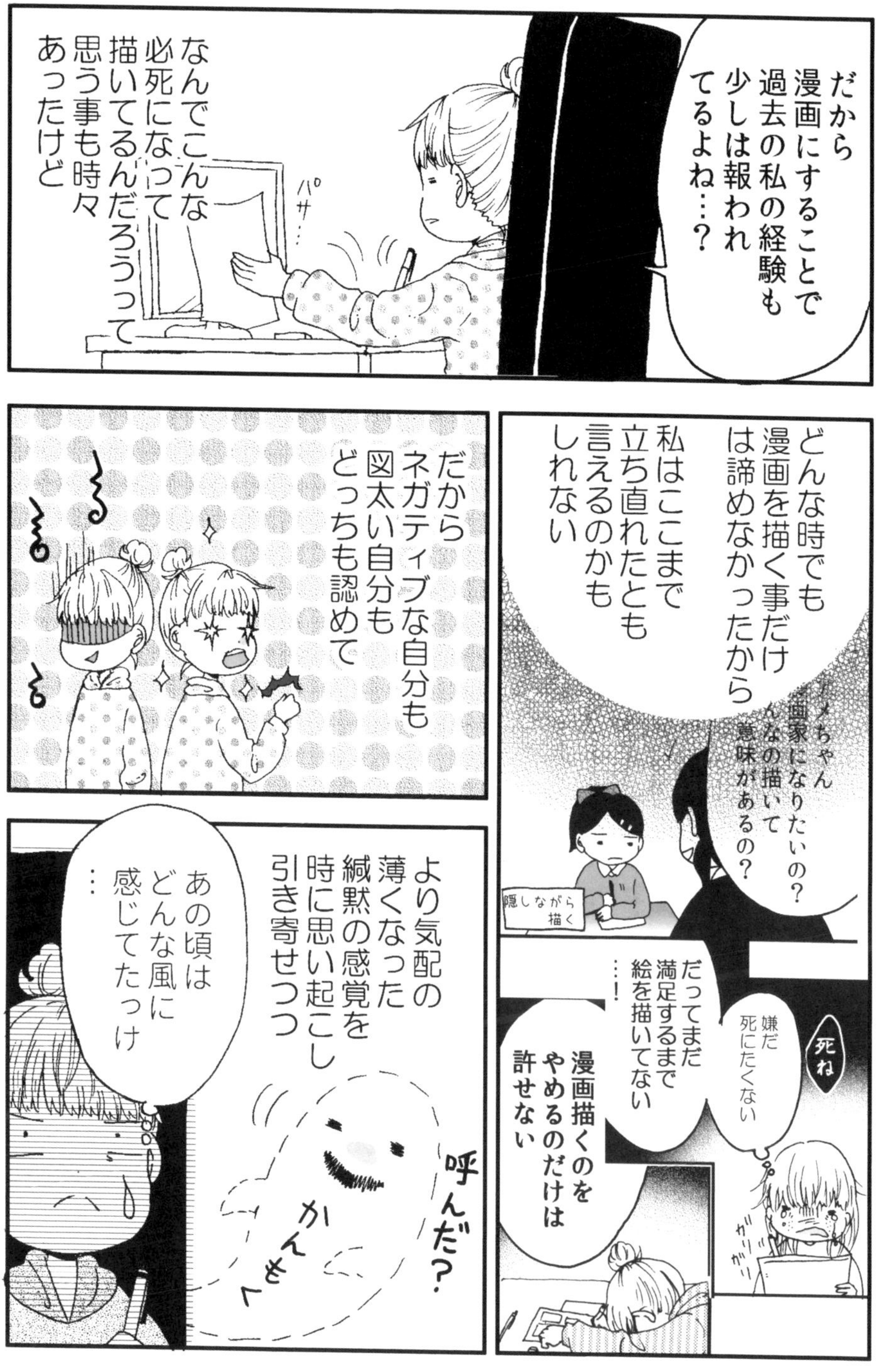
だから漫画にすることで過去の私の経験も少しは報われてるよね…？
パサ…
なんでこんな必死になってまで描いてるんだろうって思う事も時々あったけど
どんな時でも漫画を描く事だけは諦めなかったから
私はここまで立ち直れたとも言えるのかもしれない
ちゃん
画家になりたいの？
んなの描いて
意味があるの？
隠しながら描く
死ね
嫌だ死にたくない
だってまだ満足するまで絵を描いてない…！
漫画描くのをやめるのだけは許せない
ガリガリ
だからネガティブな自分も図太い自分もどっちも認めて
より気配の薄くなった緘黙の感覚を時に思い起こし引き寄せつつ
あの頃はどんな風に感じてたっけ…
呼んだ？
かんもく

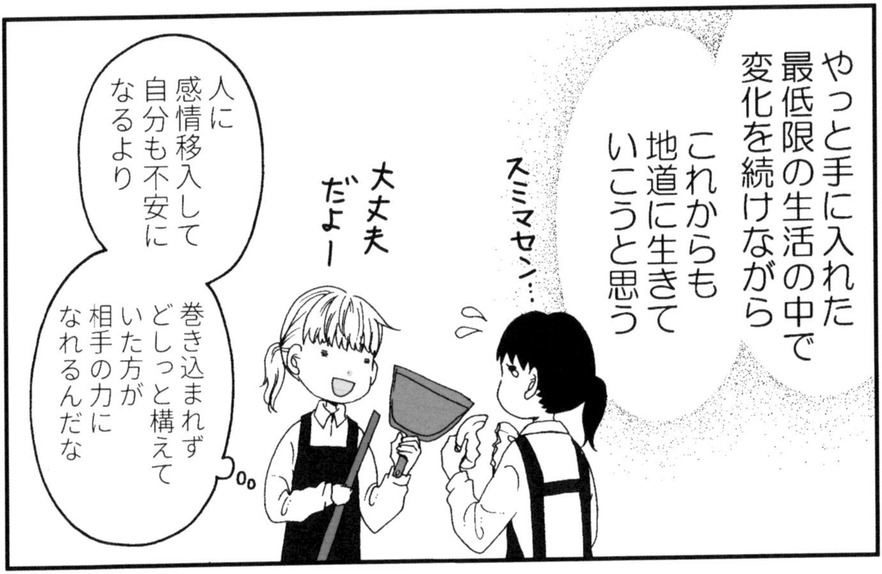
やっと手に入れた
最低限の生活の中で
変化を続けながら
これからも
地道に生きて
いこうと思う
スミマセン…
大丈夫
だよー
人に
感情移入して
自分も不安に
なるより
巻き込まれず
どしっと構えて
いた方が
相手の力に
なれるんだな

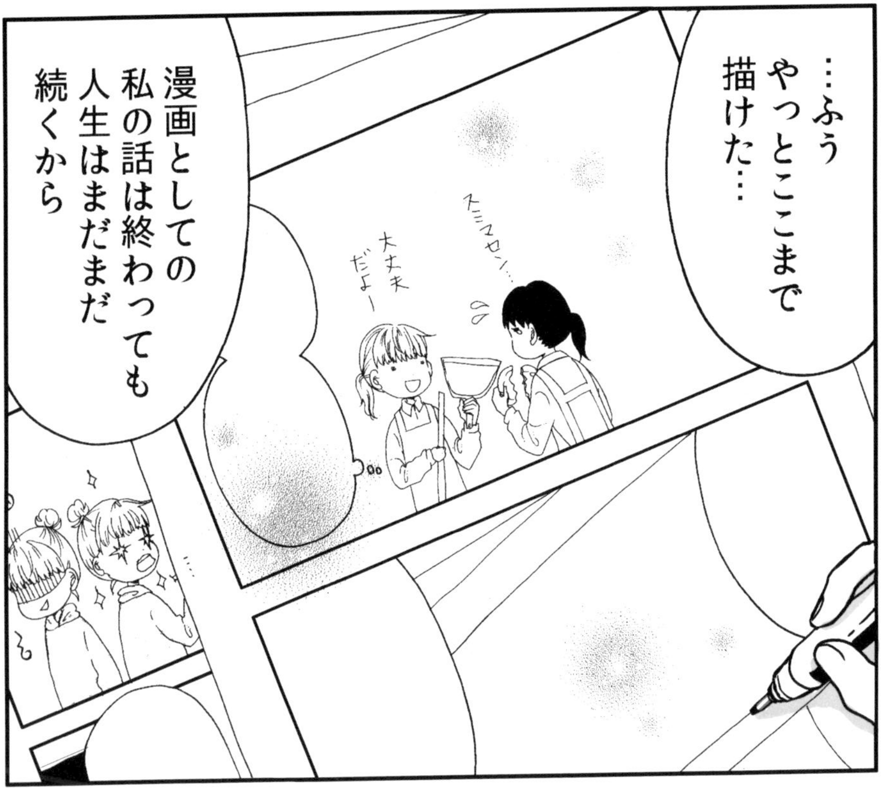
…ふう
やっとここまで
描けた…
スミマセン…
大丈夫
だよー
漫画としての
私の話は終わっても
人生はまだまだ
続くから

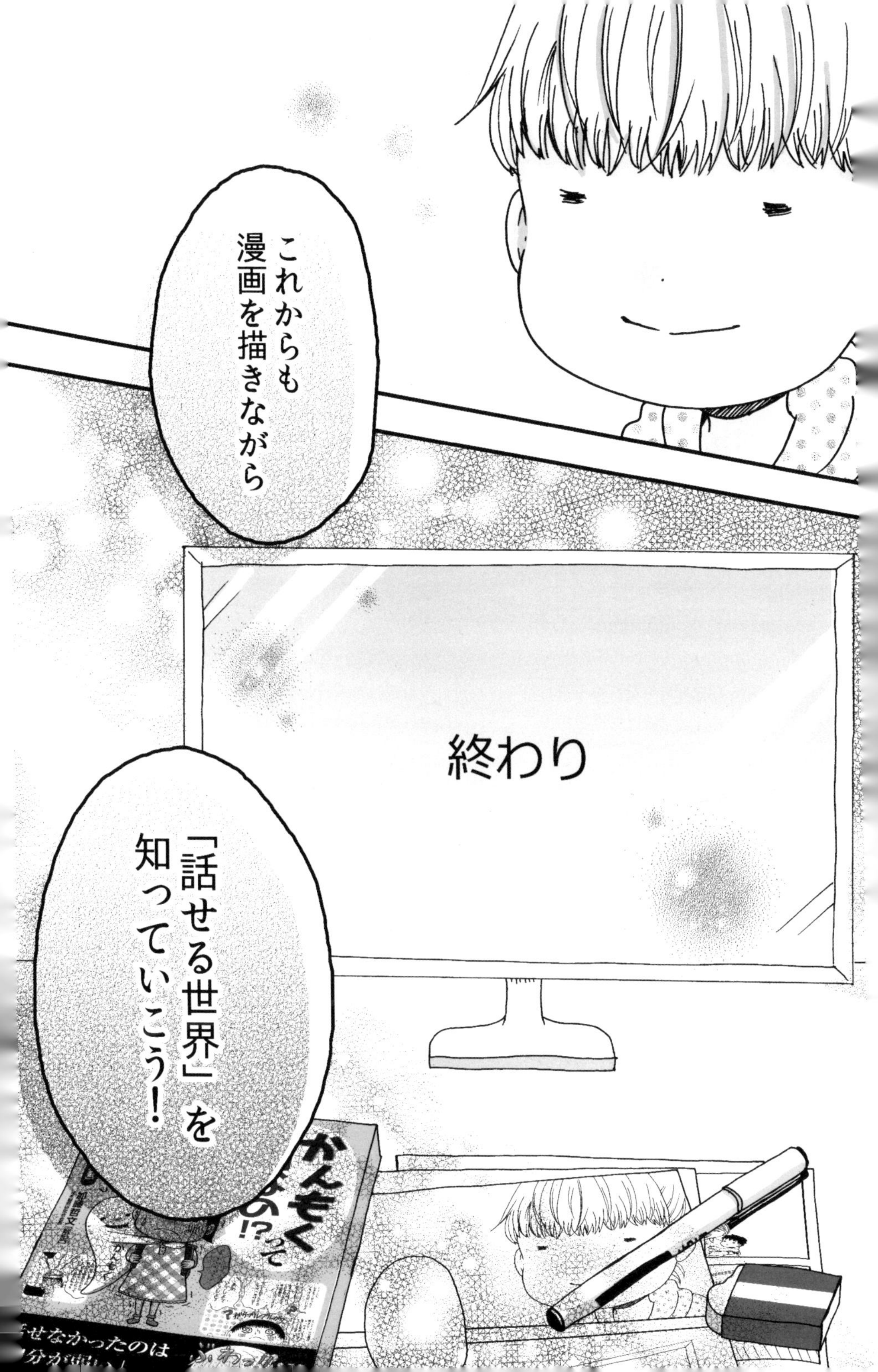
これからも漫画を描きながら
終わり
「話せる世界」を知っていこう！

あとがき漫画

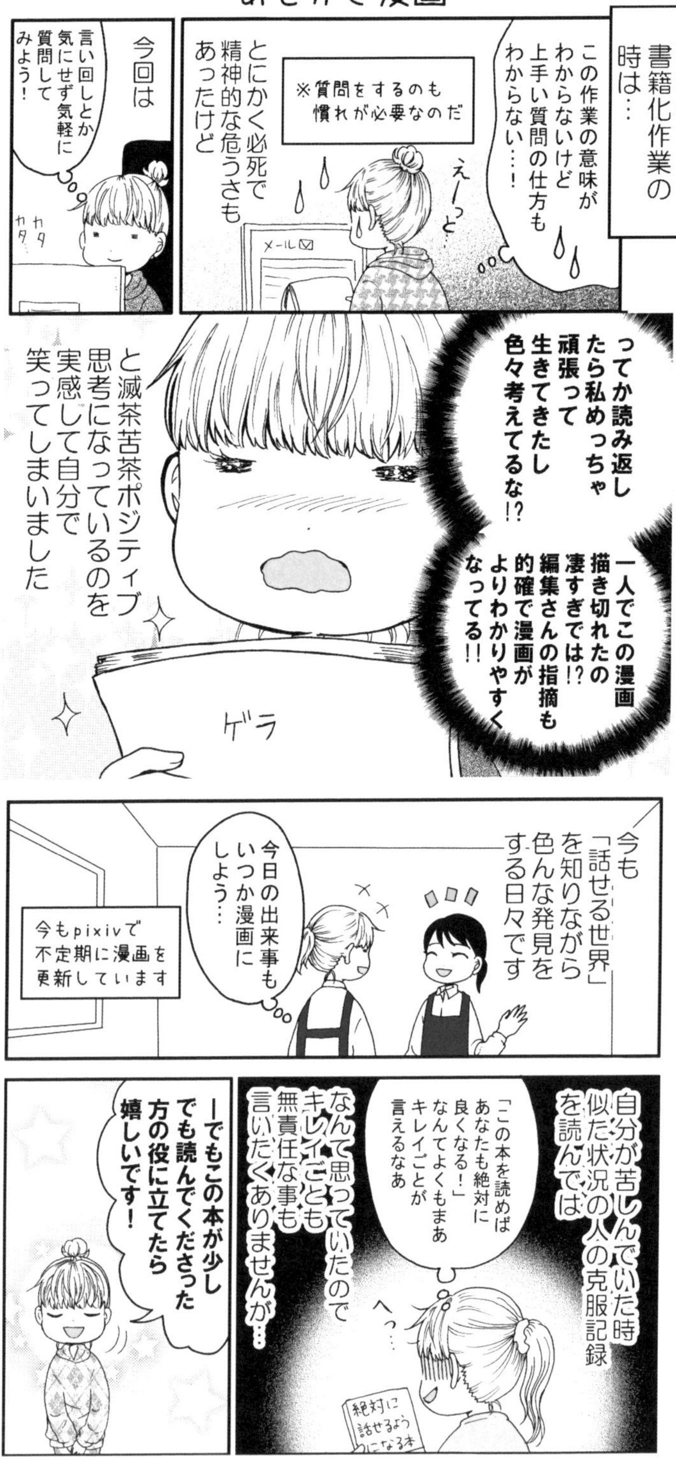

前回の書籍化作業の時は…
この作業の意味がわからないけど上手い質問の仕方もわからない…！
えーっと…
メール
※質問をするのも慣れが必要なのだ
とにかく必死で精神的な危うさもあったけど
今回は
言い回しとか気にせず気軽に質問してみよう！
カタカタ
ってか読み返したら私めっちゃ頑張って生きてきたし色々考えてるな!?
一人でこの漫画描き切れたの凄すぎでは!? 編集さんの指摘も的確で漫画がよりわかりやすくなってる!!
と滅茶苦茶ポジティブ思考になっているのを実感して自分で笑ってしまいました
ゲラ
今も「話せる世界」を知りながら色んな発見をする日々です
今日の出来事もいつか漫画にしよう…
今もpixivで不定期に漫画を更新しています
自分が苦しんでいた時似た状況の人の克服記録を読んでは
「この本を読めばあなたも絶対に良くなる！」なんてよくもまあキレイごとが言えるなあ
なんて思っていたのでキレイごとも無責任な事も言いたくありませんが…
へっ…
絶対に話せるようになる本
―でもこの本が少しでも読んでくださった方の役に立てたら嬉しいです！

あとがき

お読みいただきありがとうございます。こうして場面緘黙シリーズ二作目も本にすることができ、うれしく思います。

前作を読んだ方からたくさんの共感や応援のメッセージをいただきとてもうれしかったのですが、「かんもくって何なの?」というタイトルの割に、結局場面緘黙が何なのかこの本だけではわかりにくかった…という感想も目にしました。

確かにわかりづらいな…と私も思い、それならば今回は、前作に対するアンサー漫画的なものにするぞ！　支援の必要性や暗い部分は前作で伝えたから、もっと前向きで当事者の方が話せるようになるために役立つかもしれない事も描きたい！

と意気込みながら再びペンを取りました。

「私にとって場面緘黙とは〝普通の人にならなければ〟という思いとの闘いだった」

という1つの答えを出せて良かったです。

あとがきを読んでくださっている他の当事者の方も、自分にとっては場面緘黙とは一体何なのか、教えてくれたらうれしいなあ。

自分自身の漫画を描くために、この5年半近く場面緘黙について考えない日はありませんでした。「なぜこんなに必死に自分の黒歴史を描き続けてるんだ…?」と思う事も少なくありませんでしたが、自分を大事にできないからこそ、「どんな結果になっても漫画のネタになる」と自分を実験材料として捨て身で漫画を描き、しかしその結果「自分を大事にする」ことにつながりました。結果的に以前より自己肯定感も増し、より話せるようにもなり、とても前向きに社会に順応して生きられるようになりつつあります。

場面緘黙を知る前の二十数年に比べたら、ものすごい勢いで発見と変化を繰り返していけたと思います。

結局、私はいつも漫画を描く事に助けられているなあ。

漫画にも描きましたが、場面緘黙を良く知らない人の場面緘黙に対する反応で、「最近はなんでも障害にしたがるよねw」という言葉を見かける事があり、そのたびにモヤモヤとしていました。

いやいやいや、名前がついてる障害だとわかったからこそ自分を責めないでいられるようになったり、自己分析が進んだり、回復に進めたりして状況が改善できる事もあるんだよ！　と心から思います。いろんな特性があることがわかってから、障害の名前だけではなく、その特性で困っていることがあるかどうかが大切だと思うようになりました。

この漫画も場面緘黙の方、そうでなくても自分の話せなさに困っている方の自己分析のきっかけになったり、当事者の周囲の方などの参考になる事が少しでもできたら幸いです。

お読みいただきありがとうございました！

2020年夏　モリナガアメ

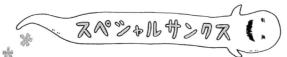

スペシャルサンクス

担当の齊藤暁子様 / 解説を書いてくださった高木潤野先生

場面緘黙情報を参考にさせていただいている
かんもくネット様 / 場面緘黙症Journal富条様

話せなさと向き合っている間お世話になった
山田ちゃん・旦那さん / 小林さん

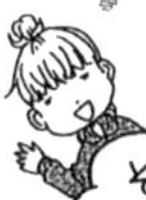

そして読んでくださった方、いつも応援してくださっている方
本当にありがとうございます!!!

著者紹介

モリナガアメ

幼稚園入園を機に「話せない子」になる。
その後克服するべく奮闘するが、家庭の問題や運の無さもあり、なかなか上手くいかず、つまずきまくりの人生を送る事に。19 歳頃に自信をつけるため始めた同人活動にのめり込み、活動の中で出会った人達との交流をきっかけに少しずつ立ち直る。
20 代後半になり、改めて自分や家族と向き合おうと色々調べていた所、偶然昔の自分が「場面緘黙」だった事を知り衝撃を受ける。著書に「かんもくって 何なの!? しゃべれない日々を脱け出た私」（合同出版、2017）がある。

解説者紹介

高木潤野

長野大学社会福祉学部准教授、信州かんもく相談室代表。東京学芸大学大学院連合学校教育研究科学校教育学専攻博士課程修了。東京都立あきる野学園養護学校自立活動専任教諭（言語指導担当）、八王子市立第四小学校きこえとことばの教室、東京学芸大学非常勤講師などを経て現職。
著書に、『学校における場面緘黙への対応：合理的配慮から支援計画作成まで』（学苑社、2017）『イラストでわかる子どもの場面緘黙サポートガイド』（合同出版、2018）がある。

組版　フレックスアート
装幀　カナイデザイン室

話せない私研究
——大人になってわかった場面緘黙《かんもく》との付き合い方

2020 年 11 月 20 日　第 1 刷発行
2022 年 2 月 10 日　第 2 刷発行

著　者　モリナガアメ
発行者　坂上美樹
発行所　合同出版株式会社
東京都小金井市関野町 1-6-10
郵便番号　184-0001
電話　042（401）2930
振替　00180-9-65422
ホームページ　https://www.godo-shuppan.co.jp/
印刷・製本　株式会社シナノ
■刊行図書リストを無料進呈いたします。
■落丁乱丁の際はお取り換えいたします。

ISBN978-4-7726-1437-5　NDC　370　210 × 148